СИСТЕМА МИНУС 60

Екатерина Мириманова

МИНУС 60

СИСТЕМА И РЕЦЕПТЫ в одной книге

Москва эксмо 2013

УДК 613
ББК 51.230
М 63

Оформление серии *Е. Брынчик*

Мириманова Е. В.
М 63 Минус 60. Система и рецепты в одной книге / Екатерина Мириманова. — М. : Эксмо, 2013. — 416 с. : ил. — (Модные диеты).

ISBN 978-5-699-48920-6

Эта книга не просто подарочное издание первых двух книг автора самой популярной современной системы похудения «Минус 60» Екатерины Миримановой. В нее вошли новые рецепты и новые упражнения, отобранные самими последовательницами системы во время конкурса, проведенного на форуме minus60.forum24.ru. Поскольку чем большее количество людей узнает о системе, тем больше возникает новых вопросов о ней, Екатерина постаралась ответить в этом издании на самые распространенные из них. Добавлены новые, ранее не публиковавшиеся фотографии самой Екатерины на разных этапах похудения. А для того чтобы придерживаться системы вам было проще, в конце книги даны полные списки продуктов, разрешенных к употреблению на обед и ужин, которые можно вырезать и повесить на холодильник. Эта книга поможет новичкам понять, что представляет собой система «Минус 60», а тем, кто уже знаком с ней, — открыть для себя новые нюансы.

УДК 613
ББК 51.230

ISBN 978-5-699-48920-6

ПРЕДИСЛОВИЕ

Недавно системе «Минус 60» исполнилось три года. Отсчет я веду с того дня, когда создала первую простенькую страничку в Интернете, на которой рассказала о том, как я худела. Это случилось 1 ноября 2005 года. С тех пор произошло огромное количество событий. Чем большее количество людей узнавало о системе, тем больше у них возникало вопросов. Часто я сталкивалась с элементарным недоверием, как правило, со стороны тех, кто уже отчаялся похудеть и ищет любой предлог, чтобы теперь даже не пытаться. Но я знала, что есть и другая категория женщин, которым просто необходимо снова поверить в себя, воодушевиться, и они смогут перевернуть всю свою жизнь.

Страничка постепенно расширялась, и я поняла, что ответить на все вопросы на просторах Интернета я не смогу. Так появилась идея написать книгу, и в следующие полгода я реализовала эту задумку. «Система минус 60, или Мое волшебное похудение», к моей радости, была сразу же оценена читателями. Количество худеющих женщин увеличивалось постоянно. И я написала вторую книгу, являющуюся логическим продолжением первой, представляющую собой сборник несложных рецептов и небольших секретов системы питания.

С тех пор как первая книга была закончена, прошло уже два года. Но люди продолжают интересоваться различными аспектами системы. Именно поэтому, получив предложение создать подарочное издание, я непременно решила дополнить его. В него вошли все самые часто задаваемые вопросы, любимые рецепты и упражнения участниц форума, а также новые истории похудения и памятки разрешенных продуктов, которые можно повесить на холодильник.

Я искренне надеюсь, что эта книга поможет вам понять, что представляет собой система «Минус 60», а если вы уже знакомы с ней — открыть для себя новые нюансы. Я уверена, что вы будете успешно сбрасывать вес, потому что теперь делать это не только легко, но и приятно!

Искренне ваша,
Екатерина Мириманова

Часть I

СИСТЕМА МИНУС 60,

ИЛИ МОЕ ВОЛШЕБНОЕ ПОХУДЕНИЕ

Несколько слов о том, зачем я написала эту книгу

Наверное, первый вопрос, который возникает у тех, кто открыл эту книгу, — откуда взялось такое название? Конечно, я могла бы создать еще одну авторскую систему — например, «Миримановскую», однако, мне кажется, что это несколько банально. Сколько подобных существует на свете? Обещать, что вы сбросите вес легко, без усилий, раз и навсегда, мне не хотелось потому, что когда-то я тоже искала книги о похудении и подобные заявления вызывали у меня не более чем усмешку. Тогда я решила дать системе название, непосредственно связанное с реальностью, какой бы невероятной она ни казалась.

Я похудела достаточно сильно (на 60 кг) и сделала это, не применяя никаких противоестественных способов. И я верю в то, что вы и любая другая женщина сможете повторить мой успех и сбросить ненавистные килограммы. Поэтому я назвала свою систему похудения «Минус 60». Неважно — нужны ли вам такие серьезные результаты или вы мечтаете сбросить всего лишь 5 кг, ключевое слово здесь именно «минус». И если вы последуете советам, приводимым в книге, вы улучшите свой навык вычитания, поскольку ваш вес начнет снижаться с завидной регулярностью.

Эта система во многом отличается от тех, о которых вы уже читали или слышали. Думаю, ни для кого не секрет, что большинство книг по диетологии и похудению написаны мужчинами. То ли это связано с тем, что среди сильного пола больше маститых докторов наук, то ли с тем, что они чаще добиваются своего и доводят издание книг до конца. Однако факт остается фактом: Поль Брэгг, Монтиньяк, Аткинс, Протасов — а ведь это авторы самых известных именных диет нашего времени. Первое отличие моей книги от других подобных — она написана женщиной.

Однако одно дело — изучать теорию, возможно, даже опробовать на своем — мужском — организме какую-то диету. Совсем другое — самой пройти через это, прочувствовать всю боль, которую испытываешь, когда осознаешь, что выглядишь далеко не так, как раньше. В сущности, не столь сложно правильно питаться, сколько тяжело перестроить себя на нужный лад, отбросить все сомнения и начать последовательно добиваться цели. Итак, второе отличие данной книги от прочих — я сама прошла через все, что описываю и рекомендую. Я знаю, с какими трудностями вы можете столкнуться и что будете чувствовать в определенные моменты.

Когда я только думала о том, чтобы сбросить вес, я начала интересоваться последними достижениями в этой области. Я просмотрела все интернет-ресурсы в поисках нужной информации, но так и не нашла ничего принципиально нового. Мои знакомые постоянно сидели на каких-то очень строгих диетах из разряда «в понедельник огурчик, во вторник помидорчик, в среду кремация». Я в свое время тоже голодала неделями, но, как только начинала вновь полноценно питаться, вес нарастал с невероятной скоростью и в конечном итоге превосходил прежние показатели. Мои знакомые, которые желали похудеть, постоянно находились в поиске оптимальной диеты, потому что любые ограничения быстро утомляют. Даже хваленые «Весонаблюдатели» и «Кремлевки» (в пользе которых, несмотря ни на что, я сомневаюсь) подразумевают ограничения в углеводах, соках и прочем. Я не говорю про подсчеты калорий, с которыми можно стать настоящим неврастеником! Я не имею ничего против того, чтобы перед покупкой взглянуть на этикетку товара и, возможно, взять другой, с меньшей жирностью/калорийностью. Ведь найти практически идентичный, но менее калорийный продукт довольно легко. Но чтобы укладываться в определенное количество калорий, при этом взвешивая еду!.. Это достаточно сложно уже тем, что нужно постоянно сверяться с таблицей в поисках того, что еще вы бы могли себе позволить сегодня. Я против того, чтобы ввергать организм в дополнительный стресс. Мы и так частенько нервничаем по пустякам. Третье отличие моей книги заключается в том, что я постаралась сократить до минимума те усилия, которые вы будете прилагать, чтобы следовать моей системе.

Существует еще одна категория изданий, относящихся к тематике снижения веса. Начинаются они, как правило, так: «Вы можете есть все, что угодно, и при этом худеть». Однако когда вы открываете книгу, то видите, что на самом деле разрешено далеко не все, более того, вы наверняка найдете рецепты блюд, которые рекомендуется употреблять. И скорее всего это будет что-то вроде «запеченный хвост лосося с артишоками под соусом бешамель». Давайте посмотрим правде в глаза: у современной женщины, растящей пусть даже одного ребенка, нет времени и желания ежедневно заниматься кулинарными изысками. Да и не всегда рекомендуемые продукты можно найти в супермаркетах России. В этой книге даны советы, которым вы в состоянии следовать. При этом здесь вы не встретите конкретных рецептов, поскольку имеете полное право питаться теми продуктами, которые предпочитаете, только немного в иной системе, нежели вы привыкли.

Моя система также подразумевает новое отношение не только к себе, но и к жизни в целом. Без этого вы вряд ли до конца осознаете свои ошибки и сумеете удерживать вес в норме. Современные люди настолько разучились прислушиваться к самим себе — вечно спешат, заняты выполнением огромного количества нужных и не очень дел, — что не воспринимают свой внутренний голос. Так, из совершенно естественного утоления голода потребление пищи превращается во вредную привычку, ведущую к необратимым внешним и внутренним изменениям. Женщина ест все больше и становится все толще. Появляются хронические боли и болезни, самочувствие становится все хуже, вы пытаетесь разорвать этот порочный круг, но не можете, пытаетесь снова и опять терпите неудачу. Надежда на то, что что-то можно изменить, тает с каждым днем. В конечном итоге вы просто опускаете руки. Хотя для того, чтобы дело сдвинулось с мертвой точки, нужно просто посмотреть на некоторые проблемы под иным углом и внести небольшие коррективы в каждодневные привычки.

Идея написания этой книги родилась не сразу. Сначала была просто цель — похудеть. Потом, когда я начала видеть заметные улучшения, появилась радость от сделанного. Иногда приходилось тяжело, ведь я училась на своих ошибках, а поддержку в лице окружающих не всегда удавалось найти. Когда было сброшено изрядное количество килограммов, а я устала делиться опытом вербально, появилась моя страничка в Интернете, посвященная этой теме. Через какое-то время я поняла, что тема снижения веса — действительно боль многих женщин, а сайт не сможет ответить на все вопросы. Тогда я начала писать эту книгу, и результат моих усилий перед вами. Я не могла больше скрывать то, что сама осознала на тернистом пути похудения и чем делилась с теми, кто обращался ко мне за советом. Зачастую истина лежит на поверхности, мы все о ней знаем, но не обращаем на нее никакого внимания. Иногда достаточно прислушаться к себе и задаться целью понять: «Почему я там, где я есть, и могу ли я изменить сложившуюся ситуацию?» — и тогда подсказки начнут приходить одна за другой и в конечном итоге проблема обязательно решится: главное — верить и слушать!

Казалось бы, еще недавно я весила 120 кг. Хотя, когда я вспоминаю это время, мне самой не верится — будто бы все происходило несколько веков назад. Моя маленькая дочка не узнает меня на фотографиях, где я полная, она говорит: «Мама, смотри, тетя». Когда я начинаю думать об этом, то понимаю, что это действительно была не я, а кто-то другой, словно моя истинная сущность все время пребывала во сне. Часто женщины не понимают, как они набирают вес, пока в определенный момент не происходит щелчок и они вдруг начинают отождествлять свой вес с собой, а не относиться к нему, как к чему-то очень далекому. Но порой, к сожалению, подобный момент наступает слишком поздно, и, возможно, кому-то моя книга поможет очнуться быстрее. В этом заключается еще одно ее отличие от других ей подобных — я не считаю преступлением полноту, а с пониманием отношусь к ней, поскольку знаю, как незаметно набирается вес, ведь я сама была отнюдь не маленьких размеров всего каких-то пару лет назад.

В любом случае, если вы открыли эту книгу — значит, у вас есть шанс измениться. Я свято верю, что в каждом присутствует сила бросить вызов своему весу и победить его. Верьте в это и вы.

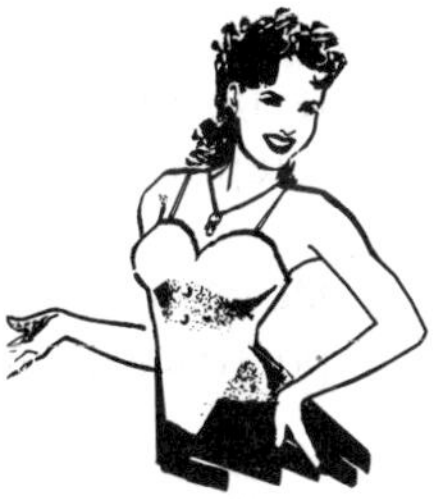

Глава 1
НЕЗАМЕТНОЕ ПАДЕНИЕ

У меня было тяжелое детство. Жуткий нейродермит с восьми месяцев заставил мою маму посадить меня на жесткую диету. Когда другие дети ели мороженое, я ела творожок и радовалась, что мне разрешили хотя бы его. Вы думаете, что эти ограничения привели к тому, что я была стройной? Ничего подобного! Как я уже говорила и буду еще говорить, жесткие ограничения неспособны позитивно влиять на фигуру. Я все равно находила возможность отыскать запрещенные продукты и делала это с маниакальной страстью. В гостях я ела шоколадные конфеты, запихивая по три в рот и пряча фантики, чтобы этого не видели родители. Их тоже можно было понять: ребенок, тем более девочка, покрытая коростой, безусловно, не слишком приятное зрелище.

Хотя я и до этого не была худышкой, годам к 10 стала довольно пухлым ребенком. Тогда мама начала меня ограничивать. Но это тоже не давало никакого эффекта. После ужина, если я не насыщалась, я шла к бабушке, которая жила этажом выше, и повторяла прием пищи, а потом, если вдруг приходили родители, просила не говорить им, что я что-то ела, чтобы вечером выпросить у них что-нибудь еще.

На физкультуре я всегда стояла последней в шеренге, хотя по росту была чуть ли не самой высокой. Просто я не могла бегать — появлялась одышка. Моя мама пыталась что-то с этим делать, даже записала меня в секцию бадминтона, чтобы я больше двигалась, и исправно меня туда водила. Но спустя какое-то время она выяснила, что большую часть тренировки я сидела на лавочке, то завязывая шнурки, то якобы мучаясь «от боли в подвернутой ноге». В итоге меня забрали из секции, поняв, что проводить со мной разъяснительную работу бесполезно. Я вообще ненавидела двигаться, так тяжело это было. Мой папа любил гулять по 10 км. Мы выходили на какой-нибудь станции «А» и шли до станции «Б» пешком иногда целый день. Но это случалось только по выходным, что мало компенсировало недостаток движения.

В 13 лет произошел переворот моего подросткового сознания. Я влюбилась в своего начальника, который был на 9 лет меня старше (в тот момент я работала в области рекламы), и подумала, что он обратит на меня внимание, если я похудею. Решив попросить совета у мамы, я получила ответ, который не стал для меня неожиданностью: нужно голодать (она в юности потеряла 20 кг именно таким способом и свято верила, что это единственная возможность сбросить вес).

И я начала воздерживаться от всякого употребления пищи, периодически срываясь и опять возобновляя свои мучения. Я сильно постройнела, стала даже подрабатывать моделью, но голодовки приходилось повторять снова и снова, потому что, как только они заканчивались, я набрасывалась на еду, как в детстве на те же шоколадные конфеты. На начальника мое похудение, кстати, так и не произвело впечатления. Но к тому времени мне было уже все равно.

Мне удавалось поддерживать себя в достаточно хорошей форме. Я даже начала делать гимнастику пару раз в неделю. В 16 лет я научилась плавать, что было значительным шагом в моей жизни, поскольку до сих пор плавание остается практически единственным видом спорта, который не вызывает во мне отвращения.

Так и продолжалось мое похудение: «наедания от пуза» сменялись голодовками, и все начиналось заново. Возможно, я бы еще несколько лет смогла поддерживать свою фигуру таким странным образом, если бы в моей жизни не началась черная полоса. До ее наступления я весила 50 кг при росте 175 см.

У меня был очень жесткий график, я вставала в 6 утра, чтобы успеть в один конец Москвы в колледж, где я училась, а потом в противоположную часть города на работу, и там я, как правило, находилась до 7—8 часов вечера. Я очень уставала, но чувствовала, что моя жизнь активная, насыщенная, и мне это очень нравилось.

А потом заболел папа и через полгода умер. Рак — очень страшная болезнь. Ты видишь, как близкий человек медленно угасает, как будто кто-то выгрызает его изнутри. Ты смотришь на него и понимаешь, как ему больно, но ничем не можешь ему помочь. Это была первая смерть, свидетелем которой я стала. Мне очень хотелось поддержать маму, я старалась уделять ей как можно больше внимания, но в конечном итоге сама я оказалась не готова к этой потере.

Возникающие по жизни неприятности и проблемы я, как правило, «заедала». Я часто начинала жевать при возникновении проблемы, даже осознавая, что это не выход. Лишь спустя много лет я поняла, что есть другие способы борьбы с жизненными трудностями, кроме как поглощать килограммами шоколадки и прочие любимые продукты. Я забросила голодовки, поскольку на них не оставалось сил. После работы я готовилась к сессии, а потом часами разговаривала с мамой, пытаясь взять частичку ее боли на себя.

Еще через несколько месяцев от меня начал отдаляться человек, который был мне очень дорог. В принципе, мы оба понимали, что наши отношения ни к чему не ведут, но на тот момент я оказалась не готова к такому повороту событий. Я очень переживала по этому поводу. Желание поглощать пищу начало пересиливать все остальные инстинкты. И я ела много и без разбору. Иногда у меня случались как бы помутнения рассудка, когда я сметала все, что видела, практически не осознавая этого. А потом, по возвращении разума, видела, что значительная часть холодильника уничтожена.

Через год после смерти папы моя мама переехала жить в Испанию, а я осталась в Москве одна. Спустя пару месяцев после ее отъезда умерла моя любимая морская свинка, которая жила в нашей семье около 7 лет. Во мне все возрастало чувство паники и одиночества, которое я ничем не могла унять. Я продолжала стремительно поправляться, за год набрав более 10 кг. Потом немного привыкла к сложившейся ситуации и мне стало полегче.

Спустя два года после отъезда мамы я встретила своего будущего мужа и в моей жизни начался достаточно спокойный период. Но вот парадокс: несмотря на то что все тревоги и волнения исчезли, я ела все больше и поправлялась все стремительнее. Стрелка весов неумолимо ползла вверх: 67 кг, 70, почти 75 — к свадьбе (т.е. через полгода, после того как мы с ним начали встречаться). Мы были готовы иметь ребенка, но ничего не получалось. В конечном итоге мне прописали гормональные таблетки, после курса которых я растолстела до 87 кг! Однако это было уже не так важно, так как я наконец-то забеременела.

Здесь меня снова подстерегла масса неприятных сюрпризов. Первые три месяца я практически не двигалась и страдала от сильнейшего токсикоза. Потом эти проблемы ушли, но появились другие. Вес неуклонно рос, и мой живот приобретал катастрофические размеры. Уже на 5-м месяце, несмотря на постоянное ношение бандажа, у меня появились растяжки. Все пророчили мне минимум тройню, и даже врачи, когда смотрели на меня, не верили, что у меня будет всего один ребенок. После 6 месяцев начались сильные боли в спине. Надо сказать, что в пояснице ощущался дискомфорт с тех пор, как я начала поправляться. Сказывалась старая травма — в 13 лет я упала с лестницы и долго мучилась болями, хотя врачи не видели на то серьезных причин. Но это были цветочки по сравнению с тем, что началось во время беременности. Я с трудом могла ходить, каждое утро для меня было настоящей пыткой встать с кровати и начать ходить. Естественно, о физических упражнениях мне было страшно даже подумать. За две недели до родов я весила 112 кг! Обхват живота давно уже перевалил за 100 см.

Встав на весы через три дня после рождения дочки, я с удивлением обнаружила цифру 89 — почти как до беременности. Однако эта мысль нисколько меня не грела, потому как после 50 кг, которые я когда-то обрела постоянными голодовками, данный показатель нельзя было назвать даже удовлетворительным.

Несмотря на то что с ребенком сидела няня, а я почти сразу вернулась к работе, и, казалось бы, у меня есть все, чтобы не поддаваться послеродовой депрессии, она все равно неотступно следовала за мной. Роды были тяжелыми, после них я почти месяц не могла нормально сидеть. Но я старалась ходить, брала коляску и гуляла по 3—4 часа в день. Но когда за летом пришла осень, на меня накатилась жуткая беспричинная тоска. Сейчас, оглядываясь назад, я понимаю, что это, вероятнее всего, было следствием гормональной перестройки. Но тогда, вместо того чтобы гнать от себя весь негатив, я занялась глубоким самокопанием. Я почти постоянно пребывала в уныло-тоскливом настроении и ела с каждым днем все больше. Мой муж, человек очень чуткий, никогда не делал мне замечания вроде «Хватит жрать!» или «Посмотри на себя!», хотя иногда я думаю, что, может быть, ему и следовало пару раз так сказать. Конечно, это шутка. Если человек вменяем, он не будет говорить вам каждый день о том, как вы поправились, — вы и так об этом прекрасно знаете. На то всегда найдутся другие «доброжелатели».

Зимой гулять с ребенком стало некомфортно из-за холода. Да и зачем, когда можно положить ее спать на балконе и посидеть пару часов за компьютером, нажимая на клавиши и размышляя о том, какая я несчастная. Моя жизнь превращалась в пресловутое колесо для белки — ребенок-дом-работа, и все это я делала на автомате. Я чувствовала, что деградировала, совсем перестала читать и вообще чем-либо интересоваться, величина тарелок росла вместе с размерами моей одежды. И вот к марту я весила уже 120 кг и носила 56-й размер одежды. Как это случилось? Не знаю, честно! Все выглядело приблизительно так.

Я просыпаюсь утром, прохожу мимо зеркала, как обычно, торопливо умываюсь, достаю Кэт из кроватки и отправляюсь на кухню кормить ее. Она не спеша жует кашу, а я мучительно пытаюсь стряхнуть остатки сна при помощи чашки кофе. 7 утра!!! Раньше в это время я видела десятый сон. А сейчас было огромным счастьем то, что она хотя бы не плакала ночью, а проспала 10 часов подряд. Внезапно мне показалось, что моя прошлая жизнь находится где-то очень далеко, на расстоянии сотен тысяч лет. Как будто все, что происходило раньше, было вовсе не со мной. Прошлая жизнь... А на самом деле это просто время до рождения ребенка. Я ведь была уверена, что у меня все сложится иначе и депрессия обойдет меня стороной. Я начала работать пару часов в день, когда дочке не исполнилось еще даже двух месяцев. Но сидеть дома безвылазно — даже мысль об этом мне казалась просто невыносимой. Кэт привыкла, что мы часто ездим с ней куда-нибудь, и, в принципе, относилась к этому стоически. Но что-то все равно давило. Конечно, отсутствие сна не могло не сказаться отрицательно на моем настроении, но было время, когда я спала еще меньше, но меня не охватывало такое глубокое отчаяние.

Кэт доела всю тарелку, я помыла посуду и затем переодела ее. Через полчаса нам уже нужно выходить гулять. Что бы мне надеть?.. На улице так холодно и промозгло. Хотя было бы странно, если бы в конце февраля было как-то по-другому. Вот и мой пуховик, Кэт одета в комбинезон и упакована в коляску. Спускаемся вниз, выходим из дома и направляемся в сторону сквера. Кажется, никто из знакомых не гуляет, а это значит, что мы будем нарезать круги в гордом одиночестве, потом я, как обычно, зайду в магазин, по возвращении домой приготовлю обед для Кэт, а для себя и мужа, естественно, отдельно, а вечером работа...

И вдруг меня осенило — в прожитом мною дне нет места для меня самой! Я делаю что-то, разговариваю, но все это будто в тяжелом сне, все сопровождается ощущением беспросветной грусти и бесцельности всего происходящего. Я, конечно, радуюсь чему-то, но такие моменты коротки, а подавляющее количество времени моя душа буквально воет от тоски. Так странно! Мне казалось, что с рождением ребенка мой мир преобразится, наполнится смыслом, наши отношения с мужем претерпят разительные перемены. Так и есть, только совсем не в том ключе, в котором я себе это представляла. Мы не ездили отдыхать уже несколько лет, сначала трудная беременность, ну а потом: «Как можно ехать куда-то с таким маленьким ребенком!» Наверное, надо было никого не слушать...

Поднялись по лестнице. Открываю дверь, захожу в коридор. Все как в уже набившем оскомину фильме. Я знаю наперед, что будет через минуту, через час, через день и даже через месяц. Все будет так же, как сейчас, ничего не изменится. Раздеваю Кэт, сажаю ее в манеж к игрушкам. Иду на кухню, и вдруг мой взгляд останавливается на зеркале... Кто эта женщина??? Ведь это не я! Как такое могло со мной случиться? Ведь я всегда старалась следить за собой. Но в последнее время словно что-то преломилось внутри меня. Зачем вся эта суета вокруг самой себя? Встаю на весы, стрелка никак не хочет останавливаться, она движется вправо все дальше и дальше, и я наблюдаю это как бы со стороны, словно та цифра, которую она сейчас покажет — это не мой вес. Чей угодно, только не мой. 120 кг... Не могу сказать, что я в ужасе. Скорее я почти безразлична к этой цифре. Если бы весы сейчас показали 200 кг, я, наверное, не удивилась бы.

Я подхожу к платяному шкафу и начинаю доставать одежду из него. Какие-то совершенно невероятных размеров брюки и кофты... Чье это? Мое? Странно... Вот они — мои вещи... Я открываю левую створку шкафа. Там висят давно заброшенные вещи, оставшиеся еще с тех времен, когда я весила 50 кг. Потом я начала поправляться, мне все казалось, что я похудею и опять буду их носить. Мое любимое зеленое платье! Синий костюм 44-го размера... интересно, а я в него влезу? Юбка от костюма жалобно трещит по швам при попытках натянуть ее выше середины бедра... А вот более поздняя вещь — свадебное платье. Тогда я весила уже под 70 кг, даже почти 75. А на годовщину свадьбы я уже еле влезла в него. Начинаю натягивать платье на себя, но снова слышу злополучный треск. Что же это такое? Ну да, я видела, что стрелка весов показала 120 кг, но если я не влезаю даже в него, а ведь уже на свадьбе я не была тростинкой, как же я выгляжу сейчас?!

Снова подхожу к зеркалу и снова вижу все ту же женщину. Ей на вид лет 30, одутловатое лицо, бесформенный свитер. Пристально вглядываюсь — в ней есть что-то неуловимо знакомое. Пожалуй, несмотря на полноту, ее даже можно назвать милой.

Я почему-то вспоминаю, как с еще относительной регулярностью пыталась контролировать себя, но видела лишь упорно растущие цифры. Какое-то время я предпринимала попытки похудеть, но после рождения Кэт я вставала на весы скорее «для галочки», нежели для того, чтобы действительно посмотреть, сколько я вешу. Это был своеобразный ритуал, в котором все происходило словно не со мной. Я незаметно начала покупать вещи размером больше. Сначала я мучительно втискивалась в 44-й, но когда молнии катастрофически отказались выдерживать такое насилие над ними, я сразу перешла на 48-й. Потом как-то незаметно мне стал в самый раз 50-й, 52-й, а потом вдруг я начала носить 56-й. Я заходила в магазин и никак не могла понять, почему на меня не налезает та или иная вещь. Когда я смотрела на свои вещи 56-го размера, я не ассоциировала внушительность, например, брюк с размером своей талии или ягодиц.

И вот я оказалась у той черты, когда надо либо что-то решать, либо навсегда поставить на себе крест и больше не вспоминать о том, что когда-то я была на высоте. Забыть о том, что существуют мини-юбки и платья в обтяжку. Смириться с тем, что моим верным спутником станет гипертония, боли в спине и прочее. Но если я брошу вызов самой себе, будет ли это иметь смысл или лучше даже не пытаться? Я словно стою на перекрестке и чувствую, что не готова пока дать себе ответ на поставленный вопрос. Я теряюсь в мыслях, вариантах, не знаю, с чего начать. И вдруг меня осеняет, что нужно сделать первый шаг, хотя бы попытаться приблизиться к желаемому. Мне хочется, чтобы моя дочь, когда она вырастет, могла гордиться своей мамой. Я вдруг осознаю, что ужасно хочу вернуться к самой себе, перестать быть пародией на прежнюю Катю. Я решаю бороться, хотя в данный момент очень расплывчато представляю себе своего врага.

Сейчас, возвращаясь мысленно в тот момент, я очень жалею, что тогда так мало знала о том, что могло бы мне помочь. Таким образом, приходилось учиться на своих же ошибках, действовать на ощупь и экспериментировать, придумывать аргументы и находить причины того, почему я не могла, не имела права сдаваться. Я пробивалась сквозь стену собственного неверия, ведь когда перед глазами нет доказательств, сложно поверить, что похудеть на 60 кг самостоятельно — возможно.

Однако вы, держа в руках эту книгу, находитесь в более выигрышном положении. По крайней мере, вы знаете, что где-то есть человек, захотевший и сумевший изменить свою жизнь. И в глубине души вы верите, что способны сделать нечто похожее. Сейчас самое главное — верить. Я же, в свою очередь, постараюсь ответить на все вопросы, которые могут возникнуть у вас в процессе похудения, ведь я через это прошла. И провела за собой множество людей, повторивших мой успех.

В заключении этой и следующих глав я постараюсь ответить на наиболее распространенные вопросы, возникающие у людей, только собирающихся следовать системе, а также тех, кто уже не первый день с успехом ее использует.

Вопрос

Мне сейчас 12 лет, но я уже озабочена проблемой лишнего веса, равно как и мои родители. Можно ли применять систему в столь раннем возрасте?

Ответ

Поскольку система не запрещает и не исключает какие-либо продукты, ее можно использовать в любом возрасте. Разумные физические нагрузки и питание с тенденцией к более здоровому еще никому не вредило. Единственная оговорка — наличие серьезных острых или хронических заболеваний. Если они у вас есть, необходимо проконсультироваться с врачом перед тем, как начать следовать системе.

Вопрос

Скажите, пожалуйста, за какой промежуток вы набрали те 60 кг, от которых потом избавились? Как долго вы находились в «большом весе»?

Ответ

Как я уже писала выше, я с детства была отнюдь не худышкой. Хотя особенно сильно начала поправляться с 16 лет. То есть основную массу я набрала за 6 лет. В максимальном весе 120 кг — я находилась около полугода, а до этого — в чуть меньшем, порядка 100 кг, на протяжении приблизительно полутора лет (если считать и период беременности).

Вопрос

Я так понимаю, вы сами придумали свою систему похудения. А может, она подходит именно вам, а другим — совершенно не поможет?

Ответ

К настоящему моменту система в сформированном виде существует уже не первый год. За это время многие женщины, общающиеся на моем форуме, буквально преобразились. Не так давно у нас обсуждалась тема «На сколько килограммов мир стал легче», где худеющие девушки и женщины приблизительно подсчитали, что в общей сложности было сброшено порядка 1500 кг (!). И это только среди зарегистрированных участниц! А сколько еще тех, кто не имеет доступа в Интернет, но успешно применяет систему на практике!

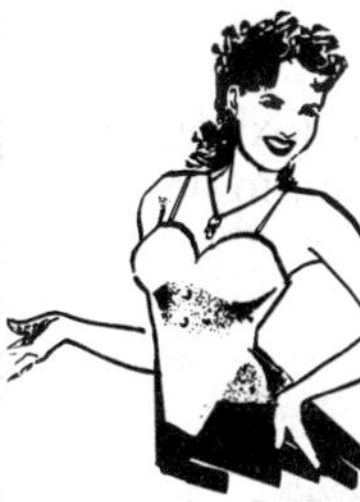

Глава 2
ПСИХОЛОГИЯ ПОХУДЕНИЯ

Это одна из самых больших глав в книге. С моей точки зрения, здесь самым важным является психологический аспект. Зачастую в процессе похудения нам не хватает моральных сил, мы ломаемся на первом этапе из-за того, что устаем, расстраиваемся, не находим поддержки или просто пугаемся чего-то.

Первое, что вам придется сделать, — поставить цель похудеть. Возможно, вы возразите: «Я уже давно настроилась, я ведь читаю эту книгу». Это не совсем верно. Скорее всего, вы просто поняли, что так больше продолжаться не может, но никакого конкретного плана у вас нет. Да и твердая уверенность, что вы дойдете до конца, тоже отсутствует. Насколько это критично? Есть хорошая английская фраза: **«Whenever is a will, where is always a way».** По-русски она звучит приблизительно так: «Когда у вас есть желание, обязательно найдется и способ его исполнения». Верьте в это, и вам откроются пути, о которых вы даже не подозревали.

Что может подтолкнуть к похудению лично вас? Иногда к какому-то действию нас может подвигнуть что-то совсем незначительное, а в других случаях — даже яркий наглядный пример неспособен заставить нас измениться (он вызывает желание работать над собой, но ненадолго). Часто, единожды поддавшись порыву души, мы очень скоро находим сотню причин, почему нам не стоит этого делать. Так, например, когда мы начинаем худеть, в голову начинают приходить разные мысли типа:

— зачем мне это, я и так «ничего», в моей жизни все нормально (при этом вы будете жутко раскаиваться на следующий день в том, что доели тот кремовый торт вечером, и «умрете несчастной от угрызений совести»);

— мой муж/друг любит меня такой, какая я есть (не спорю и надеюсь, что вы его воспринимаете так же. Но согласитесь — приятнее видеть рядом с собой человека, который стремится стать лучше! И речь здесь идет не только об идеале красоты, но и об элементарном оздоровлении, продлении жизни и прочее. Ведь ни для кого не секрет, что излишний вес негативно сказывается на этих моментах);

— от того, что я один раз расслаблюсь, ничего, по сути, не случится (подробно о срывах, которые я предпочитаю называть спадами, смотрите в соответствующей главе);

— мне все равно никогда не обрести ту фигуру, о которой я мечтаю (не спорю, поскольку не знаю лично ни вас, ни ваши мечтания, но, как правило, те вещи, которые мы говорим себе подобным тоном, едва ли верны);

— я слишком слабая и все равно не дойду до цели.

Мое похудение — это вопрос последовательности, а не силы воли!!!

Если бы я ничего не ела два года и похудела на 60 кг — это была бы сила воли. Но я употребляла абсолютно все! Просто соблюдала те правила, которые сама для себя создала. Это не так сложно, как может показаться на первый взгляд. Постепенно вы втянетесь и привыкнете.

Помните:

Желающий человек находит 1000 возможностей, нежелающий человек находит 1000 причин.

Как-то раз, в процессе общения с одной девушкой мы заговорили о полноте и ее влиянии на личное счастье. Это, кстати, вообще волнующая тема для всех полных и худеющих людей. Я постоянно слышу от тех, кто смирился, что полнота их нисколько не напрягает, что, несмотря на вес, они счастливы, имеют двух дочек/сыночков, любимого мужа, работу и далее по списку. И что худеть они не собираются! Что самое смешное — массу таких женщин я встречала в Интернете в топиках про диеты и упражнения!!! Парадокс, не правда ли?! Их все устраивает, но что тогда они там делают? Правда заключается в том, что, как бы женщина ни бравировала тем, что ей абсолютно комфортно в своем теле, если это тело не соответствует стандартам времени, она время от времени будет переживать, расстраиваться и пытаться что-то изменить. Это нормально. Однако спустя некоторое время большинство, как правило, сдается и опускает руки.

Многие мне возразят: «Я независима от общественного мнения!» Я не верю таким заявлениям, если только вы не живете на необитаемом острове. Когда вы находитесь в социуме, вас окружает реклама, вы ходите по магазинам, встречаетесь со знакомыми и незнакомыми людьми — для вас имеет значение, что о вас думают. Когда вы заходите в магазин и там вам говорят, что таких больших размеров нет, или предлагают модели одежды а-ля «прощай молодость» — вы волей-неволей задумаетесь, что все-таки что-то не так. Когда те, что видят вас впервые, дают вам на вид лет на 10 больше, чем есть на самом деле, вам становится обидно. Когда в рекламе показывают идеальных женщин с идеальными фигурами и потом вы натыкаетесь на свое отражение в зеркале, вам рано или поздно захочется выглядеть лучше. Когда окружающие мужчины воспринимают вас только как друга, а не как женщину, и вы не видите огня ни в чьих глазах — это неприятно. Когда вы перестаете влезать в свадебное платье, хотя после торжественного события прошло не так уж и много времени, вас это расстраивает. Когда появляются проблемы со здоровьем, типа гипертонии и болей в спине, а также одышки при быстрой ходьбе, и вы с этим приходите к врачу, а вам говорят, что у вас ожирение энной степени, являющееся непосредственной угрозой для здоровья, после всего этого неужели вы будете утверждать, что вам все равно?! Думаю, что не будете, иначе вы не стали бы читать эту книгу.

Я часто слышу: «Внешность абсолютно неважна, главное, что в душе». Категорически не согласна. Возможно, для вашего любимого (мужа, молодого человека) сейчас ведущее значение имеют ваши духовные качества, однако, даже если вашего партнера «все устраивает» (а я часто слышу подобное оправдание полноты), не забывайте, что вы общаетесь не только с ним. К сожалению, наше общество все еще относится к людям превратно. По статистике, люди стройные производят более благоприятное впечатление при устройстве на работу (поскольку полноту на уровне подсознания связывают с множеством разных болезней) и знакомстве с новыми людьми. Помимо этого, найти красивую одежду среднестатистического размера значительно проще, чем размера от 50-го и выше (я побывала во всех весовых категориях и знаю о чем говорю). Если раньше я могла выбирать из одного-двух стендов, то сейчас, после похудения до 44-го размера, выбор значительно расширился. Наконец, стройные люди, как правило, смотрятся моложе своих сверстников. Когда я была полной, люди давали мне на 10 лет больше, чем мне было на самом деле. И еще один немаловажный момент — вы снова ощутите себя привлекательной в глазах окружающих мужчин, а это очень приятно, и я уверена, что ни одну женщину это не оставит равнодушной.

Я уже слышу хор скептиков и «отрицателей», которые ответят возражением на каждый пункт. Так, можно сказать, что, если вы придете устраиваться на работу, там прежде всего будут смотреть на ваши профессиональные качества. Не спорю, но давайте поставим себя на место потенциального руководителя, к которому приходит несколько соискательниц на должность с более-менее одинаковым опытом работы, но кто-то будет менее привлекателен, а кто-то более. Угадайте, в чью пользу будет сделан выбор? Это нормальное человеческое желание — быть окруженным приятными людьми.

Следующие возможные возражения — я и сейчас очень даже нравлюсь мужчинам, у меня есть муж и, допустим, три любовника — это ли не показатель?! Абсолютно нет! Гипотетически любитель найдется на человека с любой внешностью, но я сейчас говорю не о таком внимании. Когда на нас обращают внимание — нам это нравится! Даже если мы говорим обратное, давайте будем откровенны — мы лукавим. Это заложено в подсознании людей — нам приятно, когда нас одобряют. Когда вами восхищаются окружающие, ваша самооценка растет, а вместе с тем открываются новые возможности, горизонты и перспективы, о которых вы даже не подозревали. И это одно из главных преимуществ приобретенной стройности. Когда вы успешно худеете, то гордитесь тем, как выглядите, даже если пока далеки от идеала. Вы уже знаете, что работаете в правильном направлении и очень скоро будете выглядеть еще лучше.

Недавно в Интернете я наткнулась на пост девушки, рассуждавшей на тему: «Почему современное общество создало другие стандарты, ведь наши мамы были 52-го размера и считались очень даже красивыми!» С таким же успехом можно вспоминать картины Рубенса и говорить о том, как он восхищался такими полными рыхлыми женщинами! Поймите меня правильно:

Я не хочу походить на человека, фанатично следующего тенденциям, просто я хочу жить здесь и сейчас, настоящим моментом, а не воспоминаниями о том, что было когда-то!

Пещерные люди не мылись и не пользовались дезодорантами, так будем же следовать их примеру! Некоторые люди любят рассуждать о том, что неподвластны моде, однако при этом они почему-то не ходят на работу в юбках наших бабушек, а предпочитают более современные модели, а то и вовсе внимательно отслеживают новинки сезона. Если им все равно — тогда зачем они это делают?!

Зачастую формулировка «я толстая и счастливая», конечно, является непробиваемым щитом для внешних раздражителей. Но не для себя самой. Я тоже говорила так, и это, с моей точки зрения, более естественно и правильно, чем причитания: «Я жирная, как корова, и не хочу жить». Если вы любите себя, то любите такой, какая вы есть. Представьте вашего любимого человека, ребенка, собаку. Разве вы стали бы любить его/ее меньше, если бы он набрал лишние 5—10 кг, думаю, что нет. Но в то же время нам ведь так часто хочется, чтобы муж складывал носки в корзину для грязного белья, а не раскидывал их по всей квартире, а ребенок сам убирал за собой игрушки? Это ведь не значит, что вы не любите их такими, какие они есть, вы просто хотите внести позитивные изменения.

Нельзя относиться к своему телу с ненавистью. Но можно хотеть стать лучше! Ведь всегда есть возможности для саморазвития. Так давайте их использовать. Не теряйте драгоценное время. С каждым днем худеть становится все сложнее, привычки закрепляются, придумывается все больше отговорок.

Часто женщины считают, что если они похудеют, то все вокруг изменится. Это не так. Изменитесь вы, и это заметят окружающие. Вы станете абсолютно новым человеком, более энергичным, целеустремленным. Уже это одно всегда притягивает окружающих.

Вы отмахнетесь и скажете: а зачем тогда худели вы? Что именно после похудения изменится в моей жизни? Вначале я серьезно задумывалась над этими вопросами и даже находила ответы типа: прошла гипертония, больше не болит спина, влезаю почти в любую вещь, которая мне нравится, и прочее. Но каждый раз в глубине души я понимала, что это все второстепенно, а главное остается в стороне. И вот, когда мне недавно пришлось давать интервью относительно моего похудения и я в очередной раз задумалась, что же меняет фигура в нашей жизни, меня осенило, что само по себе красивое тело, в сущности, ничего не дает. Если вас любят по-настоящему, вас любят такой, какая вы есть. Все ждут, что после резкого похудения жизнь в корне изменится, но такого не бывает. Жизнь преображается по мановению волшебной палочки только в сказке, в действительности все по-другому! Однако похудение может стать и, скорее всего, станет началом нового этапа вашей жизни. Почему? Потому что меняетесь вы! Причем основные преобразования происходят не снаружи, а внутри, точнее, первые перемены влекут за собой последующие. Меняется самооценка, растет уверенность в себе, в целом многое трансформируется. За счет этого вы начинаете хотеть больше событий в жизни и становитесь более активной. Подробнее о переменах, произошедших со мной и другими похудевшими по моей системе, я расскажу в последней главе. Здесь я хотела выделить лишь самое главное:

Я осознала после похудения — чудеса случаются! В этом мире возможно абсолютно все! Главное — поверить в себя и свои возможности, исключить приставку «не» из своей речи (не получится, не могу) и разрешить новому потоку войти в свою жизнь. Тогда вы сможете ежеминутно наблюдать потрясающие изменения, корень которых будет находиться в вас, в вашем сознании.

Я худела не для того, чтобы кто-то полюбил меня сильнее. Изначально я сбрасывала вес просто потому, что мне нравилось это делать, я испытывала воодушевление, видя, как совершенствуюсь с каждым днем. Уже позже я прониклась теми возможностями, которые открыло мне похудение и новый имидж. Да-да. Именно имидж, ведь согласитесь, достаточно сложно, например, найти сексуальную одежду 60-го размера. Нет, я не противоречу себе, здесь дело не в том, что нельзя чувствовать себя привлекательной, будучи полной. Просто, когда вы стройная, вам значительно проще быть стильной, модной. После похудения ваше обаяние никуда не денется, напротив — оно многократно возрастет! Вы почувствуете себя более гармонично, раскованно. Вы будете нравиться себе, а окружающие будут получать удовольствие от общения с вами.

Вы просто приведете в соответствие свою внутреннюю красоту с внешней.

Когда меня спрашивают, в какой момент я решила похудеть, я не могу ответить. Как уже говорилось: в жизни ничего не происходит по мановению волшебной палочки. Иногда нам кажется, что подобное утверждение ошибочно и какое-то одно событие изменило все. Но согласитесь, невозможно сказать наверняка, как бы сложилась ваша жизнь, если бы вы что-либо не сделали или не сказали в тот момент. Поэтому, с моей точки зрения, готовность худеть приходит постепенно. Часто бывает последняя капля, которая переполняет чашу терпения, но тем не менее задолго до нее мы получаем целые потоки сигналов — пора!

Сейчас, оглядываясь назад, я вспоминаю массу неприятных моментов, которые происходили со мной до похудения, вроде случайных фраз, брошенных старыми знакомыми, которые давно меня не видели, или «неузнаваний» на улице. Ведь в тот момент мне казалось, точнее, я себе внушала, что не придаю этому особого значения, хотя на самом деле, если я помню о них до сих пор, спустя годы, после того как эти инциденты произошли, значит, они записываются где-то в глубинах подсознания. И такие моменты имеют очень неприятную особенность — всплывать, когда нам и без того плохо. Это как инфекция, которой мы подвержены при ослабленном иммунитете. Микробы обступают нас со всех сторон, но мы не заболеваем, а потом достигается какая-то критическая точка, и — бац! — мы начинаем чихать и кашлять.

Я не могу сказать, что очень страдала от лишнего веса. Недавно в одной передаче, где я давала интервью, было сказано, что я прямо-таки чуть не умерла от излишнего веса, но это не так. Безусловно, в молодости лишний вес не может доставлять столько серьезных проблем, как в старости. Хотя даже в моем далеко не преклонном возрасте он давал о себе знать. Меня постоянно мучили боли в спине. Когда я приехала в центр, где занимались проблемами поясницы, врачи мне сказали: «Милочка, да у вас же ожирение!» Я, помню, тогда возмутилась и обиделась, ведь я полагала, что у меня есть излишки веса, но не более того. Я никогда не ассоциировала свою полноту со словом «ожирение». И только когда похудела, я поняла, что они были правы.

Помимо этого существовали серьезные проблемы с давлением. Иногда верхний показатель доходил до 170, а нижний — до 110. И это в 20 с небольшим лет! Однако, повторюсь, за несколько лет я к этому привыкла и не обращала должного внимания.

Гораздо больше меня волновало то, что я не понимала саму себя. Как бы это объяснить? У любого человека есть определенная система представлений о себе и мире. Если вы услышали название предмета или явления, в вашем сознании рождается картинка. Так же и в случае с личным образом.

Мы не воспринимаем себя абсолютно объективно, ведь у нас отсутствует возможность посмотреть на себя со стороны.

Именно это я имею в виду под непониманием самой себя. Мой мозг ассоциировал меня со стройностью, хотя с детства я была пухлой. Мой образ, созданный воображением, и внешний вид не соответствовали друг другу. Сейчас, когда я привела свою фигуру в соответствие с собственным представлением об идеале, я чувствую себя значительно комфортней.

Я часто слышу фразу: «Вы замечательно похудели, но я так не смогу!» Такой подход к делу меня, по меньшей мере, удивляет. По такому случаю позволю себе пересказать одну притчу, которую приводит в своей книге Паоло Коэльо:

«Духовный учитель много лет передавал свои знания ученику. И когда было сказано почти все, он поведал юноше, что в конце своих исканий тот увидит дверь с надписью: «Это невозможно». Так и случилось. Юноша нашел эту дверь запертой. И тогда учитель попросил его открыть ее. Когда дверь была полностью распахнута, ученик больше не видел начертанную на ней фразу и смог войти...»

Великолепная история, не правда ли? Мы часто ограничиваем сами себя, говорим, что не сможем, даже не осмеливаясь пробовать, или пытаемся один раз и останавливаемся. Секрет того, как добиться желаемого — дерзать, причем раз за разом, несмотря на то что иногда хочется все бросить и кажется, что все бесполезно.

Мое похудение не было идеальным. Безупречного в этой жизни вообще ничего нет. У меня случались спады, иногда хотелось прекратить, мне казалось, что я не справлюсь. **Но в такие моменты я просто «открывала дверь с надписью: «Невозможно»!»** Потому что в этой жизни достижимо все, главное — действительно этого хотеть и верить в успех.

Очень часто вера и надежда на благополучный исход какого-то начинания покидают вас на полпути, а иногда и в начале странствия. В такие моменты очень сложно рассчитывать на то, что все обойдется. Хочется просто перестать делать что-либо. Часто масла в огонь подливают наши близкие, которые либо не верят в нас, либо делают вид, что не верят. В такие моменты главное — понимать, что черная полоса быстро закончится. Чем сильнее мы верим во что-то, тем быстрее оно произойдет. А окружающим останется только недоумевать — как же вам это удалось?!

Перестаньте говорить себе: «Я не смогу!»

Вы сумеете, пусть вы похудеете не на 60 кг, а на 5 — в любом случае вы будете выглядеть лучше. От фразы «не могу» ваш вес не изменится! Он уходит оттого, что вы предпринимаете какие-то действия.

Еще раньше, когда я пыталась худеть лет в 15, мне часто говорили: «Ах, зачем себя мучить, ты не выдержишь, ты не сможешь». На самом деле в человеке зачастую говорит страх собственных пережитых неудач. Близкие люди не всегда верят в себя, они частенько пытаются сделать что-то, что у них не получается, и они переживают. По сути, они не хотят, чтобы мы расстраивались. Женщины сталкиваются с проблемой лишнего веса на разных этапах своей жизни, но практически все они к определенному возрасту имеют печальный опыт долгих диет и последующих срывов. Это тоже не добавляет окружающим оптимизма.

Когда я заявила своему мужу, что начинаю худеть, а себе в глубине души сказала, что хочу снова носить 44-й размер, он отреагировал без особого восторга. И меня долго не покидало ощущение, что он не верит в это. Его пессимизм можно было понять. Я весила много — 120 кг, ела даже не тарелками, а почти блюдами, и на его редкие замечания о том, что надо бы есть поменьше, всегда реагировала очень нервно. Мои друзья тоже отнеслись скептически к этой затее. Нет, они вполне справедливо считали, что мне не идет полнота, но в меня не верили. В принципе, достаточно трудно представить себе человека на 6 размеров меньше, чем он есть (хотя сейчас, глядя на меня, никто не верит, что я носила 56-й размер). Даже моя мама с усмешкой слушала о том, что я худею. В принципе, это даже к лучшему.

Наши желания должны существовать независимо от того, верят в их реализуемость другие или нет. На то они и *наши* желания. Воплотим мы их в жизнь или нет — это зависит только от нас. Когда вы делаете что-то, оглядываясь на других, велик шанс «сорваться». Например, вы решили похудеть ради того, чтобы ваш муж гордился вами. Это, конечно, замечательный порыв, но, во-первых, ваш муж и так вами восхищается, а во-вторых, вы можете поругаться с ним, развестись, и тогда велика вероятность все бросить. Когда вы делаете что-то для кого-то и вдруг ссоритесь с ним, вы начинаете говорить:

— Ах он со мной так! Хорошо, тогда я ему назло съем целый торт, и пусть мне будет хуже, но он не заслуживает таких жертв с моей стороны.

Согласитесь, подход неправильный. Но, к сожалению, очень распространенный. Ваша фигура останется всегда при вас, такая, какой вы ее сделали. А вот люди вокруг могут появляться и исчезать.

Нельзя не признать, что для того чтобы начать худеть, нам необходимо общественное мнение и поддержка. Однако, если вы будете руководствоваться в процессе похудения только ими, вы, скорее всего, потерпите фиаско. Иногда очень хочется, чтобы все объединились и сказали: «Ты можешь, это очень важно для нас». Но взгляните правде в глаза:

Похудение нужно прежде всего вам. Это ваше тело и здоровье, и именно вам с этим жить, а не кому-то другому.

И здесь я должна сказать несколько слов о таком простом и одновременно сложном понятии, как любовь к себе. Когда-то я прочитала много книг на данную тему, и мне потребовалось время, чтобы до конца осознать прочитанное. Сейчас я могу с уверенностью сказать, что моя жизнь начала меняться практически сразу же, как только я усвоила несколько очень простых вещей. Первая и одна из самых главных:

Вы — тот человек, который будет с вами с первого вздоха и до последнего выдоха!

Поэтому именно вы должны стать своим самым любимым человеком. Я ни в коем случае не говорю об эгоизме!!! НЕТ! Если вы любите себя, вы можете продолжать обожать своего ребенка, мужа, маму и всех остальных родственников. Но не забывайте ни на секунду о том, что окружающие люди нам не принадлежат, они приходят и уходят, и только вы навсегда останетесь с собой. К чему я это говорю? К тому, что, если вы себя любите, у вас в принципе не должно возникать проблем с глобальной мотивацией. Вы тот человек, который заслуживает того, чтобы быть красивой, уверенной в себе женщиной! Я в этом не сомневаюсь! Ведь раз вы взяли в руки эту книгу, значит, вы действительно хотите что-то изменить в этой жизни, вы не боитесь преобразований, вы бросаете вызов, в том числе и самой себе. Это прекрасные качества, и они заслуживают уважения.

Когда вы не принимаете что-то в себе — вы не любите себя такой, какая вы есть. А пока вы не полюбите себя, вам не удастся добиться устойчивых позитивных изменений. В голове должна глубоко засесть мысль, что все, что не ведет к вашему внутреннему и внешнему духовному и материальному благополучию, — деструктивно для вас, а следовательно, должно отходить на второй план.

Дела будут всегда — готовка, стирка, работа и прочее. Если мы увлекаемся ими — они нас поглощают и не остается времени ни на что. Если вы начнете пылесосить каждый день, это создаст идеальный порядок в доме? Нет! Вам все равно будет казаться, что еще есть грязь и все пачкается даже быстрее. Так же происходит со всеми хозяйственными делами. Чем больше времени вы на них тратите, тем больше их появляется. Я ни в коем случае не призываю вообще все забросить. Просто почаще вспоминайте о том, что существуют вещи, которые важнее всего остального.

Оставьте время для себя!

Если в распорядке вашего дня нет места для вас самой, то ваша самооценка неизбежно начинает падать, а когда она занижена, то и худеть не хочется. Зачем сбрасывать вес, если я такая некрасивая, неумная, у меня ничего не получается, все валится из рук, и подобный перечень можно продолжать до бесконечности.

Если вы не научитесь расставлять приоритеты, вы не похудеете. Иногда можно не приготовить обед-ужин или же обойтись полуфабрикатами, но зато сделать гимнастику, сходить в бассейн, да просто погулять с ребенком.

У вас должно быть личное время, когда вы можете быть предоставлены только самой себе или хотя бы какому-то одному делу. Ведь, как правило, женщинам порой приходится делать сотню дел одновременно, из-за этого не получая удовольствия ни от одного из них.

Нужно стараться, чтобы занятия были разными. Вам необходимо иметь возможность переключать внимание. Часто вы не осознаете, как засасывает рутина. Даже если ваш разум подает слабые сигналы тревоги, вы либо не находите в себе силы с этим бороться и принимаете все домашние обязанности с фатальным смирением, либо отговариваетесь. Работать вы не можете, так как частичную занятость не предлагают, а на «полный день» выйти из-за ребенка женщина не в состоянии. Общаться не с кем, ведь подруги без детей вас не понимают, а подруги с малышами надоедают разговорами об одном и том же. Муж целыми днями трудится в офисе и вечером он, скорее всего, не очень расположен выслушивать ваши стенания по поводу того, как вы устали и как вам все надоело. Одним словом — замкнутый круг, который будто желает свести вас с ума. СТОП! Разорвать его можно и даже нужно!

Если вы будете продолжать «бег дрессированной белки в колесе», то рискуете впасть в глубокую послеродовую депрессию.

К сожалению, в нашей стране этому явлению уделяется недостаточно внимания. Положа руку на сердце, о нем практически не говорится. Вы можете себе представить посещение обычного терапевта, который, выслушав вас, поставит диагноз: «послеродовая депрессия»? В России это до сих пор непризнанная клиническая единица, которая рассматривается в специальной литературе вместе с психическими расстройствами послеродового периода. Для меня сей факт остается загадкой, ведь во всем мире это совершенно естественное общепризнанное явление, которым страдает высокий процент родивших женщин, зачастую даже не подозревая об этом. Точные цифры назвать сложно, поскольку «послеродовая депрессия» — трудно диагностируемое заболевание. Я испытала настоящий шок, когда, находясь на отдыхе, просмотрела целую передачу, посвященную данному недугу. Я даже не подозревала, сколько женщин сталкивается с такими же проблемами, что и я.

Я помню, как после родов часто была подвержена спонтанным изменениям настроения, страдала от тоски и, хотя я слышала про существование послеродовой депрессии, была уверена, что меня она обойдет стороной. Я почти не кормила дочь грудью, уже через два месяца после родов вышла работать на несколько часов, то есть я вела активную социальную жизнь и не чувствовала себя ущемленной. Но тем не менее — это я поняла спустя время — женщина после родов надламывается, трансформируется, меняются ее приоритеты. Я много переживала, особенно в первые месяцы, мало спала, и список можно продолжать и продолжать. Это, безусловно, не может не отразиться на весе.

Вообще беременность и роды — это огромный стресс для организма. Взять даже тот факт, что уровень некоторых гормонов увеличивается во время беременности в 1000 (!) раз! И соответственно после родов уровень возвращается к прежним показателям. Добавьте сюда тот факт, что, к сожалению, не все женщины могут вести во время беременности активный образ жизни (в моем случае почти всю первую половину беременности у меня был сильнейший токсикоз, потом угроза выкидыша, а потом живот стал настолько огромным, что я с трудом передвигалась). Мужчинам тоже нужно время, чтобы привыкнуть к появлению малыша в доме, и часто они добавляют нам переживаний, когда ведут себя не так, как мы того хотим. Так что же делать? В минуты, когда вы чувствуете, что подступает волна тоски:

Создайте вокруг себя движение и двигайтесь сами!

В нормальном расположении духа вы можете себе позволить расслабиться. Но если вы понимаете, что находитесь на грани депрессии, просто оставьте себе как можно меньше свободного времени. Вы, наверное, сейчас усмехнулись — какое свободное время с ребенком на руках! Но я имею в виду сферу деятельности сознания. Когда вашему мозгу нечем себя занять, начинается самокопание, от которого психологическое состояние, и так ослабленное гормональными всплесками, начинает ухудшаться еще стремительнее. Как часто я слышу от недавно родивших женщин (да и от давно родивших тоже): у меня постоянно плохое настроение, я не могу работать, мне ничего не приходит на ум, к работе отвращение. Поэтому я уже боюсь садиться и начинать что-либо. СТОП! Как я уже говорила, главное — вообще начать. Если вы журналистка, пусть вы напишете две строчки, но выполните хоть что-то. Главное — вы попытались. Если вы швея-мотористка, пусть вы сделаете два стежка, но вы старались пересилить себя. Если вы не пытаетесь, то только усугубляете ситуацию. Как правило, ход мысли выглядит примерно так:

«Попробую поработать, пока ребенок спит. Ох, как же не хочется, а ведь еще так много нужно успеть по дому, помыть голову. Надо себя заставить». Дальше идет процесс работы длительностью 5 минут, а потом начинаются отговорки: «Скоро все равно уже дитятко проснется и не даст мне ничего сделать, а еще надо приготовить еду, пропылесосить хорошо бы».

И список можно продолжать. В итоге вы бросаете начатое. К вечеру вас начинает одолевать чувство вины: «Я так ничего и не сделала за сегодня!» Вы переживаете, начинаете накручивать себя, в итоге рука тянется к холодильнику с мыслями: все равно день потерян и испорчен, так что хуже уже некуда! А вот и есть куда! Даже после цифры 100 весы зачастую не останавливаются. Вот почему я завела этот разговор — в жизни нет мелочей. Важно все! И работа, конечно же, влияет и на наше общее моральное состояние, и на взаимоотношения с мужем, и даже на количество часов, которые мы спим. Например, я часто замечала, что, когда у моей дочери по ночам бывают приступы бессонницы, я недосыпаю и мне хочется больше есть.

Если вы не работаете, все равно ищите, чем загрузить свой ум, чтобы он не портил вам настроение. Читайте на детской площадке (я почти всегда беру с собой книгу и хотя бы пару страниц успеваю просмотреть), вяжите — все что угодно, только не позволяйте подкашивать себе настроение. Пойдите учиться, хотя бы по выходным, не столь важно чему — языку, вождению, вышиванию.

Как только вы почувствуете, что период беспричинной тоски закончен, вы с новыми силами вернетесь к самосозерцанию и опять начнете прислушиваться к внутреннему голосу. Более подробно я расскажу об этом в главе о спадах. То есть если начинается кризис, все средства для борьбы с ним хороши. Спокойствие и общение с самой собой идет на пользу только тогда, когда вы готовы вести диалог. Если вы чувствуете себя раздраженной, напряженной — вам сложно будет адекватно воспринимать собственные желания. Поэтому прежде всего:

Успокойтесь и расставьте приоритеты. Только после этого можно думать о похудении.

Предположим, что вы с успехом справились с вышеупомянутым. Если вы рассчитываете, что я скажу, когда начинать худеть, то ошибаетесь. Вы сами должны быть готовы к этому.

Определите тот момент в сражении, когда вы сможете победить, и просто начните действовать.

Мое похудение стартовало, когда дочке было уже 8 месяцев, а через полтора года я уже носила 44-й размер, хотя начинала с 56-го. То есть не бывает слишком поздно или чересчур рано. Существует данный момент, и если вы решили, что он подходящий, значит, так оно и есть. Единственная оговорка, которую я сделаю, — я солидарна с большинством врачей и не рекомендую начинать активные физические упражнения в течение первых нескольких месяцев после родов. Исходите из своего самочувствия и того, что вам скажет доктор. Некоторые способны начать заниматься шейпингом уже через 2 недели после родов. Лично я смогла нормально сидеть только через месяц. Так что здесь все очень индивидуально. У вас должен накопиться достаточный потенциал желания похудеть, потому как это дело не одного дня и даже не месяца.

Поэтому, с моей точки зрения, бессмысленно сразу после родов начинать сбрасывать вес. Во-первых, как правило, женщина кормит ребенка грудью минимум первые несколько месяцев, на это ей нужна дополнительная энергия. Во-вторых, большинство женщин имеют проблемы типа швов или разрывов (кесарево, эпизиотомия и прочее). Даже если их нет, все равно организму нужно дать время восстановиться. Сказанное вас не убеждает? Подумайте о коже на животе. Ей и так будет сложно возвращаться на прежнее место, а если вы начнете резко терять вес, то она подвергнется дополнительному стрессу. Однако я считаю, что начать нужно до конца первого года жизни ребенка, потому что затем сделать это будет сложнее, ведь организм привыкнет к поблажкам.

Нельзя давать себе слово похудеть, допустим, к свадьбе. Вообще не надо загонять себя в четкие временные рамки. Когда вы говорите «я сделаю то-то к тогда-то», вы ограничиваете свои возможности. Возможно, процесс снижения веса пойдет быстрее или медленнее, главное, верить, что похудение вообще возможно. Меня всегда расстраивает, когда я получаю письма и записки такого рода: «Как вы думаете, Екатерина, смогу ли я похудеть?» Ну как же я могу сказать наверняка, не зная вас! Вам это известно гораздо лучше, чем мне. И вы прекрасно понимаете, что ничто не сможет помешать вам, кроме собственного нежелания, лени и неуверенности в себе. Если вы твердо верите в себя, то в состоянии сделать все.

Нельзя обещать себе, что начнете худеть с завтрашнего дня или, например, с понедельника. Думаю, это не будет сенсацией, если я скажу, что завтра никогда не наступает. Поэтому начинать худеть надо именно сегодня, а разговоры на тему «начну с понедельника» — бесполезное занятие.

Возможность существует здесь и сейчас, и ее надо использовать.

Итак, я надеюсь, что ясно изложила свое мнение о том, когда начинать. Следующий вопрос — как?

Представьте себе, что вы плывете на лодке по горной реке, и вдруг перед вами крутой порог. Наверное, наивно будет пытаться избежать его и грести против течения. Скорее всего, вы попытаетесь приложить все усилия, чтобы не перевернуться. То есть из любой ситуации нужно научиться извлекать выгоду, видеть позитивные стороны. Вы не можете изменить то, что перед вами возник порог, ведь вы не Господь Бог. Бесполезно кого-то винить в этом, потому что ситуация от ваших сетований не изменится. Если грести против течения — вы просто выбьетесь из сил, но если вы научитесь умело лавировать в водовороте, то вполне сможете причалить к берегу.

Следовательно, первая ваша задача — примириться со сложившимся положением и научиться извлекать из него выгоду.

Заметьте — «примириться» не одно и то же со словом «смириться», ведь последнее обозначает бездействие. Под словом «примириться» я имею в виду осознание ситуации. Нужно сказать себе: «Да, я поправилась по различным причинам. Из-за недостатка необходимых знаний я оказалась там, где я есть сейчас, но все можно исправить, переиграть. Если я плохо выгляжу, это не повод выглядеть еще хуже или отчаиваться, это всего лишь повод заняться собой! Теперь, когда я осознаю сложившуюся картину, я понимаю, что мне нужно искать способы решения проблемы, причем начать не завтра, а прямо сейчас. Я уверена, что у меня все получится и я уже на правильном пути». Эти слова необходимо перечитывать как можно чаще, поскольку они несут мощный позитивный заряд.

Нельзя винить себя за то, что вы стали такой, какая вы есть в данный момент. Этим вы только усугубите проблему. Просто примите то, что случилось, как данность. В жизни ничего не происходит случайно и ничто не остается без последствий. Какие они будут — решать вам. Если вы будете лишь корить себя и говорить о том, как все ужасно, а будет еще хуже, то так оно, безусловно, и получится. Но если вы отбросите пустые переживания «о потерянных годах» из-за набранного веса и «загубленной молодости» — а ведь именно так большинство женщин воспринимают избыточные килограммы, — то вы сможете научиться любить себя и в таком состоянии. Только тогда вы начнете худеть. Если же вы будете заниматься самобичеванием, то взращенный комплекс вины лишь подстегнет ваш аппетит, и в итоге вместо потери веса вы, наоборот, наберете его. Вы поправились? Это не значит, что жизнь несправедлива. Из данного факта следует лишь то, что вам надо что-то изменить внутри и вокруг себя.

Простите себя за тот вес, который вы набрали. Это случилось, и изменить прошлое уже невозможно, но почему бы не изменить сегодняшний день и то, как вы выглядите сейчас?! Это в ваших силах.

В любом случае это скорее переломит ситуацию, нежели просто сидеть на диване и мечтать о лучшей жизни. Раз уж вы здесь и с вами это все произошло, значит, так должно было случиться. Но это ни в коем случае не подразумевает, что вы должны оставаться в таком состоянии. Вы всегда можете если не изменить ситуацию кардинально, то хотя бы внести нужные коррективы.

Посмотрим на мой случай. Да, я очень сильно поправилась по многим причинам. Заниматься самокопанием и рассуждать о том, почему так случилось, — по сути, бесполезно. Важно, что я здесь и сейчас хочу это изменить. Благодаря тому, что я поправилась, я пишу эту книгу. Если бы я не потолстела, мне, в сущности, нечего было бы писать. И сам процесс похудения очень многому меня научил.

Никогда не ругайте себя за то, что было, есть или могло бы быть. То, что вы имеете в данный момент — лишь отправная точка, и только от вас зависит, что будет дальше. Другое дело — похвала. Здесь ситуация противоположная.

Хвалите себя за то, что вы сделали и делаете, и не ругайте за упущения.

Любая проблема решаема! Не думайте о том, что после похудения у вас появятся морщины, растяжки или обвиснет кожа. Лучше представьте себе, как изменится ваша жизнь и насколько легче вам станет передвигаться без лишнего веса. Если вы будете следить за кожей, то она не потеряет своей упругости и эластичности.

Следующий шаг:

Найдите группу поддержки.

Всем известны истории, когда женщины, которые ненавидели друг друга, способны сплотиться, чтобы отомстить третьему лицу. Женщины зачастую заговаривают даже с неприятными и неинтересными им людьми ради хоть какого-то общения. Вначале мы все пропускаем через эмоции, а уже потом думаем о логике. Чтобы пережить неприятности, нам нужно выговориться, выплакаться, а лучше и то и другое разом. И в этом опять-таки помогают другие женщины. То есть наша зависимость друг от друга намного больше, чем может показаться на первый взгляд.

Помимо всего прочего, неважно, о ком мы говорим: о мужчине или женщине, в любом человеке остро развито чувство соперничества. И как бы мы ни пытались от этого отнекиваться, желание похвастаться нашими успехами в той или иной мере присуще всем.

К чему я все это говорю? Да к тому, что, для того чтобы процесс похудения протекал быстрее и легче, вам необходимо стараться создать вокруг себя группу поддержки.

Кто ею станет — не так важно. Вы можете найти себе соратников в Интернете, ведь существует масса сайтов и форумов, где общаются люди, желающие похудеть и с успехом воплощающие свои идеи в жизнь. В Сети есть странички, где вы можете вести он-лайн дневник своих достижений и неудач. Если у вас нет постоянного доступа в Интернет, можно предложить своим друзьям или родственникам присоединиться к вашей программе похудения.

Среди тех, кто уже следует системе, это очень распространенный способ общения. Многие родители, мужья и дочери последовали за ними и не только оказали дополнительную поддержку, но и сами сбросили вес.

Вы также наверняка найдете массу сочувствующих на детской площадке, поскольку недостатки фигуры — проблема номер один для большинства молодых мам. Достаточно просто обмолвиться, что вы нашли новую систему похудения, и я практически на сто процентов в этом уверена, найдутся несколько человек, готовых слушать вас и опробовать ее на себе.

Одним словом — общайтесь как можно больше, не бойтесь говорить о своей полноте с теми, кто этим интересуется, и о том, что вы следуете определенной системе похудения. Это нормально, естественно. Этого не нужно стесняться, этим нужно гордиться. Ведь далеко не все женщины собираются с силами и решают во что бы то ни стало вернуть прежние формы.

Что касается меня, то вначале я нашла поддержку в Интернете, причем совершенно случайно. Я просто зашла в новый раздел женского форума, на котором я обычно бывала, и поняла, что моя проблема весьма актуальна. Осознание этого факта оказало мне неоценимую поддержку на старте. Когда появились первые заметные результаты, меня начали все чаще спрашивать о том, как я их достигла, и таким образом группа единомышленников становилась все шире.

Позже я поняла, что если задаться целью, то соратников можно найти везде, не только в виртуальном пространстве.

Главное, захотеть говорить о своей проблеме и найти людей, готовых слушать.

Если вы будете достаточно обсуждать свое похудение, то, во-первых, вам будет уже сложно свернуть с избранного пути, а во-вторых, вам будет приятнее сам процесс, поскольку он позволит говорить с окружающими женщинами о чем-то, кроме пеленок и насморка ребенка.

Часто вы совершаете ошибку, пытаясь найти универсального человека, который поддержит вас во всем. Ведь многие люди неспособны понять вас в силу тех или иных причин. Так, моей подруге, которая всю жизнь носила 42-й размер, а после родов даже немного похудела, достаточно трудно понять всю сложность диеты. Если вы ни дня не придерживались ни одной системы питания, никогда ни от чего из продуктов не отказывались, вы не сможете до конца понять собеседника, гордо рассказывающего, как он уже три недели не ест по ночам тортики и похудел на 3 кг. Также наивно полагать, что ваш муж будет вас активно поддерживать. Он, скорее всего, не будет уверен, что у вас получится похудеть, ведь наверняка вы уже не первый раз пытаетесь «взяться за ум», и если после этого вы читаете эту книгу, значит, желаемый эффект так и не был достигнут. Ну а уж про родственников и говорить нечего. Бабушкам и дедушкам, скорее всего, кажется, что у вас и так отличная фигура, ну а всем остальным, вероятно, хватает и других тем для обсуждения.

Поэтому я настаиваю на поиске специфического круга общения. Ведь он позволит вам говорить о наболевшем тогда, когда вам это нужно.

Итак, группа поддержки найдена, и процесс похудения идет более-менее равномерно. Как вдруг в какой-то момент вес словно застывает на одном месте.

Очень важно разрешить себе быть худее.

Часто случается, что люди, желающие похудеть, застопориваются на определенной цифре, проще говоря — на «рубеже». Они хотят весить меньше, но не могут, поскольку последующие килограммы изменят не только вес, но и восприятие. Подобное явление вы ежедневно наблюдаете в магазинах, ведь когда объявлена цена «99,9», она психологически воспринимается не как 100, а как нечто меньшее, хотя по сути своей — это одно и то же. Обратный эффект подобной цифровой неразберихи вы можете наблюдать на примере собственного веса. Не только я одна сталкивалась с тем, что на определенных цифрах вес застывал, а потом резко возрастал, учащались спады. Одна моя знакомая, много лет пытавшаяся похудеть, рассказывала о том, как ее вес никак не хотел падать ниже 100 кг, и в конечном итоге вырос до 105. А ей так хотелось весить хотя бы 99, ведь это была бы уже не трехзначная цифра. Возможно, кому-то такой подход покажется абсурдным: «Какая разница, какую цифру ты показываешь — главное, как при этом выглядишь!» С моей точки зрения, такой подход не совсем верен. **Когда вы худеете, любой стимул хорош, лишь бы он работал.** И я абсолютно уверена, что переход в «другую весовую категорию» всегда приятен.

Моя последняя остановка веса случилась на заключительной стадии похудения, когда я весила 62—63 кг. Сначала цифры на весах как будто «замерзли» и не двигались вообще. Через несколько месяцев (!) они наконец-то тронулись в сторону увеличения, что меня несколько расстроило. Затем — резкое похудение до 61 кг, и опять рост. Будучи привычной ко всему за полтора года борьбы с лишним весом, я не особо нервничала, зная, что все с течением времени придет в желаемую норму. Однако после того, как ситуация повторилась несколько раз, я задумалась, что я делаю не так? Кстати, это очень полезно делать в процессе похудения.

Иногда нужно остановиться, сесть и подумать: «Я делаю все, что в моих силах, но вес стоит уже очень давно! Почему так происходит? Что не позволяет ему продолжать падать?»

Когда я задала себе этот вопрос, меня внезапно осенило. Последний раз я весила 60 кг очень давно, даже цифры 61 казались мне чем-то из области фантастики. Поэтому каждый раз, когда я видела их на весах, в глубине души я пугалась. Я не осмеливалась весить так мало! Нужно просто приучить себя к мысли, что это нормально, и тогда мозг даст «отмашку» телу, «разрешение на перестройку» — мне нравится называть это так.

С тех пор каждый мой день начинался с того, что, встав на весы, я говорила себе: «62—63 кг — уже очень неплохо, но это не твой вес. Ты можешь и должна весить меньше. В цифре 59 нет ничего страшного. Я заслужила этот вес, пройдя через тернистый путь похудения». Через две недели весы показали заветную цифру 59.

Поэтому еще раз заострю ваше внимание на том, что:

Нужно быть внимательнее к себе и потребностям своего организма! Научитесь слушать себя.

Не бойтесь фотографироваться в нынешнем обличье. Я очень жалею, что у меня нет фотографий моего живота сразу после родов или, например, в купальнике того периода. Первый раз я решилась посмотреть на себя в более-менее раздетом виде, только когда изрядно похудела, где-то в весе 80 кг. Сейчас, глядя на эти карточки, я не верю, что была такой. И уж конечно, не могу себе представить фотографии в бикини более раннего периода. Но вместе с тем в глубине души живет гордость за то, что я действительно смогла измениться. Если положить два своих изображения в разном весе рядом с разницей даже 5—10 кг — изменения всегда заметны невооруженным глазом, причем даже постороннему человеку. Мне бы, я думаю, пришло в голову взяться за себя гораздо раньше, если бы у меня перед глазами была моя фотография в купальнике в весе 120 кг. Но я боялась. Я опасалась посмотреть на себя со стороны и признать, что я выгляжу не так, как мне хочется.

Помните: тело — это всего лишь оболочка, которую мы можем и должны менять по своему усмотрению, тем более если это происходит естественными методами. Я знаю, что вам эти фотографии будут внушать ужас, но вам и не надо на них сейчас постоянно смотреть, а уж тем более кому-то показывать. Иначе опять начнутся падения, мотивируемые фразами вроде: «Я и так толстая, что мне терять?» Пусть это будет дополнительной мотивацией. Вам захочется увидеть, как что-то изменилось. И главное, когда будут сдвиги, самые первые, у вас появится желание идти вперед, а не возвращаться к исходному состоянию. Победите страх увидеть себя такой, какой вас видят незнакомые люди со стороны. Посмотрите своей фигуре «в глаза».

Воспринимайте похудение легко, не относитесь к этому, как к смыслу жизни.

Ваша жизнь меняется от ваших мыслей, а не наоборот. Однажды я услышала замечательную фразу: «Любое действие рождает противодействие». Если стремиться к чему-то со слепым фанатизмом, вы будете натыкаться на постоянные препятствия. Это не значит, что нужно опустить руки и плюнуть на все. Просто не нужно делать из похудения самоцель! Учитесь наслаждаться процессом. Очень надеюсь, что вам больше никогда не придется переживать подобное. Вы худеете, скорее всего, в последний раз. А значит, постарайтесь запомнить эти ощущения на всю оставшуюся жизнь. С удовольствием принимайте те благоприятные изменения, которые происходят с вами каждую минуту. Воспоминания о них еще не раз будут придавать вам силы в моменты, не только связанные с похудением, но и просто в критические минуты жизни. Получайте удовольствие от того, что с каждым днем ваша фигура становится все лучше, пусть первоначально этих изменений не заметит даже фотокамера, а тем более — невооруженный глаз. Но однажды вам обязательно начнут делать комплименты. И ничего, что пока вы носите 54-й! Но вы влезаете в него. Вы уже прошли долгий путь, а значит — способны шагнуть дальше. Сдаваться нельзя, считайте, что обратной дороги нет. Скоро вы сможете покупать тот размер, который хотите иметь. Вы будете выбирать те вещи, которые вам действительно нравятся, а не те, которые приходится выискивать из того, что есть в наличии на такие большие размеры. И вам, безусловно, найдется что рассказать внукам, и они станут вами восхищаться. Просто начните. Это ваш шанс доказать окружающим, что невозможное возможно. Пусть на земле станет одним чудом больше. Нельзя оставлять надежду достигнуть своей цели.

У меня был период, когда, похудев уже на 50 кг, я начала впадать в депрессию по поводу и без оного. Растяжки, безусловно, очень сократились, и кожа втянулась, но все равно вид живота повергал меня в депрессию. И тогда я сказала себе: «Остановись! От того, что ты пребываешь в плохом настроении, ничего не меняется, и животу от плохого настроения не горячо и не холодно. Главное — делать все, что в моих силах на данный момент. И при этом не поддаваться слепому фанатизму».

Вообще люди худеющие, вне зависимости от того, часто они срываются или нет, имеют обыкновение впадать в крайности. Посмотрим правде в глаза, человеческая психика очень сложный и тонкий механизм. Чтобы похудеть и сохранить при этом трезвость ума, то есть не поддаваться желанию «сбросить 20 кг за два дня», нужно приложить немало усилий.

Не ставьте перед собой сверхцелей и не загоняйте себя в жесткие временные рамки. Организм сам знает, сколько он в состоянии потерять веса на данном этапе жизни. И возможно, ваши представления о количестве разнятся.

Не ожидайте молниеносных результатов. Вы набирали этот вес не за один день, так что будьте готовы сбрасывать его постепенно.

Любое действие рождает противодействие. Поэтому не впадайте в фанатизм. Делайте только то, что вы способны выдержать, ешьте столько, сколько необходимо. Ужесточив систему слишком сильно, вы, возможно, начнете худеть быстрее, но вес, сброшенный организмом в стрессовом состоянии, вернется очень быстро.

Каждый раз, когда вам захочется похудеть на 10 кг за неделю, просто осаживайте сами себя. Нельзя ставить нереальных целей, это всегда создает стрессовую ситуацию. Как я уже говорила, когда вы нервничаете, вы больше едите.

Учитесь правильно расставлять приоритеты. Нельзя добиться идеала сразу во всем, нужно концентрировать энергию на самых больших проблемах. Например, если вы интенсивно сбрасываете вес, вам вряд ли при этом удастся еще и эффективно убирать растяжки. К тому же нельзя худеть во всех местах равномерно. Даже упражнения на все части тела сразу выполнять в больших количествах очень сложно. Начинайте с того, что вы реально можете сделать. От сложного часто опускаются руки. Один мой знакомый говорил: «Some roads become clear, as we start the journey». Это можно перевести как: «Некоторые дороги кажутся очень трудными, пока мы не ступим на них». Помните о том, что здоровый образ жизни подобен маятнику. Если вы начали придерживаться какой-то системы, впоследствии она все больше будет вас «засасывать». Вам будут нравиться перемены, происходящие в вас, и вы будете стремиться к большему совершенству. Часто мы начинаем что-то делать нехотя и слабо верим, что перемены возможны, но ведь другим удается, тогда почему не должно получиться у вас?! Все те причины, которые вы приведете, являются лишь отговорками. Акцентируйте внимание только на том, что вы реально можете достигнуть результата.

И наконец, последний приведенный в этой главе, но один из первостепенных по значению шаг:

Найдите в себе стержень.

В любой из вас есть сила и тяга к борьбе. Со временем и с возрастом они ослабевают, так как вам постоянно внушают, что добиться своей цели можно не всегда, а ваши мечты несбыточны и ребячливы. Вы постепенно начинаете приучать себя к мысли, что не справитесь с поставленной задачей. Этот механизм включается еще до того, как вы поставите перед собой оформленную цель. Даже если вы будете окружены пониманием и поддержкой близких людей, вы не сможете добиться желаемого, не обретя веру в себя. Вы уже знаете, что вес не уходит как по мановению волшебной палочки! Похудение, несмотря на то что оно должно быть не в тягость, все равно является ежедневной кропотливой работой. На начальном этапе, когда вы будете делать все с чрезвычайным воодушевлением, килограммы уходят достаточно быстро, но через какое-то время начинаются застопоривания веса, когда он несколько месяцев может пребывать на одном числовом показателе. Вообще чем дальше, тем сложнее становится его сбросить. Иногда очень трудно преодолеть себя и сделать пару взмахов ногой, но это необходимо, чтобы в конце концов увидеть самое настоящее чудо.

Позвольте себе поверить в себя, и вместе с этим в вашу жизнь войдет сила, которая поможет вам достичь всего, что пожелаете. Просто идите маленькими шагами по выбранному пути. Шаг за шагом. Не сворачивая. Главное, чтобы вы двигались, а раз вы двигаетесь — вы живете.

Вопрос

Система подходит при грудном вскармливании? Или надо ее как-то корректировать с учетом кормления грудью?

Ответ

Это одна из немногих систем, которая подходит при грудном вскармливании, и большинство педиатров согласятся со мной. Основная проблема для тех, кто кормит ребенка грудным молоком, в том, что, как правило, вследствие вероятности возникновения аллергии приходится ограничивать употребление некоторых продуктов. Часто, если у ребенка серьезные проблемы с кожей, в группу «отказников» уходит большинство разрешенных диетами пунктов вроде овощей и фруктов. И тогда становится непонятным, что же вообще есть? В подобной ситуации становятся очевидными плюсы системы, поскольку она не подразумевает каких-либо ограничений. Единственной оговоркой будет то, что нужно особенно внимательно и постепенно применять основные принципы, поскольку велик риск возникновения проблем с лактацией из-за резкой смены пищевых привычек и увеличения двигательной активности.

Вопрос

Хочу начать худеть с сегодняшнего дня. Только вопрос, подойдет ли это для 45+? Я слышала, что в этом возрасте очень трудно прийти к нормальному весу даже достаточно жесткими мерами.

Ответ

Я хотела бы привести реплики с моего сайта:

«У меня мама вашего возраста, и я ей помогаю худеть по системе «Минус 60». Она у меня и обруч крутит, и на тренажере занимается, еще и упражнения делает. Дело не в возрасте, дело в желании! Вам резко худеть нельзя — это вредно, да и на Катиной системе не получится. Здесь все будет происходить медленно, но верно».

«Моей маме 47 лет, и я ее тоже приучаю к Катиной системе, правда, у нее артрит, и она не может полноценно заниматься спортом, но процесс идет, по 1 кг в неделю она сбрасывает, хотя изначальный вес у нее был достаточно большой! Она начала худеть со 125 кг, сейчас — 119 кг».

«Когда я начала диету, то уговорила маму последовать моему примеру, а папа подслушал и тоже стал придерживаться основных принципов: не есть после 6, легкий ужин и так далее. В итоге они даже превзошли меня по результатам. За месяц папа потерял 6,5 кг, при том, что изначальный вес был не критическим — 95 кг. Мама сбросила 7 кг, а начала с 90».

И закончу ответ на вопрос высказыванием о моей маме, которой уже почти 50, и она тоже прислушалась к моим советам по изменению пищевых привычек. Как результат — 5 кг за месяц, при том что изначальный вес был очень небольшой — 55 кг.

Из всего вышесказанного можно заключить, что возраст — это всего лишь цифра. Главное — желание похудеть.

Вопрос

Позвольте узнать, как относятся к вашей системе врачи? Консультировались ли вы с кем-либо из области медицины? Безопасна ли система для здоровья? Проблем никаких не возникает? Или наоборот, улучшается обмен веществ и прочее?

Ответ

Да, поддерживают. Моя система не противоречит ни одному диетическому канону в принципе. Что может вызывать возражения? Умеренная физическая нагрузка? Отсутствие жирной пищи во второй половине дня или плотного ужина? Никаких искусственных веществ или заменителей еды использовать не разрешается. У меня самой есть дополнительное медицинское образование. Многие мои родственники, кстати, тоже врачи. Ни у кого никаких нареканий не было. Естественно, найдутся люди, которые могут сказать, что система не подходит кому-то по каким-то причинам или даже в корне неправильная. Но у любых нововведений всегда есть сторонники и противники. Люди на моем форуме уже писали, что они даже во время беременности консультировались по поводу приемлемости системы в процессе вынашивания ребенка, и никому еще не запретили ее использование. Более того, самочувствие улучшалось, отеки уменьшались. Гастроэнтерологи также не рекомендуют есть на ночь, правда, они советуют делать чуть меньшую паузу до сна, но мы же не говорим, что вы будете последний раз есть в 5—6 часов вечера всю оставшуюся жизнь. После похудения последний прием пищи можно немного сдвинуть, если это не вызовет у вас дискомфорт в связи с адаптацией организма (подробнее об этом я расскажу в последней главе). Так что, если у вас нет никаких острых проблем со здоровьем, вы можете придерживаться системы. В случае если таковые имеются, необходимо проконсультироваться с лечащим врачом перед началом перехода на новый режим.

Вопрос

У меня проблема — курю, бросить не могу, хотя сейчас задумываюсь над этим. Сразу бросить страшно, так как наберу кучу лишних килограммов. Наверное, лучше сначала привыкнуть к системе и добиться заметных результатов? Еще слышала, что курение влияет на процесс похудения, так ли это?

Ответ

Не думаю, что курение как-то влияет на скорость процесса похудения, хотя, безусловно, это нездоровая привычка, с которой лучше расстаться. Касательно набора веса могу сказать следующее. Не так давно мой муж бросил курить и начал стремительно набирать килограммы. Когда вес приблизился к критической, по его мнению, отметке, он решил последовать примеру окружающих и попробовал придерживаться моей системы. Как результат — он уже вернулся к прежним размерам и продолжает процесс похудения.

Так что главное — не бояться бросить. Не забывайте, что, следуя системе, вы не добьетесь молниеносных результатов, потребуется некоторое время. Поэтому зачем откладывать достижение результата на неопределенный срок — бросайте курить и начинайте питаться и жить по-новому. Пусть этот год пройдет у вас под знаком здоровья!

Вопрос

Ваша система подходит только тем, у кого большое количество лишнего веса, или желающим сбросить несколько килограммов она тоже подойдет?

Ответ

Совершенно неважно, сколько вы хотите сбросить. Даже если у вас лишний всего один килограмм, вы можете попробовать жесткие диеты или даже голодание, но разумнее грамотно подойти к вопросу: не вредить здоровью, а придерживаясь системы, не только сбросить немного, но и с успехом удерживать достигнутый результат, что в подобной ситуации значительно сложнее.

Вопрос

Вы писали, что проходили гормональное лечение. Вопрос в том, что у меня гормональные нарушения и они никак не дают худеть — вес только растет. Нужно пройти лечение и потом заняться вашей системой или можно начать прямо сейчас?

Ответ

Вам явно не повредит, если вы сразу же начнете следовать системе. Кстати, очень часто, при большом стартовом весе, врачи даже рекомендуют пациенту немного похудеть, прежде чем назначать лечение. Иногда уровень гормонов в процессе сбрасывания веса самостоятельно нормализуется. При любом раскладе, вам наверняка станет легче двигаться, появится больше энергии, но главное — вы привыкнете к новому режиму питания, а значит, когда лечение начнется, вы будете худеть только быстрее.

Вопрос

Я понимаю, что каждый организм индивидуален, но все-таки, если я четко буду соблюдать систему, сколько времени мне потребуется, чтобы сбросить вес? Сколько килограммов, допустим, в месяц, реально скидывать?

Ответ

Именно из-за того, что каждый организм имеет свои темпы, свою скорость обменных процессов, свой исходный вес, я никогда не берусь предсказывать, на сколько тот или иной человек похудеет. Многое зависит еще и от того, как долго вы мучали себя диетами раньше. Например, те, кто часто практиковал голодания, зачастую худеют медленнее. Если вы много весите, это не означает, что вы молниеносно начнете сбрасывать вес. В среднем люди теряют от трех до пятнадцати килограммов в месяц, поэтому говорить о конкретной цифре, я думаю, было бы неуместно. Мне кажется, самым главным является тот факт, что, придерживаясь системы, вы расстаетесь с лишним весом навсегда. А как быстро это произойдет — не так важно, ведь вам не придется отказываться от любимых продуктов.

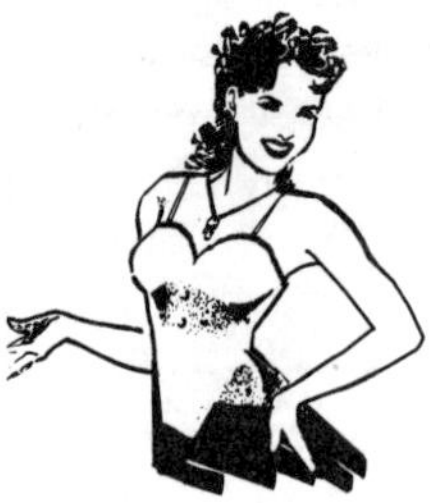

Глава 3

ЭТАП 1. ЕСТЬ ВСЕ И ХУДЕТЬ!

У каждого человека свой биоритм. Кому-то достаточно 6 часов сна, чтобы чувствовать себя нормально, а кому-то мало и 12. Кто-то может наесться тарелкой овощей, а кто-то не почувствует насыщения, пока не съест огромный кусок мяса, то есть все относительно. Помимо этого, люди по-разному двигаются, и, даже если вы профессиональная спортсменка, скорее всего, вы сжигаете разное количество калорий, в зависимости от того, насколько интенсивно и с каким настроением занимаетесь, сколько часов спите и так далее. Что уж говорить про обычных людей, над физической активностью которых не установлен жесткий контроль. Поэтому заявлять о том, что кому-то необходимо употреблять 2000 калорий, а кому-то — 3000, я считаю не совсем правильно. Вот почему в моей системе вы не найдете практически никаких рекомендаций по размеру порции, и, уж конечно, я не стану заставлять вас заниматься бесконечным подсчетом по таблицам.

Я уже писала, что не люблю диеты. В большинстве своем они не только не полезны, но и зачастую абсурдны.

Недавно я невольно подслушала в магазине разговор двух женщин. Обе достаточно полные:

— Ты знаешь, я тут нашла такую диету!

— Что-то новенькое? — спросила подруга, и я тут же прислушалась.

— Похудение на рисе.

— Что, нужно есть только его?

— Нет, завариваешь рис на ночь кипятком и ешь его перед каждым приемом пищи.

Здесь я усиленно сдерживалась, чтобы не засмеяться.

Как-то мы возвращались из Турции, и в аэропорту в очереди на регистрацию с нами стояла довольно пухлая девочка лет 10, которая отдыхала с нами в одном отеле. Мы болтали с ее мамой, когда моя дочка начала капризничать. Я дала ей печенье и предложила угостить старшую девочку. Она упорно отказывалась, и мама сказала нам, что они «уже вошли в зону ограничений». Видя мое недоуменно-удивленное лицо, она разъяснила, что в Москве старается держать дочь в диетических рамках. При этом на отдыхе я видела, что девочка постоянно ела огромными тарелками картошку-фри и по три десерта за раз, абсолютно при этом не двигаясь.

На первый взгляд эти истории смешны, однако многие из нас грешили в своей жизни тем, что использовали бессмысленные диеты и другие методы, будучи уверенными, что это поможет. Таблетки, операции, голодовки, подсчеты калорий, употребление исключительно сырой пищи — чего только не придумают люди, стремясь избавиться от лишних килограммов. Не спорю, возможно, какие-то из этих способов помогают на некоторое время, однако последствия, как правило, разрушают положительный эффект.

В мире существует масса диет, на чем только не основанных! И все они подразумевают ограничения. Даже если вы сделали пластическую операцию, вам предложат меньше есть, чтобы вес не вернулся обратно. И здесь таится корень зла. Очень трудно, окончив диету (и чем строже диета, тем сложнее), не набрать обратно сброшенные килограммы. Запретный плод сладок, и после долгих «самоуговоров» особенно хочется именно того, что все это время было нельзя. Свою систему я постаралась максимально, насколько это возможно, упростить. Я категорически против лишнего ненужного напряжения. Многие не верят, но я по натуре своей достаточно ленивый человек, как и большинство из нас.

Теперь я просто обязана сообщить вам две новости: хорошую и не очень. Начну со второй: моя система станет для вас образом жизни, вам придется более или менее придерживаться ее всю жизнь. Хорошая новость заключается в том, что все совершенно не так страшно, как вы себе представили. Забудьте большую часть того, что вы слышали про похудение раньше. Естественно, некоторые моменты классической диетологии присутствуют и в моей книге, но несколько видоизмененно.

Система делает упор на вашу индивидуальность. Я давно заметила, что наш аппетит и наши гастрономические желания закономерны и взаимосвязаны со множеством факторов. В частности, с менструальным циклом. Мне, например, за несколько дней до начала месячных ужасно хочется мяса! Хотя на протяжении всего остального месяца к белковой пище я отношусь достаточно равнодушно, в определенные дни мне необходимо съедать белковую пищу на завтрак, на обед и на ужин. Ну и, наверное, почти всем женщинам во время критических дней хочется шоколада. Если таково желание вашего организма — зачем ему в этом отказывать. Когда вы долго ограничиваете себя в каком-то продукте, это чревато тем, что, во-первых, вы лишаете себя определенной группы витаминов и микроэлементов, а во-вторых, чтобы заглушить желание съесть запрещенный продукт, вы начинаете есть что-то другое взамен в значительно больших количествах, чем следует, и даже, чем вам этого хочется.

Итак, первое мое правило — нужно научиться слушать свой организм. Постарайтесь запомнить или даже записать, в какое время месяца вам больше хочется овощей, мяса, сладкого. Отмечайте дни максимально сильных спадов, когда аппетит становился практически неконтролируемым. Внимательно слушайте свое тело и внутренний голос. Все мы в действительности знаем гораздо лучше врачей, что нужно, а что нет для нашего здоровья и удовольствия, достаточно научиться отслеживать собственные нужды. Например, я замечала за своей двухгодовалой дочкой, что даже она в определенные дни отдает предпочтение творогу, в другие — мясу, фруктам и так далее.

Наш организм — очень сложная машина, и в определенные моменты ему может не хватать, допустим, кальция или железа, или чего-то еще. Сейчас у меня часто бывает желание съесть конкретный продукт, и я почти безошибочно могу сказать, чего именно требует мой организм. Многие возразят: «Тогда мой желудок будет все время хотеть кремовых тортиков». Не совсем так. Жирные пирожные необходимы лишь организму, привыкшему к определенному типу пищи. Когда вы научитесь нормально, сбалансированно питаться, желание есть только сладкое днем и ночью само собой отпадает. Иногда в моей жизни случаются недели, когда организму хочется легкости, и я ем преимущественно рис и овощи. Не потому, что мне нужно похудеть, — просто мне не требуется ничего иного. Так вот, если вместо этого я съедаю что-то жирное, мне становится физически плохо.

Другой пример — вино и шоколад. До похудения я не могла даже смотреть на горький шоколад, он мне казался совершенно невкусным. То же самое было с сухим вином, я пила исключительно полусладкое. Теперь оно мне кажется чрезмерно сладким, а молочный шоколад я разлюбила, ведь в нем практически не ощущается вкус какао, только сахар. Более того, моя некогда безумная страсть к продукции, содержащей «коричневый наркотик», угасла. Я ем шоколад очень редко, хотя раньше могла поглощать его практически круглосуточно.

К чему я все это говорю? Когда вы, допустим, едете на машине и фоном играет какая-то музыка, вы вряд ли прислушиваетесь, она работает именно для создания атмосферы. Только если вы сделаете ее погромче и сконцентрируетесь, вы поймете, нравится она вам или нет, о чем в ней поется и прочее. А теперь представьте, что песня на иностранном языке, который вы знаете, но лишь слегка. Задача усложнилась? Безусловно. Так же и с языком вашего тела. Пока вы не обращаете внимания на себя, не умеете с собой договориться, вы едите все подряд, и совсем не то, что полезно. Как только вы научитесь прислушиваться к своим ощущениям, все в корне изменится. Теперь вам ясна важность построения диалога с самой собой?

Однако, только прислушиваясь к нуждам своего организма, вы вряд ли похудеете. Скорее всего, на начальном этапе вы будете осознавать, что не хотите есть молочный шоколад, но ничего не можете с собой поделать. Почему так происходит и как же быть?

Безусловно, мы наследуем обмен веществ более быстрый или медленный, поэтому еда усваивается либо лучше, либо хуже, что не так важно. Главное, мы перенимаем пищевые привычки своих родителей. Если наши родственники имели склонность есть неправильную пищу (жирное, много мучного и сладкого), то у нас, скорее всего, сформируются те же привычки. Но все это не является оправданием для того, чтобы быть толстыми. Посмотрим правде в глаза. Когда вечером мы за чашечкой чая между делом на ходу съедаем коробку конфет, мы делаем это не оттого, что у нас быстрый или медленный обмен веществ. Мы поступаем так чаще всего бессознательно, иногда осознанно, тогда к поеданию шоколада добавляется еще и самобичевание: «Да, я толстая, съем коробочку конфет, все равно хуже уже не будет». Если какая-то привычка укоренилась, свести ее «на нет» очень сложно. Особенно когда она истоками уходит в детство.

Человек, который курит 10—20 лет, с трудом отказывается от сигареты, даже несмотря на все сверхновые системы избавления от никотиновой зависимости. Потому что курение вошло в глубокую привычку. Я общалась со многими заядлыми курильщиками, и все они говорят, что сигареты превратились скорее в ритуал, необходимость, а не в процесс, приносящий удовольствие. А теперь представьте, насколько глубоки привычки, принесенные с собой из детства, типа булочки с маслом к супу и прочее. При этом, возможно, вам в данный момент не хочется есть то, что вы употребляете, вы просто привыкли так делать. Как часто я слышу о вечерних чаепитиях с тортами и прочими сладостями, к которым нас приучали с младых ногтей!

Тогда как же быть? Слушайте себя, старайтесь шаг за шагом вводить что-то позитивное, здоровое в свой рацион. Например, в понедельник съешьте не коробку конфет за чаем, а полкоробки. Естественно, я утрирую, но зато надеюсь, это сравнение запомнится. Во вторник съешьте те же полкоробки, но уже в обед. В среду — то же самое, только на завтрак.

Если вы решили позволить себе расслабиться, съешьте шоколадку, пусть даже целиком! Но утром, вместо завтрака. Если вам чего-то очень хочется, вы все равно рано или поздно не сможете сдержаться. Организм человека не может быть под контролем 24 часа в сутки, он начинает давать сбои, и если вы неделю, месяц, год не едите какой-то продукт, когда-нибудь вам его все равно захочется. Поэтому, если вечером вас начинает одолевать желание что-то проглотить, просто скажите себе: «Сейчас я это есть не буду, но обязательно съем завтра». Все! Очень просто, но очень действенно. Назавтра, если у вас все еще останется желание это съесть, пожалуйста, но только утром. Желательно в такой день провести усиленный сет гимнастики, или плавания, или просто побольше погулять, тогда вас совсем не будут мучить угрызения совести. Вы не почувствуете себя обделенной. Это ужасно, когда, например на дне рождения, все едят торт, а вы сидите в углу и делаете вид, что вам это совсем неинтересно. Вы можете обмануть свой организм раз, другой, но в конечном итоге вы пойдете в магазин и купите пирожных себе одной. Уверяю, так вы получите гораздо больше калорий, нежели если бы вы съели один кусок торта на том злополучном дне рождения.

Продолжим тему полкоробки конфет. В четверг вместо четверти коробки съешьте чернослив или другие сухофрукты, а вторую часть постепенно замените на темный шоколад, который содержит меньше сахара и прочих никому на самом деле не нужных добавок. Соответственно в нем меньше калорий и больше полезных веществ. На следующей неделе, следуя тому же принципу «шаг за шагом», вы сначала убираете на выбор: либо масло с булочки к супу, либо вместо белого хлеба мажете маслом ржаной сухарь. Опять-таки заострю ваше внимание на том, что я не говорю: «Вы должны полностью исключить что-то». Вам не нужно этого делать, более того, если вы жить не можете без чего-то, зачем себя ущемлять и лишать приятного? Просто либо поищите близкую по вкусовым качествам замену, либо ешьте свой любимый вредный продукт, но в первой половине дня и в меньших количествах, нежели обычно (об этом мы поговорим ниже).

Вы спросите: что именно я имею в виду под меньшим количеством? Скорее всего, сейчас вы едите больше, чем это нужно вашему организму, и даже сами того не замечаете. Я помню, что ела практически блюдами, и мне казалось, что это совершенно нормального размера тарелки. Теперь я понимаю, что была не права. Как научиться есть адекватными порциями? Уберите большие тарелки подальше. Возьмите за правило есть из глубоких посудин, только если в меню значится суп (хотя по большому счету его можно есть и из пиалок). В вашей сушке для посуды или в шкафчике, где вы ее храните, должны остаться только небольшие десертные тарелки. Но не забывайте о том, что не стоит вносить подобные перемены резко. Начните с того, что первую неделю вы будете руководствоваться «принципом коробки конфет», описанным выше. Постепенно уменьшайте порцию, которую вы съедаете, но пусть тарелка в первую неделю останется прежних размеров. Когда количество еды начнет помещаться в десертную тарелку, уберите большие блюда как можно дальше и не доставайте их без крайней надобности. Через месяц вы уже не сможете представить, что когда-то могли столько съедать за один присест. Сейчас, даже находясь на отдыхе, я стараюсь не использовать стандартные тарелки «шведского стола». Они провоцируют съесть больше, чем мы в состоянии. Обычно в отелях посуду подходящего размера всегда можно найти на сладком столе, но подавляющая масса людей не обращает на нее внимания, пока очередь не доходит до десерта.

Итак, второе правило: постепенно перестраивайте свои пищевые привычки и шаг за шагом продвигайтесь к новому образу жизни.

Когда я скажу, каким было и остается мое третье правило, многие разочарованно вздохнут и возразят, что оно старо, как мир. Однако, как я и предупреждала, многие вещи, которые вы встретите в этой книге, уже применялись в том или ином виде в различных системах похудения. В моем случае я несколько усложнила «простую истину». Теперь она состоит из двух частей.

Итак, первая половина третьего правила — есть можно все, но не позже «6 вечера». Я не случайно поставила «6 вечера» в кавычках. Дело в том, что это достаточно условное понятие. Я часто слышу: «Я ложусь спать в час ночи, могу я есть последний раз позже?» Можете, конечно. Ужинайте хоть в 12, но чем позже вы едите последний раз, тем менее ощутим эффект. Соответственно, если вы едите в 9, результата, скорее всего, не будет вообще. Я предпочитаю питаться последний раз в 5—6 часов вечера. Только не говорите, что для вас нереально продержаться потом весь остаток дня без еды! Это вполне возможно, если в последний прием пищи вы насытитесь. Опять-таки, насытиться — понятие неоднозначное. Я не имею в виду огромную тарелку мяса с картошкой и чай с половиной торта. Вообще есть мясо каждый день — не самая лучшая привычка, причем не только с точки зрения диетологов, но и с точки зрения общего состояния организма. Конечно же, лучше отдавать предпочтение мясу птицы, особенно нежирным грудкам или говядине. Ни для кого не новость, что его лучше тушить или запекать, а не жарить. Но не бросайтесь в отказы с головой. Действуйте постепенно и смотрите на реакцию своего организма. Мы еще поговорим про рацион подробнее, здесь я хотела бы привести лишь основные принципы.

Сначала всегда сложно. Вам будет казаться (именно казаться!), что вы голодны. Почему женщины поправляются чаще всего? Они едят слишком много и абсолютно неправильно питаются, как правило — это основная причина. Я думаю, вы не будете отрицать того, что, когда вы вечером начинаете запивать торт кока-колой после плотного ужина, вы поглощаете все эти вредные продукты не от голода, правильно? Это привычка, так избавьтесь от нее постепенно. Не начинайте не есть «после 6» за один день, перестраивайтесь в течение минимум недели. Если вы ели раньше, допустим, в 9 вечера, с сегодняшнего дня, вы вполне сможете продержаться без еды после 8 часов. Через пару дней сдвиньте последний прием пищи еще на час раньше и так до вышеупомянутых 5—6 часов.

Меня часто спрашивают — почему именно «6» и неужели нельзя обойтись без этих вечерних ограничений? Все обменные процессы в природе замедляются к вечеру. Оглянитесь вокруг: солнце садится, цветы закрываются, птицы ложатся спать. То же самое происходит и с нами, вне зависимости от того, во сколько мы на самом деле отходим ко сну. Как показывает опыт женщин, худевших по моей системе, особенно актуально это становится после 30 лет, когда каждый кусок, съеденный на ночь, откладывается на талии. Обращаю ваше внимание также на то, что «не есть после 6» — означает не употреблять никакой пищи, даже жидкой. Кефир, сок, сладкий чай, фрукты — это тоже еда. Ничего вообще, только воду, травяной или зеленый чай без сахара и молока, кофе (если вы не можете пить вышеназванные напитки не подслащенными, то остается только вода). Почему я так строго к этому отношусь?

Человек по сути своей достаточно ленивое существо с устоявшимся сознанием. Поэтому когда он сталкивается с каким-то нововведением, то сначала бросает все усилия на попытки следовать новым принципам, но по истечении некоторого промежутка времени расслабляется и затем вовсе бросает начинание. Только если вы научитесь постоянно держать себя под относительным контролем, вы сможете похудеть. Именно относительным, не полным. Я уже говорила — излишняя жесткость и резкость влекут за собой спады и срывы. Но если есть можно все, как же научиться контролировать себя? Ответ: строго соблюдать временные рамки. Пусть это будет больше условностью, но нарушать единожды установленные правила нельзя.

В течение месяца вы привыкнете к тому, что прекращаете любое потребление пищи после 6 часов вечера. Вам станет тяжело есть по вечерам, возможно, вы даже начнете испытывать дискомфорт или боль в желудке, если попытаетесь забросить систему и начнете плотно ужинать на ночь. Вы полюбите это изначально неприятное ощущение легкости на желудке и во всем теле и будете поражаться тому, что раньше питались по-другому.

К вопросу о том, что не есть вечером «нефизиологично и вредно для здоровья» (как считают некоторые), могу привести пример буддийских монахов, которые не едят после 12 дня. Как вы думаете, у них есть проблемы с пищеварением или со сном? Естественно, нет. Почему среди них так много долгожителей? Безусловно, на их отменное здоровье влияет множество факторов, но, согласитесь, если бы не ужинать было вредно, вряд ли бы они демонстрировали такую потрясающую жизнестойкость. Мы, конечно, не живем в «Шао-лине» и не ставим перед собой преимущественно духовные цели, а скорее чисто практические, поэтому до крайности, я думаю, доходить не стоит. Однако связь с 12 часами дня у нас все-таки будет.

Именно с цифрой 12 будет сопряжена вторая половина третьего правила системы, а именно:

Все вредные продукты — только до 12 часов дня. Это означает, что до 12 вы можете есть абсолютно все и не думать о количестве и качестве пищи, хоть целый торт, если он в вас влезет. Намажьте булку толстым слоем масла, полейте ее джемом — и вперед к похудению. Но после 12 вы, как по мановению волшебной палочки, забываете о вседозволенности и возвращаетесь к нормальному образу жизни. Это ни в коем случае не значит, что в час дня вы можете есть только вареный рис. Непосредственно о продуктах, которые можно и нельзя употреблять после часа «Х», я расскажу ниже. Я уже писала, что вначале привожу лишь основные принципы.

Что и когда лучше есть, чтобы худеть как можно быстрее? Этим вопросом задаются почти все женщины, посещающие мой сайт.

Изначально я вообще не планировала давать никаких конкретных рекомендаций по употреблению продуктов, но с течением времени поняла, что все равно возникают вопросы. Я постараюсь в этой главе максимально раскрыть принципы питания, поскольку именно они вызывают наибольшие разногласия среди худеющих по моей системе.

Прежде всего, и это самая животрепещущая тема, что именно я отношу к продуктам, разрешенным к употреблению до 12 часов дня?

Во-первых, это любая выпечка, сдобная и не очень, печенья, пирожные и торты с кремом или без оного, даже обыкновенный белый хлеб. Забудьте об их существовании после 12. До указанного времени вы можете съесть хоть целый килограмм, если чувствуете, что вам этого хочется. Но затем наступают часы «ужесточения мер», и от некоторых продуктов приходится воздерживаться.

К продуктам этой же категории (до 12) относится пища, приготовленная в большом количестве жира и непосредственно сами насыщенные жиры: сливочное масло, жареная картошка, яичница, сливки, сало, сладкие кремы, сметана, майонез и прочие продукты подобного рода. Кетчуп и любые другие готовые соусы также относятся к «запрещенным после 12». Сырокопченая колбаса и другие копчености, шоколад (неважно, горький или молочный), зефир, мармелад, конфеты, джемы (вне зависимости от того, содержат они сахар, фруктозу или сахарозаменитель) и прочие сладости. Все это должно быть забыто после полудня.

Разрешены только до 12 также бананы (из-за их высокой калорийности и несколько медленной усвояемости), консервированные фрукты и овощи, ягоды, большинство сухофруктов (кроме чернослива), дыни, любые орехи, семечки.

Бобовые и грибы являются достаточно тяжелой и долго усвояемой пищей, поэтому крайний срок их потребления — обед. При этом допускаются они либо в отварном, запеченном, либо в сыром виде.

Вначале, как я уже писала, вам будет казаться достаточно сложным соблюдать пункты системы, но по истечении некоторого времени все изменится. Для облегчения поставленной задачи вы можете использовать любые психологические упражнения. Утром представьте себя Золушкой на балу, которой можно есть абсолютно все, без оглядок на какие-либо правила. Но как только часы пробьют 12 (в нашем случае дня, а не ночи), вы вновь возвращаетесь к обыкновенному укладу жизни, в котором, увы, все-таки нужно следовать некоторой логике.

Еще одна уловка, к которой я прибегаю до сих пор в периоды спадов, повышения аппетита и приступов лени, это «самовнушение», которое я использовала еще будучи беременной. Правда, в те времена в несколько измененном виде. Весь первый триместр я мучилась от ужасного токсикоза и не могла есть практически ничего. Моя врач и хорошая подруга одновременно, сама некогда прошедшая через две беременности, видя мои страдания, как-то сказала мне: «Катя, я знаю, что тебе сейчас очень плохо. Но подумай вот о чем. Токсикоз указывает на то, что уровень определенных гормонов в организме повышен, а значит, ребенок внутри развивается. В следующий раз, когда ты в очередной раз будешь мучиться приступом тошноты, подумай о том, что это свидетельствует о продолжении развития малыша». Конечно, она несколько утрировала, но меня действительно согревала эта мысль. И в скором времени токсикоз исчез так же внезапно, как и начался. К чему я это говорю? Сила внушения очень велика, зачастую мы ее недооцениваем. В следующий раз, когда вам смертельно захочется есть после 6 вечера, вспомните эту историю и скажите себе: «Да, я сейчас испытываю сильное чувство голода, но это свидетельствует о том, что я худею». Вы не представляете, насколько сильное воздействие оказывает данная формулировка на наш мозг при условии ее регулярного повторения.

Следующий пункт — сахар. Меня часто спрашивают, употреблять обычный сахар можно только до 12 или в течение всего дня? Прежде всего, я не считаю рафинированный сахар продуктом первой необходимости, однако прекрасно понимаю, что жить всю оставшуюся жизнь без него не согласится, пожалуй, никто. Я предлагаю заменить обычный сахар на фруктозу или коричневый сахар после 12 часов дня. В первой половине вы можете есть сладкое вне зависимости от того, какой вид подсластителя входит в состав продукта. Обращаю ваше внимание на то, что любые искусственные заменители сахара считаются вредными, если употреблять их регулярно. И в этом плане я солидарна с большинством врачей, не рекомендующих их использование, — я против синтетических продуктов, если можно найти природную замену. С моей точки зрения, лучше сократить потребление сахара до минимума, нежели бросать в чай или еду таблетки непонятного содержания. Лично я раньше пила кофе с двумя-тремя чайными ложками сахара. Сейчас обхожусь половиной ложки.

И, наконец, помните о том, что найти идеальный заменитель сахара практически невозможно, у всех есть недостатки. Не надейтесь снизить потребляемое количество калорий с помощью продуктов, содержащих искусственные подсластители. Не забывайте, что у них имеется энергетическая ценность и, как правило, немалая. Если на упаковке мучного изделия написано «диетический» — это еще не означает, что употреблять его можно в неограниченных количествах.

Следующий немаловажный вопрос — употребление жидкости. «Пить много воды» — этот постулат активно пропагандируют большинство диет. Все наперебой твердят, что это необходимо. Однако я придерживаюсь той точки зрения, если вы помните, что не нужно заставлять себя что-либо делать. Если вам нравится пить много воды — пожалуйста. Но если вы заставляете себя, из этого ничего хорошего не выйдет. Когда что-то не получается, в частности — пить много воды, значит, оно вам не нужно. Если вы на протяжении долгого времени принуждаете себя что-то делать, ваш организм рано или поздно взбунтуется, и никто не знает, как это проявится. У многих из нас есть проблемы с внутренними органами, о которых мы до поры до времени даже не подозреваем. Поэтому пить много воды без разрешения специалиста я считаю не только ненужным, но и опасным. Все люди ведут разный образ жизни, пребывают в жарком или холодном климате, посему расход жидкости у всех индивидуальный. «Так как же понять, сколько стаканов в день для меня норма?» — спросите вы. Однозначный ответ дать здесь нельзя, однако вы можете воспользоваться следующими правилами:

— каждый раз, когда вам хочется пить, утоляйте жажду именно обыкновенной водой (или газированной питьевой), а не сладкой газировкой или соком;

— вода необходима нашему организму, но старайтесь не пить слишком много на ночь, чтобы не нагружать почки лишней работой перед сном;

— в течение дня выпивайте хотя бы два-три стакана воды, необязательно залпом, просто ставьте емкость с жидкостью на рабочем месте или где-нибудь в зоне доступности;

— если вы чувствуете, что, используя эти правила, начали употреблять больше воды, чем обычно, и вам хочется пить еще, продолжайте увеличивать количество до тех пор, пока не поймете, что выпиваете достаточно, то есть не испытываете жажду;

— если вы заметили появление отеков — сократите количество потребляемой жидкости.

Многих волнует вопрос, разрешается ли употребление чая и кофе для тех, кто придерживается моей системы. Ответ положительный. Я уже много раз говорила, что в своих принципах постаралась сделать минимум ограничений, чтобы, во-первых, не подвергать организм дополнительному стрессу, а во-вторых, чтобы этой системы можно было придерживаться долгое время, хоть всю жизнь. Из-за большой занятости мы и так пропускаем в этой жизни массу удовольствий. Давайте же не будем лишать себя оставшейся толики. Итак, кофе. Без него я не могу представить свою жизнь (то же касается и чая, если вы его любите — совершенно необязательно переставать его пить). Часто после бессонной ночи из-за ребенка бывает очень сложно работать, мозг просто выключается. В таких ситуациях кофеиносодержащие напитки являются просто спасением.

Как-то раз врач-гомеопат посоветовала мне исключить из рациона кофе, полагая, что у меня на него аллергия. Я стоически следовала этой инструкции месяц, после чего впала в глубочайшую депрессию, у меня хронически болела голова, упало давление. Когда я поняла причину и вернула в рацион кофе, все прошло. Если вы любите какой-то продукт, его нельзя исключать. Этим вы лишь усугубите психологический дискомфорт, который испытывает любой худеющий человек. Поэтому здесь вопрос только в том, что за кофе (чай) мы пьем. Естественно, лучше пить не растворимый кофе, а молотый и по максимуму ограничить потребление сахара. Недавно меня удивил один знакомый, который яростно позиционирует себя последователем известной эзотерической системы. Он не употребляет мясо, алкоголь и тому подобное. Так вот, когда я спросила его, сколько ложек сахара ему положить в чай, он ответил: «Шесть!!!» Я была, мягко говоря, в легком недоумении! Когда я поинтересовалась, зачем ему столько, он гордо ответил: «Я собираюсь прожить до 100 лет, и моему мозгу необходима подпитка!» Положа руку на сердце, он вряд ли доживет до такого преклонного возраста, если будет есть столько сахара. К чему я это говорю? Безусловно, глюкоза необходима для нормального функционирования мозга. Но любое вещество может приносить как пользу, так и вред. Научитесь ограничиваться одной ложкой сахара на самую большую чашку чая или кофе, и вы не причините своему весу и организму вреда. Однако вам придется забыть о бодрящих напитках после полудня, если вам не нравится их вкус без молока. То есть до 12 вы можете добавлять в них все, что угодно, хоть мороженое, но после оговоренного времени — только чай или кофе «без всего» с минимумом сахара.

Теперь несколько слов об алкоголе. Я недоумеваю, почему большинство диетологов накладывают на него такое строгое табу. В современном мире употребление спиртных напитков очень распространено, поэтому каждый раз отговариваться тем, что вы не пьете из-за диеты, с моей точки зрения, по меньшей мере странно.

Некоторые ограничения в связи с тем, что вы придерживаетесь системы, все-таки будут. Начиная с сегодняшнего дня вам придется перейти на красное сухое вино и пить на всех праздниках и вечеринках только его. Это не так сложно, как может показаться на первый взгляд. Я всегда употребляла только полусладкое вино и не могла понять, как люди пьют сухое. Но когда я начала руководствоваться своей же системой, то пришла к выводу, что в сухом вине лишь меньше сахара, а по вкусовым качествам именно оно считается превосходящим все другие виды. Наша проблема в том, что мы слишком привыкли употреблять большое количество сладкого даже тогда, когда нам это не нужно. Если вы излечитесь от этого бесполезного пристрастия, то станете автоматически получать меньше ненужных калорий. Я еще скажу несколько слов об этом ниже, а пока вернемся к алкоголю. Некоторые возразят, что не на всех вечеринках (праздниках) можно найти сухое вино. На крайний случай вы можете себе позволить несколько коктейлей на основе крепких несладких напитков (джин, виски и так далее) с добавлением напитков без сахара (типа тоника) или, если их тоже не окажется — свежевыжатого цитрусового сока. Но помните о том, что предпочтительнее именно сухое вино, а последний вариант вы можете использовать только в крайних случаях. Я рекомендую красное вино. Ученые доказали, что именно в красном винограде содержатся вещества, помогающие усвоению жиров, и хотя я не верю, что «винная диета» может способствовать похудению, я точно знаю — от сухого красного вина вы не будете набирать вес. Добавьте сюда рекомендации кардиологов выпивать несколько бокалов этого напитка в неделю — разве не идеальный продукт для празднования чего угодно без ущерба для фигуры и здоровья?

Раз уж речь зашла об алкоголе, впору вспомнить самый распространенный вопрос: «Как быть с праздниками? Ведь, как правило, все застолья начинаются не в час дня, а ближе к вечеру». Сразу скажу: большинство людей склонны драматизировать такие ситуации. Во-первых, собираются гости обычно не поздно ночью. Поэтому вы всегда сможете, приехав ко времени приглашения, а не на пару-тройку часов позже, как это обычно бывает, поесть вполне адекватно. Когда я худела, меня часто приглашали на различные праздники, и никто ни разу не спросил: «Ты на диете?!» Люди даже не подозревали, что я худею. Конечно же, я вносила корректировки в меню. Я ела преимущественно салаты без майонеза или просто овощи (огурцы, помидоры, баклажаны) в сыром или обработанном виде, мясо, вареную колбасу и другие не сырокопченые изделия, сыр, запивала все это красным вином, и мой вес «чувствовал себя прекрасно». Естественно, чем позже застолье начинается, тем меньше я стараюсь есть. Так, если обед начинался в три, я не отказывала себе ни в чем в течение первого часа, а затем ела только то, что уже упоминала. Если вы принимаете гостей и они изрядно опаздывают (даже когда приглашаешь к трем, всегда найдутся те, кто подтянется ближе к девяти), просто начните без припозднившихся или поешьте на кухне, не афишируя этого.

Когда придут последние приглашенные, вы не будете испытывать излишнего чувства голода, а положив себе что-нибудь в тарелку «для вида», сможете создать «иллюзию», что едите наравне со всеми.

Отдельный момент — сладости и торты на праздниках. Их всегда подают последними, часам этак к 10 вечера. Конечно же, с точки зрения худеющих, это самое неподходящее время. Что же делать? Ответ неутешителен — подумать. И вот о чем. Большинство тортов и пирожных, которые подают в гостях, как правило, не представляют собой ничего выдающегося. Нет, я не говорю, что это невкусно, скорее, наоборот — очень аппетитно, иначе нам не было бы так тяжело расстаться с идеей их поедания в неимоверных количествах. Однако подобные сладости можно либо купить в магазине, либо заказать в следующий раз в этом же ресторане, либо приготовить самой. Если вы пришли в гости к родственникам, которые в курсе вашего похудения, то можете попросить кусочек их фирменного торта с собой и съесть его следующим утром на завтрак. Поверьте — он доставит вам несоизмеримо большее удовольствие, будучи съеденным натощак, нежели та порция, которую вы запихивали в свой до отказа забитый желудок вечером. И помните — ни одна сладость на Земле не даст вам такой гаммы новых ощущений, какую может подарить похудение. Любую съедобную вещь можно купить, но новую жизнь купить невозможно. Помните об этом в следующий раз, когда перед вами в гостях поставят блюдо с тортом.

Меня часто спрашивают, можно ли употреблять искусственные витаминные препараты людям, придерживающимся моей системы. Однозначный ответ — да. Я отношусь к той категории людей, которая с трудом верит, что из современных фруктов и овощей можно получить достаточное количество микроэлементов и полезных веществ. Так, для погашения дефицита витамина С необходимо съедать в день около 6 апельсинов или лимонов, при условии, что вы не курите и речь идет не о зимних цитрусовых, в которых количество полезных веществ значительно снижено. А сколько еще нам нужно всего для правильного функционирования организма! Поэтому я даже рекомендую употреблять мультивитаминные комплексы для поддержания обмена веществ и действия всех систем организма на нужном уровне.

Многие последователи системы просят рассказать меня о моем приблизительном меню. Сделать это очень непросто, поскольку на протяжении недели оно постоянно меняется в зависимости от того, какое у меня настроение, много ли работы, или я нахожусь на стадии спада (в одной из следующих глав я подробно расскажу, что такое спад и как себя вести во время него). Конечно, я всегда стараюсь придерживаться своих же правил, но все они носят общий характер, а частности в моей системе не так важны. Привожу некоторые основные принципы.

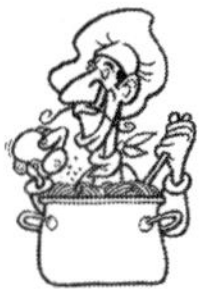

ЗАВТРАК

Первый прием пищи обязательно должен быть утром! Когда вы завтракаете, вы «запускаете» обмен веществ, то есть до того как вы поедите первый раз, ваши внутренние органы будут находиться в полудреме.

Еще раз напоминаю, что вы можете есть абсолютно все, не считая калории и не думая, насколько вреден данный продукт. Но это не означает, что вы всегда обязаны завтракать плотно. Лучше съесть что-то легкое, особенно если сразу после пробуждения у вас нет аппетита (например, ржаной сухарик с кусочком сыра и кофе/чаем), а затем ближе к 12 часам дня устроить второй прием пищи, когда вы съедите все, что захотите.

В принципе, если вы действительно следуете системе, некоторое время проблем с плотным завтраком возникать не должно. Как правило, тяжело тем людям, которые плотно ужинают. Если же вы ели не особенно сытно последний раз в 6 вечера, скорее всего утром вы проснетесь голодной.

Не забывайте закупать «вредные продукты» вроде тортов и шоколада вечером. Тогда утром вам не придется идти в магазин, чтобы полакомиться чем-нибудь. Помимо облегчения жизни, это создает дополнительные условия для развития силы воли («Не буду есть это сейчас, подумаю об этом завтра»).

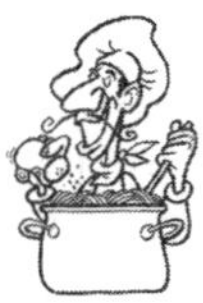

ОБЕД

Первый раз я обедаю одновременно с дочкой где-то в двенадцать — в час. Второй — в районе 3—4 часов дня. Вечером я либо обхожусь без еды, либо ограничиваюсь легким перекусом. И здесь я не могу не обратить внимания на одну интересную деталь.

Некоторые люди не имеют ни малейшего представления о понятии «легкий». Если мы откроем таблицу калорийности и вдумаемся в смысл того, что там написано, то придем к выводу, что почти все продукты достаточно низкокалорийны. Многие «вредные» и «полезные» продукты находятся приблизительно в одном диапазоне, однако все диетологи провозглашают, что картошка вреднее, допустим, риса, гречки или овощей. Почему так происходит? Раньше мне казалось, что большинство людей и так знает простые истины. Первым сигналом, что я, возможно, ошибаюсь, стал мой муж, который несколько раз просил «не готовить ничего тяжелого на ужин» и в целях похудения жарил себе яичницу с колбасой, сыром и хлебом. Все мои слабые попытки объяснить, что это, мягко говоря, не самая диетическая пища, оканчивались провалом. Подобных случаев в моей практике было достаточно много.

Итак, что же можно есть на обед? Любые сырые, вареные, тушеные или запеченные овощи, включая картошку (но ни в коем случае жареные на сливочном или растительном масле), мясо (включая вареную колбасу и сосиски), рыбу, птицу, приготовленную теми же способами. Хлеб днем можно есть только ржаной, а лучше заменить его на диетические сухарики. В качестве десерта — фрукты, которые относятся к группе «разрешенных после 12». Необязательно запивать все это водой или кофе/чаем, вполне приветствуется стакан свежевыжатого сока. Суши я также отношу к разряду продуктов, разрешенных в обед (выделяю отдельной строкой, поскольку этот вопрос часто поднимается на форуме). Соответственно такие комбинации, как гречка/рис плюс мясное/рыбное блюдо — не возбраняются. Сыр в количестве до 50 г также не запрещается в течение всего дня. Кефир без добавок относится к продуктам «до 6», но лучше используйте его в качестве дополнения к основному приему пищи, а не в промежутках. В качестве десерта вы также можете съесть йогурт нормальной жирности без добавок.

Я не сторонница ежедневного употребления супа, поскольку он насыщает хорошо, но ненадолго. Если вы не можете совсем без него обойтись, советую, во-первых, сократить регулярность включения его в меню до 3—4 раз в неделю, а во-вторых, отдавать предпочтение супам, сделанным не на мясном бульоне.

Еще раз обращаю ваше внимание, что не стоит употреблять в пищу консервированные продукты вроде горошка, баклажанной икры и тому подобное, поскольку лишнее количество соли, консервантов и сахара вам совершенно ни к чему. Что же касается замороженных смесей, здесь я обеими руками «за», ведь они позволяют экономить время и содержат массу полезных веществ, что особенно актуально в зимний и весенний периоды.

Несколько слов по поводу соли. Я не считаю необходимым исключать ее из рациона, напротив, считаю, что в разумных пределах она нужна организму. Да и что бы ни говорили, в меру соленая пища вкуснее. Конечно, можно приучить себя совсем не есть соль, но зачем? В изначальном виде она не столь критично сказывается на фигуре (другое дело, если речь идет об орешках или сухариках с пивом — в таком случае соль действительно неприемлема). Да и потом, если серьезно заниматься вопросом исключения соли из рациона, вам придется готовить самостоятельно абсолютно все, включая хлеб, потому что в современном мире ее добавляют всюду. В последнее время я использую в пищу соевый соус, но лишь в качестве частичной замены соли.

Майонез и сметана в обед нежелательны в больших количествах, чем же тогда заправлять салат? Попробуйте лимонный сок с приправами или уксус. Разрешается также небольшое количество растительного масла (неважно, оливкового, подсолнечного или какого-то другого). Уверяю вас, что по истечении какого-то времени вы будете недоумевать — как это вы ежедневно употребляли в пищу другие салаты. Лично я через три года следования системе испытываю дискомфорт, вплоть до болей в желудке, употребляя слишком жирную пищу.

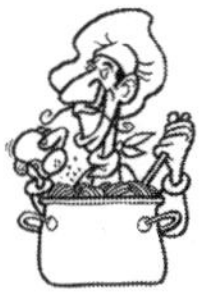

УЖИН

Вечер — время расслабления не только внешнего, но и внутреннего. Все органы начинают перестраиваться на щадящий режим, но настает время ужина. Не пообедав толком в течение дня, голодная женщина на бешеной скорости забегает домой, готовит что-нибудь на скорую руку, параллельно перекусывая бутербродиком, чтобы дождаться основного блюда. Затем следует долгий ужин, состоящий, как правило, из гарнира, мясного/рыбного/куриного блюда, салата, сдобренного майонезом, ну и, конечно, чай с печеньями или чем-нибудь вкусненьким.

Знакомая картина? О ней лучше забыть. Теперь вам придется выстраивать свое питание по-другому. Раньше вы могли позволить себе не обедать, потому что рассчитывали на плотный ужин? Отныне дневной прием пищи должен стать для вас такой же обязательной программой, как и завтрак. Это два основных, насыщающих приема пищи. Ужин нужен лишь для того, чтобы поддержать свои силы на нормальном уровне до утра. Поэтому список продуктов становится еще более ограниченным, нежели для обеда. Вспоминаем поговорку: «Завтрак съешь сам, обед раздели с другом, ужин отдай врагу». Конечно, совсем отказываться от последнего приема пищи нельзя. Во-первых, вы вряд ли начнете от этого намного быстрее худеть, в то время как риск обретения различных болячек значительно увеличится. Во-вторых, при регулярном полном отказе от ужина вы станете нервной и, возможно, даже начнутся проблемы со сном. В-третьих, обмен веществ необходимо поддерживать на постоянно высоком уровне, а двухразовое питание явно этому не способствует. Поэтому не отказывайте себе в том, чтобы поесть часов в 5—6 вечера. Вопрос в том, что именно вы можете употребить без ущерба для фигуры? Ниже я предлагаю несколько вариантов на выбор. Вы можете съесть только один из них за один ужин:

— прежде всего, это салаты из сырых овощей с заправками, используемыми в обед (кроме растительного масла);

— вареные или тушеные овощи (кроме бобовых, баклажанов, грибов и картошки);

— рис или гречка;

— любое мясо в отварном или запеченном виде;

— кефир или йогурт без добавок с яблоком или другим «разрешенным до 6» фруктом (к таковым относятся: чернослив, цитрусовые, ананас);

— ржаные диетические сухарики с сыром (не более 50 г);

— обезжиренный творог;

— яйца отварные только в виде самостоятельного блюда.

То есть для последнего приема пищи мы заимствуем некое подобие принципа раздельного питания. Не смешивайте продукты разных типов на ужин, чтобы не затруднять работу пищеварительной системы.

И еще один важный момент: ужин нужно именно съедать, а не «выпивать». Часто многие худеющие ограничиваются стаканом кефира, однако подобный вариант возможен только как исключение, но не как правило. **Энергии, полученной из последнего приема пищи, вам должно хватить до утра!**

Часто я слышу возражения: «Заканчивая рабочий день в 6 вечера, как я могу успеть поужинать?!» Я уже говорила про 1000 отговорок. Вы же не забываете попить или, извините за грубость, сходить в туалет. Вы поддерживаете свои физиологические нужды, где бы ни находились. Отныне для вас завтрак, обед и ужин станут такой же необходимостью, как сон и прочее. С течением времени вы привыкнете к этому режиму и не сможете жить по-другому. Ваш желудок сам будет напоминать вам о том, что настала пора поесть. Прислушивайтесь к себе в течение дня почаще, и тогда вам не придется бороться с угрызениями совести, откусывая колбасу в 10 часов вечера прямо от батона.

Вот, в общем-то, и все, что вам придется изменить в системе питания. Конечно, это не единственное, что вам придется делать ежедневно, если вы решили стать последователем моей системы. Будет еще несколько важных моментов, но о них мы поговорим в следующих главах.

Закончу главу я ответами на часто возникающие вопросы, вызванные питанием по системе:

Вопрос

В целом все отлично, худею — здорово. Изменились пищевые пристрастия: мне уже не так сильно хочется сладкого, мяса, прямо-таки тянет к полезной пище. Это, конечно, радует, но, бывает, хочется чего-нибудь вредного. Начинаю есть, а меня почему-то начинает тошнить. Мутит от такой еды, как пельмени, свинина, жирная рыба или когда в пищу добавлено слишком много масла. Но иногда и от других продуктов наблюдается подобная реакция, если начинаю переедать. Чуть-чуть переем — и все назад лезет. Желудок-то уменьшился. Начинаю есть — все хорошо, а если больше нормы, то конкретно рвотные позывы. Лежу полчаса на диване, чтобы легче стало. Это разве нормально? Хочу, например, блинчиков поесть, но смотрю на них, и живот скручивает.

Ответ

То, что вы описываете, — мечта многих худеющих женщин. А если серьезно — это нормальное явление. Организм перестраивается на новый, более здоровый лад, отвыкает от вредных продуктов. Привычка мозга к определенным вещам несколько сильнее, поэтому возникает своеобразный дисбаланс, когда мысленно мы еще не готовы от чего-то отказаться, но нашему желудку жирная пища, к примеру, уже не требуется. Как только пройдет еще некоторое время и вы достигнете гармонии, неприятные ощущения будут возникать только в период спадов, когда вы иногда будете не выдерживать и съедать больше, чем ваш организм привык.

Вопрос

Как вы относитесь к разгрузочным дням? Допускает ли их система?

Ответ

Я категорически против разгрузочных дней в любом виде. Я не вижу в них смысла для последователей моей системы. Если вы руководствуетесь ею — не употребляете излишне жирную пищу, не едите на ночь, то не перегружаете свой пищеварительный тракт. Голодание, безусловно, стресс для организма, который вы ограничиваете самым жестким образом. Помимо того, что, скорее всего, вы наберете по окончании разгрузки весь сброшенный вес обратно, а то и вовсе уйдете «в плюс», вы подвергаете риску свой иммунитет, настроение, и ради чего? Чтобы сбросить 1 кг за один день? Поверьте, это не стоит того. Достаточно придерживаться системы, и уйдет значительно больше. Может, не так быстро, зато безвозвратно.

Вопрос

Как вы относитесь к тому, чтобы сбросить на низкокалорийной сбалансированной диете 3—5 кг за 10 дней, а потом придерживаться вашей системы, чтобы удерживать этот вес, ну и, может, скинуть еще 2—3 кг?

Ответ

Отрицательно. 3—5 кг за 10 дней это слишком много. Чем быстрее уходит вес, тем быстрее он со временем возвращается. Если вы решили следовать системе, то должны придерживаться ее начиная с сегодняшнего дня, а не через неделю или две.

Вопрос

Я часто езжу в командировки за границу, приходится менять часовые пояса. Как питаться в такой ситуации? Делать ли скидку на местное время?

Ответ

Естественно, если вы находитесь за пределами России, вам нужно ориентироваться на местное время, потому как ложитесь спать и встаете вы исходя из другого часового режима. И если, например, вы пребываете в европейской стране, то, ориентируясь на ужин до 6 часов вечера, вам придется переносить последний прием пищи аж на 4 часа дня, что, естественно, слишком рано. Поэтому придерживайтесь системы, но со сноской на местное время.

Вопрос

Можно ли на первых порах применять различные вспомогательные средства для снижения аппетита вроде коктейлей, капель?

Ответ

Как я уже неоднократно писала, я категорически против применения любых искусственных добавок (включая БАДы) в целях похудения. Рано или поздно вам все равно придется последовать основным принципам системы без вспомогательных средств, и тогда будет сложнее вдвойне, потому что придется отказаться от уже привычного препарата. Чтобы избежать такой ситуации, просто не привыкайте к нему. У любого искусственного заменителя еды есть противопоказания, даже если инструкция к нему утверждает обратное.

Вопрос

Как вы относитесь к полуфабрикатам и фастфуду? Они категорически возбраняются вашей системой?

Ответ

Отнюдь. Давайте реально смотреть на жизнь. Готовая еда иногда становится для нас единственной альтернативой завтрака, обеда или ужина. Главное, чтобы вы не использовали не самую здоровую пищу постоянно. Один-два раза в неделю перекусить гамбургером или пиццей, супом из пакетика или разогретой котлетой — я не вижу в этом ничего предосудительного. Через какое-то время «вредности» вроде сэндвичей просто не полезут вам в горло, вы с удивлением обнаружите, что они вовсе не такие вкусные, как казались раньше. То есть подобная еда не возбраняется, но и не приветствуется ее регулярное потребление.

Вопрос

А что мне делать если я встаю только в 12.00, а ложусь в 03.00? Во сколько мне последний раз ужинать?

Вопрос

Я работаю в ночную смену, два через два, как питаться при таком режиме дня?

Ответ

Ваш организм не делает «скидку» на то, во сколько вы ложитесь спать. Он не воспринимает время, как таковое. У всех живых организмов есть свои биоритмы. Допустим, цветы закрываются в определенное время. Или, например, неночные животные ложатся спать в определенное время, не имея часов. Точно так же и с людьми. Наш организм имеет определенные «привычки». Уже давно доказано, что ночная смена — стресс для организма. Но в ситуациях, когда другого выхода нет, старайтесь по максимуму придерживаться системы. Например, по возвращении с работы лучше позавтракать, причем плотно. Дальше, после того, как проснетесь, вполне можно пообедать. Если совсем не получается, то хотя бы поужинайте, но, по возможности, до шести часов вечера. Старайтесь сдвигать последний прием пищи не позже 7—8 часов, вне зависимости от того, во сколько вы ложитесь спать и просыпаетесь.

Вопрос

В своей книге вы везде упоминаете бокал красного сухого, а с белым сухим, что? Может ли бокал белого вина тормозить процесс?

Ответ

Бокал белого сухого вина не повредит процессу похудения. Однако многие американские ученые сходятся на мысли о том, что красное вино значительно более полезно и эффективнее расщепляет жиры. Именно поэтому в системе я отдаю предпочтение именно красному. Однако, скорее всего, один бокал белого сухого вина не затормозит процесс похудения.

Вопрос

В сильную жару на обед практически ничего не хочется есть, надо ли все-таки стараться плотно пообедать и нормально поужинать, чтобы не сбиваться с системы?

Ответ

Во время болезни или когда погода стоит очень жаркая, я все же рекомендую питаться по обычному графику. Отказ от пищи на протяжении нескольких дней способен негативно сказаться на вашем аппетите. Чтобы избежать последующих спадов, лучше стараться обедать и ужинать, пусть по облегченной схеме, но это будет хоть что-то.

Вопрос

Я вчера столкнулась с проблемой, в течение дня не смогла нормально поесть. День был просто бешеный. В итоге дома была в 8 вечера, голодная как волк. Что делать в такой ситуации, ложиться спать голодной или все-таки чем-то поужинать?

Ответ

В подобной ситуации лучше все-таки что-то поесть вечером, пусть даже в 8 часов. Единственное, на что следует обратить внимание: на те продукты, которые вы употребляете. Постарайтесь выбрать что-то из разрешенных продуктов и ограничиться небольшой порцией.

Вопрос

Сколько приемов пищи рекомендуется, если я придерживаюсь системы «Минус 60».

Ответ

В идеале я советую ограничиться тремя приемами пищи в день, хотя большинство диетологов оспорит мою точку зрения. Дело в том, что людям с повышенной массой тела очень тяжело остановиться. Если вы завтракаете, то, как правило, как «в последний раз». Второй плотный завтрак, который случается, как правило, в районе 11, перебивает аппетит, и в итоге к обеду есть почти не хочется. Ланч получается неполноценным, и на ужин мы «отрываемся по полной программе». Чтобы этого не происходило, старайтесь ограничиться одним завтраком, если, конечно, вы не просыпаетесь в 5 утра.

Вопрос

Как избежать вечернего «жора»? Часто после 10 часов просто не могу себя контролировать, ем все подряд! Что делать?

Ответ

Я часто слышу разговоры вроде: «Я работаю и не успеваю пообедать, а заканчиваю в 7 вечера, ужинать — тоже не получается». На самом деле любая проблема решаема. Когда вы не едите до 6 по необходимости, а после 6 — по собственному желанию — это уже голодание, а не система «Минус 60». Вы же успеваете попить или, допустим, покурить? У вас есть свои физиологические потребности. Своевременное питание тоже вопрос привычки. Если вы научитесь есть вовремя, вы найдете способ выделять время. Очень сложно? Ставьте будильник или напоминание в мобильном телефоне, чтобы не пропускать прием пищи. Через пару недель, максимум месяц, ваш желудок сам начнет вам напоминать о том, что время пришло, и вы уже не сможете пропускать обед или ужин.

Вопрос

Какого размера должна быть порция на один прием пищи в среднем?

Ответ

Я не могу дать конкретных рекомендаций в граммах, поскольку это противоречило бы концепции системы «Минус 60». Однако я могу посоветовать сделать все три приема пищи приблизительно одинаковыми по количеству граммов (не по калориям). То есть, грубо говоря, если на завтрак вы съедаете 300 граммов, то и обед и ужин должны быть такими же. Только набор продуктов меняется. Это позволяет избегать перерастяжения желудка.

Вопрос

Вы говорите, что ни от каких продуктов отказываться не нужно, но советуете отказаться от белого сахара или от молочного шоколада после 12 часов дня. Почему вы советуете воздержаться от них?

Ответ

Я пишу о том, что нужно постараться перейти на горький шоколад. Так как это спровоцирует общее снижение употребления сладкого, в конечном итоге поможет перестроить пищевые привычки. Я лично сейчас вообще разлюбила шоколад. Хотя раньше жить без него не могла. Также было и с кремовыми тортами. Так случается у большинства. Поэтому шоколад, особенно если вы его очень любите — лучше заменять. Когда привыкаешь, молочный — кажется редкостной гадостью. Точно так же и с сахаром. Чтобы привыкнуть пить, например, чай или кофе с одной ложкой сахара вместо двух или трех, требуется около двух недель. А теперь представьте, что «экономя» даже одну-две ложки (8—10 граммов) сахара на каждую чашку напитка, вы уменьшаете общее количество сахара почти на полкилограмма в месяц!

Тем, кто все еще не верит, что таким образом можно похудеть, я решила привести отклики людей, следующих моей системе уже не первый месяц! Вот что пишут на форуме моего сайта (http://minus60.forum24.ru/):

«Я придерживаюсь системы ровно месяц. За это время распрощалась более чем с 6 кг (надеюсь, что навсегда). Первая неделя — 2,5 кг, вторая — 1 кг, третья — 700 г, и потом еще — 2,5 кг (где-то за 10 дней). По объемам не могу сказать, что есть большие изменения (наверное, как-то неправильно себя обмерила в первый раз), хотя джинсы стали намного свободнее».

«Случайно наткнулась на сайт и спонтанно решила сесть на эту диету, хотя это диетой-то назвать нельзя — все намного легче. Худеть начала с 6 марта, рост 173 см, вес был 91 кг... Сейчас 29 мая, мой вес 76 кг, т. е. за 2 месяца и 3 недели похудела на 14 кг, планирую похудеть еще на 14, до 62 кг. Спасибо за то, что поделились своим опытом!»

«На системе 3 недели, и такие результаты! Вес уменьшился на 5 кг, талия — на 5 см, бедра — на 2 см и грудь — на 6 см. Осталось еще немного. Продолжаю следовать основным принципам».

«На системе 2 месяца и неделя! За весь период — 15 кг, за последний месяц — 5 кг. Половина гардероба больше размера на два — приходится раздавать! Эх! Даже немного жалко! Вчера ходила купаться, не стыдно уже и купальник надеть! И пусть я еще не идеальна, но работаю в этом направлении!»

«У меня юбилей — 20 кг позади! Еще осталась третья часть пути. Даже не верится самой в такие результаты! А ведь 8 месяцев назад все было по-другому. Думала сбросить 10—15 кг, чтобы более-менее было. Аппетит «пришел во время еды», когда я стала жить по системе. Решила идти до последнего. Захотелось идеальной цифры. Верю, что дойду до нее! Столько целеустремленности у меня никогда не было. Сейчас я, как никогда, уверена в своих силах. Изменения произошли не только внешние, но внутренние».

«Я на системе чуть более пяти месяцев и похудела на 17 килограммов, без каких-либо мучений и ограничений. Было одно глобальное горе за время моей системы — я потеряла ребенка, но жизнь продолжается, и у меня подрастает замечательный сын, которому 1 год и два месяца — есть для кого жить и менять свою жизнь к лучшему...

Муж не хотел моего преображения, но когда после командировки увидел меня похорошевшую, то просто обалдел и минут на пять потерял дар речи. Он обнял меня и тихонько плакал от радости, наверное.

Просто он меня никогда такой не видел. Познакомились мы с ним в моем весе 83 кг, потом была беременность, потом набор веса при ГВ.

Простите, что так много написала, просто переполняет гордость за себя и свои достижения.

Всем желаю достичь своей цели и похудеть до намеченной цифры».

«У меня тоже юбилей, причем двойной: ушли 15 кг и я достигла экватора!!!

Объемы: было 110—91—116, стало 99—75—107».

«На системе уже 5,5 месяца, но совсем этого не ощущаю — худеется легко, ем все, что хочу — красота, одним словом. Стала влезать в свои вещи 5-летней давности и в магазине нет проблем с покупкой того, что нравится. Муж стал смотреть другими глазами и не только смотреть. Полна решимости достигнуть конечной цели!»

«Я наконец одолела половину пути —15 кг, и теперь я вешу ровно столько, сколько весила сразу после родов в марте прошлого года. Сейчас ближайшая цель 66 кг — в таком весе я вставала на учет!»

«Я на системе всего 2 месяца. Безумно рада, что нашла ее в Интернете — на тот момент я весила 84 кг и стремительно набирала вес.

Я сейчас кормлю грудью, правда, дочке уже 10 месяцев, так что кормлю уже не так интенсивно, но вес активно пошел вверх. Сказалась, видимо, привычка много есть в первые месяцы после родов.

Сейчас я вешу 74 кг!!! За 2 месяца сбросила 10 кг!!! Причем без особых усилий, а строго по системе. С талии ушло 10 см, с бедер — 12 см. Поскольку я не планировала такое резкое похудение, очень рада, что следовала системе по части ухода за телом, кожей — ничего нигде не обвисло, а баночка с молотым кофе и мумие прочно заняли позиции в ванной».

«Три месяца я провела на Гоа и не вставала на весы. А дома, оказалось, что я постройнела на 9 кг! Когда уезжала, покупала брюки 50—52 размера, а на днях приобрела бриджи 46-го! И это притом, что я еще кормящая (извините за подробности, скоро 5 лет, как нет месячных, в связи с хронической беременностью/кормлением)».

«Я на системе уже около года. Были очень успешные дни, случались и дни полного отчаяния. Но я верила, как говорит Катя, в ЧУДО! И оно произошло!!! Со 117 кг я похудела до 83!!! МИНУС — 34 кг! И теперь я абсолютно уверена, что смогу идти дальше, может, так же как и Катя, до «Минус 60» (ведь именно так и называется система). Я полна сил и энергии. Уже давно забыла про свою «жировую депрессию» (именно так я называла мое состояние, когда я с ненавистью смотрела на свое отражение в зеркале и утешалась очередным поеданием огромного количества пищи) и радуюсь каждому дню! Не только мое тело стало легче, но и моя жизнь. Действительно, произошло ЧУДО!»

Думаю, что отзывы людей окончательно убедили вас в том, что моя система работает. Как вы видите, у всех свои темпы потери веса, кто-то худеет быстрее, кто-то — медленнее, важно то, что при ее соблюдении фигура действительно становится лучше. Система успешно опробована не только на мне, но и на тысячах людей, которые так или иначе внедряют ее в жизнь. Что мешает и вам попробовать?! Вы ничего не теряете, в любом случае, вам не потребуется никаких дополнительных вложений. Просто начните, и я уверена, что уже через несколько недель вы с удивлением обнаружите на весах новую цифру, и с каждой неделей она будет уменьшаться.

Глава 4

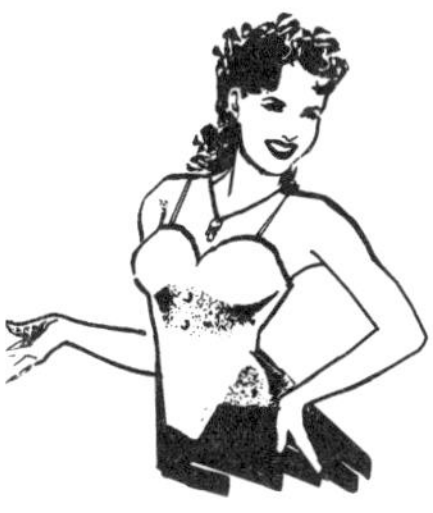

ЭТАП 2: ФИЗИЧЕСКИЕ НАГРУЗКИ ДЛЯ САМОЙ СЕБЯ

Я не случайно назвала так эту главу. Из уст фитнес-тренеров я часто слышала слова: «Вы делаете эти упражнения не для меня, а для себя, поэтому поднимайте пресс выше, делайте 5 подходов и тому подобное». На этом нужно сказать себе: «СТОП!» Вдумайтесь в смысл фразы.

Если вам предложить съесть что-нибудь для себя, вряд ли вы выберете, например, что-то полезное, но не вкусное? Да есть масса всего того, что я не люблю и не буду есть только из-за того, что это правильно. Допустим, лично меня просто охватывает дрожь при мысли о морской капусте. Хотя я знаю массу любителей этого продукта. А уж если рассуждать о ее полезных свойствах! Но зачем заставлять себя делать что-то? Неважно, о чем идет речь — о физическом действии или еде.

У всех нас есть принципы, которые до поры до времени мы не готовы нарушать? Это же прекрасно! «Все люди разные!» — вот еще одна популярная фраза, которую мы так часто произносим вслух, не постигая ее истинного смысла. Отличный от других — это не значит неправильный, просто не похожий. Если рядом с красным цветком мы увидим синий, то не всегда сможем сказать, какой из них нам нравится больше.

Почему же мы так критичны к себе? Отчего слепо внимаем рекомендациям профессионалов в спорте?! Да, они постоянно работают с людьми, страдающими похожими проблемами, что и вы. У них, как правило, есть соответствующее образование, но как это относится лично к вам?

Ключевая фраза здесь именно то, что вы делаете упражнения для себя!!! А если вы что-то выполняете для себя, то вам решать — что и когда для вас лучше. Я не говорю сейчас о том, что я или кто-то другой умнее людей, которые занимаются подобными вопросами много лет. Поймите — вы не сможете всю жизнь соответствовать собственным завышенным требованиям. Если вы настраиваете себя на то, что должны сделать 100 отжиманий или 200 приседаний, вы не будете спать спокойно, пока не выполните поставленную задачу. Однако задумайтесь. Заставляя себя делать что-то, находящееся за пределами ваших физических и моральных сил, вы ввергаете себя в стресс. Как следствие — увеличивается риск спадов. В итоге вы получаете тот же результат, от которого ушли, если не худший. Возникает естественный вопрос, тогда зачем все это было нужно? Не проще ли выбрать для себя тот вид нагрузки, который будет вам по силам, пусть результат вы заметите не так скоро, но зато сможете не только удерживать его, но и совершенствоваться! Не это ли является конечной целью любой худеющей?!

Как часто я слышу фразы вроде: «Я похудела, но потом набрала все обратно, когда забросила диету» или: «Мне нужно похудеть к свадьбе/отпуску на 10 кг, можно ли это сделать, неважно какими будут последствия?» В жизни возможно все — я свято в это верю, но действительно ли вам так нужно то, чего вы хотите? Допустим, вы похудеете на 10 кг к свадьбе. Что вам это даст? Ваш будущий муж станет любить вас сильнее? Или что-то принципиально изменится в вашей жизни? В соответствующей главе я расскажу о том, что произойдет с вами, когда вы реально похудеете по моей системе. Но если вы просто быстро сбросите вес, то он так же скоро вернется. Мы уже говорили в предыдущей главе о том, как принципиальны перемены в вашем мировоззрении касательно еды, но это далеко не все, что вам нужно знать о моей системе. Важна смена не только размера одежды, но и мышления. Внешние перемены ничто по сравнению с вашим внутренним «я», которое будет сопротивляться нововведениям.

Итак, первое наше правило, касающееся физических упражнений: у каждой из вас свой путь, я лишь помогаю вам найти его. Именно поэтому я не говорю в своей книге ничего на сто процентов конкретного. Я лишь задаю направление, в котором вам нужно двигаться, вы же с течением времени инстинктивно почувствуете, что и в какой момент нужно корректировать.

Представьте себе горную дорогу. Она то идет резко вверх, то извивается, то становится почти плоской и ровной, как стрела. Люди, которые ее строили, прислушивались к «породе», то есть выбирали тот маршрут, который проложить проще и надежнее. Возможно, они в состоянии были изыскать путь менее извилистый и значительно более короткий, но тогда, вероятно, при первом же обвале от узкой двухколейки ничего бы не осталось.

Точно так же и с похудением. Вы будете инстинктивно продвигаться вперед, опираясь на имеющиеся знания и текущую ситуацию. Иногда вы будете чувствовать, что можете достичь большего, и увеличивать нагрузки, временами вам вообще ничего не захочется делать, и вы будете заставлять себя выполнить хоть что-нибудь. Главное, помните: в конечном итоге вы обязательно достигнете вершины, если будете последовательно к ней идти.

Что я подразумеваю под такой последовательностью? Прежде всего, и это будет нашим следующим правилом: **как только вы более или менее привыкнете к режиму еды, вы должны начать ЕЖЕДНЕВНЫЕ физические нагрузки.**

Почему я так настаиваю на занятиях спортом каждый день? Ведь многие тренеры советуют для достижения лучшего результата приходить в зал несколько раз в неделю!

Давайте вспомним ваш предыдущий опыт, если он у вас есть. В начале любого дела человеку свойственен повышенный энтузиазм. Походы в спортзал/бассейн/на танцы вносят новизну, и мы с удовольствием посещаем занятия, выкладываемся по полной в процессе и ведем себя как образцовые худеющие. Однако с течением времени мы привыкаем, устаем, и начинаются первые «пропуски». При условии, что мы уделяем спорту два-три дня в неделю, с пропусками у нас остается лишь один-два раза, затем один, а через пару месяцев, естественно, не видя никакого результата, мы просто перестаем делать что-либо вообще. Знакомая картина?

Сколько раз я начинала что-то новое! Тренажерный зал, танцы, бассейн, бег — меня хватало максимум на три-четыре месяца. А потом начинались те самые пресловутые «1000 причин»: не ходить сегодня, не особо стараться на этом занятии и тому подобное.

Ежедневные упражнения, равно как и строгое воздержание от пищи после часа «Х», очень укрепляют вашу последовательность и силу воли. Нагружая себя, пусть в меньшей мере, но ежедневно, вы заметите результат, может, и не сразу, но он будет устойчив, а поддерживать себя в форме станет в конечном итоге проще.

Однако здесь возникает следующий вопрос: какой вид спорта выбрать? В наши дни существует столько вариантов, что даже опытному человеку выбор зачастую сделать достаточно сложно. К тому же многие люди, читающие эту книгу, уже сейчас увлекаются определенным видом. Хорошая новость: вам не придется бросать ничего из того, что вы уже делаете, если это вам нравится. Плохая — коррективы все-таки будут.

В идеале, начиная, с сегодняшнего дня, к уже имеющимся занятиям, если таковые есть, вам придется добавить ежедневную гимнастику. Не пугайтесь заранее — она не будет отнимать много времени. Начните с 5 минут. Да-да, поверьте, даже 5 минут в день могут творить чудеса. И не нужно говорить, что у вас нет времени по утрам. По сути, нашим следующим правилом будет именно этот момент:

Неважно, когда вы делаете гимнастику — утром, днем или вечером — главное, что вы выполняете упражнения в намеченном количестве.

Это просто замечательно, если по утрам вы всегда бодры и веселы, у вас отличное самочувствие и вы готовы идти хоть на край света. Однако большинство современных людей страдают хроническим недосыпом. Поэтому утро чаще проходит под знаком хронической раздражительности и лени. Конечно, есть счастливые исключения, но я говорю про подавляющее большинство. К тому же утро большинства женщин рассчитано по минутам, ведь нужно покормить детей, мужа, накраситься, одеться, прибраться и выделить пять минут на гимнастику, что редко представляется возможным. Вот почему я делаю упор на то, что совсем не так принципиально, когда вы будете выполнять упражнения, главное — вы их делаете, время не имеет особого значения. Возможно, как это было в моем случае, когда вы привыкнете заниматься ежедневно, вам так понравится ощущение легкости, возникающее после гимнастики, что вы захотите испытывать его именно по утрам, и это станет для вас своеобразным ритуалом, как кофе или умывание. Однако сейчас для вас важно именно начать. Делайте гимнастику хоть ночью, если вы чувствуете настроение заниматься именно в это время.

Но как выбрать упражнения, рассчитать время и быть уверенной, что выполняешь все правильно?

Как-то раз, когда мне было еще лет 15, мой папа, наблюдая за тем, как я неспешно делаю гимнастику (я, например, люблю делать упражнения на полу, они основа моей ежедневной гимнастики и по сей день), сказал мне: «Катя, ты что-то совсем не напрягаешься, так ты не скоро похудеешь». И тем не менее тогда я очень постройнела, даже некоторое время работала моделью.

Другой вспомнившийся мне на эту тему случай — это друг моего мужа, который в свое время серьезно увлекался фитнесом, потому что тоже когда-то работал на подиуме. Мы небольшой компанией поехали на природу, все накупались, и я начала «качать пресс», просто слегка приподнимая от земли корпус. И тогда тот самый друг мужа сказал мне: «От такого качания пресса никакого проку не будет». Однако для меня в тот момент имело значение то, что я вообще делала что-то (это было практически в начале моего похудения, месяца через два после старта). Когда спустя какое-то время он меня увидел, то признал, что был не прав.

Почему я рассказала эти истории. Это замечательно, когда рядом есть человек, который может корректировать ваши упражнения и составлять индивидуальный план занятий. Но, к сожалению, возможность советоваться с персональным фитнес-тренером ежедневно есть не у всех, да и не все любят «консультации специалистов». У одних нет няни, которая будет сидеть с ребенком во время посещений фитнес-центра, у других — денег на посещение спортивных клубов, у третьих — желания туда ходить. Я, например, устала от походов в бассейн уже через три месяца. Потому что после изнуряющего километрового заплыва хотелось только спать и есть, и вместо ожидаемого эффекта похудения я даже несколько поправилась.

Итак, упражнения вы должны определять для себя сами: неважно, выберете ли вы из уже существующих или придумаете облегченный вариант, который сможете выполнять на данном этапе. Могу привести пример. Когда я только начала ежедневную гимнастику, у меня постоянно и очень сильно болела спина. Только мысль о поднятии ног под углом 45 градусов (одно из популярных упражнений на нижний пресс) вызывала во мне почти физическую боль. Я не могла оторвать ноги от пола и удерживать их в таком положении ни секунды. Что я сделала? Я просто подкладывала руки под поясницу, разгружая проблемный участок позвоночника. Другая сложность — отжимания. Хотя я всегда носила тяжести, руки мои оставались достаточно слабыми. Когда я пыталась отжаться от пола, то каждый раз терпела фиаско. Однако я понимала, что без этого вида нагрузок моя грудь вряд ли примет прежнюю форму. И тогда я начала отжиматься с колен, что значительно проще, но не менее эффективно для верхних групп мышц. Таким образом, главное, чтобы в вас присутствовало желание, а необходимую коррективу можно внести всегда.

Как я уже говорила, начинать гимнастику нужно хотя бы с 5 минут и только тех упражнений, которые вы действительно можете делать. Через неделю вы вольны несколько усложнить программу. Комплекс должен задействовать все «проблемные» части тела. Постепенно вы сможете увеличить продолжительность, но не более чем на 5 минут в неделю. В дни спадов (о них мы поговорим ниже) вы можете несколько снизить физическую активность. В идеале вы должны довести время занятий до 15—20 минут нормальной сложности и после этого продолжать ежедневные упражнения на достигнутом уровне. Ниже я опишу комплекс, который делала сама, чтобы дать вам представление о том, что я вкладываю в понятие «гимнастика».

Как я уже говорила, вы можете продолжать посещать привычные занятия, совмещая их с ежедневным комплексом, но не заменяйте спортивным залом упражнения дома — пусть они станут приятным дополнением, разминкой.

Я практически уверена, что уже через месяц вы заметите результат. Для сравнения можете сфотографироваться в начале месяца и в конце. Не забывайте о том, что в процессе похудения у вас появляются излишки кожи, на которые физическая нагрузка действует крайне позитивно.

Помните, что, когда вы занимаетесь дома, любые мелочи будут важны. Попытайтесь создать себе комфортные условия, которые будут моментально настраивать вас на рабочий лад.

Выбирайте только ту музыку, которая вам действительно нравится. Звуковое сопровождение я считаю первостепенным. Оно позволяет нам расслабиться, сконцентрироваться или просто забыть обо всем на свете. Экспериментируйте и ищите именно ту музыку, которая будет побуждать вас делать гимнастику. И не забывайте менять ее, иначе занятия дома покажутся вам крайне однообразными.

Постарайтесь выделить себе одно место, где вы всегда сможете спокойно позаниматься. Часто по утрам или вечерам вы будете мешать кому-нибудь спать, смотреть телевизор и так далее. Важно, чтобы доступ к месту занятий был у вас всегда, как только появится желание что-либо сделать. Если таковое найти проблематично, постарайтесь объяснить домочадцам, что в определенные моменты комнату нужно покинуть, потому что вы будете делать упражнения. Как правило, с течением времени все к этому привыкают и не особенно возмущаются. Мой муж почти всегда уходит в другую комнату, дочка никогда не мешает, а идет играть во что-нибудь или присоединяется к выполнению гимнастики. Одним словом, проанализируйте ситуацию и найдите достойный выход.

Вспомнилась мне история про велотренажер. Я думаю, когда вы прочтете эти строки, многое покажется вам очень знакомым. Еще до того, как я начала худеть, мне почему-то казалось, что если у меня будет велотренажер, то я непременно сброшу вес с фантастической скоростью. Я рассматривала различные варианты, но тут мой муж вспомнил, что у его друзей как раз оный стоял без дела. Он позвонил им, и они попросили забрать устройство, поскольку на нем никто не занимался. До этого тренажер стоял в доме других друзей, и на нем сушилось белье. Однако я была в твердой уверенности, что буду ежедневно крутить его. И вот велотренажер торжественно переехал в нашу квартиру. Я честно крутила его минут по 5 каждый день, но потом начала придумывать извинения: то мне мешал ребенок, то у меня что-то болело, в конечном итоге велотренажер перекочевал в дом следующих друзей, и дальнейший его путь я не отслеживала. История велотренажера очень напоминает разговоры почтальона Печкина, который обещал «начать добреть, как только у него появится велосипед». Сколько подобных вещей пылится в мире по квартирам и домам — не перечесть: степперы, велотренажеры, миостимуляторы. Мы покупаем их в надежде на «чудодейственное избавление от лишнего веса и жировых отложений», но очень скоро забрасываем в самый дальний угол.

Я хочу, чтобы вы действительно поверили в то, что я говорю вам сейчас, и раз и навсегда запомнили: **состояние вашего тела не зависит напрямую от количества денег, которые вы на него тратите.**

Посудите сами, если бы решающим фактором были деньги, то все звезды шоу-бизнеса и публичные люди выглядели бы на «5+». Но ведь это далеко не так. Безусловно, достичь идеальных параметров проще, посещая салоны, фитнес-центры, клиники пластической хирургии и принимая различные пилюли, но, во-первых, никто не дает гарантии, что какие-то из этих методов абсолютно безопасны, поскольку их долгосрочный эффект станет очевиден спустя энное количество лет. Во-вторых, для того чтобы посещать фитнес-классы и салоны, все равно нужно совершать над собой «волевой акт», потому что после покупки карты, абонемента или записи на процедуры вам придется туда ходить, причем регулярно. Среди моих знакомых много вполне состоятельных женщин, которые выглядят не идеально. Хотя у них есть возможность посещать дорогостоящие процедуры, и зачастую они этим пользуются, но вы же не можете переехать жить в салон красоты! Вам постоянно нужно решать массу других вопросов, и поэтому внешний вид не должен становиться идеей фикс.

Я не хочу сказать, что все современные технологии — это зло, я всячески поддерживаю уход за собой в любых его проявлениях, просто лишний раз хочу подчеркнуть, что не нужно доводить идею до фанатизма. Если вы посещаете сеанс обертываний, или занятий танцем живота, или что-то еще в этом роде, а часов в 9 вечера, по окончании приходите домой, в кафе или ресторан и поглощаете огромное количество еды, сами понимаете — эффект сойдет на нет. То есть еще раз повторю:

ЧУДЕСА случаются, но избавление от лишнего веса должно быть комплексным.

Следующий важный момент — анализируйте свой день, ищите возможность больше двигаться. Можно доехать на машине или автобусе до нужного места, а можно прогуляться, особенно если позволяет погода. Старайтесь быть более активной. Уложили ребенка и сидите перед телевизором — не теряйте время, сделайте упражнения на пресс, не отрываясь от просмотра сериала. Идете по улице или ведете машину — сделайте упражнение-элемент танца живота (живот втяните как можно глубже, затем расслабьте мышцы). Сидите на переговорах уже энный час — следите за осанкой, ведь она играет первостепенную роль в том, как выглядит ваш живот. Убираетесь дома — попытайтесь параллельно контролировать мышцы, прислушиваться к работе организма. Если вам захочется напрячь их — вы получите дополнительную физическую нагрузку.

В ответ на все мои рассуждения о гимнастике я уже слышу массу возражений со стороны тех, кому за 40. Как-то раз я участвовала в съемке одной передачи на центральном канале, посвященной похудению. Редакторы собрали трех женщин разного возраста с достаточно большим весом, якобы желающих похудеть. Также на передаче присутствовали создатели трех систем похудения, среди которых была ваша покорная слуга. Почему-то авторы программы решили, что мой комплекс подразумевает упор именно на физическую нагрузку, и меня попросили показать то, что я ежедневно делаю. Худеющие должны были следовать моим рекомендациям. Старшая из женщин сказала, что она не будет даже пытаться, поскольку ее возраст не позволяет ей заниматься гимнастикой. Почему так происходит? Я думаю — это сложившиеся стереотипы мышления, которые мы не можем изменить. Во-первых, гимнастика — не одно и то же с аэробикой, и вы в состоянии выполнять несколько самых простых упражнений в любом возрасте. Во-вторых, движение полезно для всех, главное — правильно его дозировать. Мне возразят: «Вы еще слишком молоды, что вы можете знать о возрастных проблемах?» Я могу лишь привести несколько примеров.

Одна моя подруга, когда ей было уже за 60, начала учить английский с нуля, чтобы переехать в Штаты к своим детям. Большинство окружающих в лучшем случае относились с непониманием, в худшем — за ее спиной крутили пальцем у виска. Она очень переживала, что не сможет в таком возрасте справиться с поставленной задачей, ведь перед окончательным переездом ей предстоял обязательный экзамен на гражданство на будущем родном языке. Она последовательно ежедневно занималась, настраивалась, по моему совету, на позитивную волну и в конечном итоге сдала экзамен! Сейчас ее примеру последовал ее муж, который как будто неплохо справляется. Возможно, у нее процесс изучения английского занял больше времени, чем если бы ей было 30 лет, но это не так важно, раз она достигла результата.

Я веду к тому, что нужно пытаться, бросать вызов судьбе, и у вас все получится независимо от того, какого вы возраста. Вы однозначно ничего не теряете, если пробуете. Скорее вы окажетесь недовольны собой, если не попытаетесь что-либо сделать.

Очень многим женщинам, похудевшим по моей системе, было не 25 и не 40 лет. Они не рассуждали на тему того, что нужно и можно в их возрасте, а просто пытались и добивались успеха. Конечно, необходимо соизмерять свои возможности и делать себе скидки на годы, но, если вы перешли некий возрастной рубеж, это не значит, что можете позволить себе расслабиться и запустить себя. Жизнь обязательно скажет вам «спасибо» за ваши попытки измениться. Даже если они окажутся менее удачными, чем вам бы этого хотелось. И напротив, за бездействие и бездумный набор веса вы будете расплачиваться гипертонией, одышкой и прочими проблемами со здоровьем.

На данный момент максимальный возраст худеющей по системе — 60 лет. Это мама одной из моих последовательниц. За пару месяцев она сбросила 10 кг и не планирует останавливаться на достигнутом. Я уже писала про свою маму, которая изначально относилась скептически к моей системе, поскольку сама всегда пропагандировала для похудения полное голодание, но в конце концов пришла к тому, что стала следовать моим принципам и потеряла 5 кг за месяц.

Одним словом — дерзайте вне зависимости от возраста, и у вас обязательно получится.

Достаточно ли будет ежедневной гимнастики и увеличения общей подвижности для того, чтобы стройнеть? Да, но если вы хотите ускорить процесс, то можете использовать небольшую хитрость. У кого-то это вызовет недоверие, но, как вы помните, все, что я пишу в этой книге, было проверено на себе.

Речь идет о правильной осанке. Очень часто женщины, сами того не замечая, постоянно нарушают симметрию своего тела неправильной походкой, посадкой. Особенно часто это происходит после родов. Эту главу я писала на отдыхе, много времени проводя на пляже, и ежедневно видела десятки подтверждений своей теории.

Я регулярно слышала про «фартук» внизу живота, даже при достаточно накачанном прессе. Я столкнулась с подобной проблемой, когда изрядно похудела, но эта область по-прежнему выпирала. Я стала приглядываться к окружающим женщинам и поняла, что подобной проблемой мучаюсь не одна я. Причем речь идет не только о полных, но и вполне худых спортивных женщинах. Я провела достаточно длительное время в тщетных попытках понять, почему так происходит. Пока наконец не поняла, что причина в осанке!!! В принципе ни для кого не секрет, что позвоночник и его состояние влияют на наш общий вид. Но так детально я об этом никогда не задумывалась. Я стала часто подходить к зеркалу и смотреть, как правильно держать спину, чтобы и пресс и ягодицы (на их вид также влияет осанка — для меня это было открытием) выглядели как я хочу. Я заметила, что за 9 месяцев беременности мой позвоночник сильно изменился. То место, где поясница делает прогиб, стало еще более вогнутым, за счет этого сильнее выпирал живот. К тому же играли негативную роль ослабленные и растянутые нижние мышцы пресса. Мне было категорически противопоказано давать на него нагрузку из-за постоянного тонуса практически всю беременность. Как только я начала слегка выгибать позвоночник в обратном направлении, эффект стал заметный и разительный. Со временем мне становилось все легче держать правильную осанку, и живот наконец начал приобретать желаемые очертания.

В моей книге написано, что нет упражнений, которые подошли бы всем, однако упражнения на формирование осанки именно после родов найти почти невозможно. Это скорее еще один вопрос самодисциплины. Итак, еще один важный принцип:

Выпрямитесь, подтянитесь!

Ключевая идея заключается в том, что, как и со всеми предыдущими моментами, здесь нужно действовать постепенно, то есть не пытаться держать осанку круглосуточно и сразу. Иначе уже на следующий день мышцы живота и спины будут сильно болеть. Начните с нескольких раз в день по нескольку минут и только в положении стоя (в нем проще всего держать нижние мышцы пресса приподнятыми). Втяните живот как можно сильнее, как будто вы хотите, чтобы он прилип к позвоночному столбу, повторите упражнение несколько раз. Затем постарайтесь поднять живот. Лучше всего это упражнение начинать выполнять перед зеркалом. Вы должны видеть, как ваш живот двигается вне зависимости от того, насколько сильно его удается поднять.

Потом вы сможете выполнять его правильно на автомате, причем это очень действенное упражнение будет незаметно для окружающих. Кстати, оно считается одним из элементов танца живота.

Помню, когда я первый раз смотрела кассету с курсом для начинающих «бэлли данс» и ведущая сказала, что его можно выполнять, даже когда ведешь машину, я только посмеялась, потому как нужно было сосредоточиться и напрячься, чтобы держать живот в таком состоянии.

Однако чем больше я делала это, чем привычнее для меня становилось правильное положение позвоночника, тем меньше напряжения требовалось с моей стороны, и теперь я могу делать его в супермаркете, на работе, на прогулке с дочкой или стоя в бесконечных пробках.

Через несколько дней, постепенно увеличивая время, когда вы держите живот в тонусе, начните поддерживать его, когда вы сидите. То же самое, но только сидя на стуле, на скамейке в парке, в офисном кресле — где угодно. Когда и к этому вы немного привыкнете, приступайте к положению лежа. Например, пока не заснете, старайтесь держать живот напряженным, а нижнюю часть позвоночника вогнутой. Поверьте мне, это упражнение творит чудеса и пресс подтягивается прямо на глазах. При этом вы не прилагаете практически никаких дополнительных усилий. Чтобы его выполнять, вы не должны отрываться от привычных дел. Уже через неделю вы почувствуете, что держать живот стало приятной и полезной привычкой. И поза, в которой поясница прогнута назад, а живот выпячен, будет казаться вам неправильной. Вы также ощутите, как сильно за день устают мышцы живота и поясницы, даже если до этого вы достаточно много занимались спортом. Просто по-другому работать над мышцами, которые задействуются при таком упражнении, достаточно сложно. Это лучший способ их проработать.

Меня часто просят рассказать, какой комплекс я делаю ежедневно. Изначально я не планировала писать об этом, поскольку, как уже было сказано, моя система подразумевает упор прежде всего на вашу индивидуальность и личные физические возможности. Однако с течением времени и углублением в изучение вопроса я поняла, что вам нужно иметь представление о том, что я называю гимнастикой. Вы можете выбрать несколько упражнений из моего комплекса, использовать их или придумать вариант для себя. Допускается комбинирование с другими видами физической нагрузки.

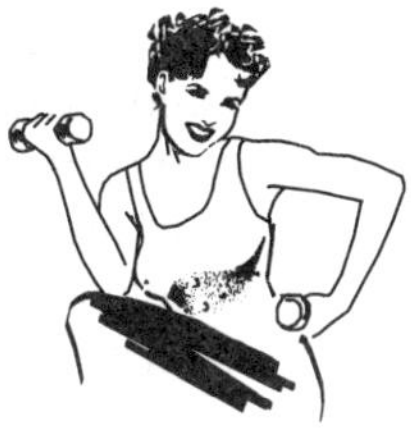

1. «КОШКА» — ОТЖИМАНИЯ С ПРОГИБОМ СПИНЫ

Назначение: мышцы груди, рук, пресса, спины.

Исходное положение: встать на четвереньки, с опорой на ладони и колени.

Выполнение: медленно, прогибая поясницу и прижимаясь грудью к полу, продвигать корпус вперед, до полного распрямления коленей и рук. Задержаться на прямых руках на 30 секунд, запрокинув голову назад. Затем, не торопясь, вернуться в исходное положение, стараясь не отрывать грудь от пола как можно дольше. Обратите внимание на то, что ладони должны стоять шире плеч, тогда данное упражнение даст хорошую нагрузку на активные группы мышц. Оно достаточно сложно для начинающих, никогда не занимавшихся спортом, однако легче, чем обыкновенные отжимания.

Количество повторов: начинайте хотя бы с 1—2 раз. В дальнейшем количество можно увеличить, но не рекомендую выполнять более десяти повторов.

Для начинающих: если упражнение кажется вам слишком сложным, начните с отжиманий с колен без прогиба поясницы: то же исходное положение, но выполняется без продвижения корпуса вперед, а как облегченный вариант обычного отжимания.

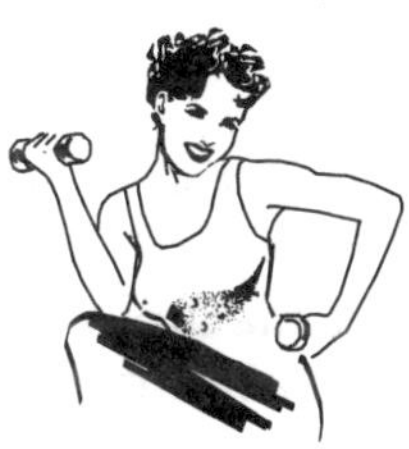

2. МАХИ НОГАМИ, СТОЯ НА ЧЕТВЕРЕНЬКАХ

Назначение: это упражнение задействует ягодичные мышцы и мышцы бедер.

Исходное положение: встать на четвереньки с опорой на ладони и колени. Руки на ширине плеч, голова в слегка приподнятом положении, смотрим прямо.

Выполнение: медленно поднять правую ногу, согнутую в колене, так высоко, как можете. Задержать ее в таком положении на несколько секунд. Плавно опустить. Затем то же самое повторить для левой ноги.

Количество повторов: начинать нужно хотя бы с 5 раз на каждую ногу. В дальнейшем можно довести повторы до 20 раз.

Для начинающих: если вам слишком сложно выполнять это упражнение в рекомендуемом виде, можете начать с быстрых махов. То же исходное положение, но нога поднимается и опускается быстро, без фиксации в напряженном состоянии.

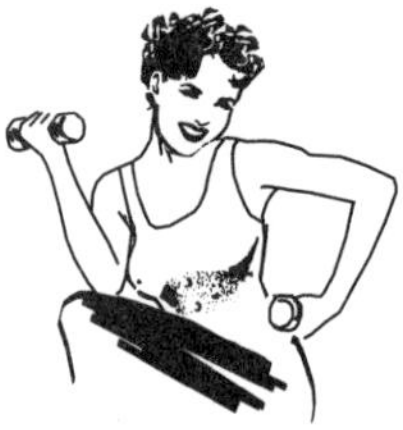

3. МАХИ ИЗ ПОЛОЖЕНИЯ СТОЯ (БОКОВЫЕ)

Назначение: упражнение задействует такую сложную область, как внутренняя поверхность бедер. Оказывает позитивное влияние на ягодицы и мышцы талии.

Исходное положение: встать лицом к стулу или шкафу, упершись руками или облокотившись. Ноги вместе, спина прямая.

Выполнение: медленно поднять правую ногу в сторону насколько можно высоко. Постепенно опустить ее. То же самое для левой ноги.

Количество повторов: начинайте с 5 раз для каждой ноги. В дальнейшем увеличить число повторов до 20 на каждую ногу.

Для начинающих: если упражнение вам кажется слишком сложным, выполняйте махи в быстром темпе, лишь слегка отрывая ногу от земли. Постепенно увеличивайте высоту отрыва и снижайте темп махов.

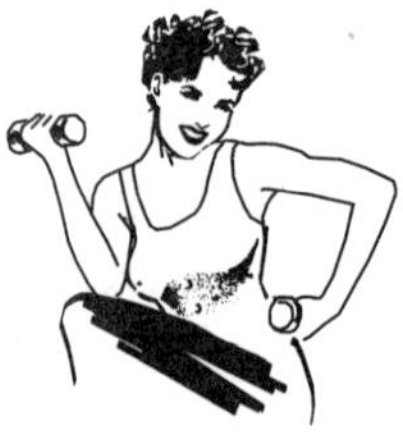

4. МАХИ ИЗ ПОЛОЖЕНИЯ СТОЯ (ВПЕРЕД-НАЗАД)

Назначение: упражнение задействует заднюю и переднюю поверхность бедер. Оказывает позитивное влияние на ягодицы и мышцы нижнего пресса.

Исходное положение: встать боком к стулу или шкафу, упереться руками или облокотиться. Ноги вместе, спина прямая.

Выполнение: медленно поднять правую ногу вверх, насколько можно высоко. Постепенно переместить ее назад, не касаясь пола. То есть нога должна выполнять дугообразное движение вперед-назад. То же выполнить для левой ноги.

Количество повторов: начинайте с 5 раз для каждой ноги. В дальнейшем увеличить количество повторов, но не более 20 для каждой ноги.

Для начинающих: если упражнение вам кажется слишком сложным, выполняйте махи в быстром темпе, лишь слегка отрывая ногу от земли. Постепенно увеличивайте высоту отрыва и снижайте темп махов.

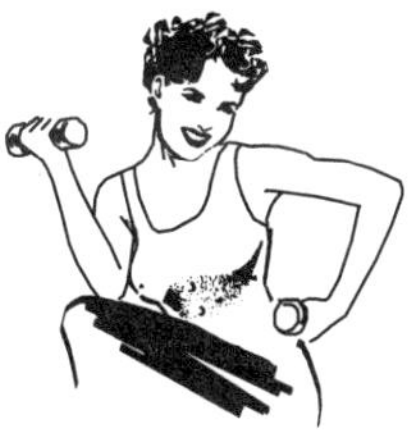

5. ПОДНЯТИЕ КОРПУСА ИЗ ПОЛОЖЕНИЯ ЛЕЖА

Назначение: верхние группы мышц пресса.

Исходное положение: лечь на пол, ладони сложить за голову, ноги, согнутые в коленях, поставить на стул так, чтобы они находились выше линии туловища.

Выполнение: медленно поднимать верхнюю часть туловища на максимально возможную высоту. Задержаться в верхней точке на 30 секунд. Плавно опуститься в исходное положение.

Количество повторов: начинайте с 3—5 раз, постепенно наращивая количество, в зависимости от уровня своей подготовленности.

Для начинающих: если упражнение кажется вам слишком сложным, не пытайтесь поднимать корпус слишком высоко, просто слегка отрывайте от земли лопатки. Постепенно увеличивайте высоту.

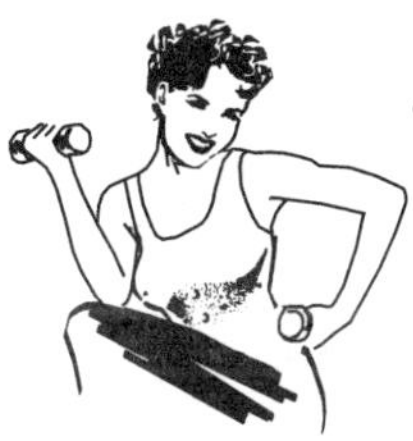

6. ПОДНЯТИЕ НОГ ИЗ ПОЛОЖЕНИЯ ЛЕЖА

Назначение: нижние группы мышц пресса.

Исходное положение: лечь на пол, ноги прямые, руки вдоль туловища.

Выполнение: медленно поднять ноги вверх до образования угла 45 градусов. Удерживайте ноги в таком положении в течение 15 секунд — 1 минуты, в зависимости от своей физической подготовки.

Количество повторов: начинайте с 3—5 раз, постепенно увеличивая количество и время фиксации ног в поднятом положении.

Для начинающих: если вам тяжело дается выполнение этого упражнения, вы можете поднимать ноги ниже и не задерживать их в верхнсй точке. Также для облегчения можно подкладывать сложенные ладони под поясницу, от этого упражнение не потеряет своей эффективности, а спина будет заметно разгружена. Особенно актуально для людей, имеющих большое количество лишнего веса.

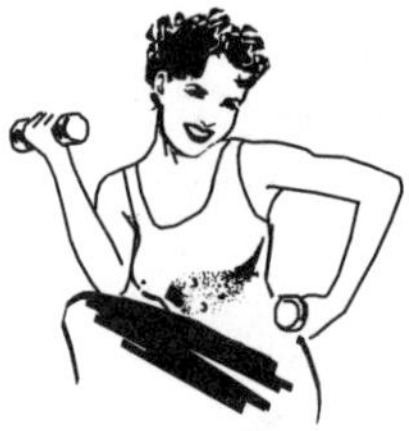

7. МАХИ В СТОРОНУ ИЗ ПОЛОЖЕНИЯ ЛЕЖА

Назначение: внутренняя сторона бедра, ягодицы, талия.

Исходное положение: лечь на бок ровно, опершись на согнутую в локте руку. Локоть должен находиться на одной линии с плечом.

Выполнение: поднять прямую правую ногу вверх, опустить. Затем подтянуть колено к плечу, не меняя положения тела, вернуть ногу в исходное положение, снова поднять вверх, опустить. Повторить для левой ноги. Для достижения максимального результата упражнение выполняется в среднем темпе.

Количество повторов: начинайте с 3—5 раз, постепенно увеличивая количество, но не более 20 раз за один сеанс гимнастики для каждой ноги.

Для начинающих: вы можете выполнять только первую часть упражнения, если подтягивание колена к плечу для вас слишком сложно. Выполнение в более быстром темпе также облегчит задачу.

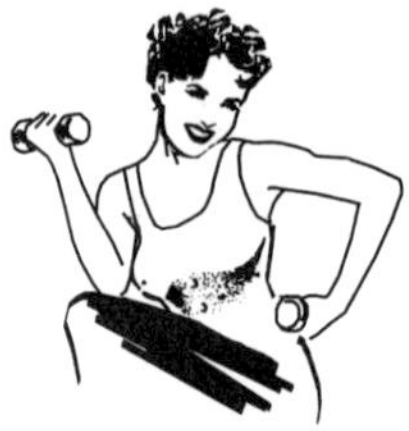

8. ПРЫЖКИ-НОЖНИЦЫ

Назначение: внутренняя поверхность рук, внутренняя сторона бедер, улучшение работы дыхательной системы, укрепление спины и мышц груди.

Исходное положение: встать прямо, руки и ноги выпрямлены.

Выполнение: внимание! Упражнение подходит только для хорошо подготовленных людей. Если вы сомневаетесь в своих физических возможностях, лучше не выполняйте его. Подпрыгните и одновременно расставьте ноги и поднимите прямые руки над головой (наподобие ножниц). Со следующим прыжком вернитесь в исходное положение.

Количество повторов: начинать следует с 5 раз, постепенно наращивая количество.

Для начинающих: вы можете делать вариацию данного упражнения в облегченном виде. Просто медленно поднимайте прямые руки над головой, без выполнения прыжка, затем опускайте в неторопливом темпе. Такой способ подойдет даже людям, имеющим большой избыточный вес.

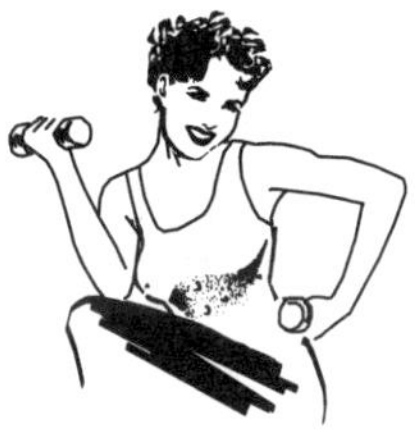

9. НАКЛОНЫ СТОЯ

Назначение: укрепление мышц талии и внутренней поверхности рук.

Исходное положение: встаньте прямо, ноги на ширине плеч, левая рука, согнутая в локте, на талии, правая поднята над головой.

Выполнение: делайте наклоны в противоположную от поднятой руки сторону. То есть если у вас поднята правая рука — наклоны выполняются влево, по два раза. Два наклона влево, затем два наклона вправо, поменяв руки. Старайтесь как можно сильнее сгибаться в области талии.

Количество повторов: начинайте с 5—10 раз в каждую сторону. Постепенно увеличивайте количество, но не более 20 на каждую руку.

Для начинающих: это упражнение подойдет и для начинающих, просто не старайтесь слишком сильно сгибаться на первых порах.

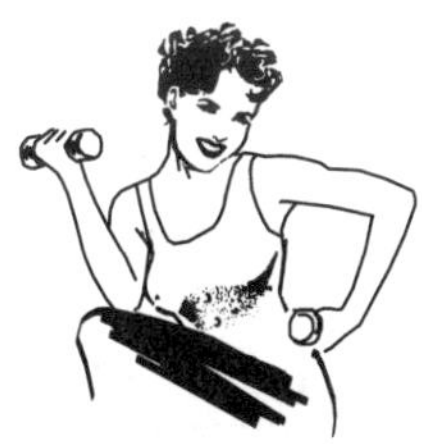

10. «ВОЛНА»

Назначение: укрепление всех мышц брюшного пресса, улучшает осанку.

Исходное положение: встать ровно, ноги вместе, прямые руки по швам. Желательно первое время выполнять упражнение перед зеркалом.

Выполнение: расслабьте живот, затем втяните его нижнюю часть, приподнимите мышцы кверху, опустите и снова расслабьте. Живот совершит круговое движение. Для выполнения этого упражнения потребуется долгая практика, поскольку это является одним из элементов «танца живота».

Однако оно стоит того, поскольку оказывает действительно очень хорошее воздействие даже на тренированный пресс. Прежде чем соединять движение вверх-вниз, попробуйте выполнять эти движения по отдельности.

Количество повторов: попытайтесь выполнить упражнение хотя бы один раз, поскольку оно достаточно сложное.

Для начинающих: если выполнение этого упражнения не удается вам, вы можете делать то упражнение, которое я уже описывала: резко втяните живот, затем расслабьте. Заменяйте исходное упражнение облегченным до тех пор, пока вы не поймете, что научились контролировать мышцы живота.

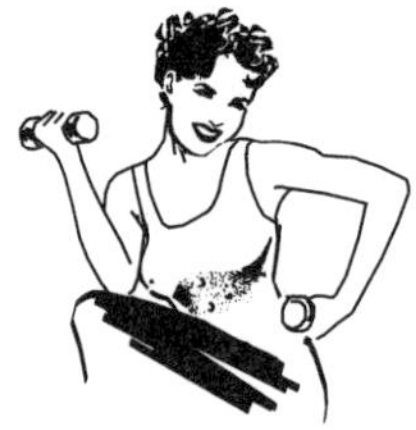

11. ВОСЬМЕРКА ЯГОДИЦАМИ

Назначение: укрепление мышц ягодиц, талии, наружной поверхности бедер.

Исходное положение: встать прямо, ноги слегка раздвинуты, руки на поясе.

Выполнение: слегка прогнуться в области талии и вывести правое бедро вперед, медленно отвести правую ногу назад, постепенно выдвигая на передний план левую ногу. Ягодицы должны описывать своеобразную «восьмерку».

Количество повторов: когда вы научитесь выполнять это упражнение, доведите количество повторов до 10—20 раз.

Для начинающих: если вам сложно выполнить «восьмерку», начните с передвижения бедер вправо-влево, а затем добавьте траекторию вперед-назад и объедините все элементы в одно упражнение. Учиться делать «восьмерку» лучше перед зеркалом.

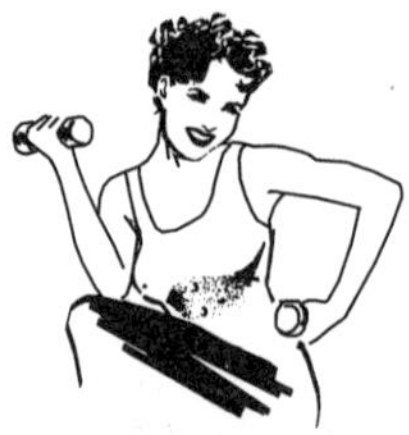

12. МАХИ НОГАМИ ИЗ ПОЛОЖЕНИЯ ЛЕЖА НА СПИНЕ

Назначение: укрепление мышц нижнего пресса, нижней и верхней поверхностей бедер.

Исходное положение: лечь на спину, вытянуть руки по швам, ноги выпрямить и поднять до угла 30 градусов.

Выполнение: выполнять движения ногами вверх-вниз — в исходное положение — левой и правой ногой попеременно.

Количество повторов: начинайте с 5 раз, постепенно увеличивая количество.

Для начинающих: вы можете попробовать выполнять упрощенный вариант упражнения. Лягте на пол, вытянув руки и ноги, попеременно поднимайте то правую, то левую ногу, отрывая их от пола и возвращая на плоскость по окончании каждого подъема. Как вариант, вы можете подложить сложенные ладони под область поясницы и выполнять упражнение еще более облегченным способом.

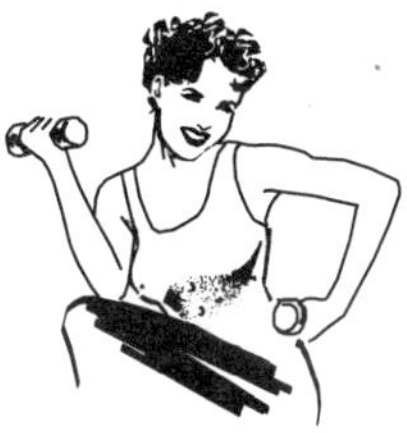

13. «МОСТИК»

Назначение: укрепление мышц поясницы, ягодиц и задней поверхности бедер.

Исходное положение: лечь на спину, ноги согнуть в коленях, руки — в локтях, на уровне талии.

Выполнение: прогнуть поясницу и оторвать ягодицы от пола, поднять их на максимально высокий уровень, опираясь на ладони и стопы согнутых в коленях ног. Задержитесь в таком положении, досчитав до 10, и опуститесь в исходное.

Количество повторов: начинайте с 5 раз, постепенно увеличивая до 10 раз за один сеанс.

Для начинающих: не рекомендую выполнять это упражнение без подготовки или при наличии проблем со спиной. Оно требует достаточно развитой поясничной области. Именно поэтому данный вариант я поместила в конец комплекса.

Не так давно я попросила участниц форума рассказать о своих любимых упражнениях, и пообещала включить их в ближайшую книгу, что и осуществляю. Описанные ниже элементы физической активности можно использовать как в дополнение к своему комплексу или как самостоятельные упражнения. Итак, «Топ-5 упражнений» от участниц форума:

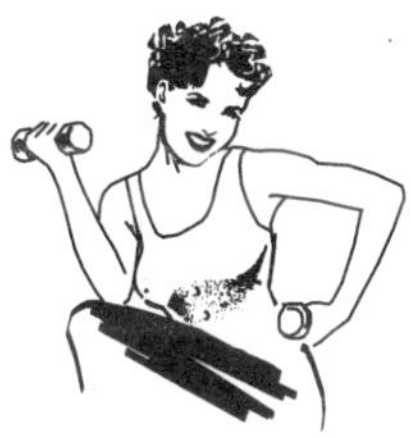

1. «ОТЖИМАНИЯ НА БОКУ»

Назначение: укрепление трицепса и косых мышц живота.

Исходное положение: сядьте на левый бок. Левая нога согнута, правая — прямая. Левой рукой обопритесь о пол. Меняем руку, на то место, где была левая рука, ставим правую, а левую — кладем на правое плечо.

Выполнение: согните правый локоть (по направлению к полу) и выпрямите его. Получаются отжимания на трицепс, а не бицепс.

Количество повторов: повторите 8 раз, затем перерыв —5 минут и еще один подход.

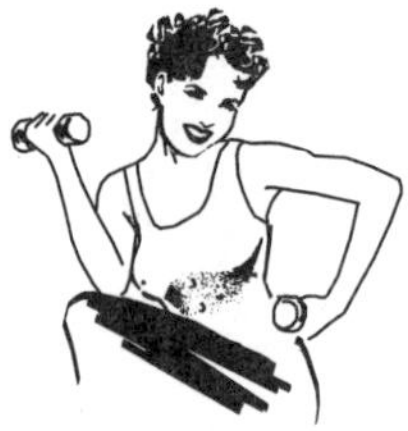

2. «МАХИ С ОТЯГОЩЕНИЕМ»

Назначение: нижние мышцы пресса, косые мышцы живота

Исходное положение: лягте на правый бок, рука согнута в локте и поддерживает голову. Левая нога согнута в колене, правая — выпрямлена.

Выполнение: поднимете правую ногу на 20—30 см вверх так, чтобы пятка была чуть выше уровня носка, стопа перпендикулярна ноге.

Количество повторов: 10 раз на каждую ногу.

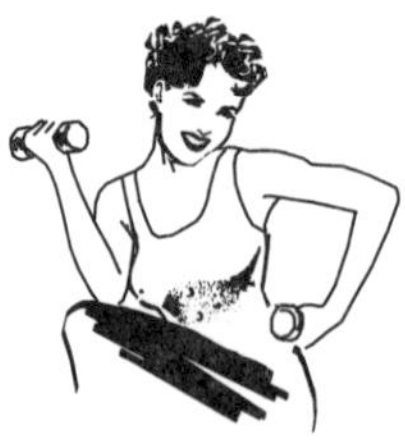

3. «ШВАБРА»

Назначение: боковые мышцы живота.

Исходное положение: сядьте на пол. Возьмите деревянную палку (как от швабры), положите ее позади шеи на плечи.

Выполнение: поворачивайте корпус из стороны в сторону достаточно резко, в зависимости от уровня подготовки.

Количество повторов: 20 раз в каждую сторону — идеальный вариант при любом уровне подготовки.

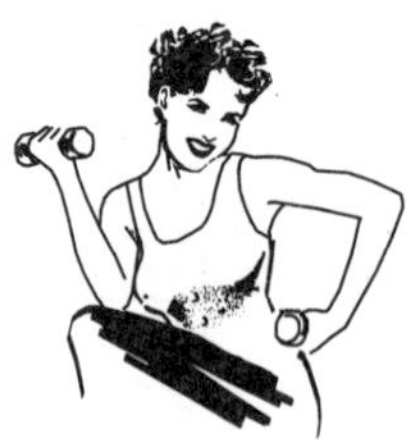

4. «ХОДЬБА НА ЯГОДИЦАХ»

Назначение: мышцы ягодиц, задняя поверхность бедра.

Исходное положение: сесть на ягодицы, вытянув ноги вперед, руки вдоль туловища.

Выполнение: начать передвигать ягодицы по поверхности пола или ковра, поочередно выдвигая левые и правые стопы вперед.

Количество повторов: начинайте с «ходьбы» на расстояние от одного метра. Постепенно увеличивайте расстояние.

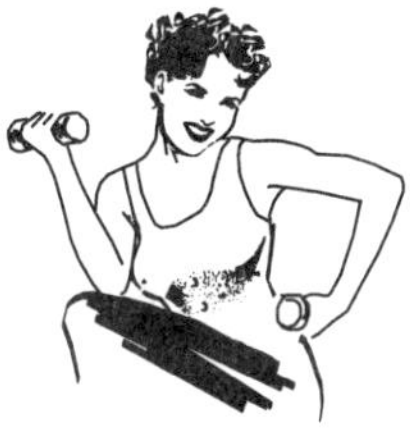

Г. «БЕРЕЗКА»

Назначение: мышцы нижнего пресса, ягодицы, мышцы бедер.

Исходное положение: лежа на спине, поднять ноги под углом 90 градусов, ягодицы прижаты к полу.

Выполнение: оторвать ягодицы от пола и тянуться носками вверх, чем медленнее — тем лучше.

Количество повторов: 10—15 раз.

Для начинающих: если упражнение покажется сложным, можете поднимать не вытянутые ноги, а согнутые в коленях, давая тем самым дополнительную нагрузку на ягодицы.

И последний совет, который я дам в этой главе, будет касаться контроля за изменениями, происходящими в вашем теле.

Начните взвешиваться каждый день и замерять объемы груди, талии, бедер хотя бы раз в неделю.

Дело в том, что зачастую, когда вы только начинаете следовать системе, вы можете не сразу заметить движения стрелки весов. Как правило, объемы на начальном этапе уходят быстрее. Видимый результат является одним из лучших средств мотивации. Как я уже говорила, идеальный вариант — найти группу поддержки, с которой вы будете делиться своими достижениями.

При этом я бы не советовала концентрировать внимание на конкретной цифре, которую вы хотели бы достигнуть. Дело в том, что все люди очень разные. Я знала женщин, которые при росте чуть больше 160 см и весе 60 кг выглядели очень неплохо. Другим, даже более высоким, явно нужно весить меньше. Я не верю ни одной формуле расчета веса и предпочитаю ориентироваться на размер одежды. Я считаю, что большинство женщин, носящих 44-й размер (по российской шкале, 38-й европейский) — выглядят вполне миниатюрно. Однако это мое субъективное мнение, и, возможно, вы будете комфортно себя чувствовать в меньшем или большем.

Ориентируйтесь на свои ощущения, когда ставите перед собой цели в «цифровом эквиваленте». Худейте и меняйте свою привычку постоянно думать о заоблачных целях. Первостепенно то, что находится ближе к реальности. Помните об этом, когда в очередной раз будете давать себе обещание похудеть, например, на 50 кг к определенному сроку.

В завершение главы я отвечу на несколько часто возникающих вопросов, связанных с физической нагрузкой:

Вопрос

На сегодняшний день у меня грудь 5-го размера. Я очень боюсь, что, если сильно похудею, грудь обвиснет. Может быть, вы знаете, как этого избежать?

Ответ

Я не могу обещать вам, что ваша грудь нисколько не уменьшится, если вы похудеете, так как это маловероятно. Однако в то, что сохранить ее привлекательную форму (или даже восстановить для тех, кто ее уже утратил) возможно, я верю свято. В начале похудения я очень мало уделяла внимания упражнениям, и моя грудь, изначально не слишком большая, утратила всякий намек на женственность и эстетику. Я поняла, что с этим нужно бороться, и включила упражнения на проблемную область в свой ежедневный комплекс (их вы можете найти в приведенной выше главе). Если вы действительно будете придерживаться всех пунктов системы, то есть плавно снижать вес, выполнять упражнения и работать с кожей, как это описано ниже, вероятность, что ваша грудь изменит свое состояние в худшую сторону, равна практически нулю. Так что не нервничайте и со спокойной душой приступайте к соблюдению системы.

Вопрос

Способствуют ли физические упражнения только похудению или они также влияют на состояние кожи и устранение целлюлита?

Ответ

Однозначно да. И пусть это станет для вас дополнительным стимулом для ежедневных занятий. В процессе похудения кожа пытается «встать на место», особенно если вы теряете достаточно большое количество килограммов. Поэтому любая поддержка для нее важна.

Вопрос

Действительно ли будет достаточно столь небольшой физической нагрузки для того, чтобы существенно снизить вес? Я всегда полагала, что упражнения должны играть ведущую роль.

Ответ

На самом деле значение упражнений в современной индустрии снижения веса несколько преувеличено. Давайте посмотрим на факты. Существует множество профессий, сопряженных исключительно с физическим трудом. Так, например, есть дамы среди дворников или маляров. Парадокс заключается в том, что они совсем не худые, скорее наоборот. А ведь они весь день проводят на ногах. И другой вариант — дальнобойщики. Вы видели многих из них, страдающих избыточным весом? Но ведь их работа подразумевает долгое просиживание за рулем.

Я предпочитаю занимать срединную позицию в этом вопросе. Безусловно, небольшая физическая нагрузка необходима, но в пределах ваших возможностей. И уж точно будет больше толку, если вы будете заниматься по 5 минут каждый день, нежели вы начнете посещать тренировки раз в неделю, но ударными темпами, после чего не сможете вставать долгое время, так как каждая частичка вашего тела будет болеть.

Вопрос

Как вы относитесь к бодифлексу или йоге? Можно ли их использовать вместо ежедневной гимнастики?

Ответ

Я приветствую любую физическую активность! Единственное «но» — остается возможность выполнять упражнения дома. Если, чтобы сделать ежедневный комплекс, вам необходимо отправиться на другой конец города, я — против. Когда вы способны заниматься йогой или бодифлексом дома (например, пользуясь видеокомплексом или книгами) — я только приветствую разнообразие.

Вопрос

Собираюсь приобрести тренажер, чтобы заниматься дома. Какой вы бы мне посоветовали?

Ответ

В большинстве случаев приобретение тренажеров оборачивается разочарованием. В конечном итоге они используются в качестве вешалки для белья (проверено на собственном опыте, и не только на моем). Поэтому, если вы думаете, что покупая тренажер, вы придадите себе дополнительный стимул — вы, скорее всего, ошибаетесь. Если вы действительно хотите заниматься, вы вполне сможете делать это без специального оборудования. Главное — по-настоящему захотеть измениться!

Вопрос

Скажите, а диета без физических упражнений дает какой-то эффект? Или необходим комплекс?

Ответ

Диета, пусть и без физических упражнений, безусловно, оказывает эффект на состояние вашего тела. Однако если вы хотите не только сбросить лишний вес, но и привести свое тело в должный вид, вам придется что-то сделать для этого, одного правильного питания будет мало. Кожу можно вернуть в нормальное состояние только посредством комплекса физических упражнений и мер по уходу за ней. Одной диеты для этого будет мало.

Вопрос

Уже целую неделю занимаюсь гимнастикой. Единственное, что меня беспокоит: у меня прямо «засело» в голове, что для того чтобы похудеть, необходимы долгие изнурительные тренировки. Сейчас, после гимнастики, я себя очень хорошо чувствую, не усердствую особо. Но меня не покидает мысль, что я все-таки недостаточно занимаюсь. Я — не права?

Ответ

Поверьте, от того, что вы будете делать изнурительную гимнастику в течение месяца, вы принесете своей фигуре меньше проку, чем если вы будете давать адекватную нагрузку своему телу в течение года, например. Вы не думайте, а просто продолжайте, результаты не заставят себя ждать. Последовательность гораздо важнее, нежели загруженность. Эффект станет заметен только от постоянных тренировок!

Вопрос

Вот уже два месяца моя мама соблюдает систему. Немного ушли объемы, но вес не двигается. Может, что-нибудь посоветуете? Маме — 43 года.

Ответ

Чаще всего такое явление встречается, когда женщина начинает заниматься физическими упражнениями, несвойственными для нее. Жировая масса значительно легче мышечной. Когда мы начинаем упражняться и придерживаться системы, последняя — нарастает. А жировая — уменьшается. В итоге — вес не падает или даже растет, хотя объемы тела сокращаются. Чтобы не терять мотивацию, я рекомендую регулярно измерять сантиметровой лентой размеры талии, бедер и груди. Таким образом, вы застрахуетесь от разочарования, вызванного отсутствием видимого результата.

Вопрос

Вы писали, что тренироваться нужно каждый день, но я, после вчерашних занятий, испытываю острую боль в мышцах. Не могу ни согнуться, ни разогнуться. Что делать: подождать, когда дискомфорт пройдет или продолжать упражняться?

Ответ

Я советую не прерывать тренировки при любом раскладе. То, что сейчас у вас появились боли, показатель того, что вы занимались неправильно. Не нужно давать себе «непосильные нагрузки». Чтобы упражняться регулярно, необходимо продумать для себя посильные занятия. Если случилось так, что вы не в состоянии двигаться на следующий день после слишком интенсивных упражнений, постарайтесь подумать о том, что вам необходимо изменить в вашем режиме, чтобы на следующий день вы не страдали от острых болей. Выбирайте для себя только разумную нагрузку. При любом раскладе нужно стараться заниматься ежедневно, пусть в несколько облегченной форме.

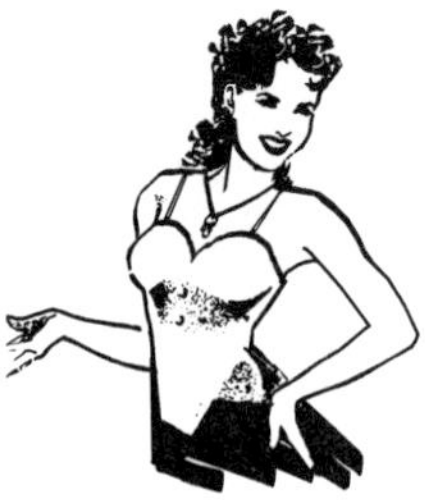

Глава 5

ЭТАП 3. ВАША КОЖА — НА ЧТО ОНА ПОХОЖА?

Большинство женщин до определенного возраста задумываются о своей коже крайне редко, только когда сталкиваются с реальными проблемами. Я часто вижу наплевательское отношение к этому вопросу, которое меня поражает. Честно скажу — разговоры из разряда: «А зачем мазаться кремом или тратить деньги на дорогие средства по уходу за кожей, если мне еще 25—30 лет? Я ничем не пользуюсь и выгляжу не хуже других», — приводят меня в недоумение. Конечно, до определенного времени ваше лицо и тело будут выглядеть нормально, но в определенный момент вы заметите ухудшения, и вам уже не помогут простые процедуры вроде пилинга или обыкновенного крема против старения.

С другой стороны, я против пластики и прочего хирургического или химического вмешательства в жизнь нашего организма без крайней надобности. Для решения большинства проблем можно найти способ гораздо дешевле и безопаснее, не рискуя вызвать побочные эффекты. Выбирая иной метод, вы вряд ли достигнете столь же быстрой реакции со стороны кожи, однако результаты его использования будут сохраняться значительно дольше.

К какой бы группе женщин вы себя ни относили — фанатично следящих за состоянием своей кожи или решивших не трогать ее до поры до времени, — постарайтесь дочитать эту главу до конца, потому что многие вещи, возможно, станут для вас настоящим открытием. Первый вопрос — что мы, в сущности, знаем о своей коже? «Ее можно поранить, но повреждения заживают... Для чего мне нужна более подробная информация?»

«Особо интересующиеся» расскажут о том, что кожа нуждается в увлажнении, потому что в условиях стресса и плохой экологии она теряет много воды. Некоторые, конечно, имеют более четкое представление, но большинство не особенно утруждаются попытками понять устройство кожи, что, в принципе, понятно. У нас и так слишком мало времени, чтобы тратить его на ненужную теорию. Правильно?

Не совсем так. Именно поэтому большинство женщин безуспешно борются с целлюлитом, обвисшей кожей после похудения или родов, растяжками, морщинами и прочими проблемами. Мы просто слепо верим рекламе и упрямо пробуем всевозможные новые средства по уходу за собой, которые в лучшем случае дают кратковременный результат, в худшем случае — вообще никакого. Но мы продолжаем «исследовать модные тенденции». На моем форуме регулярно появляются сообщения вроде: «Кто пробовал чудо-крем «Нет целлюлиту» или «Прощайте, растяжки» — помогает ли он?» Ответы, как правило, сводятся к тому, что при ежедневном применении и массаже в процессе нанесения результаты заметны через месяц. А знаете ли вы, что даже если вы будете мазаться оливковым маслом, используя некоторые массажные приемы, вы заметите минимум не худший эффект? Тогда зачем использовать ненужные добавки, которые могут быть агрессивны по отношению к коже, вызывать аллергию и прочие побочные действия? Кто исследует все эти средства на предмет разрешенности? Что добавляют в крем, если его нельзя использовать во время беременности (запрещающую надпись вы можете найти на большинстве дорогих концентратов против растяжек)?

Вы и только вы ответственны за то, как выглядит ваша кожа. Если вы прилагаете некоторые усилия, чтобы улучшить ее состояние, вы с меньшей вероятностью будете выглядеть после 40 на 60 лет. Безусловно, некоторую роль имеет наследственность, но элементарный уход за собой необходим даже при идеальных генах. У вас есть примеры обратного? Они должны быть! Всегда есть счастливицы, которые ничем не мажутся, едят все подряд и при этом замечательно выглядят. Но сколько таких женщин и каково количество тех, кто являет собой зрелище достаточно плачевное?

Я снова напомню вам, что количество денег, которое вы затрачиваете на свою кожу, не так важно, как последовательность применения имеющихся в арсенале средств. Посмотрите вокруг — знаменитости на картинках выглядят прелестно, когда они накрашены, причесаны, и их фотографии обработаны графическими редакторами. Но в реальности все намного хуже. Я сама периодически вижу свое лицо на профессиональных снимках и в телевизоре и понимаю, что визажисты и профессионалы могут творить чудеса. За пределами экрана известные люди выглядят, как правило, гораздо хуже. Опять-таки бывают исключения, но в целом...

Вспомните также тех звезд, которые злостно увлекались новинками пластической хирургии, пилюлями и в какой-то момент выглядели действительно неплохо, но через некоторое время все возвращалось на круги своя. Таких много и в России, и за рубежом, мне не хотелось бы называть конкретных имен, но, думаю, вы сразу вспомнили многих женщин и мужчин, подходящих под эту категорию. Это лишний раз доказывает, что даже очень большие деньги не решают всех проблем.

Как же тогда избавить свою кожу от целлюлита, растяжек и морщин, которые почти наверняка имелись до или появились после похудения? Сразу оговорюсь, я никогда не претендовала на титул «Мисс Вселенной», поэтому не могу утверждать, что у меня нет ни первого, ни второго, ни третьего. Однако от лица женщины, похудевшей на 60 кг, я с уверенностью могу сказать, что все приведенные ниже меры действительно работают. Конечно, у меня все еще остались растяжки, но их количество и размер уменьшились в разы. Все это — плод ежедневной несложной работы, пары процедур, которые будут доставлять скорее удовольствие, нежели создавать неудобства.

Начну я, пожалуй, с самого сложного — с растяжек, являющихся бичом очень многих женщин после беременности, резко поправившихся или похудевших. Для меня лично стрии стали «суровой реалией жизни» еще задолго до родов. Когда я сильно похудела в 14 лет, я впервые увидела эти ненавистные полоски. В то время я не особо обращала на них внимания, они были почти незаметные, тонкие, и были видны только под определенным углом. Те растяжки, с которыми я столкнулась во время беременности, увы, были совсем иными.

Они появились очень неожиданно (так почти всегда и бывает). Я тогда была на 4-м месяце беременности, уже исправно носила бандаж из-за очень большого живота и больной спины, ежедневно мазалась кремами от растяжек и думала, что меня сия чаша минует. И вот как-то раз я приехала на встречу с моими беременными подругами (мы все должны были родить в июле, но уже тогда я значительно выделялась своими размерами). Мы зашли в дамскую комнату с одной из них и стали в профиль — помериться животами. Внезапно я заметила на ее лице тень изумления: «Что это у тебя?!» Я опустила глаза и увидела красные продольные полосы на животе. Я решила, что это следы от слишком тугих колготок. Но когда я походила дома часа три без оных, я поняла, что на самом деле у меня появились растяжки. Дальше они разрастались и множились с катастрофической скоростью, и к концу беременности мой живот напоминал поле боя: от самого низа до уровня «выше пупка» — широкие красные линии толщиной в палец, и заканчивались они практически на пояснице. Конечно, это смотрелось ужасно некрасиво. Но учитывая мои размеры на момент после родов, меня растяжки не так волновали, как общая картина. Впервые действительно острое осознание того, что со стриями нужно что-то делать, возникло, когда я начала ходить в бассейн. Там была женщина, не знаю какого возраста, думаю лет 35, но за счет полноты она казалась старше. Так вот в предбаннике перед душевыми, где все мазались кремом, я обратила внимание на ее живот с точно такими же широкими растяжками, как у меня, только белыми. В следующий раз я заговорила с ней на какую-то отвлеченную тему, а потом разговор плавно перешел на фигуру после родов, и я поинтересовалась, давно ли у нее растяжки. Она ответила, что ее ребенку сейчас уже 10 лет. Я была в легком шоке. Я определенно не хотела, чтобы мой живот выглядел так спустя столь большой промежуток времени.

Сначала я очень расстроилась, а потом подумала, что попытка — не пытка. Почитав информацию, имеющуюся в Интернете, я пришла к выводу, что совсем растяжки вряд ли исчезнут, но значительно их уменьшить возможно. Дальше оставался вопрос, как это сделать. Сначала я последовала примеру многих женщин и скупила пол-аптеки: мази, крема, эмульсии и прочее — я втирала их, но результатов было не видно. Мое отчаяние росло с уменьшающимися объемами. Если раньше вся энергия была сконцентрирована на потере лишнего веса, то теперь, когда вес стал уходить значительно легче, мне все-таки хотелось придать телу человеческий вид, а вместо этого к растяжкам добавилась еще и отвисающая кожа. В общем, вместо красоты я получала настоящий кошмар!

Тогда меня посетила идея пойти другим путем. Мы не будем разбираться в происхождении слова «стрии» (растяжки, по-научному) и причинах их возникновения, поскольку я не ставила перед собой цели написать научный трактат о похудении и коже. Профессоров существует достаточно, и вряд ли я знаю о проблеме больше их. Я хочу, чтобы эта книга прежде всего помогла найти силы и мотивы для того, чтобы запустить процесс работы над собой. Если у вас есть растяжки, вы знаете, как они выглядят, если нет — возрадуйтесь, ибо это головная боль многих людей. Большинству женщин известно, что стрии со временем белеют, становятся менее заметными, но если их у вас много и они широкие, как было в моем случае, это служит слабым утешением.

Растяжки появляются вследствие перерастяжения кожи и гормональных изменений в организме. Под действием гормонов (кортикостероидов, прогестерона) кожа может терять эластичность, ее поверхностные слои истончаются, и в результате при нагрузке возникают внутренние надрывы, которые затем замещаются соединительной тканью. После появления соединительной ткани во внутренних надрывах кожи проступают кровеносные сосуды, придающие растяжкам красный или синий цвет. Со временем сосуды пустеют и растяжки становятся белыми.

Основная мысль здесь в том, что растяжки — это внутренние разрывы. Получается, что достаточно наивно лечить внутренние разрывы только поверхностно. Вы, конечно, сможете изменить их цвет, регулярно нанося крем, но, как видно из вышесказанного, цвет изменится со временем и сам. Скажу более, я не верю и в силу кремов для предупреждения растяжек. Я начала мазать живот со 2-го месяца беременности, носила бандаж с 4-го, но мой живот был настолько огромен, что ничто его не спасло от огромного количества вертикальных красных полосок. Другой вопрос — ширина и глубина растяжек, которую, получается, как будто невозможно изменить.

Когда я только похудела, первое время была готова на все, чтобы избавиться от растяжек. Я даже начала наводить справки в клиниках пластики. Тут-то я столкнулась с тем, что, оказывается, при таком количестве стрий как у меня, медицина, скорее всего, будет бессильна. Да, существуют различные процедуры, но большинство из них рассчитаны на очень небольшие зоны. Что же касается серьезных проблем, здесь не спасет даже абдоминопластика — операция, выполняемая под общим наркозом.

Если все так сложно, неужели можно убрать растяжки в домашних условиях? Да. И это подтверждено не только моим примером, но и последователями моей системы. Какие задачи стоят перед женщиной, желающей убрать стрии? Во-первых, потихоньку «снимать» верхний слой кожи, растяжки будут «перемещаться выше» к поверхности кожи и в конечном итоге станут намного менее заметными. Пользуясь околонаучным языком, я повторю, что не ставила своей целью написать докторскую по похудению или что-то еще в этом роде. Мне хотелось, чтобы эта книга была понятной любой женщине, столкнувшейся с подобной проблемой на определенном этапе своей жизни.

Во-вторых, потребуется улучшить кровоснабжение поврежденных участков кожи, ведь активный приток крови обеспечивает усиленное питание витаминами, микроэлементами и кислородом, а значит, ускоряет процесс восстановления. В-третьих, нам понадобится какое-то активное вещество, которое послужит своеобразным катализатором для заживления растяжек. Соответственно работа над растяжками по моей системе будет вестись в трех направлениях.

Начиная с сегодняшнего дня возьмите за правило выполнять хотя бы одну из предложенных процедур. Живот в нынешнем состоянии я очень рекомендую сфотографировать, как бы тяжело это ни было сделать. Невооруженным глазом изменения не будут так заметны, как при наглядном сравнении до и после. Постепенно добавляйте по одному пункту, и через месяц выполнения всех трех вы гарантированно увидите результат.

Первый этап — это подготовка кожи к нанесению активного вещества, выравнивание ее поверхности, улучшение кровотока с помощью кофейного скраба.

Для этого вам понадобится кофе достаточно крупного помола (неважно, купленный в магазине или самостоятельно смолотый), не вареный и ни в коем случае не используйте растворимый. Позитивный эффект его заключается не только в механическом воздействии, но и в содержащемся в нем кофеине, позитивно воздействующем на состояние кожи. В растворимом напитке данное вещество присутствует в значительно меньшей степени. Грубость частиц должна приблизительно соответствовать крупному песку и зависит от чувствительности вашей кожи. Начинать лучше с более нежного помола, практически не нажимая. Постепенно увеличивайте силу нажатия и величину помола. Длительность процедуры зависит исключительно от настроения, но помните золотое правило — без фанатизма. Не думайте, что, если вы расцарапаете живот в первый день, растяжки станут менее заметными быстрее. Не стоит затрачивать на скраб более 5 минут, однако это мое субъективное мнение. Почему именно кофе? Прежде всего он редко вызывает аллергию, а также кофеин входит в состав большинства средств против целлюлита, так почему бы не объединить два полезных свойства в одну процедуру — отшелушивание и тонизирование кожи.

Количество кофе на один раз определяется строго индивидуально, но чем больше вы используете за раз, тем жестче будет скраб по отношению к коже. Меня часто спрашивают, можно ли чем-то заменить данный продукт. Гипотетически существует много вариаций, вроде морской соли или меда, но я склонна полагать, что именно кофе является наименее аллергенным и наиболее эффективным средством. Пусть он будет стоять в ванной, в специально отведенной коробке, чтобы вы ежедневно не забывали его использовать. Как же правильно наносить скраб?

Намыльте тело своим обычным гелем для душа или мылом, затем отложите губку/мочалку и насыпьте на ладонь немного кофе. Далее втирайте его в кожу, не слишком нажимая во время первых процедур, круговыми движениями на животе и по направлению лимфотока на бедрах, ягодицах и руках (подробнее об этом мы поговорим ниже, когда речь пойдет о массаже). Вы также можете использовать его по краям груди, но практически без нажатия, поскольку кожа в этой области особенно нежная. После нескольких минут ополосните тело как обычно.

Как видите — абсолютно ничего сложного и долговременного, но для кожи такая процедура окажет незаменимую поддержку как в борьбе с растяжками, так и с целлюлитом. Первый эффект заметен, как правило, уже через неделю ежедневного использования.

Второй этап — массаж с мумие. Что это такое? Как правило, первые ассоциации — алхимия, философский камень, мумие. Однако это не совсем так. Оно вполне широко используется в современном мире.

Мумие (в современной литературе его иногда называют «горный бальзам» и «горная смола», на английском звучит как «amberat»), как теперь установлено современными исследованиями, представляет собой достаточно сложное по своей химической структуре вещество. Добывается оно исключительно в горных районах мира, в том числе на территории бывшего Советского Союза. О том, что мумие является эффективным для лечения огромного числа болезней, частенько упоминалось еще в древней восточной литературе. Существуют различные лечебники и трактаты, которые содержат множество информации о разностороннем использовании древними врачами мумие в качестве средства, усиливающего процессы восстановления в различных тканях организма, а также о его позитивном воздействии на здоровье в целом.

«Мумие» — слово греческого происхождения, оно означает «сохраняющее тело». Это природная смесь органического и неорганического хорошо растворимого в воде вещества, которое образуется в трещинах скал, пустотах, нишах в виде пленок, корок, наростов черных, темно-коричневых и коричневых смолоподобных масс.

Очищенное от примесей и экстрагированное мумие представляет собой однородную массу темно-коричневого цвета, эластичной консистенции, с блестящей поверхностью, своеобразным ароматом и горьковатым вкусом. При хранении мумие постепенно отвердевает за счет потери влаги. В своем составе оно имеет органическую и неорганическую части. Неорганическая часть мумие содержит более 50 химических элементов. В органическую часть входит около 30 групп биологически активных веществ: микро- и макроэлементы, белки, аминокислоты, органические и жирные кислоты, алкалоиды, кумарины, стероиды, фосфолипиды, витамины и многое другое. Каждая составная часть способна влиять на соответствующие процессы организма и ускорять регенерацию различных тканей. Микроэлементы оказывают существенное влияние на белковый, углеводный, жировой, минеральный обмен, на окислительно-восстановительные процессы, на процессы регенерации, участвуют в процессах размножения и роста, кроветворения и иммуногенеза.

Я думаю, что эта исчерпывающая информация о том, что же в действительности представляет собой мумие, поможет лучше понять, зачем применять именно его, а не готовые крема. Почему я решила использовать мумие в борьбе против растяжек? Мой путь, как я говорила, был тернист и долог. Я настойчиво искала средство, которое помогло бы справиться с проблемой, поскольку понимала, что только скраб из кофе и обычные сыворотки против растяжек результата не дадут. Я перепробовала почти все известные марки, дешевые, среднего класса, очень дорогие и уже отчаялась найти выход. Как вдруг, однажды я встретилась со своей подругой, которая за несколько лет до этого попала в очень серьезную автомобильную аварию. На виске у нее оставался достаточно заметный шрам, и тогда специалист китайской медицины посоветовал ей использовать мумие, чтобы сделать шрам менее грубым. Сейчас я ни за что бы не поверила, что шрам вообще когда-то был. Меня вдруг осенило, что растяжки сродни шрамам, а потому, возможно, мумие и на них окажет эффект. Представьте мое удивление, когда в инструкции к данному веществу я увидела показания — удаление стрий. То есть, по всей вероятности, это свойство уже известно, просто по ряду причин не очень широко пропагандируется. «По каким же?» — спросите вы. Дело в том, что производители данного продукта почему-то не особенно заостряют внимание на его внешнем виде и эстетических качествах, а для женщин этот фактор является одним из первостепенных. В детстве один врач в целях лечения аллергии, которой я страдаю почти с рождения, прописал мне пить мумие в течение месяца, и, пересилив себя еще тогда (продукт обладает очень специфическим запахом), я больше не испытывала никаких проблем с неприятием его аромата. Однако для большинства женщин, сталкивающихся с мумие впервые, амбре кажется невыносимым. Проблема заключается также в том, что наиболее распространенная форма мумие — таблетки, которые сложно растворить в креме или воде. Есть, конечно, кремы, содержащие мумие, но это совсем не то же самое, что чистое активное вещество, в них концентрация его значительно ниже, а значит, эффект будет заметен очень не скоро.

Как же решить обозначенные проблемы? Я долго пробовала различные варианты и, к своему удивлению, обнаружила, что все гораздо проще, чем я думала. Чтобы убрать ненавистный запах, достаточно капнуть две-три капли ароматического масла, идеальный вариант — мятное. Однако будьте осторожны, масла могут вызывать аллергию, поэтому при ее появлении, прежде чем списывать реакцию на мумие и убирать его из списка ежедневных процедур, проверьте, вероятнее всего, она будет вызвана кремом или чем-то еще. Само вещество дает аллергическую реакцию крайне редко.

Меня часто спрашивают, можно ли пользоваться мумие во время беременности и кормления грудью. Однозначного ответа на этот вопрос я дать не могу, поскольку действие вещества недостаточно исследовано в таких ситуациях. Оно запрещено к употреблению внутрь для кормящих женщин, однако про наружное — не написано ничего. Многие последователи моей системы используют его на животе и бедрах во время лактации, но я однозначно не рекомендую наносить его на грудь во время беременности и кормления. Лучше подождите немного, и по окончании вы сможете с успехом избавиться от растяжек, поскольку уже замечено, что вещество оказывает позитивный эффект даже на многолетние стрии.

Перейдем непосредственно к применению. Процедуру не следует проводить больше одного раза в день, поскольку увеличение количества не дает более быстрого исчезновения растяжек. Лучше всего делать массаж с мумие сразу после скраба, если это возможно, но в любом случае желательно наносить вещество на чистое тело. Вам понадобится одна таблетка мумие, кружка или пиалка и ваш обычный крем для тела, если таковой имеется. Для тех, кто ранее не наносил лосьон ежедневно, для начала, чтобы исключить возникновение аллергических реакций, возьмите оливковое масло. Если ваш обычный крем достаточно жирный или вы пользуетесь маслом, мумие может свернуться в комочки. Чтобы этого не происходило, достаточно предварительно развести его в чайной ложке воды, а затем уже смешать раствор с веществом для последующего массажа. Если у вас возникает аллергия на любое жиросодержащее средство, просто используйте для массажа водный раствор. В принципе, для растяжек будет этого достаточно. Массаж по моей системе прежде всего предназначен для предотвращения образования в процессе похудения излишков кожи и устранения целлюлита.

Я не рекомендую разводить мумие на несколько раз вперед, поскольку, являясь натуральным продуктом, оно образует достаточно скоропортящуюся смесь. Вы можете приготовить крем или раствор максимум на два дня. Готовый продукт необходимо хранить в холодильнике.

Просто бросьте таблетку в воду или крем перед принятием душа или за некоторое время до, и она растворится почти без остатка. Вам понадобится только все тщательно перемешать до получения однородной субстанции. Затем нанесите массажными движениями полученную смесь на все участки, где имеются растяжки.

Я уже не первый раз упоминаю эти загадочные манипуляции, однако не объясняю что это такое. На самом деле, вам совершенно необязательно получать корочку профессионального массажиста, чтобы позаимствовать некоторые секреты и использовать их ежедневно в своей практике. Я имею дополнительное образование в данной области, поэтому знаю, о чем говорю.

Вообще, так ли важен ежедневный массаж и на что он влияет? Прежде всего он улучшает кровообращение и снабжение кожи питательными элементами, улучшает лимфоток, способствует расщеплению жиров и выравнивает структуру гиподермы. Если говорить более простыми словами — целлюлит тает, кожа подтягивается, объемы уменьшаются. Почему просто нельзя пойти в салон и пройти курс? Ответ все тот же: вы увидите значительные улучшения, однако сразу после прекращения процедур все вернется на свои места. Вы, возможно, возразите, что у вас нет времени, чтобы заниматься ежедневным самосовершенствованием. Однако поход к массажисту — это дело не получаса, а значительно более долгая процедура. Так почему бы не уделить себе менее 10 минут (2 минуты на скраб, 2 — на мумие, и 5 — на массаж) и наслаждаться эффектом гораздо большим при меньших энергозатратах. Со временем вы привыкнете к необходимости ежедневных процедур, и они станут для вас привычным и даже необходимым своеобразным ритуалом, свидетельствующим о том, что вы начинаете или заканчиваете день. То есть действительно неважно, в какое время суток вы будете производить манипуляции с кожей, главное, делайте это каждый день.

Как же правильно делать массаж? Посмотрите на свою руку, представьте себе, что под поверхностью кожи бурлят невидимые снаружи потоки, поддерживающие ее в изначальном виде. Они бегут по определенному маршруту с вашего рождения, и не стоит этому препятствовать. Есть ли способ быстро запомнить направление? Да.

Массаж практически любой конечности нужно производить «к сердцу».

Так, если взять руку, то начинаем движение от кисти и идем выше — к плечу.

Ногу — от стопы к колену, от колена — к ягодицам.

Живот массируется круговыми движениями по часовой стрелке.

Грудь, как я уже говорила, не рекомендуется сдавливать, на нее достаточно наносить мумие круговыми движениями по часовой стрелке.

Ягодицы — движениями от позвоночника к краям поочередно.

Талия массируется, как и конечности, — по направлению к сердцу, то есть снизу от бедер к груди.

Вот, в общем-то, и все основные вопросы, касающиеся использования и нанесения мумие, которые задают те, кто следует моей системе. Однако, к сожалению, растяжки не единственная существующая проблема худеющих женщин. Частично мы уже коснулись прочих негативных моментов, ниже я хотела бы рассмотреть их подробнее.

Меня часто спрашивают, как выглядит кожа тела и лица после столь сильного похудения? Могу ответить честно: вначале все было очень плачевно, поскольку я абсолютно не интересовалась эстетическими нюансами. Я предполагала, что со временем все и так встанет на место. Однако по истечении некоторого времени поняла, что эластичность нашей кожи не бесконечна. На животе образовался своеобразный провисающий фартук, бедра и руки тоже выглядели не лучшим образом. Как раз тогда я начала не просто применять скраб и мумие, но и использовать при этом разные массажные движения.

Практически на любой из оговоренных частей тела (кроме груди) вы можете делать не только простые поглаживающие движения, но и растирание, выжимание, потряхивание и прочее.

Уже через несколько недель я заметила ощутимые сдвиги в состоянии кожи и ее тонусе. Сейчас я до сих пор не считаю себя идеальной, однако те, кто видит меня в купальнике, не верят, что я была толще на 60 кг. Кожа выглядит вполне нормально. И с каждым месяцем я замечаю дальнейшие позитивные сдвиги.

Какие же движения я использую для ежедневного самомассажа?

— Во-первых, любые сеансы нужно начинать и заканчивать поглаживанием, легкими движениями по направлению лимфотока, о котором уже многократно упоминалось. Затем можно переходить к более интенсивным движениям, вроде растирания или выжимания. Конечности можно массировать, обхватывая двумя или одной рукой.

— На животе используйте защипывания и сдвигания кожи и жирового слоя по часовой стрелке.

— В принципе, не возбраняется придумывать что-то новое. Главное — соблюдать описанные выше правила. Еще раз их повторю:

Массаж выполняется только по направлению лимфотока.

Начинать и заканчивать сеанс необходимо поглаживанием.

Мы подошли к последнему вопросу, который затронут в этой главе, — морщины на лице, и особенно вокруг глаз. Люди, как правило, очень удивляются, когда узнают, что мое похудение не отразилось негативно на моем лице.

Вспоминается одна из съемок передачи о похудении, которая меня дважды приятно удивила. Первый момент — женщина, присутствовавшая там в качестве героини, изумилась, узнав, что я, похудев на такое количество килограммов, не стала похожа на шарпея. Она потеряла 15, и на ее лице появилось множество морщин. Она спросила: «Что вы делали, чтобы убрать последствия похудения?» Услышав, что я не прибегала к услугам пластических хирургов, она не поверила. Тогда я поинтересовалась: «А что делали вы, чтобы избежать появления морщин?» Вопрос явно привел ее в ступор, и она не смогла ответить ничего вразумительного. Я видела в ней только сомнения в том, что нужно вообще что-то предпринимать.

Чуть позже, во время нанесения грима, я также озадачила визажиста, которая упорно не хотела верить, что после изрядного похудения лицо может сохранить эластичность.

Таким образом, мы снова пришли к тому, с чего начали. Многие женщины просто не привыкли ухаживать за собой. Большинству из нас об этом никто не рассказывал. Наша молодость или детство проходило в эпоху коммунизма, когда выбор средств по уходу за кожей был не особенно велик.

Среди моих знакомых, как я уже говорила, есть те, которые не понимают, зачем ежедневно наносить крем на лицо или смывать макияж. Тогда почему же мы удивляемся, что к 40—50 годам выглядим не самым лучшим образом?

Начиная с сегодняшнего дня возьмите за правило учиться ухаживать не только за телом, но и за кожей лица. Появление морщин легче предотвратить, нежели убирать их.

Не экономьте на своей внешности, и она обязательно воздаст вам за это сторицей:

— купите себе крем, если у вас его нет, подходящий вам по возрасту и типу кожи;

— всегда ежевечерне удаляйте остатки макияжа вне зависимости от настроения и чувства усталости;

— почаще давайте себе повод сходить куда-то при полном параде, чтобы чувствовать необходимость выглядеть на все сто;

— балуйте иногда свое лицо различными масками;

— не пытайтесь экономить на косметике, это чревато возникновением аллергии и других негативных последствий.

В период активного похудения особое внимание уделяйте зоне «гусиных лапок» (области вокруг глаз). Именно она сильно страдает в такие моменты, поэтому ей необходимо интенсивное питание. Купите крем, который используется для данной области, и, как показывает не только мой опыт, этого в большинстве случаев будет достаточно, чтобы избежать или максимально снизить негативные последствия.

Я полагаю, что данной информации вам будет достаточно, чтобы начать по-новому учиться ухаживать за собой. Помимо ощутимого результата, вы будете испытывать чувство гордости, что выглядите так хорошо. Ваше отражение в зеркале станет лучшей мотивацией, ведь женщина становится тем красивее, чем больше усилий она на это тратит. Это не только практика, но и психология. Чем больше вы работаете над собой, тем сильнее ваша любовь к себе.

Плодотворная последовательная работа позволит вам выглядеть великолепно. Главное, верить и помнить, что у любой возникающей проблемы есть решение, ведь высшие силы никогда не ставят перед нами невыполнимые задачи.

Вопрос

Вчера я показала вашу страничку в Интернете своим подругам, но они не верят в то, что вы не прибегали к услугам пластических хирургов. Вы действительно пользовались только теми способами, которые описываете в книге?

Ответ

Да, все, что я рассказываю, абсолютная правда. Любой пластический хирург подтвердил бы это, осмотрев мою кожу. Как правило, мне не верят те, кто не хочет работать над собой или не делают этого вследствие страха неудачи. Однако мой опыт и примеры последователей моей системы доказывают, что при наличии большого желания измениться — возможно все.

Вопрос

Через какое время я увижу принципиальные изменения, произошедшие с моей кожей?

Ответ

Это зависит от многих факторов, в частности от того, насколько регулярно вы выполняете процедуры, от индивидуальных способностей ваших клеток к восстановлению и от питания. Но, как правило, в течение месяца результаты замечают практически все.

Вопрос

Можно ли пользоваться скрабом во время критических дней?

Ответ

Да, можно. Единственное, не стоит делать процедуру в такие дни слишком долгой, и избегайте внутреннюю сторону бедра, так как массаж этой области способен усилить кровотечение.

Вопрос

Можно ли пользоваться кофейным скрабом гипертоникам? Не подниматеся ли резко давление?

Ответ

Скорее всего нет. Единственный совет, начинайте с кратковременных процедур, буквально пару минут и на небольших областях (только на одной ноге, например), чтобы убедиться, что скраб не отражается негативно на вашем давлении.

Вопрос

Сейчас у меня отпуск, я пока дома, и в жару принимаю душ чаще, чем раз в день. Можно ли 2—3 раза скрабиться кофе вместо одного раза, так как силы и желание есть, раздражения нет! Усилит ли это похудательный эффект?

Ответ

Я категорически не советую использовать скраб чаще одного раза в день. Все-таки кофе достаточно жестко отшелушивает верхний слой кожи, поэтому более частыми процедурами вы скорее повредите поверхность, нежели улучшите ее состояние.

Вопрос

Можно ли использовать кофейный скраб, находясь на отдыхе в жаркой стране? Не повредит ли он кожу в сочетании с загаром?

Ответ

Если вы не обгорали на солнце, то скраб не только не повредит, но, наоборот, поможет загореть ровнее и сохранить смуглый цвет дольше. Но если имеются ожоги — использовать скраб нельзя!

Вопрос

Я принимаю гомеопатию, и врач запретил мне любые кофеиносодержащие продукты. Чем можно заменить кофейный скраб?

Ответ

В качестве временной меры можно использовать крупную морскую соль или мед. Первый вариант наносится на кожу так же, как и кофе. Засахаренный мед лучше втирать уже после мытья. Оба скраба, так же как и кофейный, необходимо смывать.

Вопрос

В инструкции к мумие прочитала, что его можно употреблять внутрь. Как думаете, это поможет похудению?

Ответ

Скорее всего — нет. Мумие безусловно полезное вещество, однако без рекомендаций врача я бы не советовала его употреблять внутрь.

Вопрос

Купила массажное масло, но мумие в нем не растворяется. Как быть?

Ответ

Мумие не растворяется в масле. Если вы не хотите покупать другой лосьон или крем, растворяйте мумие предварительно в воде, а готовую жидкость смешивайте с маслом.

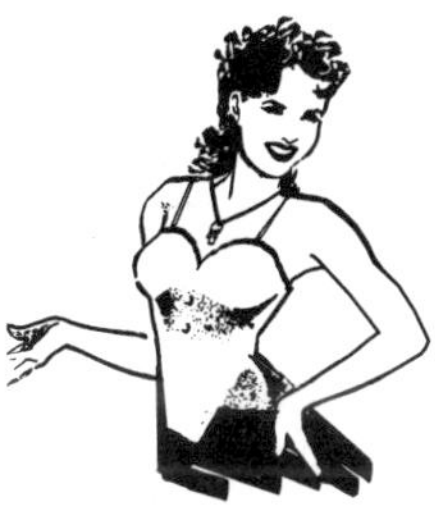

Глава 6

САМАЯ ТЕМНАЯ НОЧЬ ПЕРЕД РАССВЕТОМ, ИЛИ «OOPS, I DID IT AGAIN»

Среди тех, кто часто сидит на диетах, состояние, когда хочется только есть и спать, принято называть срывом. Однако я категорически против такой формулировки. Слово «сорваться» вызывает у меня неприятные ассоциации, это что-то из области тяжелой зависимости, вроде наркотиков или алкоголя. Неправильное питание не является таковым, оно всего лишь привычка, которую нужно изменить. Поэтому применять к похудению таких громких слов я не хочу. Срыв представляется мне также чем-то глобальным, когда нет пути назад.

Я предпочитаю слово «спад». Оно более нейтральное и не провоцирует вас думать в негативном ключе. Со спадами бесполезно бороться. Это все равно что грести против течения по горной реке или пытаться заставить воздушного змея лететь против ветра. Они являются такой же неотъемлемой частью жизни, как болезни, грусть или усталость. Да, это, безусловно, неприятно, но, размышляя о том, как вам плохо, вы не повеселеете и не выздоровеете. В этой главе мы поговорим про различные виды спадов и о том, как можно свести их последствия к минимуму.

Очень часто вера и надежда на успех в каком-то начинании покидают нас на полпути, а иногда даже в начале странствия. В такие моменты очень сложно уповать на то, что все обойдется. Хочется просто перестать что-либо делать. Часто дрова в огонь подкидывают наши близкие, которые либо смеются над нашими попытками, либо просто не понимают нас и молчат. В такие моменты главное — четко осознавать, что это очень быстро закончится. Чем сильнее мы во что-то верим, тем быстрее это событие произойдет. На первом этапе вам будет особенно трудно, вас начнут преследовать частые и продолжительные спады — это нормально. Просто повторяйте про себя:

«Ночь самая темная перед рассветом!» Многие тысячу раз слышат эту фразу, но пропускают ее мимо ушей. Поэтому, когда дело доходит до реальной жизни, нам сначала кажется, что ночь уже самая темная, какая только может быть, а потом вдруг сумрак становится еще глубже, и мы недоумеваем — как же так?! Ведь мы полагали, что хуже уже некуда! Просто никто не говорит нам о том, что рассвет наступит тогда, когда мы сами этого захотим. Точка опоры — в наших мыслях. Если мы захотим, то сможем рассеять мрак силой своей мысли, нужно только начать.

Я не понимаю тех, кто говорит: «Я никогда не сумею!» И если вы держите эту книгу, если вы дочитали ее до сего момента, значит, вы относитесь к тем, кто сможет! Главное, поверить и идти вперед. Все испытания в жизни, все, что с нами происходит, посылается нам судьбой, Богом, называйте, как хотите, — от этого суть не изменится. И этот высший разум делает все для того, чтобы доказать нам, что мы способны на большее. Главное, помнить о своей глобальной цели. Пусть у вас будут мелкие промежуточные задачи, но образ заветной мечты должен глубоко проникнуть в сознание вне зависимости от того, полны ли мы оптимизма или переживаем спад. Нужно верить, что в конечном итоге все будет хорошо, и если все лучшее еще не случилось, значит, это — еще не конец.

Вы не похудели до размера мечты? Кто сказал, что вы никогда этого не сделаете (даже если кто-то и сказал, какая вам от этого разница — это ваша жизнь и вы вольны пытаться). Нужно верить, что конечная цель когда-нибудь будет достигнута, но при этом не ставить жесткие временные рамки.

Когда организм наиболее подвержен спадам? Уже давно замечено и проверено не только на моем опыте, естественно, что аппетит у женщин возрастает в зависимости от дня менструального цикла, что тесно взаимосвязано с гормональным фоном. При этом речь идет не только о возрастающей потребности в еде, но и о переменах настроения. Я думаю, многие замечали, что в определенные дни им очень нравится заниматься домашними делами или особое удовольствие доставляют физические упражнения, а в другие дни заставить себя сделать пару махов ногами — настоящая пытка. Я считаю, что все женщины в той или иной степени подвержены этому. Добавьте сюда же первые дни месячных, когда многие тренеры действительно рекомендуют воздержаться от физических упражнений, и, таким образом, что мы получаем? Придется вычеркнуть из жизни женщины неделю, а то и две? Позволить себе есть все подряд? Однозначно это неправильный подход. Как вы уже знаете, моя система нацелена на то, чтобы не мучить себя и не идти против своей природы. Однако, с другой стороны, думаю, вы и сами замечали, что, если регулярно позволять себе поблажки, вернуться к привычному ритму намного сложнее. Тогда что же делать?

Совет такой — можно сделать «послабление», но не расслабляться ни в коем случае!

Так, например, вы можете в эти дни выполнить в два-три раза меньше упражнений, но обязательно задействовать все те, которые вы регулярно используете. Как я уже говорила, это необходимо даже не столько для того, чтобы держать мышцы в тонусе (хотя позитивный эффект очевиден), сколько для поддержания силы духа. Так, если вы обычно делаете 20 упражнений на пресс и, допустим, по 15 на боковые мышцы и ноги, в дни спада вы можете сделать 7—10 на пресс и 5—10 на другие группы мышц. Но сделать хотя бы пару махов каждого вида — обязательно. Кстати, вероятнее всего, в процессе вы втянетесь и сделаете последние упражнения цикла в полном объеме.

Когда мы говорим себе: «Я пропущу один день, от этого ничего не изменится» или программируем себя на занятия, допустим, три раза в неделю, мы подсознательно уже делаем себе поблажку. Потому как в один из дней мы скажем: «Ничего, я могу сделать комплекс (поплавать в бассейне, сходить на танцы) завтра, послезавтра, в выходные...», а в итоге возникнут другие неотложные дела, и занятие мы пропустим вообще. Положите себе за правило не поддаваться на такие «провокации» со стороны своей лени.

Если каждая ваша клеточка противится тому, чтобы вообще двигаться, просто скажите себе — это какая-то пара махов ногами, руками, которая займет всего лишь пару минут. А дальше смотрите по своему состоянию. Сможете сделать больше — замечательно, не сможете — не корите себя, по крайней мере, вы старались.

Говоря про резко возрастающий аппетит, невозможно не упомянуть несколько принципиальных моментов. Прежде всего, как я уже говорила в одной из глав: научитесь прислушиваться к своему организму. В период спадов это становится особенно актуальным. Наш организм является тонким, совершенным творением, у которого есть свои потребности и желания. Каждый продукт, за исключением «вредностей», которые вполне можно заменить, содержит определенный набор «полезностей», и они могут требоваться организму в тот или иной момент. Зачастую наше переедание связано с тем, что мы к себе не прислушиваемся.

НАУЧИТЕСЬ СЛУШАТЬ САМУ СЕБЯ!!!

Частично я уже освещала это в одной из глав, но хочу акцентировать ваше внимание на данном вопросе. Например, нашему организму требуется мясо или шоколад, а мы пытаемся заглушить чувство голода овощами или фруктами. Что получаем в итоге? Есть два варианта развития событий: либо мы держимся несколько дней и наедаемся желанным продуктом до отвала (рано или поздно это случается со всеми), либо мы едим продукты-«заменители» в таких количествах, что вместо пользы получаем только вред. Ведь во фруктах, например, содержится фруктоза, а в овощах также присутствуют калории. Когда мы пытаемся «задавить» себя, то получаем обратный эффект. Например, вы весь день держитесь и едите только овощи-фрукты, а вечером съедаете две плитки шоколада.

Я часто вспоминаю случай, который произошел со мной в те времена, когда я регулярно проводила голодовки на воде по П. Брэггу. Как многие, я думаю, слышали, самые сложные в такой ситуации первые дни, дальше есть уже хочется меньше, но вот третий день, как правило, безумно сложный. Так вот в тот самый злополучный третий день я гуляла по Москве, пытаясь отвлечься от мыслей о еде, и вдруг захотела зайти в церковь. По всей видимости, был какой-то религиозный праздник, поскольку на паперти проводилась бесплатная раздача обедов для нищих. По всей церкви разносился восхитительный аромат свежего картофельного пюре, а ведь в процессе голодания все чувства обостряются. Учуяв запах еды, я чуть не потеряла сознание, потом еле поборола желание выбежать из церкви, с трудом попыталась не концентрироваться на острой боли в желудке. Угадайте, что я съела через полчаса, после прихода из церкви домой? Правильно, огромную тарелку вареной картошки!!! Естественно, это очень вредно и неправильный выход из голодания. Но, к сожалению, человек не может себя постоянно контролировать, и со всеми, кто следует диетам, рано или поздно такое происходит. Знакомая картина? Тогда мой совет: слушайте себя и следуйте своим желаниям.

Это не значит, что перед месячными допустимо поправляться на 3 кг, громко разглагольствуя, что ваш организм испытывает подобную необходимость. Но делать себе послабления и предугадывать свои потребности вполне возможно.

Благодаря постоянному отслеживанию своих желаний, я знаю, что в последние дни цикла мне всегда хочется шоколада. За несколько дней до обозначенного момента вечером я покупаю плитку горького шоколада и на следующее утро съедаю ее без всяких угрызений совести. Нездоровый завтрак? Согласна, но зато в конце дня, когда опять захочется чего-нибудь эдакого, меня будет согревать мысль, что я съела уже достаточное количество необходимого продукта. К тому же вероятность возникновения неконтролируемых желаний снижается в принципе, если вы стремитесь удовлетворить свои потребности загодя. Важно больше двигаться, если вы даете себе послабления в еде, или меньше есть, если вы не выполняете двигательную норму. В определенные дни вам свойственно и то и другое? Чередуйте дни «пониженной активности» с днями «повышенной калорийности».

Когда я говорю про увеличение подвижности, я не имею в виду: есть и при этом целый день заниматься гимнастикой (плавать, танцевать). Просто в такие дни вы можете пойти на длительную прогулку в парк с ребенком, сделать генеральную уборку или целый день простоять у плиты и удивить мужа своими кулинарными талантами. Займитесь хоть чем-нибудь, но постарайтесь отвлечься от мыслей, как вам хочется есть или как не хочется двигаться.

В один из дней, когда у меня был упадок, я решила записать свои ощущения, и вот что получилось:

«Господи, сколько можно! У меня уже рука не поднимается делать каждый день одни и те же упражнения и процедуры каждый вечер. Когда же наконец моя фигура приобретет человеческие формы? Нет, я, конечно, уже очень неплохо выгляжу, но иногда, в моменты, подобные этому, мне так хочется наесться торта, и это даже не потому, что хочется сладкого, а просто назло самой себе. Мне плохо, так пусть будет еще хуже! Мне терять нечего! Я не могу и не хочу больше худеть! Я устала!» — такой внутренний монолог, в принципе, может продолжаться бесконечно. Если мы не вдумываемся в первопричины, то наверняка придем уже не к спаду, а к срыву. Но этого можно избежать, если, как я уже говорила, мы научимся слушать себя.

В такие моменты в нас звучит голос внутреннего «гаденыша», по крайней мере, мне нравится так его называть. Это то загадочное существо, которое говорит нам, что у нас ничего не получится, которое подначивает нас наедаться на ночь, с криками: «Ну ты же все равно толстая, что тебе терять!» И вообще оно нам всячески пытается навредить в жизни. Именно из-за него мы бросаем многие важные начинания, даже не приступив к ним всерьез. Оно говорит нам: «Зачем пытаться? Ты неудачница, да и конкуренция слишком сильная, тебе не справиться».

Если на протяжении многих лет ежедневно по нескольку часов твердить, что 25 июля вам на голову упадет кирпич, то есть шансы, что он действительно упадет. Это к тому, что сила мысли велика, поэтому губительное влияние «гаденыша» может быть сокрушительным для нашего организма. Если мы начинаем прислушиваться к нему и всерьез воспринимать его «слова», мы обрекаем себя на постоянные неудачи в делах. Но запомните: вы и «гаденыш» — это абсолютно разные существа.

Чтобы избегать спадов, нужно научиться различать, когда говорит он — ваш внутренний демон-искуситель. Начните с того, что придумайте ему имя. Кстати, это может быть и она — все зависит от того, как вы воспринимаете свой внутренний голос.

Следующая задача будет состоять в том, чтобы научиться различать его крики и тихие потребности положительного внутреннего «я». Обычно накручивать себя вы начинаете с мелочей, потом уходите вглубь и в конечном итоге — к выводу, что все вроде хорошо, но только потому, что никто не понимает, как вам на самом деле плохо. И, приняв эту мысль как свою, вы действительно стремитесь сделать, чтобы все стало плохо, или, по крайней мере, хуже. Допустим, ругаетесь с мужем, родителями, подругой (или со всеми сразу), ну а потом уже грех не наесться до отвала, все равно хуже уже некуда! Когда состояние безысходности проходит, а оно всегда рано или поздно покидает нас, вы обнаруживаете, что набрали ненавистные лишние килограммы, и приходите в ужас: «Как это получилось?!»

А получилось это благодаря тому самому «гаденышу»! Вы просто приняли его рассуждения слишком близко к сердцу. Если бы вы с самого начала сказали: «Стоп! Это не мой голос, а его. Он внушает мне, что все плохо, и вгоняет меня в депрессию!» — вам несравнимо проще было бы бороться с депрессией и плохим настроением.

Если сумасшедший человек подойдет к вам на улице и скажет, что он ваш дедушка-миллионер, как вы отреагируете? Надеюсь, что либо покрутите указательным пальцем у виска, либо просто отпрянете. Тогда почему вы внимаете голосу сумасшедшего существа, живущего внутри вас? В следующий раз, когда вы почувствуете себя несчастной, заставьте себя анализировать ситуацию. Внутренний голос говорит вам, что все плохо?

Парируйте каждое его негативное высказывание позитивным.

«Ты толстая!» — «Да, но я уже скинула 3, 5, 10 и так далее килограммов и не собираюсь останавливаться на достигнутом!»

«У тебя проблемы на работе!/Тебя уволили!» — «Да, но это совершенно не имеет отношения к моей фигуре, и, даже если я съем сейчас килограмм шоколада, я не найду новую вакансию быстрее и мне не повысят зарплату!»

«Ты поругалась с мужем». — «Да, но это абсолютно естественно. Подобное случается со всеми, и рано или поздно мы помиримся».

В случае возникновения действительно неразрешимых жизненных ситуаций вроде потери близкого человека или развода, научившись мыслить позитивно, вы сможете гораздо проще отреагировать на происходящее. Раньше любое расстройство заставляло меня больше есть. Теперь я знаю, что опустошать холодильник — это самое глупое, что я могу сделать в состоянии стресса. Я просто направляю все силы на решение проблемы и всегда нахожу выход.

Чем меньше вы будете нервничать, тем меньше вероятность возникновения спадов.

Не только плохое расположение духа и неприятности могут вызывать спады. Часто окружающие люди провоцируют в нас неадекватную реакцию на самих себя, порой неосознанно, но иногда — вполне умышленно.

Допустим, после беременности и родов или по каким-то другим причинам вы изрядно поправились, но многие ваши знакомые, которых вы давно не видели, об этом не знают. Вы целенаправленно, методично худеете, делаете все, что в ваших силах, и безумно горды, что сбросили уже 5, 10, 20 килограммов. При этом до прежней стройности вам, возможно, еще очень далеко. И вот вы встречаете давнюю знакомую. Здесь начинается самое интересное. Мною подмечено, что люди гораздо охотнее замечают недостатки и негативные перемены, произошедшие с вами, нежели позитивные. Когда вы поправляетесь на 5 кг, все непременно это замечают, но вот похудение становится очевидным, когда вы сбрасываете уже «неприлично» много. Итак, знакомая смотрит на вас с плохо скрываемым ужасом и спрашивает: «ЧТО С ТОБОЙ СЛУЧИЛОСЬ?! Ты же была стройная, как тростинка!»

Я честно объясняла первым 10 человекам с подобной реакцией, что я родила замечательную дочку, что до беременности я испытала огромный стресс, потом мне приходилось принимать гормоны, и поэтому я набрала большой вес, что сейчас нахожусь в процессе похудения и сбросила целых 15 кг. Лицо собеседников не менялось, и им верилось с трудом, что с таким телом вообще можно передвигаться. И конечно, после таких встреч остается неприятный осадок. Я вообще была глубоко поражена, насколько много вокруг некорректных людей, потому что так реагировать на внешние изменения в человеке, с моей точки зрения, по меньшей мере бестактно. Однако факт остается фактом, и вам придется быть готовой к этому.

Еще один подводный камень — встреча с другим типом людей. Они не являются некорректными, они искренне вас не узнают при встрече. Помню, как мы пошли на празднование дня рождения моей подруги, и за соседним столиком в ресторане я увидела своего бывшего молодого человека, практически первое мое увлечение, которого я не видела года четыре. И поскольку мы расстались в свое время в очень хороших отношениях, я была искренне рада его видеть и подошла к нему, чтобы поприветствовать. Когда я обратилась к нему по имени, он посмотрел на меня в легком недоумении. Тогда я сказала: «Это я — Катя». Он, конечно, радостно пожал мне руку, и мы весело поболтали минут 5, но все это время я чувствовала его глубокий шок от того, во что я превратилась (в тот момент я как раз перевалила за рубеж 100 кг). Помню, я так расстроилась, что хотелось только одного: напиться и объесться до полусмерти. Я не могла даже смотреть фотографии с того дня рождения и стерла их все сразу по приезде домой. Иногда подобный тип людей узнает вас, но произошедшие перемены настолько велики, что они все время, пока разговаривают с вами, пытаются скрыть свое недоумение. Естественно, любой человек удивился бы, увидев своего друга на 50—60 кг весомее через несколько лет после последней встречи.

Еще один мощный катализатор для спада — отдых. Есть два варианта заблуждений на этот счет. Очень часто, сбросив некоторое количество килограммов, люди начинают бояться ехать отдыхать, опасаясь негативного влияния, например системы «все включено». Другая группа полагает, что усиленного движения в отпуске будет достаточно, чтобы есть все подряд и при этом не поправляться. Давайте попытаемся разобраться, почему я отношу оба суждения к разряду ошибочных.

Касательно тех, кто боится переедать на отдыхе. По истечении определенного срока (у всех, как вы знаете, он будет различный), уже достаточно привыкнув к системе, вы просто не сможете ее не придерживаться. Возможно, в первые дни вы несколько ослабите контроль над собой, но затем ваш организм настоятельно порекомендует вам вернуться к прежнему стилю жизни. Люди, начинающие есть большое количество жирной пищи, испытывают дискомфорт со стороны желудочно-кишечного тракта и печени. От излишнего употребления сладкого по вечерам у вас могут возникнуть неприятные ощущения, вплоть до тошноты. В такие моменты главное — не противиться голосу организма, но помнить об основных принципах системы, и все вернется на круги своя, после чего вы почувствуете себя значительно лучше.

Почему так происходит? Я полагаю, что причины здесь не столько физического плана, сколько психологического. Вы привыкаете к определенному укладу, он устраивает ваш организм, потому что вы не истязаете себя голодом и бесконечными физическими упражнениями и при этом худеете. Естественно, когда вы пытаетесь нарушить принятый уклад жизни, тело и разум бунтуют.

Однако вопрос о том, как быть со шведским столом и системой «все включено», которая так актуальна, когда едешь отдыхать с маленьким ребенком, — остается открытым. Вам совершенно не нужно отказываться от этого удобного варианта. На завтрак вы по-прежнему можете есть все, что захотите. «Но ведь по утрам разнообразие еды не такое, как на ужин», — возразите вы. Согласна на сто процентов, но! Когда я отдыхала на Крите, то первые дни «глубоко страдала» из-за того, что все местные сладости типа баклавы сервировались исключительно на ужин. Естественно, даже похудев, я не могу нанести такой калорийный удар организму перед сном. На третий день вечером я сходила в ближайший городок и в кондитерской «на вынос» купила два огромных куска баклавы, именно такой, которую люблю. Вернувшись в номер, я положила коробку в мини-бар и на следующее утро, только проснувшись, съела ее без малейших угрызений совести. Поскольку куски были достаточно внушительными, я насытилась местными сладостями до такой степени, что в последующие дни и даже по возвращении в Москву мне совершенно не хотелось ничего подобного. То есть всегда можно придумать выход, чтобы избежать «перегрузок» вечером, даже находясь на отдыхе.

Как же быть с системой питания, ведь приемы пищи определяются не нами, а расписанием отеля? Завтрак и обед в большинстве отелей совпадает с привычным режимом, но вот ужин, как правило, начинается не раньше 7 вечера? Если вы сможете удерживаться от употребления слишком большого количества еды днем, то вечером вполне сможете позволить себе салат или кусок отварного мяса. В другом случае вы можете обедать и до основного ужина, часов в 5, пусть даже не овощами и фруктами. При таком раскладе вы, скорее всего, не увидите ненавистный плюс на весах и не будете испытывать ни психологического, ни физического дискомфорта. Если вы идете вечером в ресторан ужинать с семьей или друзьями — позвольте себе бокал красного вина, чтобы не выделяться и не вдаваться в объяснения, почему вы сидите в стороне.

Теперь к вопросу о соотношении двигательной активности и усиления питания. Вспоминается один из моих отпусков, когда я уже достаточно далеко продвинулась на пути похудения. Приехав в отель, я решила, что могу позволить себе все, что угодно, поскольку занималась спортом гораздо больше, нежели дома. Я ежедневно проплывала около двух километров, ходила пешком по 3 часа, посещала тренажерный зал, где занималась с «тренером-садистом», который заставлял меня делать по сто упражнений на пресс. Каково же было мое удивление, когда по приезде домой я прибавила 3 (!) кг! И это при том, что я достаточно плотно ужинала, но почти не ела сладкого в последний прием пищи. Конечно, можно предположить, что некоторый вес давала наращенная мышечная масса, но это меня мало успокаивало.

По возвращении домой ситуация ухудшилась. Привыкнув ужинать по вечерам и не особенно себя ограничивать, я на протяжении нескольких месяцев не могла преодолеть себя и войти в прежний ритм, при том что двигалась, естественно, значительно меньше.

Вот почему я считаю очень важным не нарушать новые пищевые привычки, даже находясь на отдыхе. Ограничения не настолько серьезны, чтобы они могли доставлять вам какой-либо дискомфорт. Когда-то, в древние времена, новые города строились на руинах старых. Но я не думаю, что вы захотите применять данный принцип к похудению, ведь на каждый сброшенный килограмм вы затрачиваете усилия.

Говоря о спадах, невозможно не упомянуть еще одно очень интересное явление в процессе похудения не только по моей системе, но и при любой потере веса. Представьте, вы с энтузиазмом начинаете худеть, регулярно видите результат своих усилий и с радостью прикидываете, сколько вы сможете скинуть еще через неделю, месяц или год, как вдруг... Вес останавливается как вкопанный. Вы впадаете в недоумение, потом предпринимаете отчаянные попытки продолжить похудение, но тщетно! Вы усиливаете физическую нагрузку в два раза, уменьшаете рацион — безрезультатно. Потом вы впадаете в отчаяние и начинаете думать, что не сможете больше похудеть, ведь вы и так уже достаточно много сбросили. Видимо, вашему организму «не хочется» весить меньше? А может, вы просто не можете быть худее и это предусмотрено генетически?

Запомните — такие мысли ни до чего хорошего вас не доведут. Дальше вы решите, что ваше тело вполне может весить на килограмм-другой больше, и в конечном итоге вы либо придете к тому же, от чего ушли, либо превзойдете свои прежние размеры. Вы действительно этого хотите? Не думаю.

Но отчего же случаются подобные «остановки веса», как я их называю, и как долго они могут продолжаться? Причин здесь несколько, и в зависимости от них будут варьироваться временные промежутки.

На самом начальном этапе чаще всего подобное случается из-за наращивания мышечной массы. Если вы ведете достаточно неактивный образ жизни, то основную часть вашего тела составляет жир, являющийся более легкой субстанцией, нежели мышцы. Поэтому когда вы начинаете заниматься спортом и жир замещается мышечной массой, более тяжелой, но не столь объемной, снижение веса может прекратиться на некоторое время. Как правило, это достаточно непродолжительный период (до одного месяца). Скорее всего, ваши объемы по-прежнему будут таять. Вот почему я рекомендовала вам не только взвешиваться, но и делать регулярные замеры груди, талии и бедер сантиметром. Видя, что вес остановил свое падение, а окружности все еще уменьшаются, вы не будете нервничать и не спровоцируете углубление спада.

Также загадочным образом на весе может отразиться овуляция или начало месячных. В эти дни женщинам, как правило, присуще повышение аппетита, связанное с гормональными процессами в организме, а в последние дни цикла, и это научно доказано, происходит задержка жидкости в тканях, поэтому вес большинства женщин будет больше, чем в обычные дни, и колебания могут достигать одного-двух килограммов. Все самостоятельно возвращается в норму по окончании месячных, достаточно стараться по-прежнему держать себя в руках, несмотря на постоянное желание что-нибудь пожевать.

И наконец, самая сложная остановка в весе. Я называю ее психологической. Через нее также проходят практически все худеющие и, как правило, неоднократно. Позитивный момент заключается в том, что по ее окончании вес падает достаточно быстро. На моем опыте их было несколько. Первая случилась на рубеже 100 кг, однако она была недолговременная. Следующая — в районе 90, когда я никак не могла переступить эту цифру, в тот раз спад длился почти месяц. Затем рубеж был в районе 75 кг. Вес встал как вкопанный, и я ничем его не могла сдвинуть. Я усиливала нагрузку, снижала свой рацион до минимума, и никакого эффекта. Так продолжалось несколько месяцев, как вдруг, когда я уже готова была смириться с тем, что больше не похудею, вес снова начал падать. И остановился в следующий раз только на цифре 65. Тогда я поняла, что предыдущие спады были просто «пикником на пляже» по сравнению с тем, с чем я столкнулась. Однако, сделав выводы из предыдущих периодов и научившись правильно преодолевать подобные кризисы, я стоически выдержала полугодовой (!) перерыв в похудении. По его окончании я сбросила еще 5 кг, не прилагая для этого никаких дополнительных усилий. Я уже упоминала эту историю в главе о мотивации, но решила еще раз заострить ваше внимание на ней и рассказать подробнее о первопричинах таких явлений.

Вы обязательно столкнетесь с данной проблемой, и мне хотелось бы, чтобы вы были готовы к этому. Понаблюдав за людьми, худеющими по моей системе, я пришла к выводу, что на определенных этапах все сталкиваются с остановками веса, и многие воспринимают сей факт крайне болезненно. Есть несколько секретов, благодаря которым вы сможете быстрее преодолеть очередной рубеж:

— не пытайтесь увеличить физическую нагрузку или снизить количество потребляемых калорий — это может дать кратковременный эффект, но в конечном итоге вы вернетесь к той же цифре, если не большей;

— не нервничайте и помните о том, что через это проходят все;

— не планируйте похудеть к определенному дню, месяцу, событию — никогда не знаешь заранее, на каком этапе придется столкнуться со спадом и как пойдет снижение веса после него;

— не говорите себе, что вы не сможете похудеть больше — в каждой из нас заложены безграничные возможности, и только от нас зависит, сможем ли мы их реализовать;

— не разрешайте себе окончательно расслабиться и перестать делать что-либо вообще, иначе спад никогда не закончится;

— не думайте, что если вы начнете использовать какие-то препараты для похудения, вы сможете стимулировать свой организм сдвинуть вес. Применение любых лекарств и биологически активных добавок в целях похудения противоречит принципам системы;

— никак не реагируйте на возможные подшучивания ваших знакомых или родственников по поводу остановки вашего веса;

— наконец, пожалуй, самое важное — позвольте себе быть стройнее. Это наиболее сложная из всех задач, поэтому ниже я расскажу о ней подробнее.

Ни для кого не секрет, что вес набирается постепенно. Нет ни одного человека на Земле, который заснул бы в весе, например, 50 кг, а проснулся, будучи в два раза больших размеров (естественно, я имею в виду обычный сон, а не летаргический). То есть сначала мы набираем 1 кг за месяц и не относимся к этому критично, поскольку он существенно не меняет наш облик. Еще через какой-то промежуток времени мы прибавляем еще 5 кг, но также не особенно придаем этому значения, а просто покупаем одежду на размер больше, списывая свои увеличившиеся габариты на стрессы, беременность, роды и так далее. Постепенно мы привыкаем к тому, что наше отражение в зеркале становится все больше и больше. До определенного момента мы смотрим на это сквозь пальцы. Но потом происходит надлом, и мы начинаем лихорадочно думать о том, как сильно мы поправились. Мы начинаем похудение разными способами, которые даются проще или легче. Мы перестраиваем свой рацион, двигательную активность, но совершенно не думаем вот о чем. Представьте себе, что на протяжении многих месяцев или лет ваше тело формирует определенные стереотипы. Во время сна вы принимаете позу не только исходя из того, какой у вас характер, как полагают психологи. Комфортность позы зависит от ваших размеров. Так, после того как я уменьшилась в два раза, я поняла, что мне стало неудобно спать так, как я привыкла это делать за время, пока была полной. Я стала элементарно упираться ребрами в матрас, лежа на боку, что было крайне некомфортно. Пришлось придумать вариацию того же положения. А теперь представьте, сколько еще всего привыкло делать ваше полное тело, что некомфортно для вас обновленной. Мы уже говорили о том, что необходимы перемены во всем, даже в осанке. Все это, безусловно, мозгу сложно воспринять за достаточно короткий срок.

Поэтому, когда ваш вес останавливается, это является «отпуском» сознания.

Оно настолько устает от постоянных перемен, происходящих с вами, что берет своеобразный тайм-аут для того, чтобы набраться сил перед следующим рывком вперед, к новым горизонтам. Когда я пришла к пониманию этого, мне стало значительно легче, и я попыталась понять: как можно помочь мозгу.

Помимо всего вышесказанного, старайтесь «вживаться» в новый образ.

Почаще воображайте, что вы уже преодолели этот кризис.

Например, вы застряли на отметке 90 и никак не можете сдвинуться дальше. Когда вы встаете на весы, перед тем, как посмотреть на результат, закройте глаза и представьте себе, что они отображают цифру 88. Казалось бы, это достаточно наивно, но очень действенно. Иногда мы настолько сомневаемся в себе в глубине души, что даже не допускаем мысли, что можем быть меньше, словно ставим сами себе блок. Чтобы пробить эту преграду, взращенную в голове, нужно ежедневно работать, помогать самой себе преодолеть барьер.

В качестве вспомогательного средства я применяла походы в магазин. Допустим, сейчас вы 50-го размера, но в ближайшем обозримом будущем хотите быть 48-го. Не стоит покупать себе платье на размер меньше, оно будет только угнетать вас своим присутствием, особенно в период спада. Как я уже говорила, психологический комфорт — один из основных путей достижения гармонии внешнего и внутреннего обликов. Пытаясь же застегнуть джинсы на размер меньше вашего истинного, вы явно будете ощущать себя некомфортно.

Просто чаще забегайте в магазин!

Только не говорите снова, что у вас нет времени.

Это вопрос 5 минут. Нужно просто зайти, выбрать вещь на размер меньше вашего нынешнего и померить ее. Совершенно необязательно относиться к выбору придирчиво. Вам просто нужно удостовериться в том, что вы почти влезаете в 48-й размер, только и всего. В примерочной не относитесь к себе излишне придирчиво, не допускайте комментариев со своей стороны вроде: «Посмотри, на кого ты похожа в этом платье», или: «Еще чуть-чуть, и оно лопнет по швам», — просто наслаждайтесь тем, во что раньше не верили.

Мне вспомнилось одно мое пальто. Я купила его, когда весила около 70 кг. Со временем я перестала в него влезать, но выбросить его мне почему-то было жалко, и я забросила его в дальний угол шкафа. Когда я достигла максимума своей полноты и пришла к выводу, что от старых вещей пора избавляться, потому что к моменту, когда я в них влезу, они уже выйдут из моды, я наткнулась на то самое пальто. Оно не то что не застегивалось, но не сходилось на мне сантиметров на десять. Помню, тогда я очень расстроилась и подумала, что, наверное, уже никогда не смогу его носить. Я не могла даже представить, что смогу похудеть до такой степени, что оно будет хотя бы не трещать на мне по швам. Но по какой-то причине я все равно не выкинула его, а снова забросила куда-то. Изрядно сбросив вес, я опять обнаружила его, и представьте мое удивление, когда, померив пальто, я увидела, что оно мне свободно. Я не могла его носить, потому что оно болталось на мне, как на вешалке. И тогда я вспомнила тот шок, который испытала, когда оно еще не сходилось, и улыбнулась своему отражению в зеркале.

2 3 4 5 6 7 8 9 10 1 2 3 4 5 6 7 8 9 20 1 2 3 4 5 6 7 8 9 30 1 2 3 4 5 6 7 8

Тогда я поняла, что реальность зачастую превосходит все наши самые смелые ожидания.

Возвращаясь к теме спадов, я хотела бы напомнить вам, что в такие моменты вы особенно уязвимы, поэтому старайтесь побольше времени проводить наедине с собой — это вам необходимо. Неважно, сколько вы сможете себе уделить — пять минут или целый час, важно постараться собраться с мыслями и вспомнить, для чего вы худеете. Пытайтесь побаловать себя, показать, как вы себя цените и любите. Почаще покупайте себе что-нибудь приятное, дарите себе подарки. Помните о том, что вы заслуживаете всего самого лучшего.

И напоследок я хотела бы сказать вот о чем. Я начала эту главу с фразы «Ночь, самая темная перед рассветом», чтобы показать, что часто мы говорим что-то, не вдумываясь в смысл слов, программируя себя при этом на негативный результат. Когда я слышу из уст людей: «Сладкое — это моя слабость!» или: «Мучное — это моя слабость», — я всегда задумываюсь вот о чем. Употребляя это выражение, они имеют в виду, что им не хватает силы воли, чтобы воздерживаться от чрезмерного употребления данного продукта. Но давайте абстрагируемся от общеизвестного значения слова «слабость». Представьте себе, что вы впервые слышите его. Тогда все можно трактовать совершенно по-другому!

Представьте отныне, что слово «слабость» (к сладкому, мучному, жирному, поздним ужинам и т. п.) обозначает всего лишь то, что это ваша слабая привязанность к чему-то. А раз привязанность слаба, значит, вам ничего не стоит от нее отказаться или хотя бы сократить потребление продукта.

Все зависит от того, как вы воспринимаете окружающую действительность. Если вы постоянно себе говорите: «Я не смогу», — вы действительно не сумеете. Работайте над своим подсознанием и стирайте ненужные для похудения мысли, тогда спады будут возникать значительно реже и заканчиваться быстрее. Почаще говорите себе:

«У меня все получается, и так будет продолжаться и дальше».

В конце главы я хотела бы привести несколько популярных вопросов и мои ответы на них:

Вопрос

Помогите мне, пожалуйста, советом! Я нашла Катин сайт еще зимой, читала все вопросы и комментарии, потом изучала ваш форум, теперь зарегистрировалась. Я очень хочу похудеть, но не могу с собой справиться.

Начинала делать упражнения, потом забрасывала, пыталась есть неполезное до двенадцати и не есть после шести, но в 10 вечера открывала холодильник и съедала самое вредное, что там лежит. Уже полтора года сижу на разных диетах — результат не меняется: я сбрасываю от 2 до 5 кг, но в течение двух-трех недель объедания набираю все обратно. Мозг просто выключается, и мной управляет тело!!! Так обидно! Умом я понимаю, что не надо есть пирожное, только после того, как уже сделаю это, но не до!!! Причем сбросить мне надо не так много — 7—10 кг.

Были моменты, когда я даже вызывала рвоту после обжорства. Не могу есть помалу — вечно ем, пока живот не заболит. Чувства голода не испытываю вообще — ем как машина, на автомате. Пыталась следовать системе — дольше недели продержаться не смогла. К тому же у меня трудности с мумие — от запаха просто тошнит. Пыталась использовать кремы, которые вы советуете, но все равно запах чувствуется. Не могу им пользоваться. А надо бы — вся грудь в растяжках, несколько штук на боках — самом проблемном женском месте, да и целлюлит очень заметен.

Помогите, пожалуйста! Как обуздать свою тушку и найти давно заброшенную в угол силу воли?

Ответ

Прежде всего перестаньте называть свое тело «тушкой» или другими нехорошими словами. Ваша внешняя оболочка подобна дому, в котором вы живете. Хольте его и лелейте, наводите в нем порядок, и вы почувствуете себя уютнее и комфортнее. Однако давайте представим, что вы решили сделать в своем жилище «ремонт», пусть даже косметический. Если вы начнете процесс одновременно во всех комнатах и на всех фронтах — очень быстро вы выдохнетесь и проклянете эту идею, может, даже откажетесь от нее. Если же делать все постепенно, шаг за шагом, у вас больше шансов довести работу до конца, не ввергая себя в дополнительный стресс. Не забывайте о моем главном принципе в процессе похудения — все вводится постепенно. Не пытайтесь предпринимать попытки начать следовать всем пунктам системы за один день. Старайтесь не добавлять более одного пункта за одну неделю. Так у вас больше шансов продержаться и привыкнуть.

Вопрос

Как избежать спадов? Пока мне это не удается, может, кто-то знает способ?

Ответ

Избежать спадов невозможно. Они так же естественны, как любой другой процесс в нашем организме. Нужно просто примириться с мыслью о том, что они время от времени случаются, и перестать нервничать по этому поводу. Тогда они начнут возникать реже и протекать легче. Думайте о том времени, когда они закончатся, и пытайтесь сделать себе что-нибудь приятное в такие дни, воспринимайте их как временное недомогание вашего тела и души.

Вопрос

Сама придерживаюсь данной системы уже месяц, результат неплохой, но все же... Хотя Катя и не любит называть это «срывами» и называет «спадами», у меня два раза были именно СРЫВЫ и как раз по праздникам. То мы с мужем были на крестинах, то просто так в гости ездили, и ни разу мне не удалось себя сдержать. Очень хочется верить, что другим это удается. Поделитесь, пожалуйста, рекомендациями.

Ответ

Праздники, наравне с отпуском, я отношу к периоду спада. Выработайте для себя определенные правила и старайтесь их не нарушать, тогда у вас не будет возникать проблем с набором веса в выходные дни и на торжественных мероприятиях. Я уже описала некоторые из них непосредственно в главе, однако есть еще некоторые моменты, которые помогут. Они были придуманы не только мною, но и людьми, следующими моей системе.

1. Поешьте перед походом в гости или в ресторан, тогда вы не будете испытывать всепоглощающее чувство голода, заставляющее вас сметать со стола все, что видите.

2. Не стесняйтесь приносить в гости бутылку своего вина, если вы не уверены, будет ли там разрешенный системой напиток, чтобы потом не мучиться вопросом, что же пить?

3. Старайтесь отвлекаться от еды на общение с людьми. Всегда можно найти интересного собеседника, а разговаривать с набитым ртом не очень удобно.

4. По возможности старайтесь больше двигаться, например, потанцуйте или хотя бы немного погуляйте перед сном, после застолья.

5. На следующий день после утреннего взвешивания сделайте усиленный сет гимнастики, чтобы заглушить угрызения совести, если таковые возникли.

Вопрос

Какими хитростями вы пользуетесь, чтобы не нарушать систему?

Ответ

— стараюсь пить больше воды или зеленого чая после 18 часов;

— по вечерам занимаюсь умственной работой, чтобы не было времени думать о еде;

— не сидеть дома все выходные, а придумывать себе развлечения, потому что близость холодильника, особенно в первое время, действует негативно на худеющих;

— помнить о том, что система — не временное явление, но новый образ жизни.

Вопрос

Всегда ли спады носят «психологический характер»?

Ответ

Нет, не всегда. Часто они возникают, если мы начинаем отказываться от любимых продуктов, после проведения разгрузочных дней или при недостаточном питании. Если вы постоянно испытываете чувство голода, возможно, вам нужно пересмотреть свой рацион, чтобы не допустить возникновение спада.

Вопрос

После спада вернулась к системе и строго придерживаюсь ее уже 5 дней. Меня пугает, что за это время я потеряла уже 2 килограмма, а раньше я худела на килограмм в месяц. Это нормально?

Ответ

Да. Вес, набранный за время спада, организм воспринимает как «лишний» и быстро от него избавляется, как только вы возвращаетесь к соблюдению системы. После того как вы сбросите «наеденные» килограммы, вес начнет уменьшаться в том же темпе, в каком это происходило до спада.

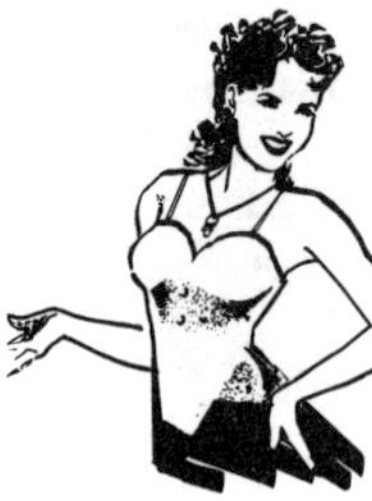

Глава 7

ЖИЗНЬ ПОСЛЕ ПОХУДЕНИЯ

Писать эту главу было особенно сложно. Дело в том, что разграничить свою жизнь «до» и «после» похудения практически невозможно. Я шла к победе два года, это был вопрос не одного дня и даже не месяца. На пути происходили приятные и не очень события. Сейчас я с уверенностью могу сказать, что многое меняется внутри вас, а не только снаружи. И это даже более важное преображение с точки зрения практической пользы. Вы начинаете понимать, что кто бы что ни говорил — многое зависит исключительно от вас, и вы действительно можете вносить коррективы в свое настоящее и будущее.

Когда вы полная, вам кажется, что большинство ваших проблем — следствие излишнего веса. Вы прикладываете массу усилий, которые либо увенчаются успехом, либо окончатся провалом, придумываете себе стимулы, оправдания, и вот, если вы наконец похудели, вы начинаете сталкиваться с целым ворохом новых проблем. А вы думали, что после похудения их станет меньше? Ничего подобного.

Часто люди полагают, что после похудения их жизнь кардинально изменится. Я тоже ждала чего-то волшебного. Мне казалось, что весь мир превратится в сказку, если я сброшу эти ненавистные килограммы. Но реальность оказалось другой. После того как я похудела уже на 30 кг, в моей голове начали происходить нестыковки. Я изменилась, но моя жизнь стояла на месте, мне стало казаться, что это неправильно, и снова появилось желание постоянно есть. Я поняла, что это подступающая депрессия. Мне стало ужасно страшно. Я знала, что пути назад нет, но вместо того, чтобы искать причины депрессии в себе, я начала искать их в окружающих. Мне хотелось, чтобы весь мир изменился так же разительно, как и я. В какой-то момент я решила, что в отсутствии изменений виноват мой муж, и я начала вести против него воинственную политику. Я постоянно к нему придиралась и требовала чего-то, что сама не могла сформулировать. Через месяц я подала на развод. В тот момент мы оба встали в позицию отказа.

К счастью для нас обоих, мы сумели осознать ошибки и простить друг другу недопонимание. И уже спустя несколько месяцев мы помирились, а через год, несмотря на то что все наши друзья иронизировали над этим, мы поженились второй раз. За время, которое жили порознь, мы сумели осознать то, что не понимали раньше, и научились принимать друг друга такими, какие мы есть. Так что, возможно, если бы я не поправилась, а затем не похудела, все было бы совсем по-другому, и мы, расставшись по иным причинам, уже не смогли бы сойтись. Одним словом — это еще один повод не сетовать на то, что вы потолстели: **никогда не знаешь, чем в конечном итоге обернется то или иное событие в жизни.**

Я полагаю, что писать эту главу только про себя было бы неправильно. Ведь среди тех, кто последовал системе, очень много сбросивших вес и изменивших свой подход к похудению, поэтому я попросила их написать несколько строк о том, какие сложности возникали на начальном этапе, как преобразилась их жизнь, на сколько удалось похудеть и так далее. Вот что из этого получилось:

«Мне 27 лет. На системе нахожусь неделю. Сбросила пока 2 кг. Однако даже на данном этапе мне стало легче ходить, осанка улучшилась, я вся как-то подтянулась. В связи с этим немного изменилась походка, молодые люди засматриваются, а это повышение моей самооценки, желания выглядеть еще лучше».

«Мне 33 года. После рождения двух детей набрала 20 лишних килограммов. На системе — 10 дней. Результаты пока скромные (минус 2 кг), но появилась надежда, что сбросить лишний вес реально. Меня очень вдохновляет возможность каждый день ухаживать за своим телом, и кожа действительно становится подтянутой, и, как следствие, я начинаю больше себя любить. А то со всеми этими заботами о детях периодически о себе забывала, а ведь лучшие годы впереди. Мне муж делает массаж, так он первый заметил, что моя кожа стала упругой. И я вижу, как ему это нравится».

«До того как я начала придерживаться этой системы, пыталась похудеть сама. Начинала делать зарядку по утрам, простые упражнения и какие-то программы Синди Кроуфорд, в общем-то, что мне нравилось. Меньше ела сладкого. Столько мыслей крутилось в голове по поводу похудения! Я ведь тоже много чего попробовала: и диеты, и упражнения, но действительно рано или поздно все бросаешь, и вес начинает неумолимо расти. И когда я случайно увидела этот сайт и прочитала о системе, то поняла: вот что я искала. Это не диета, а нормальный образ жизни».

«Не умею красиво писать, но... Это единственная система питания, которая не вызывает ужаса при мысли о том, что мне придется так питаться всю жизнь. Не надо чувствовать себя ущемленной при встрече с друзьями. Похудение, приятное во всех отношениях! Постепенно меняется отношение к еде и к себе любимой. За счет того, что каждый день есть физические нагрузки, становишься более подвижной. Если раньше возникала мысль: «Идти далеко, лучше на автобусе», то сейчас и дальние прогулки стали в радость, потому что в теле появилась легкость, мышцы «проснулись» (кстати, это до сегодняшнего дня единственный пункт, который я выполняла целиком и полностью). На данный момент похудела на 2 кг, мне 27 лет».

«Я не знаю, серьезный ли у меня результат, но для меня значительный! Мне — 23 года, на системе 2 месяца. За это время сбросила 6 кг. Я стала на размер меньше, и это за такой короткий промежуток времени! Когда я смеюсь, чувствую мышцы на животике, мой будущий муж с удовольствием смотрит на меня, постоянно говорит, какая я худенькая! Свекровь при удобном случае показывает на меня и говорит: «Смотри, какая худышка стала!» Мои ощущения: да, супер. Легче ходить, бегать, прыгать. Хвалю себя при каждом удобном случае! Самооценка поднялась на несколько ступенек вверх. Чувствую себя увереннее!!! Практически вся старая одежда висит! В магазинах предлагают сразу 46 размер, а не 48—50, как раньше! Это очень приятно! Стало больше выбора в одежде: фасоны, размеры, расцветки, в обтяжку или нет и тому подобное. Я купила потрясающе красивое свадебное платье! Я в нем такая худенькая! Столько сил после сброшенных килограммов появилось! Я и не подозревала, что такая сильная! Будущий муж смотрит другими глазами, нежнее, более страстно. Я как будто летаю в облаках! Еще мой любимый носит меня на руках при любом удобном случае и поднимает спокойно! Это так приятно! И я не кричу ему: «Опусти меня, я тяжелая!»

«Мне всего 19 лет. Я начала худеть именно по Катиной системе относительно недавно — чуть больше недели. Результаты пока довольно скромные. На других диетах скидывала до 15 кг за месяц, а потом все возвращалось за пару недель. И все потому, что я сладкоежка и не могу долго ограничивать себя в шоколаде. Иначе настроение портится, начинаю злиться, кидаться на знакомых.

После последней диеты начала усиленно набирать вес во время сессии — прибавила меньше чем за месяц 7 кг, хотя ела мало, но включила в рацион сладкое. И тогда я случайно забрела на этот сайт, когда искала в

ПРЕДЫСТОРИЯ И БЕРЕМЕННОСТЬ

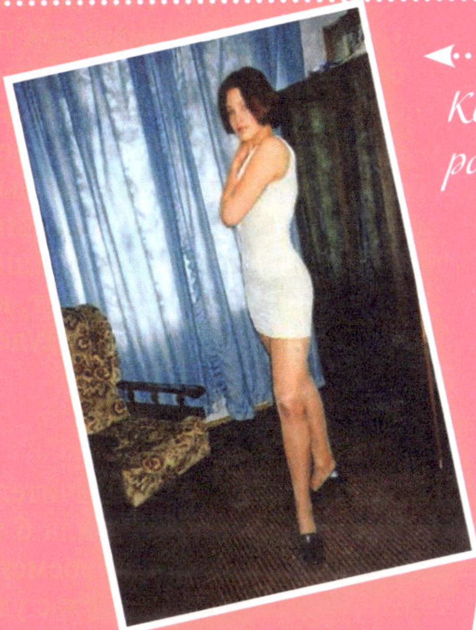

Когда-то я очень похудела и даже работала моделью, вес 50 кг

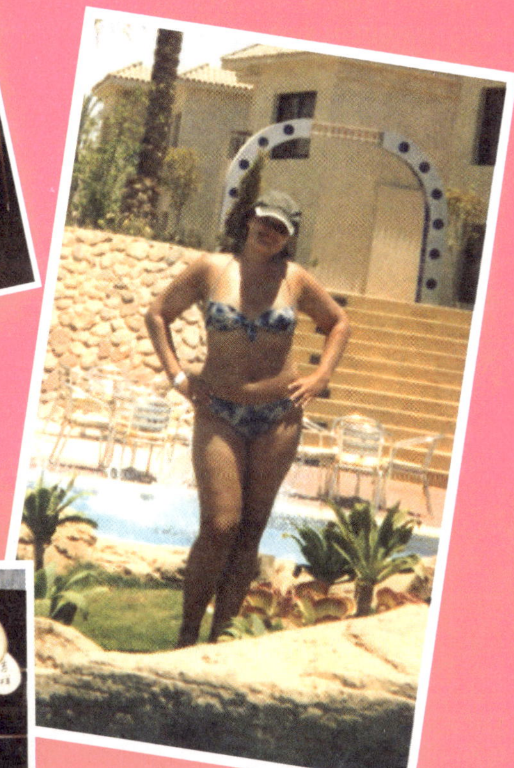

Август 2003 – 3 месяца до беременности, уже около 80 кг

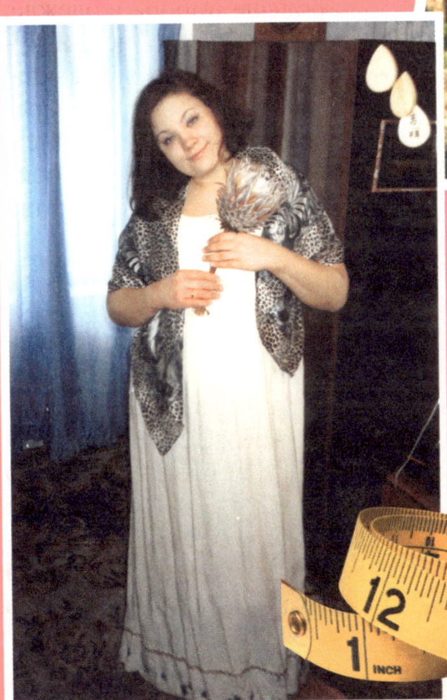

6 месяцев беременности, около 90 кг

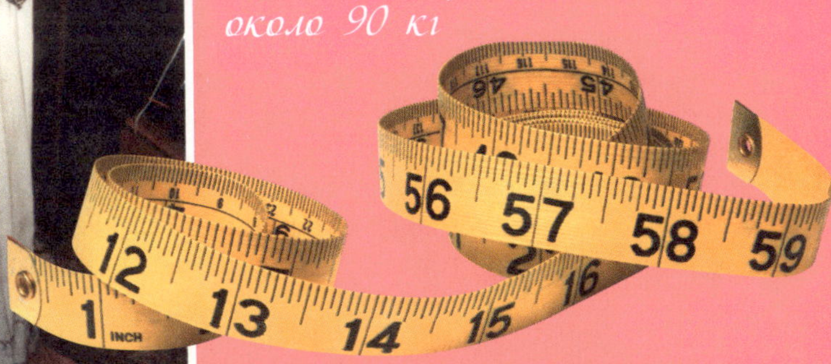

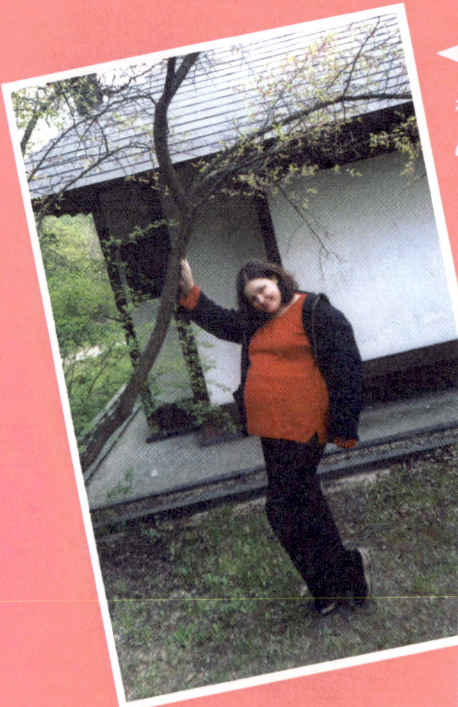

Апрель 2004 – почти 7 месяцев беременности, в японском садике

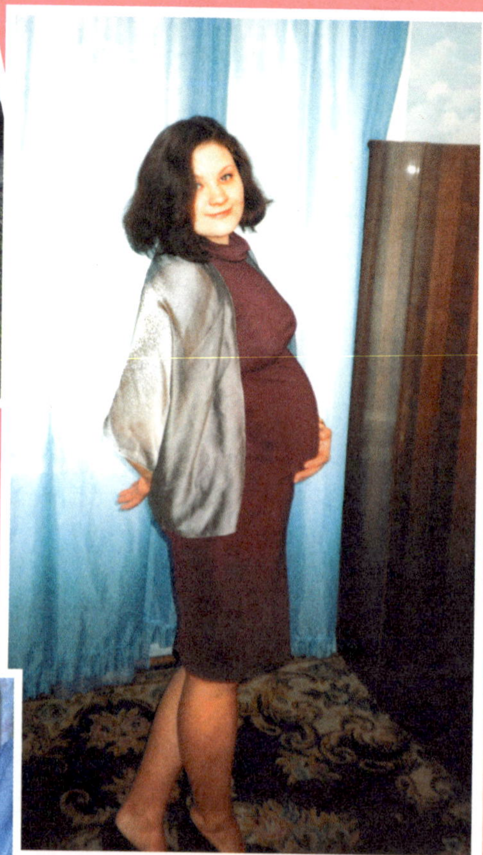

7 месяцев беременности

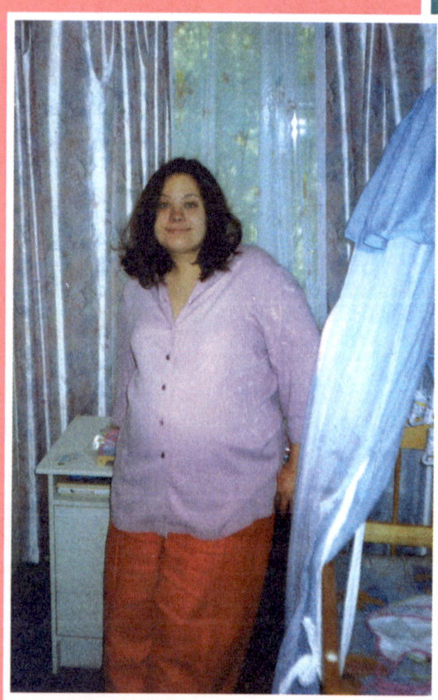

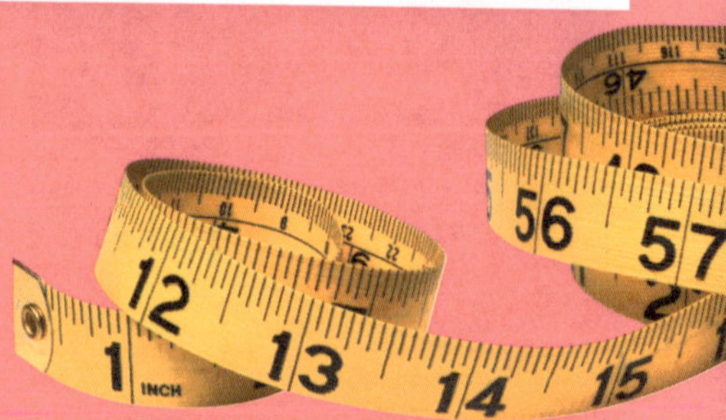

8 месяцев беременности – около 100 кг

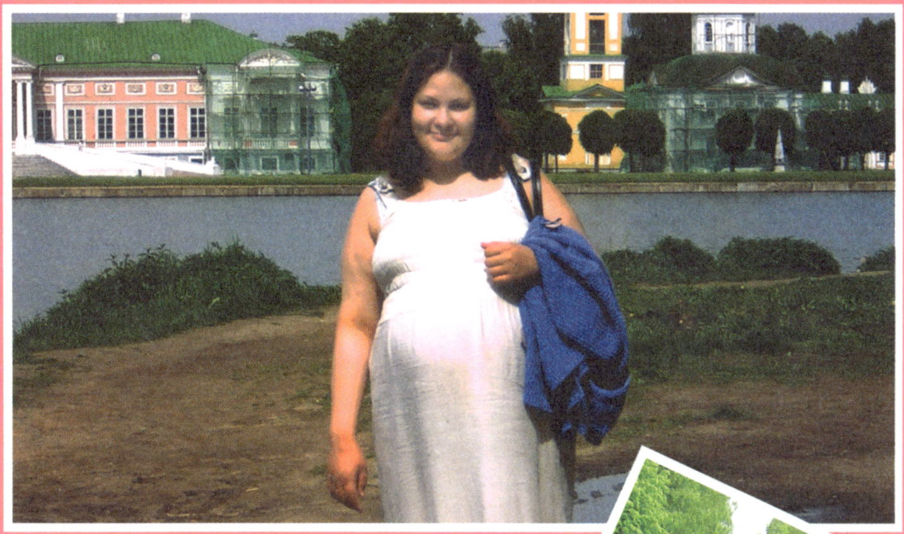

Последний месяц беременности – 110 кг

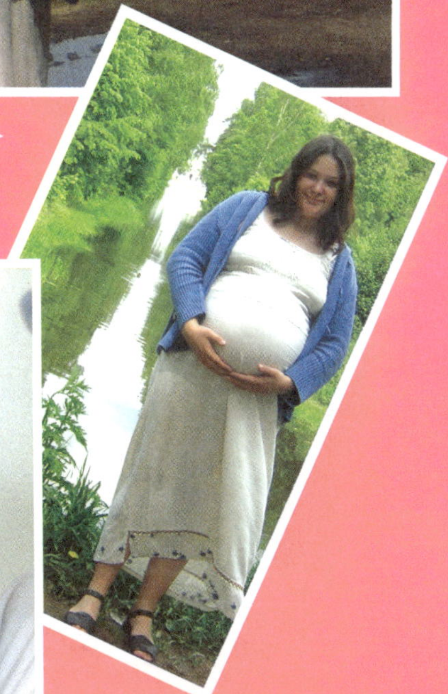

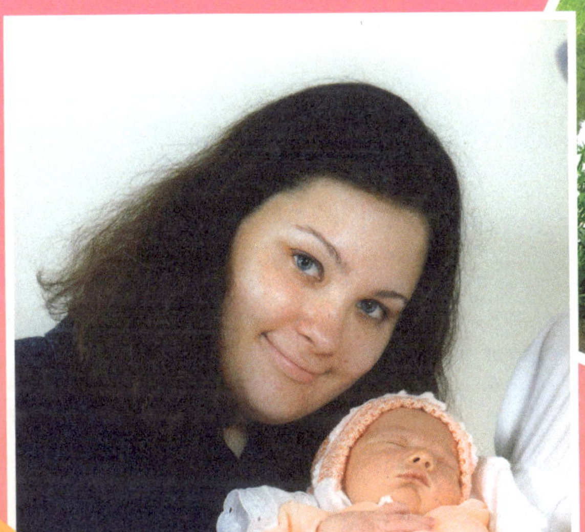

На руках с новорожденной дочкой, мой вес – 90 кг

ПОСЛЕ РОДОВ, ДО ПОХУДЕНИЯ

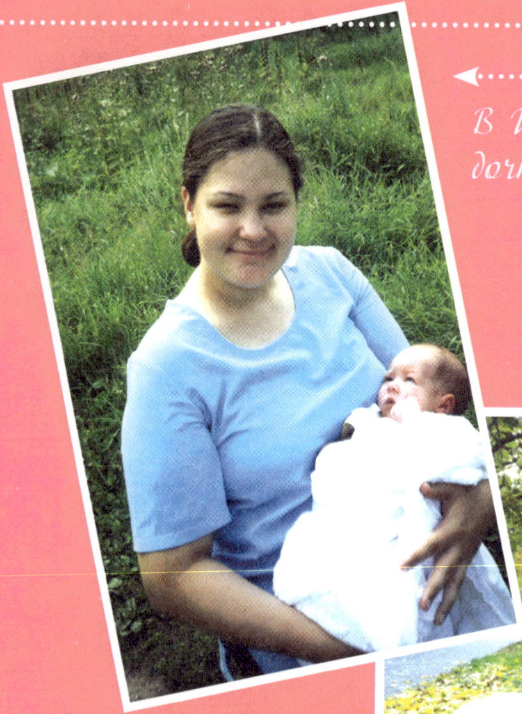

В Измайловском парке, дочке 1 месяц, 95 кг

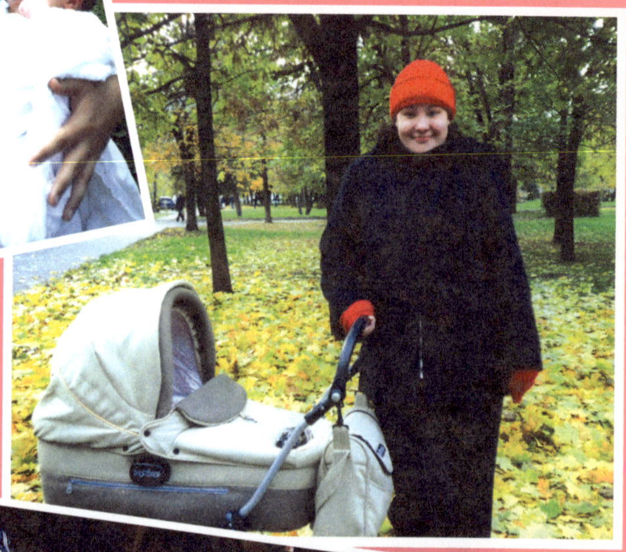

Октябрь 2004, почти 100 кг

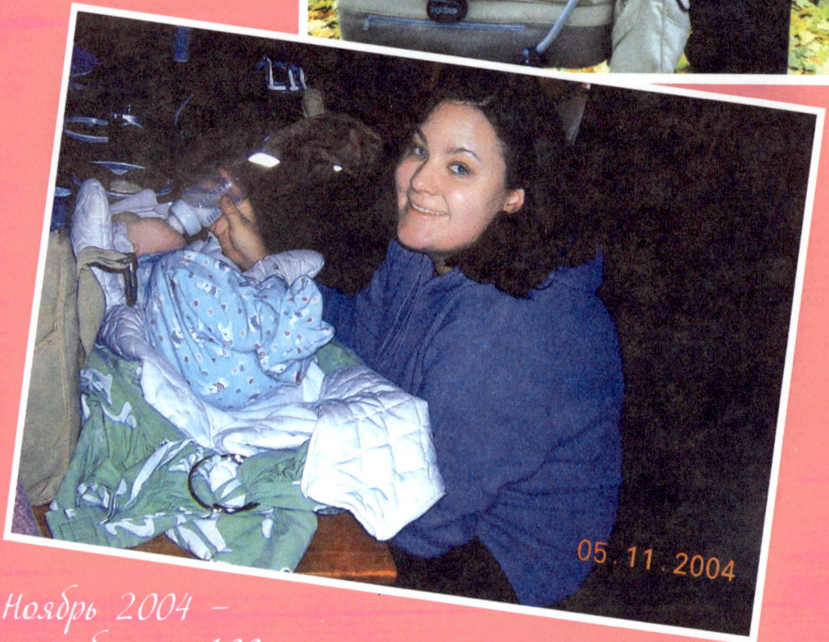

Ноябрь 2004 – чуть больше 100 кг

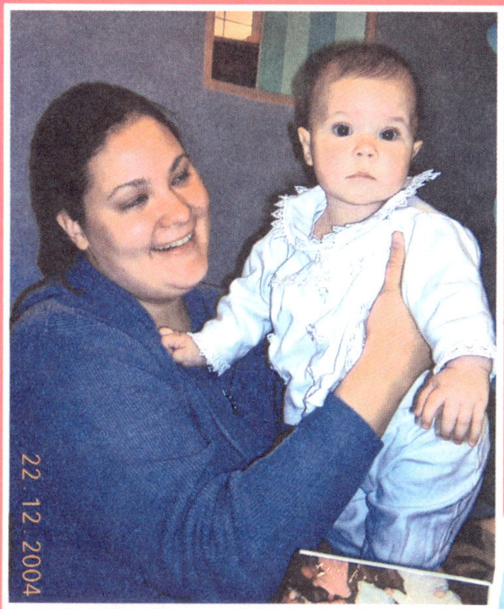

Декабрь 2004 – 115 кг

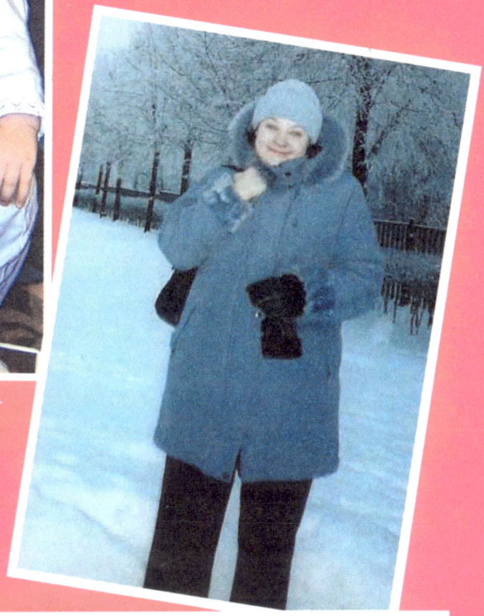

Январь 2005, 115 кг

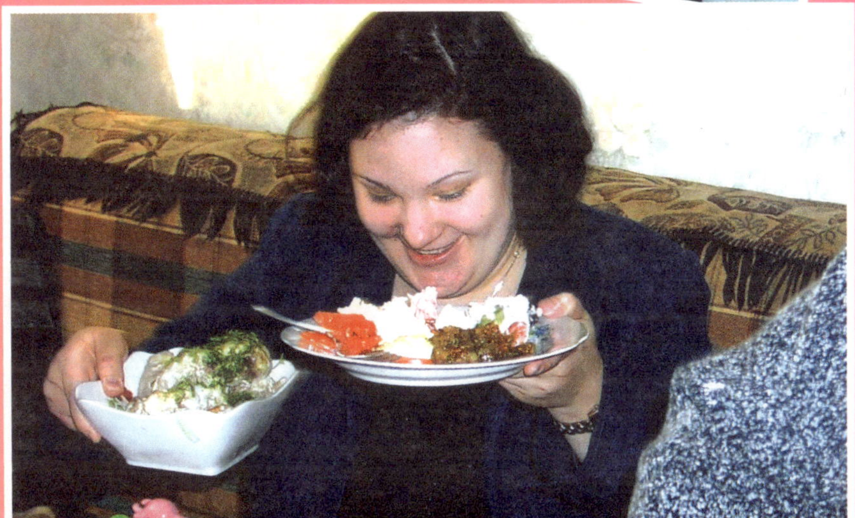

В гостях, февраль 2005, 120 кг

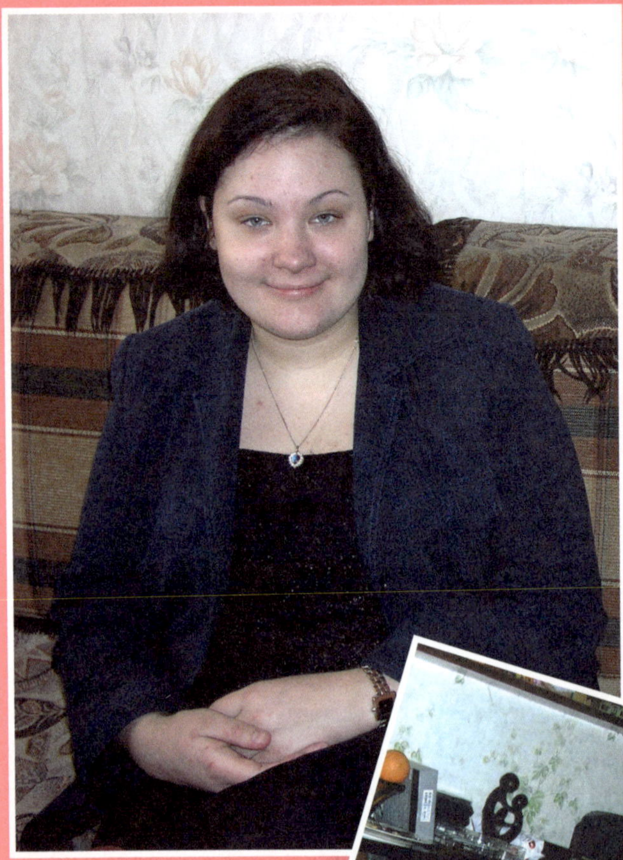

Начало февраля 2005, 120 кг

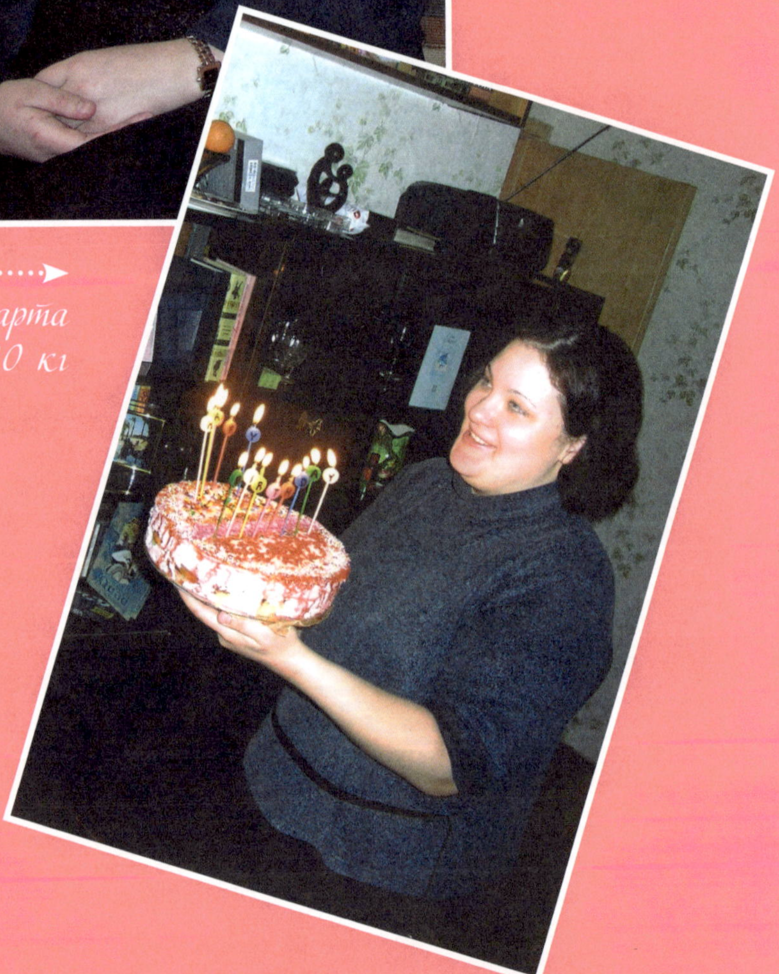

Начало марта – 120 кг

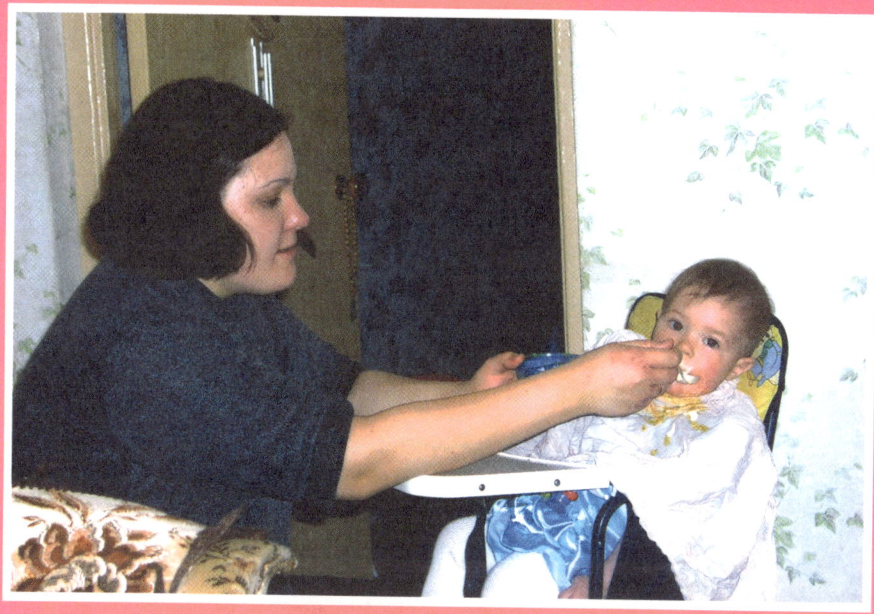

Март 2005 – 120 кг, кормлю дочку

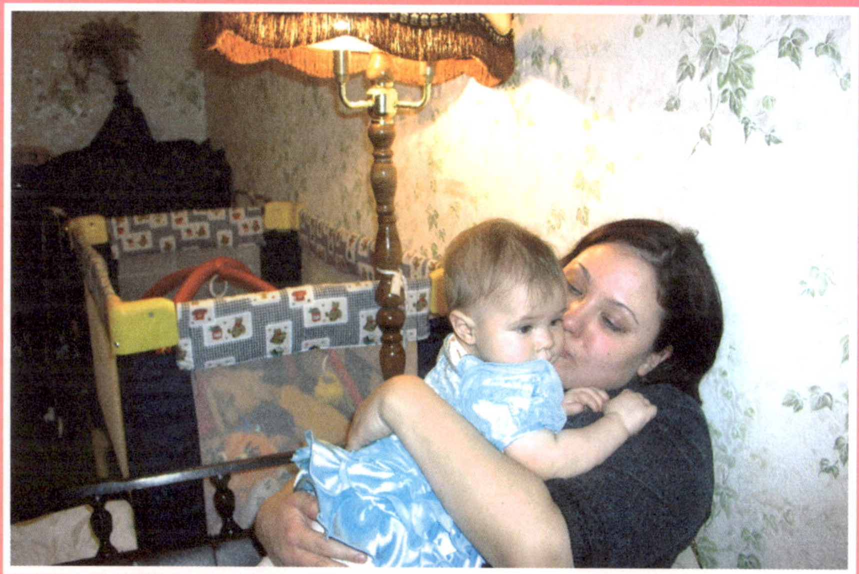

Март 2005 – 120 кг

Перед началом похудения – 120 кг

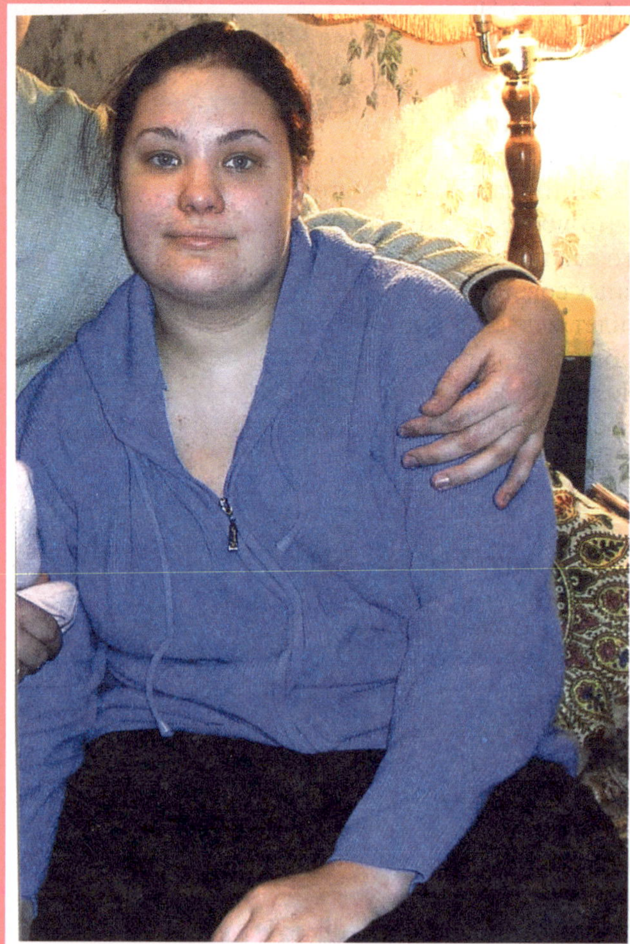

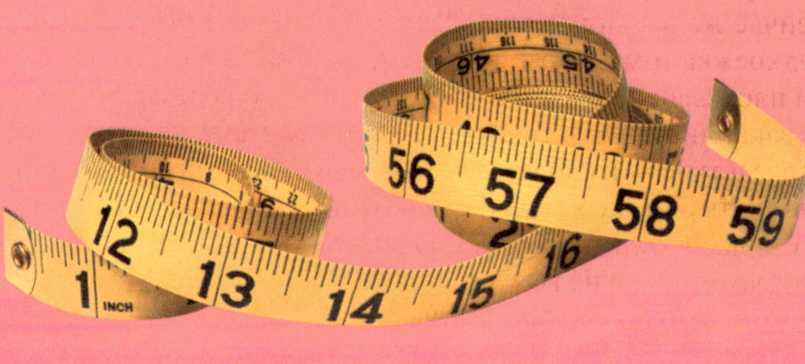

Сети электронный учебник, и просто поразилась Катиным успехам! Начала следовать ее системе, а это ведь так просто! И начала скидывать вес, правда, медленно. Однако меня это только обрадовало: даже если бы вес не поднимался выше, а стоял на месте, это уже было бы хорошо! Потому что после срывов, сопровождающих любую диету, и переедания сладкого вес превосходил изначальный. Кроме того, здесь я нашла много полезных советов, в том числе что делать с растяжками. Пусть похудение пока идет медленно, но оно ИДЕТ! И самое главное, что не приходится себя особенно ограничивать: ем все, что хочется, в нормальных количествах — голодом себя не морю. Мне пока рано заявлять о каких-то успехах, но уверена, что комплиментов я еще наслушаюсь. Ведь это только начало пути!»

«Мне почти 40 лет. Когда-то я похудела на 20 кг за год, сидела на гречке, а потом Монтиньяк (последний «встал в копеечку», устала выбирать все самое полезное и лучшее, делить на углеводы, белки и так далее). Бросила, стала набирать сначала медленно, а потом, особенно после родов, бешеными темпами набрала за 9 лет 40 кг. Дошла, как говорится, до ручки, и судьба привела меня на этот форум, где и было принято решение худеть именно так и никак иначе. Каковы мои результаты похудения по Катиному методу? Все идет само собой, никакого напряжения я не испытываю, килограммы уходят медленно, но верно, и я получаю удовольствие от жизни. Заметила, что стала ходить ровнее, не сутулюсь, легче переносятся нагрузки, да и желудок сокращается постепенно, настроение превосходное. Думаю, что этой системы питания и ухода за собой можно спокойно придерживаться всю жизнь».

«Насколько изменилась моя жизнь? Не могу сказать, что все круто преобразилось, но... Раньше, когда я садилась (вернее, пыталась это сделать) на какую-нибудь диету, то бесплодные усилия заканчивались в тот же день. Сейчас же все поменялось!!! Почему? Да все потому, что я УЖАСНАЯ сладкоежка и мой мозг требует глюкозы. Плюс, как мы знаем, запретный плод сладок, а так как все диеты исключают сладкое, то ограничения и заканчивались в тот же день. Эта система не исключает сладости, как следствие — их хочется есть меньше. Мне 29 лет, на системе я не так давно (чуть больше месяца), но результаты в первые же дни меня поразили. Сейчас я отлыниваю от соблюдения всех правил, но 4 сброшенных килограмма так и не вернулись. Обещаю взять себя в руки. Кстати, я тоже заметила, что стала подвижнее и энергичнее».

«Мне 27 лет. На этой системе — чуть более двух месяцев. Вес был 81, сейчас — 75, то есть минус 6 кг. В прошлом году сидела на кремлевской диете, похудела на 7 кг за пару месяцев, но мозги кипели оттого, что нужно есть только определенные продукты и все время считать очки. Через какое-то время поняла, что устала от калькуляций. К тому же на кремлевке нельзя есть мучное, фрукты, сахар и многое другое. Как только я перестала придерживаться диеты, вес вернулся. А на Катиной системе можно есть абсолютно все (пусть в определенное время, но это намного лучше, чем вообще не употреблять отдельные продукты). В этой системе нет ничего сложного, чтобы придерживаться ее постоянно. Мне она подходит и очень нравится».

«Мне 32 года. На этой системе я почти два месяца, похудела уже на 5 кг, но главное, за прошедшее время со мной произошло невероятное.

Я давно привыкла относить свою фигуру к разряду «мощных» и отчаялась что-либо изменить. Знаете, как бывает, когда поневоле вынуждена носить ту маску, которую надели на тебя окружающие. Никто и никогда не разглядит твоей прекрасной души, если ей не соответствует внешний облик. И я старалась быть такой, какой меня хотели видеть — солидной, взрослой матроной из тех, которые в фильмах всегда на вторых ролях. Юная девушка из прошлого бесследно потерялась. И вот недавно я вдруг поймала ощущение этой ускользающей юности — глянула на себя в зеркало и сквозь проступившие скулы, заблестевшие глаза, очертившуюся фигуру увидела: «Вот она Я — Настоящая, высокая, стройная, хрупкая, мне семнадцать лет, и я могу все!»

Самое главное в том, что я сейчас испытываю ощущение счастья ежедневного бытия. Я действительно чувствую себя счастливой оттого, что поверила в себя. Я наконец-то могу быть собой!»

«Мне 27 лет. Особой популярностью у молодых людей я никогда не пользовалась, потому что в 15 лет я выглядела на все 30 (рост, крупная кость, лишние 10 кг), как следствие — комплекс.

Комплексы — всю жизнь! Надоело! Захотела похудеть. Нашла информацию о системе и начала «сегодня же» (а была пятница).

Параллельно задумалась над вопросом, что же не так? Почему все мужчины в моей жизни делятся на две категории: «да нет, он просто мой друг!» и «он на меня вообще внимания не обращает». Начала изучать и эту сторону бытия — психология, соционика, искусство общения! Оказывается, для воплощения всех приемов нужна уверенность в себе. Информацию я накапливала как хомяк, потому что для обретения уверенности мне не хватало одного: «Попа была слишком толстая».

Когда растаял первый десяток килограммов — начала меняться походка, потому что я стала стройнее, ремень брюк не «впивается» в запасы, а джинсы стали по мне. Я чаще улыбаюсь и строю глазки молодым людям. А мама сказала: «У тебя такой наглый взгляд!»

Каждые сброшенные 100 г — шаг к себе! К себе той, какой я была! Живой, веселой, настоящей! Теперь я знаю, что могу все! Стоит только захотеть! Я возвращаю уверенность в себе! Сейчас, по истечении 3 месяцев следования системе, я попрощалась уже с 18 кг.

Я стала больше общаться со знакомыми и малознакомыми людьми, окружение начало меняться. Я не могу пить и гулять всю ночь — у меня система, да уже и не хочется. Флирт раньше я не могла себе вообще позволить — комплекс, теперь флиртую на каждом шагу. Я начала ходить на дискотеки и там не вжиматься в стену, а танцевать часами и так далее. Я влюбилась в себя! Я же так прекрасна! Моя внешность начинает приближаться к отражению моего внутреннего мира!

Про одежду. Старую одежду я вообще вынесла на помойку со словами: «Я к тебе не вернусь! Брысь из моей жизни!», а новая стала ярче, сексуальнее и такой, которая мне нравится.

Про еду. Порции стали меньше, причем значительно, а привычка «жевать от скуки» вообще иссякла. Сама еда стала полезнее и проще. Изыски и сложности вызывают мелкую дрожь: «Гадость же!»

На работе мне даже коллеги женского пола комплименты делают и просят рассказать секрет! Охотно рассказываю!

Все поменялось! ВСЕ! Внутри меня! И только в положительную сторону! И постоянное чувство ликования! (Кроме того времени, когда вес стоит.) Иными словами, рассказ обо всем, что произошло за этот период, займет много времени и страниц!

И это потому, что я смогла справиться не только со своим весом практически без издевательств над собой, но и поверить в себя!»

«Мне 20 лет, рост 165 см. В феврале я родила сынишку и во время беременности поправилась с 55 кг до 83. Это было ужасно. Я не могла ходить в последние дни девятого месяца. После родов весила 75 кг. В мае я немного похудела до 70. 9 мая купила себе весы и ужаснулась. Тут же зашла в Интернет и стала искать какие-нибудь интересные диеты, как вдруг наткнулась на ваш сайт. На следующий день перешла на новую систему. Сегодня, спустя полтора месяца я вешу 59 кг! У меня было множество вещей, которые я надевала еще до беременности, и я каждый день их примеряла. Сначала я просто влезла в джинсы, не застегивая их.

Потом они сошлись на мне на одну пуговицу, затем на две, и так я влезла почти в весь свой гардероб!

Как изменилась моя жизнь? После родов я впала в жуткую депрессию. С ребенком целыми днями возилась сама. Ни бабушек, ни дедушек не было. Муж постоянно на работе, а в зеркале на меня смотрела 20-летняя корова! Я стала придумывать себе, что муж изменяет мне с какой-нибудь стройняшкой. Мы стали чаще ссориться. С ребенком надо было гулять, а везде были одни худышки. На 8 Марта мы с мужем пошли по магазинам. Знаете, где я нашла себе кофточку и юбку? В магазине для будущих мам!!! Я до сих пор помню, как в этом торговом центре разрыдалась, а муж успокаивал меня стаканчиком мороженого.

Сейчас мне просто смешно это вспоминать. Тогда я даже о липосакции подумывала. Вот так система вытащила меня из затянувшейся послеродовой депрессии. Сейчас я ношу свою любимую мини-юбку, показывая стройные ножки. Муж меня ревнует к моим сверстникам (он меня на 9 лет старше). Ну а я испытываю наслаждение от жизни. У меня в планах все-таки дойти до «своих» 55 кг.

Кстати, муж, восхищенный моим похудением, сделал мне подарок: в августе мы открываем свой магазин женской одежды».

«У меня появилась уверенность в себе, больше позитива и раскрепощенности, когда смотрю на себя в зеркале. Старые вещи без сожаления выкидываю. Раньше не могла ничего выбрасывать, оставляла, а сейчас понимаю, что к ним уже никогда не вернусь.

Вчера в магазине пришла в полный восторг: я всегда носила размер 44—46, а вчера он оказался мне велик! И я купила 42—44, который мне в самый раз! Пыталась понемножку себя ограничивать с середины февраля. Тогда я весила 62. К началу полного погружения в систему весила 58,6. Сейчас, спустя 20 дней, — 56,8. Абсолютно счастлива! Мне еще никогда не удавалось похудеть так постепенно. Обычно я придерживалась монодиет, после следования которым вес немедленно возвращался. Теперь больше в жизни не сяду на диету! При такой системе питания это больше не нужно!»

«Мне 30 лет. На системе 2 месяца, второй месяц прошел в отпуске (главной целью в это время было — не поправиться). На 7,5 кг похудела за первый месяц, за время отдыха еще почти на 2 кг. И это при том, что физические нагрузки как-то совсем сошли на нет.

Что изменилось: совершенно не хочется надевать старую одежду, а новую пока почему-то не покупаю. Джинсы, приобретенные в середине похудения, уже «висят». Но самое главное — мне захотелось больше общаться с людьми. И это здорово!!! Еще появилась уверенность в том, что я все могу — поэтому своей целью поставила похудеть до 60 кг, пусть на данный момент для меня это не совсем реально. С детства не была худой, а в зрелом возрасте минимальный вес был 72 кг (сейчас уже 75). А еще в жизни стало больше секса! Вот такие скромные достижения».

«Мне 20 лет. На этой системе уже 5 месяцев, сбросила 11 кг и 2 размера. Что же изменилось? Да все! Я стала уверенной в себе, веселой, общительной, у меня появилось много друзей. Я больше по вечерам не торчу дома с горами шоколада и чипсов, а гуляю, развлекаюсь, занимаюсь собой (спортом получается заниматься каждый день именно по вечерам). Конечно, до идеала мне еще нужно скинуть несколько килограммов, но моя жизнь стала настолько другой, что, думаю, с этим проблем не будет.

Комплименты, восхищенные взгляды, толпы поклонников — это еще больше мотивирует мое стремление к идеалу! Я верю, что все получится, потому что система просто супер!

Я всегда была пышечкой и мечтала похудеть, а теперь все получается».

«Меня зовут Оксана. Мне 25 лет. Об этой системе, точнее, о правильном образе жизни, узнала давно, но начала ее применять только пять дней назад. Почему? Я такой человек, что мне очень сложно что-то начать, да и психологически я не была готова, так как разочарования, которые следовали после различных диет, еще были живы в памяти. Но пришел тот момент в моей жизни, когда я поняла, что в силах изменить судьбу, отношение к себе и, как следствие, взгляд других людей.

В сущности, неважно, когда ты начнешь. Самое главное, чтобы пришло понимание того, что это необходимо, и тогда все начнет меняться. Причем неважно, какой у тебя вес — 70 кг или 170. Катя своим примером показала, что нет ничего невозможного, тем самым подвигнув многих к началу нового здорового образа жизни без лишений, стрессов, депрессий, неудач и ограничений.

Я всегда была стройной и не склонной к полноте, но после рождения ребенка все начало меняться, в итоге я набрала 22 лишних килограмма, причем нельзя сказать, что незаметно. Просто по каким-то причинам я выбирала не совершенствование, а вечные укоры самой себе за то, что я толстая и такой останусь. Когда я уже устала от постоянных депрессий, начался судорожный поиск способов, стимулов, но ничего не помогало.

Ни на одной из существующих диет я не продержалась больше двух дней, как следствие — вечные депрессии. Мне казалось, что я не смогу побороть мой лишний вес, и я почти сдалась.

Но, к счастью, я узнала эту историю, прочитала о системе и поняла: мне не нужно бороться с собой, а, наоборот, необходимо любить себя и заботиться о себе, по-моему, на этом и основывается данный метод. За 5 дней ушло 0,6 кг, и я уверена, что это только начало.

Я хочу сказать, что пусть пока это только начало пути и всего лишь крупица. Но поверьте мне, что за 4 месяца, которые я провела на сайте, просто читая о системе, о результатах достижений тех замечательных людей, которые решили изменить свою жизнь и успешно делают это, я полностью изменила представление о жизни и отношение к себе. Я считаю, что уже победила, ведь самая главная победа не в борьбе за килограммы, а в борьбе за саму себя!»

«У меня история такая. Я всегда была, как говорят, «кровь с молоком». Была маленькая, жила у бабушек, и меня приучили съедать все, ничего не оставлять на тарелке. Первый раз я серьезно задумалась о том, что надо бы немного похудеть, лет в 16. Тогда во мне было около 70 кг. Встретилась с общеизвестной фирмой, продающей препараты для снижения веса. Сначала вроде похудела, не знаю насколько, а потом за очень короткое время, а точнее, за зиму, набрала 15. Итог: в 18 лет я «доросла» до 85 кг.

Перед свадьбой я все-таки похудела на 10 кг. Но затем последовала беременность, которая прибавила еще 25. После родов килограммы все прибавлялись. Были попытки сесть на диету, но в конечном итоге они оказывались безрезультатными. Я перепробовала все: золотую иглу, кодирование, но ничего не помогало.

К 27 годам мой вес составлял 126 кг. Муж молчал или мои попытки сесть на диету просто-напросто высмеивал. Вечером, уложив детей спать, любили вдвоем, сев перед телевизором, пощелкать семечки, полакомиться мороженым или просто бутербродиком. Но в декабре 2006 года я проснулась с мыслью, что надо заняться собой и что-то поменять. Что именно — я еще не знала. Я зашла в Интернет и начала поиски чего-то, что мне бы подошло. Скачала уйму самых разных диет, сайтов с правильным питанием, в том числе и эту историю. Информацию я читала и анализировала около двух месяцев. В конце января я опять зашла на страничку системы, изучила ее более внимательно и поняла, что это самое подходящее решение в смене образа жизни и питания.

И я начала перемены. Поначалу было действительно трудно, на первой неделе мучили головные боли. Муж, как обычно, отнесся с усмешкой. Но я решила продержаться хотя бы месяц и дала себе установку, что если похудею хотя бы на один килограмм, то буду так вести себя и дальше, а если не потеряю ни грамма, то брошу.

Но вот прошло уже 5 месяцев, и нет уже 16 кг!!! Я очень довольна! Во-первых, стала лучше выглядеть. К лету поменяла большую половину своего гардероба, хотя в некоторые вещи влезла «со свистом». Те, что были малы, стали большие и валяются в шкафу. Во-вторых, муж свозил меня на отдых к морю, он вообще мною очень доволен. В-третьих, все его и мои друзья говорят, что я похорошела и похудела. Когда я встречаю знакомых, просто свечусь счастьем.

Муж вечером тоже перестал делать перекусы перед телевизором. Он даже начал покупать полезные продукты — тоже хочет немного постройнеть и тоже просит делать ему кофейный скраб. В общем, подводя итог, можно сказать, что эта система — образ жизни, и соблюдать все правила нисколечко не трудно. Те, кто говорит обратное — просто ленятся заниматься собой.

Я теперь знаю, что у меня есть сила воли! А ведь раньше надо мной подтрунивали и смеялись, когда предлагали вечером выпить пивка с рыбкой, а я отказывалась, хотя у самой слюнки капали. Но у меня уже был результат, и я не желала все бросать. Да и сейчас я бы ни за что не бросила систему. Мне понравилась такая жизнь!»

«Мне 28 лет. На сегодняшний день я вешу 75,9 кг при росте 164 см. И я продолжаю худеть. Но так было не всегда... Я познакомилась с Екатериной осенью 2004 года, и тогда во мне было 118 кг. Как так получилось? Очень просто. Бабушка всегда говорила, что полный ребенок — здоровый ребенок, и, когда я «пойду в рост», вес уйдет. Я вытягивалась, но вес не уходил, а «шел в рост» вместе со мной.

Я все время пыталась похудеть, но как только давала себе слабину, вес возвращался. И всегда надо мной тяготело это страшное слово «ДИЕТА». А вы ведь знаете, что именно во время нее очень хочется того, чего нельзя.

Весной 2005 года мы с Екатериной не виделись около двух месяцев, и, когда снова встретились, я ее не узнала. Она очень похудела и выглядела просто шикарно. Естественно, я спросила, как она добилась таких результатов. Как и все гениальное, ее программа была проста — систематичность во всем и никаких запретов. Я решила попробовать, так как каждый день видела, как она меняется в лучшую сторону. И если честно, мне было завидно.

Я всегда думала: «Если заниматься, то как минимум 2 часа, и пусть не каждый день». А Катя говорила, что хватит и 15 минут, но ежедневно.

И доказывает это на своем примере. Но самое главное для меня — можно было есть ВСЕ. Даже вкусности. Я ведь такая сладкоежка. Просто нужно соблюдать некоторые правила.

Желание выглядеть хорошо и реальный пример перед глазами сделали свое дело. Я приступила. Сначала было тяжело, не все получалось, а именно: не есть после 18.00 и заниматься каждый день спортом. Катю я видела раз в неделю, и она была «живым укором» моей полноте. Были спады, я наедалась, и вес замирал.

Катя говорила: «Ничего, начни заново. Ведь в системе нет особых сложностей. И главное, отсутствуют категорические запреты. Ты съела кусок торта, не кори себя, а просто сделай ужин более легким». Вес «со скрипом» начал сдаваться, а я вошла во вкус. Когда весной поняла, что все мои вещи мне велики как минимум на 3 размера (с 66-го размера, я перешла на 60-й), моему счастью не было предела. Захотелось скинуть еще больше.

Сейчас я придерживаюсь тех же принципов, и вес идет вниз. Может, вам покажется, что я повторяюсь, но для меня самое главное — это отсутствие запретов. Вероятно, мне было немного легче, чем будет вам, так как у меня перед глазами была Катя, которая не давала мне отчаиваться в трудные минуты. Но зато у вас есть эта книга, и я верю, что, если вы, прочитав ее, решитесь худеть по системе «Минус 60», результаты не заставят себя ждать. Главное — поверьте в себя и в свой успех!!! Желаю вам удачи».

Надеюсь, вы окончательно убедились в том, что похудеть можно вне зависимости от того, сколько вам лет, велик или мал ваш изначальный вес, набрали ли вы килограммы вследствие беременности, гормональных перестроек, нервного стресса или каких-то других причин. Главное, что система обязательно поможет вам, если вы примете даже часть новых принципов.

Мне часто задают вопрос, что будет после того, как сбрасываешь вес? Я упоминала о минусах диет, по завершении которых вес стремительно набирается обратно. Не может ли быть так же и в этом случае?

Как я уже говорила, отныне это ваш новый стиль жизни. Однако это не означает, что теперь вы будете постоянно находиться в жестких рамках. После того как вы сбросите желанное количество килограммов, как вы уже, я думаю, поняли из отзывов последователей системы, в вашей жизни произойдут серьезные изменения, по большей части в образе мышления, стиле питания и двигательной активности.

Поверьте, что даже если бы я не допускала никаких послаблений на этапе «поддержания достигнутого результата», вам уже не было бы так сложно, как вначале. Когда к чему-то привыкаешь — это становится естественным, и начинаешь относиться ко всему проще. Например, когда первый ребенок только появляется в вашем доме, кажется, что дел прибавляется в два-три раза. Но с течением времени вы «втягиваетесь» и подумываете о втором и даже третьем ребенке, и трудности, изначально казавшиеся запредельными, становятся незаметными.

Так же и с похудением. Вначале вам тяжело ежедневно заставлять себя делать гимнастику, процедуры по уходу за кожей, не есть по вечерам. Но через какое-то время вы уже не сможете жить без всего этого. Становится непонятно, как можно объедаться перед сном или употребить слишком много жирного. Вы начинаете испытывать не угрызения совести, но реальный физический дискомфорт. Вы с радостью рассматриваете свои прежние и нынешние фотографии и не можете поверить, что похудение оказалось значительно проще, чем вы думали на первых порах. Вам не пришлось голодать, отказываться от сладкого, ночевать в тренажерном зале. Вы делали то, что в ваших возможностях, и посмотрите, каких результатов вы добились. Вы чувствуете, что изменились внутри, и не можете выразить это ощущение словами, просто знаете, что теперь все по-другому. Вы понимаете, что обратного пути нет, ведь вы так далеко ушли от «точки отсчета». Окружающие люди изменят отношение к вам. Кто-то проникнется уважением к вашей силе воли, кто-то будет просто рад за вас. Муж или молодой человек посмотрит на вас еще более влюбленными глазами и уже не предложит съесть с ним пиццу вечером. Он тоже привык к тому, что у вас есть новые жизненные правила. А чего стоит легкость, которая появилась во всем теле, и желание успевать делать больше, чем раньше!

Но все же теперь вы можете позволить себе более поздний ужин, потому что знаете, что сможете ограничиться йогуртом или салатом, а не опустошите весь холодильник вечером (однако я все равно настоятельно рекомендую не есть хотя бы после 8 вечера, только в редких случаях вы можете себе это позволить). Вы привыкли взвешиваться ежедневно и сразу внесете нужные корректировки в рацион, если заметите, что вес начал расти.

Жесткие ограничения по употреблению продуктов также можно снять. Теперь вы можете есть сладкое и «вредности» до обеда, то есть до трех часов дня. Смело позволяйте себе десерт при условии, что ужин остается достаточно легким. Будьте особенно внимательны, когда только начинаете переходить на облегченный вариант системы.

Физические упражнения по-прежнему должны оставаться неотъемлемой частью вашей жизни, пусть даже всего по пять минут в день, но это необходимо, чтобы продолжать поддерживать свое тело в тонусе и не расслабляться морально.

Если вы довели растяжки до незаметного состояния, то можете отказаться от использования мумие, однако я не советовала бы переставать наносить кофейный скраб, если вы не хотите, чтобы ваш уже практически забытый целлюлит вернулся. Вы можете проводить эту процедуру чуть реже, например, два-три раза в неделю. Массаж также будет полезен для вашей кожи, хотя его регулярность допустимо несколько снизить.

Пошаговый принцип введения в жизнь новшеств должен являться гарантией того, что ваш вес не пойдет вверх. Не пытайтесь забросить все и сразу за один день, действуйте постепенно. Если вы хотите сдвинуть ужин на чуть более позднее время, не добавляйте более получаса в неделю. Этим вы облегчите жизнь не только своему телу, но и мозгу, которому тоже необходимо перестроиться. Чуть снизили двигательную активность? Не забывайте еженедельно замерять объемы, чтобы быть уверенной, что они не увеличиваются.

И помните о главном: прежде всего ориентируйтесь на возможности и нужды своего организма, его желания и ощущения, тогда ваш вес будет в постоянной безопасности. Относитесь к себе с любовью и уважением. И обязательно проконсультироваться с врачом в случае возникновения проблем со здоровьем.

Часть II

РЕЦЕПТЫ К СИСТЕМЕ «МИНУС 60»,

ИЛИ ВОЛШЕБНИЦА НА КУХНЕ

Зачастую фокусы и магия кажутся нам чем-то сложным и загадочным, но при ближайшем рассмотрении все намного проще, чем можно предположить. Современной женщине нужно быть талантливой во всем. Приходится успевать следить за собой, заниматься детьми, хозяйством, покупками, самосовершенствованием — и для этого отводится всего несколько часов в день. И, конечно, независимо от того, придерживаемся мы диеты или нет, нам хочется быть волшебницами на кухне. Однако, как показывает опыт, оставаться ими в процессе похудения не так просто. Даже если вы сбрасываете вес по системе «Минус 60», которая, по сути своей, достаточно либеральна.

С детства я мечтала о горшке, который самостоятельно варит кашу, волшебной палочке, которая приведет в порядок весь дом, или хотя бы о помощниках-бурундучках, выполняющих за меня хозяйственные хлопоты. Но ни у меня, ни у кого-либо из моих знакомых подобных магических объектов не наблюдалось (помощницы по дому к миру магии не относятся). Но я общалась со многими людьми, часто ходила в гости и постоянно удивлялась: почему некоторые женщины в состоянии организовать праздничное торжество за час, а другим — и нескольких дней недостаточно. Так происходило до тех пор, пока я не поняла, что для того чтобы вкусно готовить, необязательно «растягивать удовольствие». Я очень люблю процесс создания кулинарных шедевров, но только тогда, когда это не отнимает у меня весь день и не требует огромного количества ингредиентов. Именно поэтому я постаралась максимально облегчить процесс приготовления пищи в своей книге и свести к минимуму временные затраты. У настоящей волшебницы все должно получаться, словно по мановению волшебной палочки.

Изначально я не планировала давать какие-либо рекомендации о том, что есть можно, а что нельзя. Однако по прошествии некоторого времени, я пришла к выводу, что создать книгу рецептов просто необходимо. Люди часто не имеют представления об основах правильного питания, о том, как, например, можно сократить потребление жиров или о том, что мясо можно не только жарить. Понятно, что если вы пытаетесь сбросить вес по системе «Минус 60», с подбором меню на завтрак у вас проблем не возникает. Ведь в первый прием пищи вы можете позволить себе есть абсолютно все. Но как быть с обедом и ужином? Казалось бы, днем ограничения еще не настолько жесткие, но даже на этом этапе у многих возникает вопрос: «Что приготовить?» А уж когда дело доходит до ужина — здесь у большинства женщин, даже опытных кулинаров, возникает проблема: «Какое блюдо изобрести?» Именно для того и была создана эта книга — в помощь тем, кто придерживается системы некоторое время.

Вы чувствуете, что фантазии на то, чтобы в очередной раз придумывать, что приготовить, уже не хватает? Вы устали есть каждый вечер отварную гречку, но не знаете, не будет ли придуманный вами рецепт идти вразрез с системой «Минус 60»? Тогда вам просто необходимо иметь этот сборник рецептов под рукой.

Если вы еще не читали книгу «Система «Минус 60», или Мое волшебное похудение», то, возможно, не знаете, что, руководствуясь данным способом снижения веса, на завтрак можно есть абсолютно все. После 12 часов дня появляются ограничения, и чем ближе к вечеру, тем меньше список продуктов, из которого можно выбирать варианты.

Данная книга разделена на два больших раздела: обед и ужин. Каждый из них для вашего удобства разбит на подтемы, в которых вы найдете идеи для приготовления салатов, супов, мясных, овощных и творожных блюд. Вам не придется задумываться о том, что нужно убирать из рецепта, чтобы он соответствовал системе. Я сделала это за вас, учитывая специфику «Минус 60». Те блюда, которые разрешены на ужин, можно использовать и в обед. Однако вариант для ланча нельзя использовать вечером.

Некоторые блюда можно комбинировать днем, например, салат, суп и горячее блюдо, но для ужина выбирайте только ОДИН из рецептов, приведенных в соответствующем разделе. Если вы не смогли найти определенный продукт, его почти всегда можно заменить. Некоторые варианты замены будут указаны прямо в рецептах.

В эту редакцию книги «Рецепты к системе «Минус 60», или Волшебница на кухне», я включила новые рецепты, придуманные или широко используемые участницами форума. Я добавила по десять рецептов для обеда и столько же для ужина, получивших широкий отклик среди тех, кто уже давно следует системе «Минус 60». Это — своеобразный «топ 10» дневных и вечерних блюд, вкусных и соответствующих правилам питания. Надеюсь, вы также оцените их по достоинству.

Итак, готовьте, пробуйте, получайте удовольствие от своего похудения, ведь система «Минус 60» подразумевает, прежде всего, ваш психологический комфорт, который невозможен, если ваше меню не будет достаточно разнообразным. Оставайтесь волшебницей на кухне всегда, даже если в данный момент вы худеете.

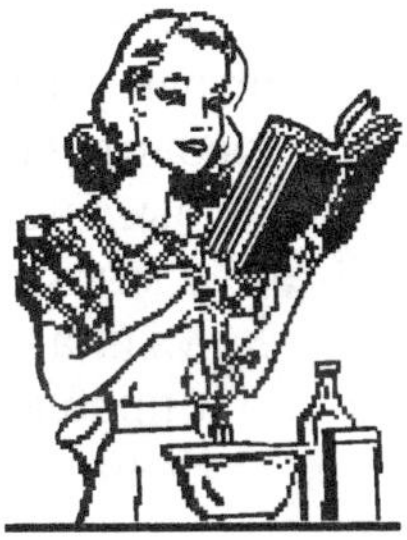

ОБЕД

Если вы придерживаетесь системы «Минус 60», вы вполне можете съедать полноценный обед, состоящий из салата, супа (его, как я уже говорила в первой книге, нежелательно употреблять ежедневно, потому что он не дает чувство длительного насыщения, но перебивает аппетит) и горячего блюда. Не следует забывать об основных «правилах обеда», в случае если вы комбинируете различные рецепты в один ланч, а именно:

1. Картошку нельзя сочетать с мясным или рыбным блюдом, но допускается ее использование с овощами.

2. Лучше использовать замороженный зеленый горошек и кукурузу, но не консервированные овощи.

3. Соленые и маринованные овощи можно есть в небольших количествах.

4. Допускается использование овощей и круп (рис, гречка) с мясными или рыбными продуктами.

5. Макароны не следует использовать в качестве гарнира к мясу или рыбе, однако не возбраняется комбинация пасты с овощами или сыром.

Салаты и холодные закуски

Почему-то многие хозяйки не любят готовить салаты, считая, что их приготовление отнимает много времени и подразумевает использование большого количества масла или майонеза. Надеюсь, в данном разделе я развею эту иллюзию, так как в своих рецептах постаралась свести употребление жиров к минимуму.

Итак, какие же варианты салатов и холодных закусок я предлагаю использовать в обеденное время?

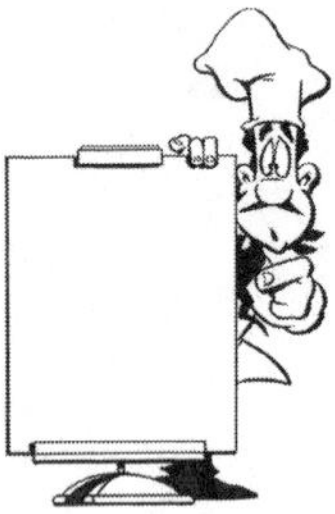

МЯСНОЕ АССОРТИ

Необходимые продукты:

перец сладкий свежий — 500 г
огурцы свежие — 100 г
свинина вареная — 100 г
говядина вареная — 100 г
телятина вареная — 100 г
горошек зеленый отварной — 50 г
яйца вареные — 2 шт.
салат — 100 г
лук зеленый — 60 г
йогурт натуральный — 200 г
специи по вкусу

СПОСОБ ПРИГОТОВЛЕНИЯ:

Мясные продукты и огурцы нарежьте мелкими кубиками, салат — соломкой, добавьте мелко нарубленные яйца, тонко нашинкованный лук, охлажденный отварной горошек. Заправьте йогуртом, специями и начините перец. Сверху можно посыпать мелко нарубленной зеленью.

СОВЕТ: в данном рецепте лучше использовать нежирный йогурт.

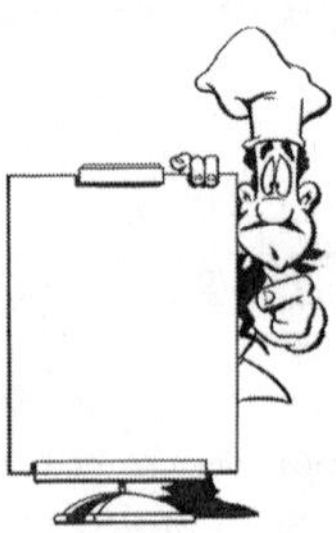

ВИНЕГРЕТ КЛАССИЧЕСКИЙ

Необходимые продукты:

картофель — 50 г
свекла — 60 г
морковь — 30 г
огурцы соленые — 30 г
горошек зеленый отварной — 20 г
масло растительное — 5 г
лимонная кислота — 2%-ный раствор — 5 мл
соль — 1 г

СПОСОБ ПРИГОТОВЛЕНИЯ:

Картофель, морковь и свеклу отварите в кожуре. Охлажденные овощи очистите, нарежьте кубиками или ломтиками, заправьте маслом, добавьте очищенные и нарезанные кубиками огурцы, зеленый горошек.

Заправьте винегрет солью и лимонной кислотой.

СОВЕТ: если вы добавите несколько столовых ложек уксуса, винегрет приобретет более пикантный вкус. Не забывайте, что винегрет содержит картофель. Помните о том, что его нельзя употреблять с мясными или рыбными блюдами.

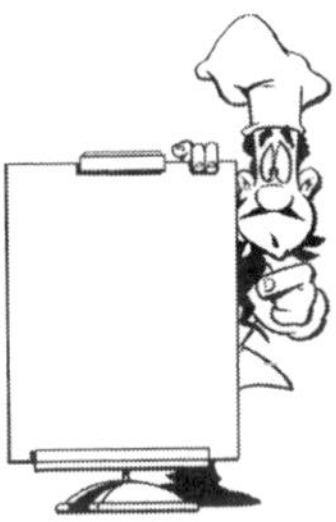

САЛАТ ИЗ ЦУКИНИ С ЧЕРНОСЛИВОМ

Необходимые продукты:

цукини маленькие — 10 шт.
чернослив — 8 шт.
масло растительное — 1 ст. ложка
сок лимонный — 4 ст. ложки
мята — 1 ст. ложка
чеснок — 1 зубчик
перец белый молотый
соль
зелень петрушки или мяты — 2 веточки

СПОСОБ ПРИГОТОВЛЕНИЯ:

Цукини промойте, нарежьте кружочками, потушите в воде до готовности, выложите в салатник.

Чернослив промойте, обсушите, мелко нарежьте, смешайте с лимонным соком, мятой, солью, перцем и измельченным чесноком.

Горячие цукини смешайте с черносливом и охладите при комнатной температуре в течение 1 часа.

При подаче посыпьте листиками мяты.

СОВЕТ: в этом рецепте цукини можно заменить обыкновенными кабачками.

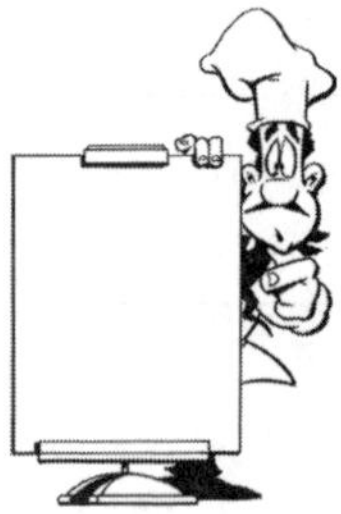

ПИКАНТНЫЙ ЯИЧНЫЙ САЛАТ

Необходимые продукты:

перец сладкий (зеленый, красный, желтый) — 3 шт.
лук репчатый — 1 шт.
сыр рокфор — 100 г
яйца вареные — 8 шт.
лимон — 1 шт.
соль
перец молотый
масло растительное — 1 ст. ложка
семена тмина — 1 ч. ложка

СПОСОБ ПРИГОТОВЛЕНИЯ:

Приготовьте заправку. Для этого взбейте венчиком сок 1 лимона с растительным маслом, молотым перцем, солью и тмином.

Яйца и сладкий перец нарежьте мелкими кубиками, лук мелко нарубите, соедините подготовленные продукты, полейте заправкой. Разомните 100 г рокфора и посыпьте им салат.

СОВЕТ: в этом салате можно также использовать перепелиные яйца.

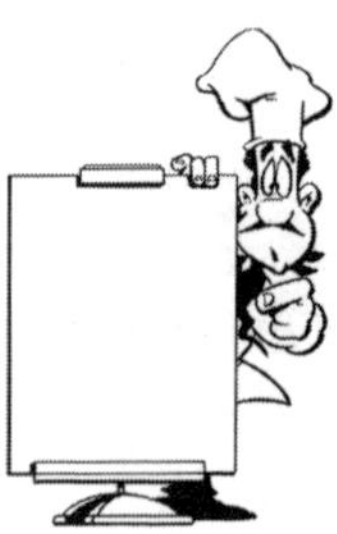

СВЕКОЛЬНО-МОРКОВНАЯ ГОРКА

Необходимые продукты:

свекла — 300 г
морковь — 20 г
лук репчатый — 20 г
масло растительное — 1 ст. ложка
сок лимонный — 5 г
соль

СПОСОБ ПРИГОТОВЛЕНИЯ:

Отварите свеклу, положите в холодную воду на 15 минут, затем очистите и пропустите через мясорубку. Репчатый лук и морковь нашинкуйте соломкой, пассеруйте в растительном масле до мягкости, пропустите через мясорубку и соедините со свеклой.

Посолите и добавьте лимонный сок. Выложите на большую тарелку в форме горки.

СОВЕТ: для придания остроты можно добавить чеснок.

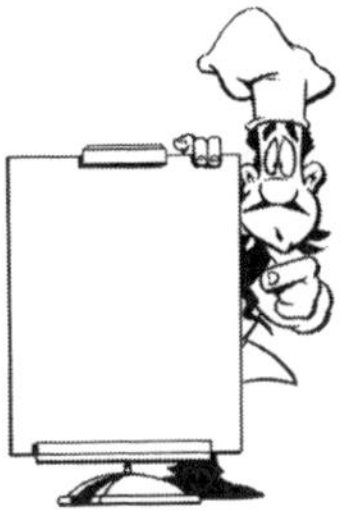

САЛАТ ГРИБНОЙ

Необходимые продукты:

грибы свежие — 300 г
помидоры — 3 шт.
салат листовой — 2 кочана
кукуруза отварная — 250 г
перец сладкий — 2 шт.
огурцы свежие — 150 г
масло растительное — 3 ст. ложки
соль
горчица для соуса — 30 г
уксус 3%-ный для соуса — 50 г

СПОСОБ ПРИГОТОВЛЕНИЯ:

Грибы обработайте, нарежьте и тушите 8—10 минут. Охладите.

Кукурузу отварите в подсоленной воде в течение 10 минут. Охладите.

Соедините грибы, кукурузу, нарезанные дольками помидоры и огурцы, нарезанный полосками перец.

Приготовьте соус-винегрет, смешав растительное масло, соль, горчицу и уксус.

Салат заправьте приготовленным соусом и сразу подайте на листьях зеленого салата.

СОВЕТ: если вам хочется чего-то необычного, можно использовать сырые шампиньоны. В этом случае рекомендую добавить в салат несколько столовых ложек соевого соуса.

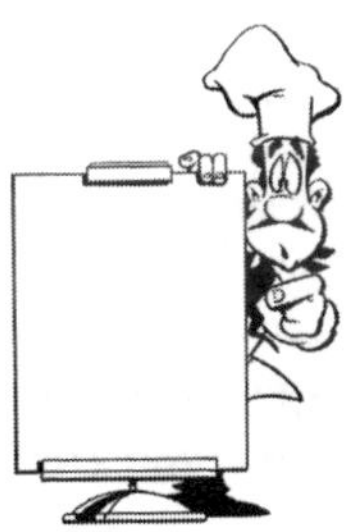

САЛАТ ИЗ КУРИЦЫ С АНАНАСОМ

Необходимые продукты:

курица отварная филе — 160 г
капуста белокочанная — 160 г
ананас — 160 г
уксус — 1 ст. ложка
горчица — 1 ч. ложка
растительное масло — 1 ст. ложка
соль по вкусу

СПОСОБ ПРИГОТОВЛЕНИЯ:

Куриное филе нарежьте кубиками.

Капусту мелко нашинкуйте и разотрите с солью.

Ананас нарежьте мелкими ломтиками.

Приготовьте заправку из уксуса, горчицы, соли и растительного масла.

Уложите продукты в бокалы слоями, полейте заправкой, оформите зеленью и ананасом.

СОВЕТ: вместо курицы можно использовать индейку, вместо капусты — листовой салат.

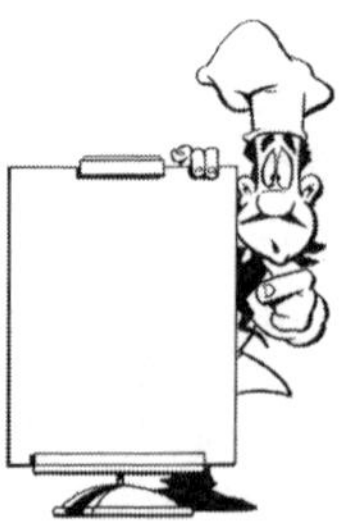

РЫБА В МАРИНАДЕ

Необходимые продукты:

рыба — 1 кг
морковь — 220 г
корень петрушки — 35 г
лук репчатый — 150 г
томат-пюре — 150 г
бульон рыбный — 50 г
масло растительное — 2 ст. ложки
уксус 3%-ный — 150 г
сахар — 15 г
лимон — 1 шт.
соль, перец горошком, лавровый лист, гвоздика, корица по вкусу
зелень для оформления

СПОСОБ ПРИГОТОВЛЕНИЯ:

Рыбу обработайте и разделайте на филе с кожей без костей или на филе без кожи и костей. Уберите в холодильник.

Из рыбных костей сварите бульон, процедите его.

Приготовьте маринад. Очистите морковь и петрушку, нарежьте тонкой соломкой или натрите на крупной терке. Лук очистите и нарежьте кольцами.

В сковороде разогрейте чайную ложку масла и обжарьте лук без изменения цвета, добавьте морковь и пассеруйте еще 5 минут до окрашивания лука, после этого добавьте томат-пюре и обжаривайте еще 7—10 минут. Влейте рыбный бульон, прогрейте 10 минут и добавьте уксус, соль, сахар, перец, лавровый лист, гвоздику, корицу, тушите еще 15 минут.

Филе рыбы посолите, поперчите, тушите в воде до готовности, не допуская переваривания.

Горячую рыбу уложите на блюдо, залейте горячим маринадом и охладите.

При подаче оформите веточками зелени и лимоном.

СОВЕТ: для этого блюда можно смешать красную и белую рыбу в разных частях.

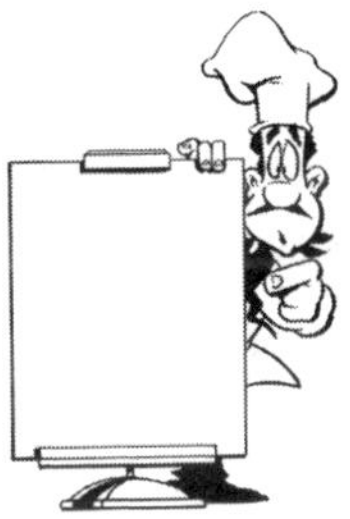

САЛАТ «ТРОПИКА»

Необходимые продукты:

ананас свежий — 200 г
отварные зерна кукурузы — 200 г
курица — 400 г
огурец свежий — 300 г
сладкий перец — 120 г
яйца — 2 шт.
помидоры — 2 шт.
оливковое масло — 2 ст. ложки
лимон — 1 шт.
кетчуп — 2 ст. ложки
салат-латук
соль и перец по вкусу

СПОСОБ ПРИГОТОВЛЕНИЯ:

Перец разрежьте вдоль на две части, поместите на 5—10 минут в очень сильно разогретую духовку, чтобы снять кожицу. Затем нарежьте кубиками.

Огурцы очистите от кожицы, удалите семена и нарежьте кубиками. Посыпьте крупной солью, чтобы выделился сок.

Ананас нарежьте кубиками. Яйца сварите вкрутую. Помидоры опустите на несколько минут в кипящую воду, снимите кожицу и разрежьте на четыре части.

Приготовьте соус из оливкового масла, лимонного сока, кетчупа, соли и перца.

Осторожно перемешайте нарезанные кубиками перец, огурцы, ананас, добавьте куриное мясо, консервированную кукурузу и залейте соусом.

Дно салатницы выложите листьями салата, на них положите готовый салат. Сверху украсьте ломтиками крутого яйца и помидорами.

СОВЕТ: вместо ананасов можно использовать зеленые яблоки.

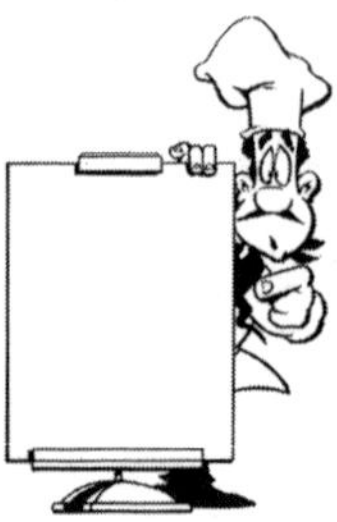

САЛАТ «НОВОГОДНЯЯ ЭКЗОТИКА»

Необходимые продукты:

креветки вареные очищенные — 300 г
мандарины — 2 шт.
рис — 1 стакан
огурцы — 1—2шт.
укроп — 50 г
карри, перец, соль
натуральный йогурт

СПОСОБ ПРИГОТОВЛЕНИЯ:

Рис отварите в воде с добавлением карри. Мандарины очистите, разделите на дольки, дольки очистите от пленок, порежьте. Огурец нарежьте соломкой, порежьте укроп.

В салатнике перемешайте креветки, рис, мандарины, огурцы и укроп. Посолите, поперчите. Заправьте йогуртом.

СОВЕТ: если вы готовите этот салат, когда на прилавках отсутствуют мандарины, можно использовать апельсины или грейпфруты.

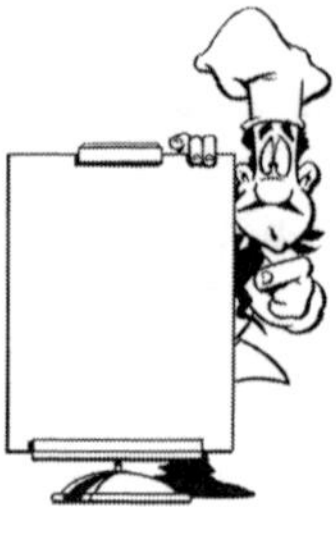

ОВОЩНОЙ САЛАТ С ЦЫПЛЕНКОМ

Необходимые продукты:

цыпленок отварной — 300 г
капуста цветная — 100 г
зелень сельдерея — 1/4 стебля

перец сладкий — 1/2 стручка
морковь — 2 шт.
редис — 50 г (или 1шт.)
йогурт — 1 стакан
сок 1/2 лимона
перец молотый
соль
зелень

СПОСОБ ПРИГОТОВЛЕНИЯ:

Капусту варите в подсоленной воде 15 минут, затем откиньте на сито. Охладите и разберите на соцветия.

Сельдерей, сладкий перец, морковь и редис очистите и нашинкуйте соломкой. Сельдерей ошпарьте и охладите.

С цыпленка снимите кожу. Отделите мякоть от костей и нарежьте ее ломтиками.

Подготовленные ингредиенты соедините, заправьте солью, молотым перцем, смесью йогурта и лимонного сока. Выдержите 10 минут на холоде. При подаче положите в салатник, посыпьте зеленью.

СОВЕТ: вместо целого цыпленка можно использовать филе. Его проще разделывать и резать.

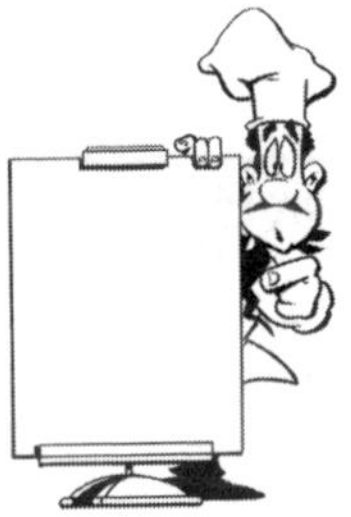

САЛАТ ИЗ ФАСОЛИ

Необходимые продукты:

помидор — 1 шт.
фасоль стручковая вареная — 1 стакан
картофель вареный — 2шт.
маслины — 1/2 стакана
оливковое масло — 1 ст. ложка
уксус — 2 ст. ложки
зелень петрушки рубленая — 10 г
зелень укропа рубленая — 10 г
перец черный молотый, соль по вкусу

СПОСОБ ПРИГОТОВЛЕНИЯ:

Помидор нарежьте кубиками, добавьте фасоль, заправьте маслом, уксусом, солью и перцем.

В салатник уложите картофель, посыпьте его зеленью петрушки. Вокруг выложите помидор с фасолью, посыпьте зеленью укропа.

Салат оформите маслинами.

СОВЕТ: этот салат можно использовать только как самостоятельное блюдо или в сочетании с овощами.

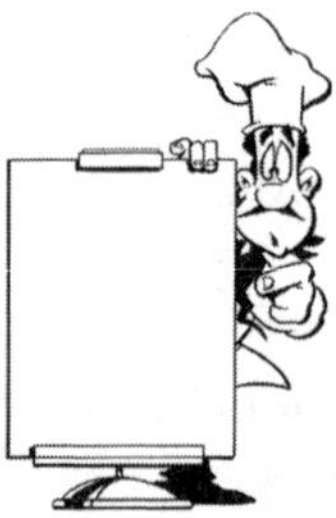

САЛАТ ИЗ МОРСКОЙ КАПУСТЫ

Необходимые продукты:

капуста морская консервированная — 1 банка
крабовые палочки — 200 г
кукуруза отварная — 200 г
яйцо вареное — 1 шт.
йогурт — 100 г

СПОСОБ ПРИГОТОВЛЕНИЯ:

Из капусты удалите жидкость, крабовые палочки и вареное яйцо нарежьте кубиками, все смешайте, добавьте кукурузу и заправьте йогуртом по вкусу.

СОВЕТ: салат можно заправить уксусом, смешанным с соевым соусом.

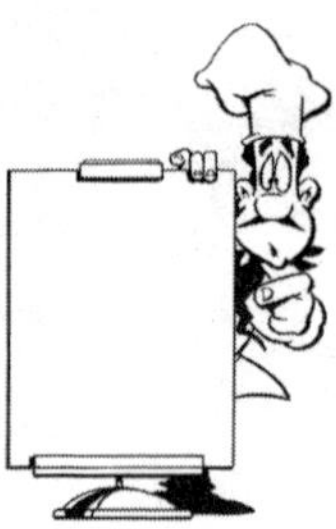

САЛАТ ИЗ ЛАПШИ С ОВОЩАМИ

Необходимые продукты:

помидоры — 4 шт.
лук репчатый — 1/2 шт.
чеснок — 1 зубчик
салат — 100 г
зелень — 1 ст. ложка
лапша — 250 г
сыр — 50 г
перец черный молотый

СПОСОБ ПРИГОТОВЛЕНИЯ:

Помидоры надрезать крест-накрест, опустить в кипящую воду, снять кожицу и мелко нарезать.

Лапшу отварить в подсоленной воде.

Мелко нарезать лук и чеснок, затем потушить вместе с зеленью в разогретом растительном масле. Добавить кубики помидоров и тушить 5—6 минут на слабом огне.

Листья салата мелко нарезать. Половину нарезанного салата соединить с соусом. Посолить, поперчить.

Лапшу откинуть на дуршлаг и в горячем виде соединить с соусом. Разложить на тарелки и посыпать салатом и тертым сыром.

СОВЕТ: поскольку в блюде присутствует лапша, мясо или рыбу использовать не рекомендуется.

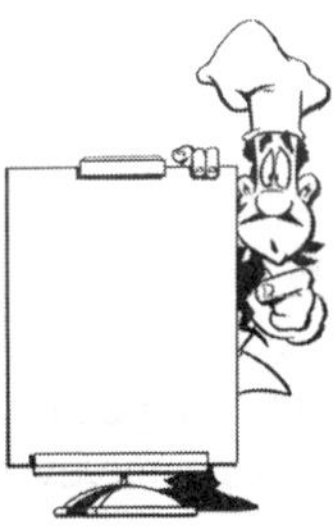

ПОМИДОРЫ, ФАРШИРОВАННЫЕ ГУАКАМОЛЕ

Необходимые продукты:

помидоры — 4 шт.
авокадо — 4 шт.
лук измельченный — $1\,^1/_2$ ст. ложки
кинза измельченная — $1\,^1/_2$ ст. ложки
оливковое масло — 1 ст. ложка
чили измельченный — 1 стручок
латук измельченный
уксус 3%-ный — $1\,^1/_2$ ст. ложки
перец черный молотый
соль

СПОСОБ ПРИГОТОВЛЕНИЯ:

Помидоры очистите от кожицы, срежьте верхушки и аккуратно удалите часть сердцевины так, чтобы помидоры не потеряли форму. Выложите их на сито срезанной частью вниз, чтобы стек весь сок, затем переверните, смажьте небольшим количеством уксуса, посолите и поперчите.

Приготовьте гуакамоле. Для этого тщательно перемешайте очищенные от кожицы и косточек и растолченные авокадо с луком, перцем чили, кинзой, небольшим количеством масла и соли.

Нафаршируйте помидоры приготовленной смесью, положите в салатник, предварительно выстланный латуком, покройте срезанной верхушкой, сбрызните маслом, уксусом, посолите и поперчите. Подавайте сразу же.

СОВЕТ: этот салат идеален, если вы не хотите есть мясо в обед, потому что авокадо достаточно сытное само по себе. Блюдо можно подать в сопровождении гарнира из риса или гречки.

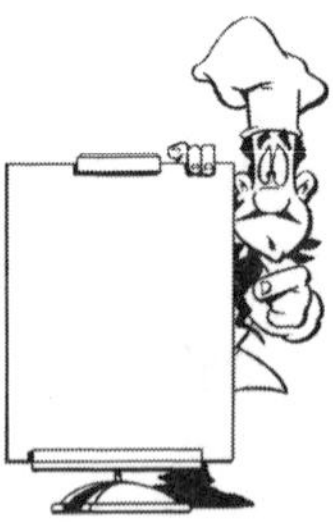

САЛАТ ЯИЧНЫЙ С ГРИБАМИ

Необходимые продукты:

яйца вареные — 6 шт.
перец зеленый — 2 шт.
перец красный — 1 шт.
шампиньоны отварные — 70 г
маслины без косточек — 6 шт.
чеснок — 1 зубчик
уксус 5%-ный — 2 ст. ложки
оливковое масло — 2 ст. ложки
перец черный молотый,
перец красный жгучий
соль по вкусу

СПОСОБ ПРИГОТОВЛЕНИЯ:

Мелко нарежьте яйца, перец, грибы, маслины и смешайте в миске. В отдельной посуде тщательно взбейте оливковое масло, чеснок, уксус, перец красный и черный, соль. Вылейте соус в салат небольшими порциями и осторожно перемешайте.

Поставьте миску с салатом в холодильник и дайте настояться в течение 30 минут.

СОВЕТ: если вы любите острые блюда, можно добавить в этот салат стручок перца чили.

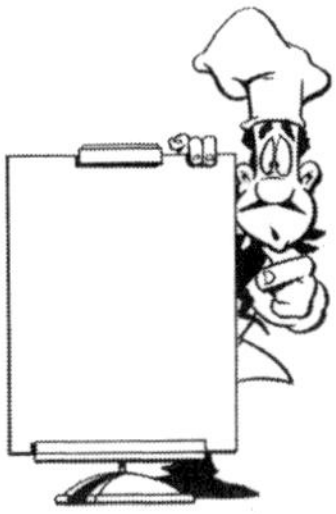

ЛЕГКИЙ СЫРНЫЙ САЛАТ

Необходимые продукты:

сыр голландский — 100 г
морковь — 100 г
сладкий перец — 50 г
яблоки — 100 г
кефир — 150 мл
зелень петрушки — 10 г

СПОСОБ ПРИГОТОВЛЕНИЯ:

Сырую морковь и голландский сыр натрите на крупной терке, добавьте очищенное, нарезанное дольками яблоко, нашинкованный соломкой сладкий перец и перемешайте.

Заправьте кефиром, сверху посыпьте мелко нарезанной зеленью петрушки.

СОВЕТ: часть сыра в салате можно заменить отварными яйцами.

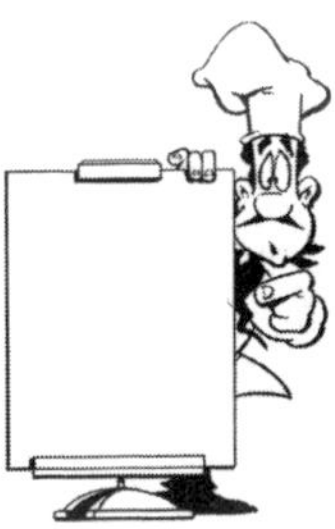

ПОМИДОРЫ, ФАРШИРОВАННЫЕ ЛОСОСЕМ

Необходимые продукты:

помидоры крупные — 3 шт.
лосось консервированный — 250 г
листья салата зеленого
половина лимона
масло растительное — 1 ст. ложка
уксус 3%-ный — 2 ч. ложки
перец черный молотый по вкусу
соль

СПОСОБ ПРИГОТОВЛЕНИЯ:

Промытые помидоры разрежьте на 4 части, удалите семена, полейте смесью масла, уксуса, перца, соли. Наполните каждую четвертинку помидора кусочками рыбы.

Готовую закуску выложите на листья салата, оформите ломтиками лимона, зеленью.

СОВЕТ: для фаршировки помидоров можно также использовать слабосоленую семгу, порубленную на мелкие кусочки.

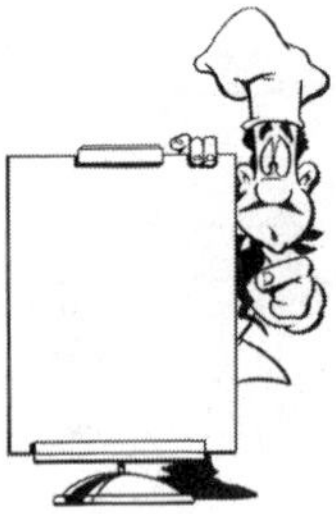

ПОМИДОРЫ, ФАРШИРОВАННЫЕ СЫРОМ С ЧЕСНОКОМ

Необходимые продукты:

помидоры одинаковой величины — 2—4 шт.
сыр или брынза — 80 г
листья зеленого салата
чеснок — 1 зубчик
перец сладкий — 1шт.
соль
зелень петрушки

СПОСОБ ПРИГОТОВЛЕНИЯ:

Помидоры промойте, срежьте верхнюю часть и удалите перегородки с семенами. Сыр натрите на терке, добавьте рубленый чеснок и мелко нарезанный сладкий перец, перемешайте. Часть натертого сыра оставьте для оформления.

Подготовленные помидоры посыпьте изнутри солью и наполните фаршем.

На блюдо уложите листья зеленого салата, на них поместите помидоры, а сверху посыпьте мелко нарезанной зеленью петрушки.

СОВЕТ: подобным образом можно фаршировать сладкий перец, предварительно удалив из него сердцевину с косточками.

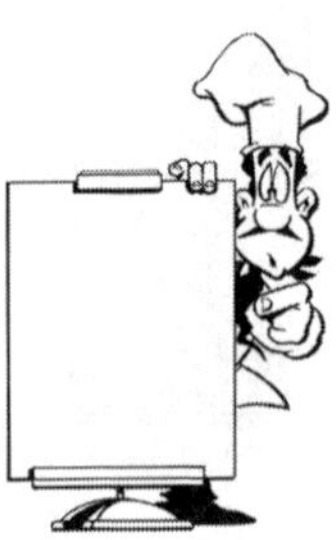

САЛАТ СО СВИНИНОЙ

Необходимые продукты:

мякоть свинины — 400 г
лук репчатый — 4 шт.
морковь — 3 шт.
свекла — 1 шт.
перец жгучий красный — 10 г
сахар — 1 ч. ложка
уксус 3%-ный — 1 ст. ложка
зелень петрушки
зелень укропа
соль по вкусу
масло оливковое — 2 ст. ложки

СПОСОБ ПРИГОТОВЛЕНИЯ:

Мякоть свинины нарежьте соломкой и потушите в небольшом количестве подсоленной воды. Лук нарежьте полукольцами и пассеруйте, используя лишь часть масла. Морковь и свеклу натрите на терке, жгучий перец и зелень мелко порубите. Подготовленные ингредиенты соедините, заправьте солью, уксусом, маслом и перемешайте.

Готовый салат выложите в салатник и оформите зеленью.

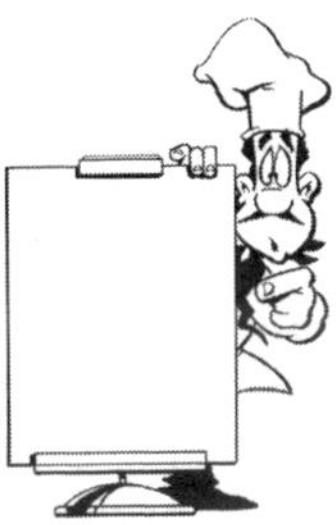

САЛАТ МЯСНОЙ

Необходимые продукты:

говядина тушеная (мякоть) — 200 г
огурцы соленые (малосольные) — 1шт.
грибы отварные (грузди) — 50 г
помидоры — 1 шт.
соус (хрен) — 50 г
зелень петрушки
зелень укропа

СПОСОБ ПРИГОТОВЛЕНИЯ:

Говядину нарежьте ломтиками, уложите на блюдо вместе с кружочками огурца, отварными груздями и ломтиками помидора. Оформите зеленью.

Отдельно в соуснике подайте соус (хрен).

СОВЕТ: вместо груздей можно использовать отварные шампиньоны.

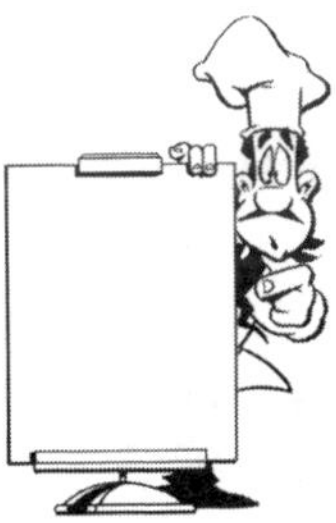

САЛАТ ИЗ МАКАРОН «ЗВЕЗДНЫЙ ЧАС»

Необходимые продукты:

помидоры — 6 шт.
отварные макароны «звездочки» — 400 г
морковь — 1 шт.
перец сладкий красный — 1 шт.
лук репчатый — 1 шт.
лук зеленый — 3 стебля

Для заправки:
йогурт натуральный — 125 г
соус чили — 3 ст. ложки
лимонный сок — 1 ст. ложка
чесночный порошок и луковый порошок — по 1/2 ч. ложки
чили молотый — щепотка
соус «Табаско» — 3 капли

СПОСОБ ПРИГОТОВЛЕНИЯ:

Порежьте кубиками среднего размера помидоры, перец и репчатый лук. Морковь пассеруйте в кипятке полторы минуты, затем откиньте на дуршлаг, дайте остыть. Добавьте к овощам, смешайте с макаронами. Отдельно приготовьте соус из всех ингредиентов для заправки, заправьте им салат и сразу же подайте его на стол.

СОВЕТ: для данного салата можно использовать и другие виды мелких макарон. Это самостоятельное блюдо. Не следует употреблять его вместе с мясом или рыбой.

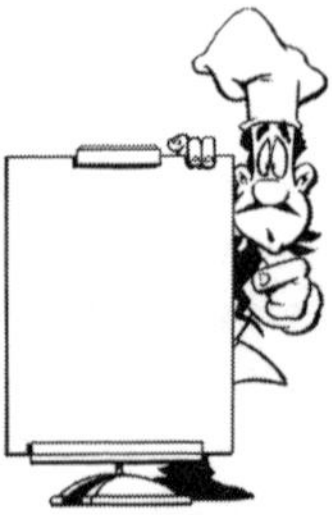

САЛАТ ИЗ МАКАРОН С ЗЕЛЕНЬЮ

Необходимые продукты:

салат листовой (китайский) — 300 г
макароны «ракушки» — 70 г
лук зеленый — 40 г
кунжут — 1 ч. ложка
масло растительное — 1 ч. ложка
уксус 3%-ный — 1/2 ст. ложки
рубленая зелень петрушки
перец черный молотый, соль по вкусу

СПОСОБ ПРИГОТОВЛЕНИЯ:

«Ракушки» отварите в большом количестве подсоленной воды, откиньте на дуршлаг, затем заправьте маслом и охладите.

Зеленый лук нарежьте колечками, соедините с листьями салата, нарезанного полосками, добавьте «ракушки» и перемешайте. Кунжут обжарьте на сухой сковороде.

Уксус разведите небольшим количеством воды, добавьте соль и перемешайте.

Полейте салат приготовленной смесью, посыпьте кунжутом и рубленой зеленью петрушки.

СОВЕТ: к салату можно добавить отварные грибы. В этом случае предпочтительно подавать его как самостоятельное блюдо.

Супы

Хотя супы являются овощными блюдами, я все же не советую употреблять их ежедневно, поскольку они не дают длительного ощущения сытости. Однако, если вы привыкли видеть их на своем столе в обед, не стоит отказываться от этой привычки резко. Я рекомендую есть первое не чаще 2—3 раз в неделю, если отсутствуют медицинские показания к более частому употреблению.

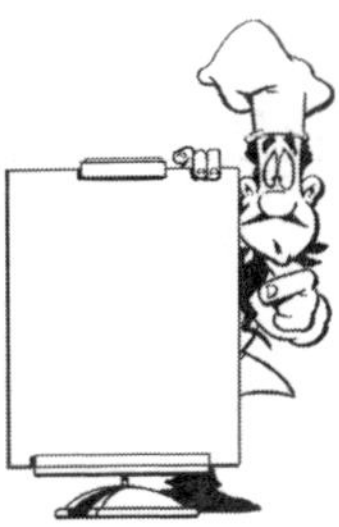

СУП-ПЮРЕ ФАСОЛЕВЫЙ

Необходимые продукты:

фасоль — 180 г
вода — 1 л
морковь — 180 г
лук репчатый — 1 шт.
чеснок — 2—3 зубчика
перец чили — 1/2 шт.
овощной бульон — 1 л
помидоры — 2 шт.
стебель сельдерея — 2 шт.
соль, перец по вкусу
кориандр — 1 ст. ложка

СПОСОБ ПРИГОТОВЛЕНИЯ:

Замочите фасоль на ночь в холодной воде, затем слейте воду, а фасоль положите в кастрюлю и снова залейте водой. Доведите до кипения и кипятите 10 минут. Уменьшите огонь, накройте и варите 2 часа до готовности.

Добавьте мелко нарезанные морковь, лук, чеснок и чили. Влейте бульон. Доведите до кипения. Накройте и готовьте еще 30 минут.

Достаньте из кастрюли половину овощей вместе с небольшим количеством бульона и сделайте из них пюре в блендере или кухонном комбайне.

Верните фасолевое пюре в кастрюлю, добавьте помидоры (очищенные от кожуры и порезанные) и сельдерей. Тушите 10—15 минут, пока сельдерей не станет мягким, добавив немного воды или бульона, если необходимо.

Приправьте суп по вкусу и добавьте нерезанный кориандр. Перелейте в супницу и посыпьте зеленью.

СОВЕТ: я не рекомендую употреблять в пищу бобовые продукты чаще трех раз в неделю. Если вы не можете отказаться от блюд из фасоли и гороха, старайтесь не совмещать их с мясом или рыбой.

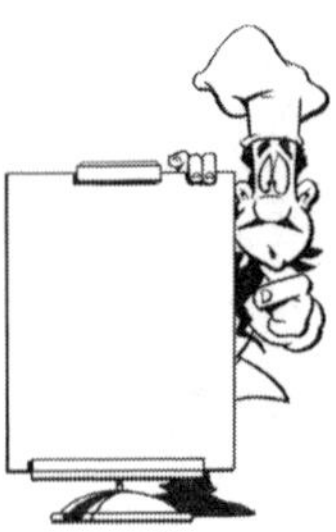

БУЛЬОН ИЗ СВЕЖЕГО ГОРОШКА И СПАРЖИ

Необходимые продукты:

свежий лущеный сахарный горошек — 400 г
спаржа — 800 г
мука — 3 ч. ложки
молоко — 1 стакан
желтки яичные — 2 шт.

СПОСОБ ПРИГОТОВЛЕНИЯ:

Сварите в кипятке 400 г свежего лущеного сахарного горошка, процедите.

Отварите в подсоленном кипятке 800 г порезанной кусочками спаржи, процедите.

Соедините оба отвара, прибавьте 3 чайные ложки муки, вскипятите.

Влейте 1,5 стакана молока, смешанного с 2 желтками, столовую ложку масла, прогрейте, не кипятя.

Всыпьте рубленый укроп. Разлейте в чашки.

СОВЕТ: суп будет вкуснее, если подать его с тонкими ржаными сухариками.

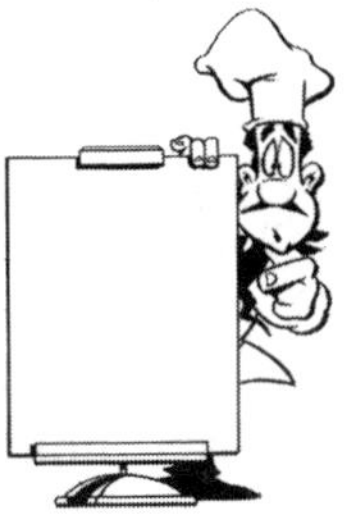

ТОМАТНЫЙ СУП СО ВЗБИТЫМИ ЯЙЦАМИ

Необходимые продукты:

помидоры крупные — 3 шт.
яйца — 2 шт.
чеснок — 2 дольки
кусочек корня имбиря
растительное масло — 1 ч. ложка
зелень для украшения

СПОСОБ ПРИГОТОВЛЕНИЯ:

Тщательно помойте помидоры и нарежьте их крупными или средними дольками (по вашему вкусу). На сковородке подогрейте растительное масло с мелко нарезанным чесноком и имбирем. Добавьте нарезанные томаты и поджаривайте, тщательно помешивая. Как только томаты выпустят сок, все содержимое сковороды следует переместить в кастрюлю с кипящей водой. Варить 1—2 минуты, подсолить по вкусу.

В отдельной посуде слегка взбейте яйца и добавьте их в кастрюлю. Варите еще пару минут. Аппетитный суп готов!

Подавать его можно в большой посуде в центр стола либо разлить по пиалам. Для украшения используйте листья латука, зеленого лука или петрушки по выбору.

СОВЕТ: если вам нравятся острые супы, можно добавить несколько капель соуса «Табаско».

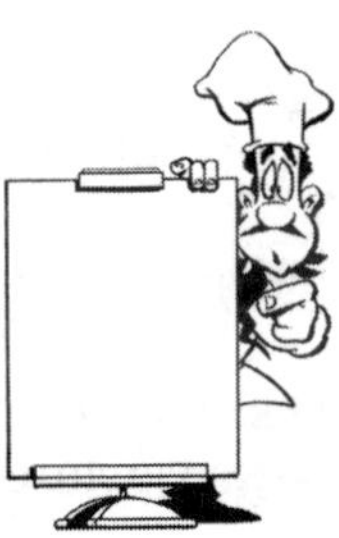

ЩИ ВЕГЕТАРИАНСКИЕ

Необходимые продукты:

свежая капуста — 1 кг
картофель — 3 шт.
лук — 1—2 шт.
морковь — 1—2 шт.
помидоры — 3—4 шт.
лавровый лист — 1 шт.
растительное масло — 1 ст. ложка
соль, перец

СПОСОБ ПРИГОТОВЛЕНИЯ:

Доведите воду до кипения, подсолите и убавьте огонь. Мелко нашинкуйте свежую капусту, очищенный промытый картофель нарежьте соломкой. Выложите овощи в кипящую воду. Очищенный, мелко нарезанный лук пассеруйте в растительном масле до золотистого цвета, добавьте нарезанную соломкой морковь, обжарьте, затем положите нарезанные томаты, влейте немного воды и потушите.

Заправьте тушеными овощами бульон, положите лавровый лист, соль, перец.

СОВЕТ: если вам больше нравятся супы на мясном бульоне, не добавляйте в суп картофель.

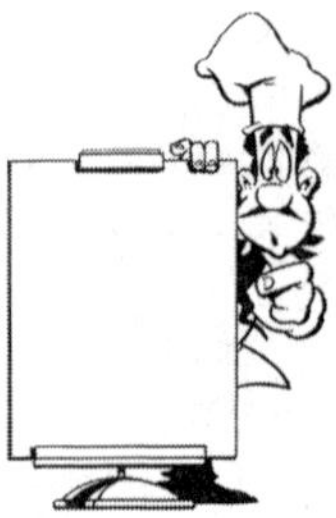

БОРЩ С БАКЛАЖАНАМИ

Необходимые продукты:

бульон овощной — 1 л
картофель — 1 шт.
баклажаны — 100 г
капуста белокочанная — 100 г
перец сладкий — 1/2 шт.
свекла — 1 шт.
лук репчатый — 100 г
морковь — 1/2 шт.
томат-пюре — 2 ст. ложки
лавровый лист — 1 шт.
перец черный молотый, соль по вкусу

СПОСОБ ПРИГОТОВЛЕНИЯ:

Свеклу нарежьте соломкой, обжарьте в небольшом количестве растительного масла с томатом, залейте небольшим количеством воды и тушите до готовности.

В кипящий бульон положите нарезанные дольками картофель и баклажаны, доведите его до кипения, добавьте нашинкованные соломкой капусту и сладкий перец, варите 15—20 минут.

Добавьте тушеную свеклу, пассерованные лук и морковь, соль, перец, лавровый лист и варите еще 5—7 минут.

При подаче посыпьте суп рубленой зеленью.

СОВЕТ: вместо баклажанов можно использовать кабачки.

ВЕГЕТАРИАНСКИЙ СУП

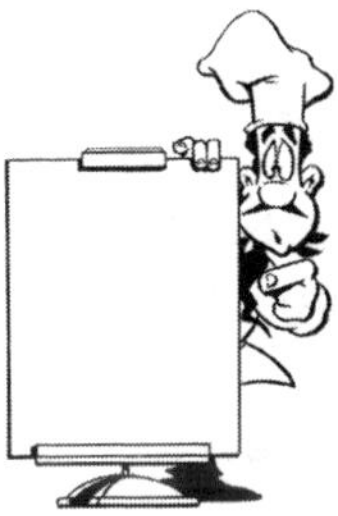

Необходимые продукты:

свежая белокочанная капуста — 600 г
морковь — 4 шт.
крупный картофель — 4 шт.
по 1 корню сельдерея и петрушки
вода — 1200 г
лук — 2 шт.
растительное масло — 1 ст. ложка
соль, пряности

СПОСОБ ПРИГОТОВЛЕНИЯ:

Репчатый лук мелко нарежьте, обжарьте на растительном масле, добавьте к нему нарезанные кубиками морковь, сельдерей и петрушку и тушите на слабом огне 10—15 минут в плотно закрытой кастрюле, периодически помешивая. Затем добавьте нашинкованную капусту и нарезанный картофель и продолжайте тушить до готовности овощей. К тушеным овощам добавьте горячую воду, соль, пряности и доведите все до кипения. Подайте суп, посыпав рубленой зеленью.

СОВЕТ: в суп можно добавить мелко нарезанные грибы.

ОКРОШКА «АШХАБАДСКАЯ»

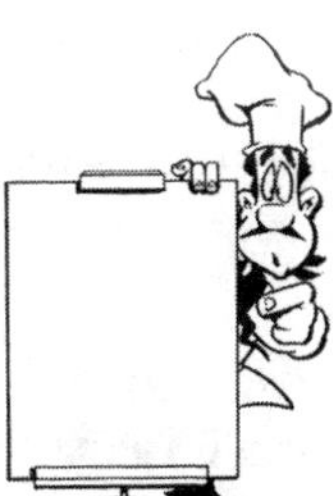

Необходимые продукты:

кефир — 125 г
вода — 175 г
мякоть вареной баранины — 100 г

огурцы — 1 шт.
яйцо вареное — 1/2 шт.
лук зеленый — 30 г
зелень укропа — 10 г
соль по вкусу

СПОСОБ ПРИГОТОВЛЕНИЯ:

Баранину, лук, огурцы, яйцо и укроп нарежьте кубиками. Подготовленные ингредиенты соедините, залейте кефиром, разведенным водой.

При подаче оформите окрошку зеленью.

СОВЕТ: вы можете придумать свой вариант окрошки, используя другие виды мяса, например свинину или курицу.

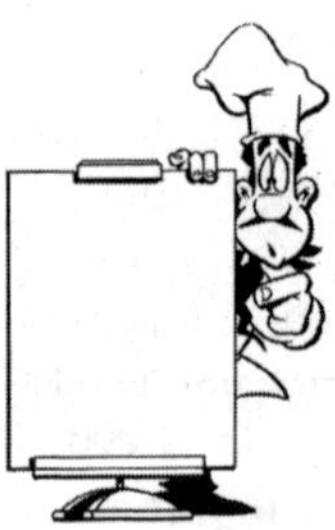

КРОШКА-ОКРОШКА

Необходимые продукты:

кальмары вареные — 200 г
огурцы — 4 шт.
яйца вареные — 2 шт.
лук зеленый рубленый — 1 ч. ложка
квас — 1 1/2 л
соль по вкусу

СПОСОБ ПРИГОТОВЛЕНИЯ:

Кальмары, огурцы и яйца нарежьте мелкими кубиками. Подготовленные ингредиенты соедините, добавьте лук, посолите и залейте квасом.

При подаче заправьте окрошку сметаной и посыпьте мелкорубленой зеленью.

СОВЕТ: если данный вид окрошки кажется вам слишком экзотичным, вы можете вместо кальмаров использовать более традиционную вареную колбасу.

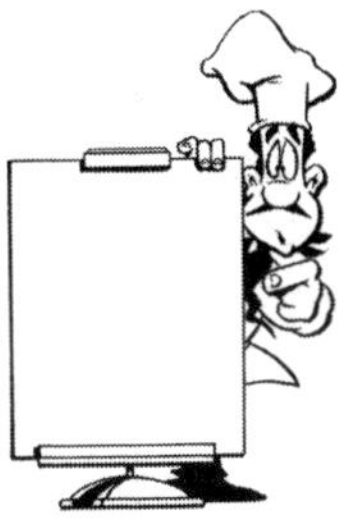

СУП ИЗ БРОККОЛИ С ЯЙЦОМ

Необходимые продукты:

брокколи — 700 г
уксус — 2 ст. ложки
яйца — 4 шт.
мягкий козий сыр — 200 г
сливки жирностью 10% — 0,1 л
пармезан — 80 г
оливковое масло — 1 ст. ложка

СПОСОБ ПРИГОТОВЛЕНИЯ:

В кипящую соленую воду добавьте нарезанную брокколи и варите до мягкости. Отвар сохраните, а брокколи переложите в блендер. Добавьте столько отвара, чтобы получилось густое и гладкое пюре.

Козий сыр взбейте со сливками. Пармезан натрите на терке, разделите на 4 части. Одну часть положите на сковороду с антипригарным покрытием, растопите и дайте немного остыть. Полученный чипс снимите со сковороды лопаткой и остудите. Из оставшегося пармезана приготовьте второй чипс.

В небольшой кастрюльке доведите до кипения воду, влейте уксус. Размешайте воду с уксусом, аккуратно разбейте в образовавшийся водоворот яйцо, уменьшите огонь и варите 2—3 минуты до готовности. Выньте яйцо шумовкой. Так же приготовьте остальные яйца.

Нагрейте 4 суповые тарелки, разлейте суп, выложите яйца, на них — козий сыр, сверху — чипс из пармезана. Подавайте немедленно.

СОВЕТ: вместо брокколи можно использовать цветную капусту.

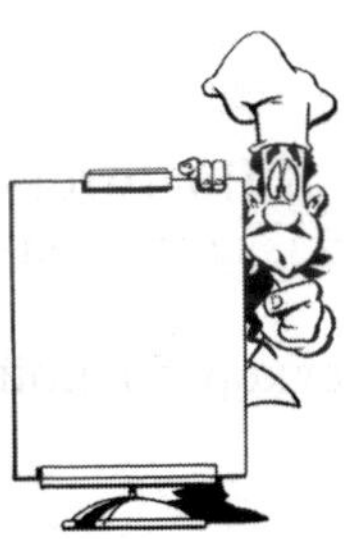

ГУСТОЙ СУП С ОВОЩАМИ

Необходимые продукты:

свинина — 400 г
соленые огурцы — 5 шт.
морковь — 2 шт.
луковица — 2 шт.
капустные листы — 4 шт.
белая фасоль — 1 стакан
томатная паста — 1 ст. ложка
растительное масло — 1 ст. ложка

СПОСОБ ПРИГОТОВЛЕНИЯ:

Фасоль замочите на ночь в холодной воде. Затем воду слейте, фасоль промойте. Положите в кастрюлю, залейте небольшим количеством свежей воды, доведите до кипения. Уменьшите огонь и варите 30 минут. Воду слейте.

Морковь и лук очистите, нарежьте небольшими кубиками. Так же нарежьте соленые огурцы. Капустные листья вымойте, тонко нашинкуйте.

Свинину вымойте, нарежьте небольшими кусочками, обваляйте в муке. Разогрейте в сковороде растительное масло, обжарьте мясо по 2 минуты с каждой стороны до румяной корочки. Шумовкой переложите мясо на блюдо.

Не снимая сковороду с огня, обжаривайте морковь и лук в течение 4 минут. Переложите на блюдо. В той же сковороде 2 минуты обжаривайте капусту и соленые огурцы. Снимите с огня.

В большой кастрюле выложите слоями мясо, картофель с морковью и луком, фасоль, капусту и огурцы. Вскипятите 1 л воды, разведите в ней томатную пасту. Влейте в кастрюлю с мясом и овощами. Поставьте на сильный огонь и доведите до кипения. Уменьшите огонь, накройте кастрюлю крышкой и готовьте 1 час.

СОВЕТ: этот суп можно использовать на обед только как самостоятельное блюдо.

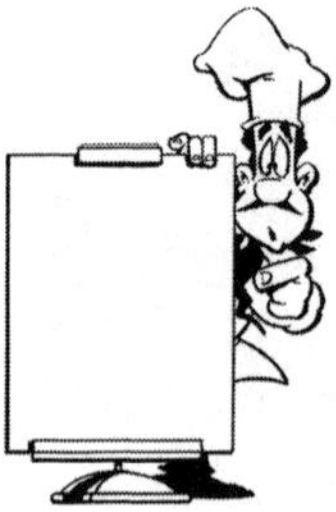

ЗЕЛЕНЫЙ СУП С ЯИЧНЫМ СУФЛЕ

Необходимые продукты:

куриные окорочка — 2—3 шт.
яйца — 5 шт.
луковица — 1 шт.
морковка — 1 шт.
корень сельдерея — 0,25 г
молоко — 1,25 стакана
укроп — 1 пучок
петрушка — 1 пучок
свежезамороженная стручковая фасоль — 250 г
брокколи — 500 г
лавровый лист — 1 шт.
черный перец — 4 горошины
соль по вкусу

СПОСОБ ПРИГОТОВЛЕНИЯ:

Окорочка вымойте, положите в кастрюлю с водой и доведите до кипения.

Снимите шумовкой пену, добавьте лук, морковь и корень сельдерея, слегка припеченные на сухой сковороде, уменьшите огонь и варите 30 минут. За 5 минут до готовности положите в бульон соль, перец и лавровый лист. Мясо переложите в миску.

Куриный бульон процедите в чистую кастрюлю, оставьте на небольшом огне.

Пока варится бульон, приготовьте суфле. Укроп вымойте, обсушите и нарежьте.

Яйца взбейте миксером; не прекращая взбивать, добавьте молоко и половину нарезанного укропа. Вылейте яичную смесь в широкую, смазанную маслом сковороду, накройте крышкой и готовьте на водяной бане 25 минут. Готовое суфле поставьте на холод.

Брокколи вымойте, разделите на соцветия, добавьте в бульон вместе с фасолью. Доведите до кипения и готовьте 7 минут.

Куриное мясо освободите от костей. Нарежьте небольшими кусочками и добавьте в суп, готовьте еще 2 минуты. Охлажденное суфле нарежьте кубиками.

Разлейте суп по тарелкам, в каждую положите несколько кусочков суфле. Посыпьте оставшимся укропом.

СОВЕТ: если вы хотите приготовить менее жирный суп, советую использовать куриные грудки.

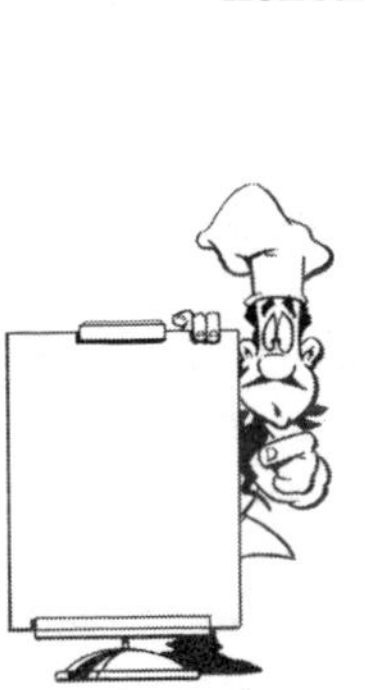

ЧЕЧЕВИЧНЫЙ СУП

Необходимые продукты:

красная чечевица — 280 г
оливковое масло — 1 ст. ложка
овощной бульон — 500 мл
свежий помидор — 1 шт.
свежий сельдерей — 1 стебель
белый молотый перец
щепотка карри
щепотка молотого имбиря

СПОСОБ ПРИГОТОВЛЕНИЯ:

Разогрейте растительное масло. Всыпьте промытую чечевицу и, помешивая, обжаривайте на сильном огне 20 секунд.

Добавьте молотый перец, имбирь и карри. Перемешайте, обжаривайте еще 10 секунд. Влейте бульон. Варите на среднем огне 20 минут.

Разлейте суп по тарелкам, добавьте нарезанные сельдерей и помидор.

СОВЕТ: в суп можно добавить немного измельченного чеснока.

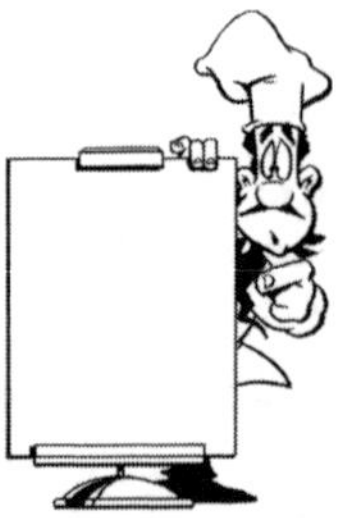

СУП ИЗ ЛЕТНИХ ОВОЩЕЙ

Необходимые продукты:

овощной бульон — 500 мл
растительное масло — 2 ст. ложки
большая луковица — 1 шт.
средние моркови — 4 шт.
большие картофелины — 4 шт.
сельдерей — 4 стебля
паста карри — 2 ст. ложки
помидоры — 400 г
небольшие тыквы — 2 шт.
брокколи — 200 г
зеленая фасоль — 100 г

СПОСОБ ПРИГОТОВЛЕНИЯ:

Лук мелко порубите. Морковь нарежьте кружками, картофель — ломтиками, сельдерей и тыкву — небольшими кусочками. С помидоров снимите кожицу, порежьте на четвертинки, залейте горячей водой, доведите до кипения и снимите с огня. Фасоль разрежьте пополам, удалите жесткие кончики.

Масло разогрейте в большой сковороде, лук обжарьте 2—3 минуты, добавьте морковь, картофель, сельдерей и карри. Постоянно помешивая, продолжайте пассеровку еще 3 минуты. Добавьте помидоры и бульон. Посолите, поперчите и перелейте суп в кастрюлю. Доведите до кипения и варите 15 минут.

СОВЕТ: помните о том, что в обед не рекомендуется смешивать блюда с картошкой и мясные блюда.

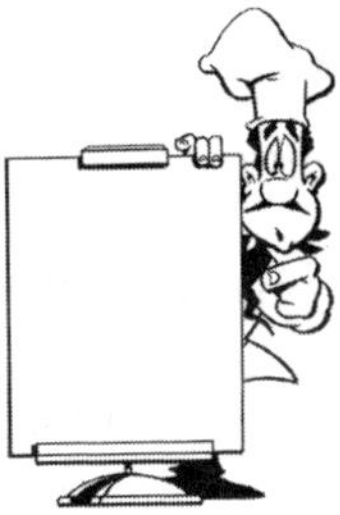

ХОЛОДНЫЙ ОВОЩНОЙ СУП В ХЛЕБЕ

Необходимые продукты:

ржаной хлеб — 4 буханки (маленькие)
спелые помидоры — 4 шт.
сладкий перец — 1 шт.
кабачок — 1 шт.
лук красный — 1 шт.
огурец — 1 шт.
морковь — 1 шт.
стебель сельдерея
сыр твердый — 30 г
яйца — 4 шт.
зубчик чеснока
пучок петрушки
базилик — 4—5 листиков
лимон — 0,5 шт.
оливковое масло — 1 ст. ложка

СПОСОБ ПРИГОТОВЛЕНИЯ:

С хлеба срежьте верхушку, аккуратно вырежьте мякиш, оставив стенки толщиной 1 см.

Помидоры бланшируйте 1 минуту в кипящей воде. Остудите, очистите от кожицы, удалите семена, мякоть, нарежьте мелкими кубиками. Остальные овощи очистите (у перца удалите семена), также нарежьте кубиками, петрушку и базилик мелко порубите. Все овощи и петрушку поместите в блендер, добавьте стакан воды, сок 0,5 лимона. Посолите, разложите по «хлебным мискам».

Яйца взбейте с базиликом, сыром и щепоткой соли. Зажарьте омлет с двух сторон, остудите, нарежьте ромбиками и добавьте в суп. Накройте хлебными «крышками» и подавайте к столу.

СОВЕТ: если вы придерживаетесь системы «Минус 60», советую оставить «тарелки» несъеденными.

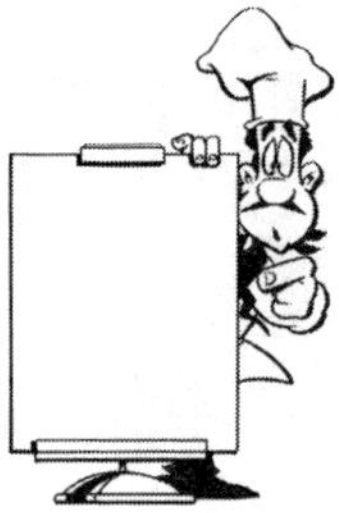

ТОМАТНЫЙ СУП С КУКУРУЗОЙ И ЧЕРНЫМИ ГРИБАМИ

Необходимые продукты:

томаты в собственном соку — 800 г
замороженная кукуруза — 350 г
большая луковица — 1 шт.
чеснок — 2 зубчика
сушеные китайские черные грибы — 0,5 упаковки
овощной бульон — 1 л
томатная паста — 2 ст. ложки
оливковое масло — 2 ст. ложки
сушеные помидоры — 5—6 шт.
рубленая кинза — 1 ст. ложка
приправа кумин (зира) — 1 ч. ложка

СПОСОБ ПРИГОТОВЛЕНИЯ:

Грибы замочите на 30 минут. После того как они набухнут, нарежьте полосками. Лук нарежьте кубиками, чеснок измельчите. Нагрейте в кастрюле оливковое масло, потушите в нем на слабом огне 5 минут лук и чеснок. Добавьте зиру и тушите еще 1 минуту. Помидоры порубите и добавьте вместе с соком в кастрюлю. Когда смесь закипит, влейте бульон, всыпьте кукурузу, добавьте томатную пасту и грибы. Прокипятите на медленном огне 20 минут. За 5 минут до конца добавьте сушеные помидоры, нарезанные полосками. Посолите, поперчите, посыпьте кинзой.

СОВЕТ: вместо сушеных помидоров можно использовать свежие, вместо черных грибов — замороженные шампиньоны.

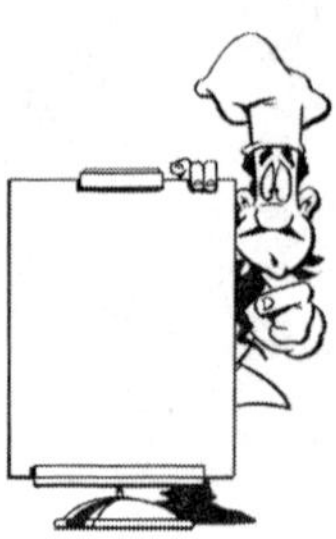

ОВОЩНОЙ СУП СО СВЕКОЛЬНЫМИ ЛИСТЬЯМИ

Необходимые продукты:

листья свеклы — 100 г
капуста белокочанная — 100 г
горошек зеленый — 100 г
картофель — 3 шт.
лук репчатый — 2 головки

морковь — 2 шт.
вода — 1 л
масло растительное — 1 ст. ложка
лавровый лист — 1 шт.
перец черный молотый, соль по вкусу

СПОСОБ ПРИГОТОВЛЕНИЯ:

Листья свеклы и капусту нарежьте соломкой, картофель — кубиками. Лук и морковь нашинкуйте соломкой и пассеруйте на масле. Воду доведите до кипения, положите картофель, варите 10 минут, добавьте пассерованные овощи и зеленый горошек, варите 10 минут. Затем добавьте свекольные листья, капусту, лавровый лист, соль, перец, варите 5 минут.

Перед подачей посыпьте борщ рубленой зеленью.

СОВЕТ: вместо листьев свеклы можно использовать щавель.

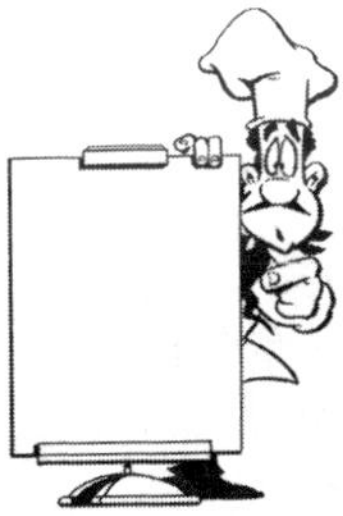

СУП ИЗ ЩАВЕЛЯ И СВЕКОЛЬНОЙ БОТВЫ

Необходимые продукты:

ботва свекольная — 500 г
щавель — 100 г
огурцы — 2 шт.
лук зеленый — 10 г
редис — 100 г
яйца вареные — 2 шт.
язык говяжий вареный — 100 г
зелень укропа и петрушки — 10 г
соль по вкусу

СПОСОБ ПРИГОТОВЛЕНИЯ:

Ботву мелко нарежьте, залейте горячей водой и доведите до кипения. Добавьте мелкорубленый щавель и варите еще 5 минут, посолите и остудите. Мелко нарежьте язык, огурцы, зеленый лук, зелень и редис. Все залейте холодным отваром с ботвой и щавелем.

При подаче положите в тарелку мелкорубленое яйцо.

СОВЕТ: вместо языка можно использовать отварную говядину.

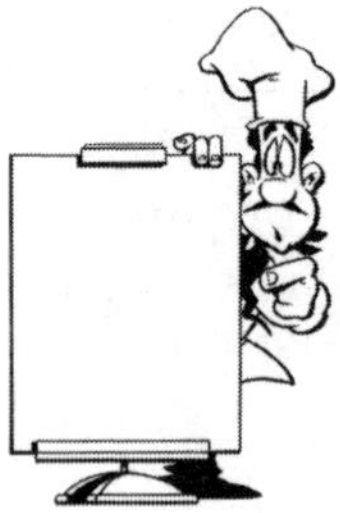

СУП «СОЛЯНКА МЯСНАЯ»

Необходимые продукты:

бульон — 1,6 л
говядина — 250 г
почки говяжьи — 140 г
ветчина — 100 г
сосиски или сардельки — 90 г
лук репчатый — 200 г
огурцы соленые — 200 г
оливки — 40 г
каперсы — 80 г
маслины — 80 г
томат-пюре — 50 г
лимон — сок 1/2 лимона
специи по вкусу
зелень рубленая
растительное масло — 1 ст. ложка

СПОСОБ ПРИГОТОВЛЕНИЯ:

Сварите мясо-костный бульон. Процедите. Мясо охладите в бульоне.

Почки освободите от пленок, разрежьте вдоль, залейте холодной водой и вымачивайте 3—4 часа, периодически меняя воду. Промойте, вновь залейте холодной водой и варите 1—1,5 часа до готовности при слабом кипении.

Очищенный лук нарежьте полукольцами, пассеруйте под крышкой на масле до мягкости, добавьте томат и пассеруйте, пока масло не окрасится и не отделится от томата.

Огурцы очистите от кожицы и семян, нарежьте ломтиками, добавьте бульон и припускайте 10 минут.

Оливки освободите от косточек. Каперсы отделите от рассола. Вареные говядину и почки, ветчину, сосиски нарежьте тонкими ломтиками.

В кастрюлю поместите мясной набор, пассерованный лук и томат, припущенные огурцы, оливки, каперсы, лавровый лист, перец, соль и залейте бульоном. Варите 10 минут при слабом нагреве, затем дайте настояться в течение 15 минут.

При подаче разлейте в тарелки, добавьте маслины. Сверху положите кружочек лимона.

СОВЕТ: данное блюдо можно использовать в обед только как самостоятельное.

Блюда из мяса

Я всегда недолюбливала некоторые диеты за то, что они запрещают употребление мяса. Для меня оно является практически неотъемлемой частью дневного меню, поскольку служит источником необходимых организму питательных веществ.

Я не согласна с мнением о том, что мясной белок вполне можно заменить растительным: ничто не насыщает надолго так, как порция блюда из говядины, свинины, баранины или кролика. Однако большинству людей зачастую сложно придумывать вариации на данную тему.

Как правило, у любой женщины есть два-три коронных блюда из мяса. На большее не хватает ни сил, ни желания.

В этом разделе я постаралась привести несложные и вкусные блюда, которые подходят для употребления в обед, если вы придерживаетесь системы «Минус 60».

ГОВЯДИНА ТУШЕНАЯ «ПРЯНАЯ»

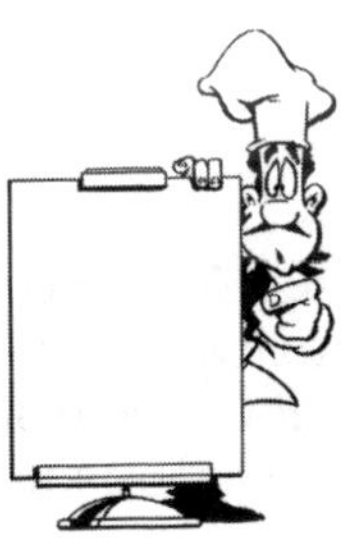

Необходимые продукты:

говядина (мякоть) — 500 г
огурцы — 40 г
черемша нарезанная — 10 г
корень имбиря — 10 г
корень солодки нарезанный — 2 г
корица молотая — 1 ч. ложка
семена аниса — 1 ч. ложка
вино столовое — 1 ст. ложка
соевый соус — 1 ст. ложка
соль по вкусу
зелень петрушки

СПОСОБ ПРИГОТОВЛЕНИЯ:

Приготовьте маринад. Для этого вино смешайте с соевым соусом, корицей, анисом и солью.

Мякоть говядины промойте, нарежьте большими кусочками, добавьте измельченные черемшу, имбирь и корень солодки, влейте маринад и перемешайте. Поставьте мариноваться на 1 час.

После этого добавьте 2 стакана воды и доведите до кипения. Тушите говядину на слабом огне в течение 1 часа.

Готовое мясо охладите и нарежьте тонкими ломтиками. Уложите на блюдо, оформите ломтиками огурца и зеленью.

СОВЕТ: таким же способом можно приготовить свинину.

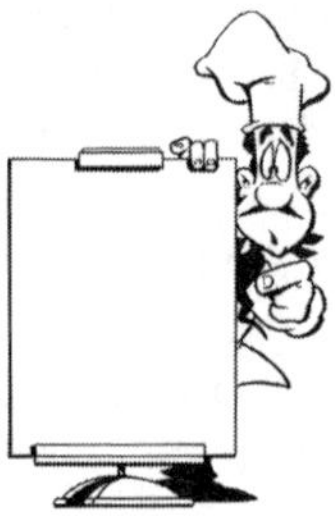

КАБАЧКИ, ЗАПЕЧЕННЫЕ С МЯСНЫМ ФАРШЕМ

Необходимые продукты:

кабачки — 2 шт.
лук репчатый — 1 шт.
чеснок — 1 зубчик
масло оливковое — 1 ст. ложка
фарш мясной — 120 г
помидоры — 2 шт.
сыр твердый натертый — 2 ст. ложки
орегано (приправа) — 1/2 ч. ложки
перец черный молотый
соль по вкусу
тимьян

СПОСОБ ПРИГОТОВЛЕНИЯ:

Очистите кабачки. Один кабачок разрежьте пополам, удалите косточки, снимите кожуру, посолите. Второй кабачок обработайте и порежьте мякоть кубиками.

Лук и чеснок порубите и пассеруйте на оливковом масле, добавьте фарш, орегано, обжаривайте все вместе несколько минут, смешайте с мякотью кабачков.

Помидоры ошпарьте, снимите кожицу, мякоть нарежьте кубиками. Одну треть добавьте к обжаренному фаршу, посолите, поперчите. Оставшиеся помидоры уложите в форму, посолите и поперчите.

Половинки кабачков ополосните холодной водой и обсушите салфеткой.

Наполните кабачки мясным фаршем, уложите их в форму поверх помидоров и посыпьте тертым сыром. Запекайте в духовке 30 минут при 200°С.

При подаче посыпьте рубленым тимьяном.

СОВЕТ: вместо кабачков можно использовать баклажаны.

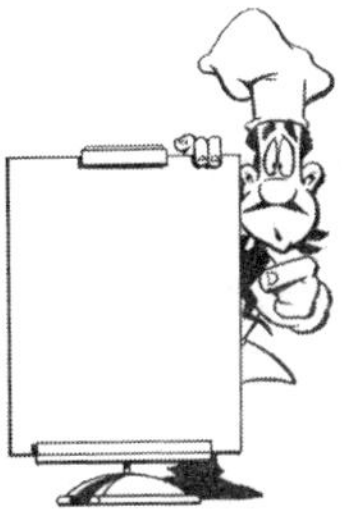

СВИНЫЕ РУЛЕТЫ С КОЛБАСОЙ

Необходимые продукты:

мякоть свинины — 800 г
колбаса вареная — 100 г
перец сладкий — 1 шт.
бульон куриный — 2 стакана
шнитт-лук рубленый — 4 ст. ложки
зелень петрушки и укропа рубленые — 2 ст. ложки
масло растительное — 1 ст. ложка
перец черный молотый, соль по вкусу

СПОСОБ ПРИГОТОВЛЕНИЯ:

Свинину и колбасу нарежьте ломтиками. Зелень соедините с маслом, перемешайте.

Намажьте ломтики свинины маслом с зеленью, покройте 2 ломтиками колбасы, сверните рулетами и закрепите шпажками. Рулеты запеките в духовке.

Перец нарежьте соломкой, добавьте к рулетам вместе с луком, влейте бульон и тушите до готовности.

Рулеты выньте, посолите, поперчите и прогрейте. При подаче выложите рулеты и подлейте соус.

СОВЕТ: вместо шнитт-лука можно использовать обычный репчатый лук.

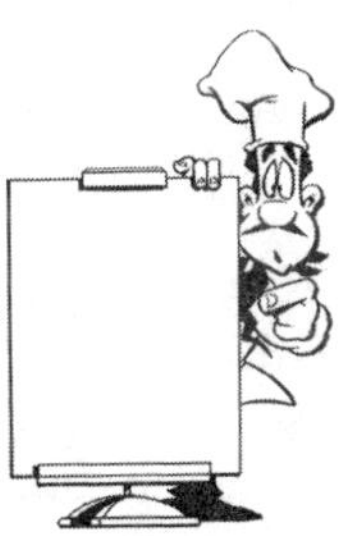

РУЛЕТ КАПУСТНЫЙ С МЯСОМ

Необходимые продукты:

капуста белокочанная — 600 г
фарш — 600 г
лук репчатый — 2 головки
шпинат мороженый — 200 г
томатный соус — 200 г
яйца — 2 шт.
морковь — 2 шт.
перец, соль, базилик

СПОСОБ ПРИГОТОВЛЕНИЯ:

Освободите капусту от верхних листьев, вырежьте кочерыжку. Варите 10 минут в подсоленной воде. Достаньте, охладите и разберите на листья, срежьте утолщенные части. Смажьте круглую форму для запекания растительным маслом и уложите листья капусты черенками вверх так, чтобы один находил на другой.

Оставшиеся листья мелко порубите, смешайте с мясным фаршем, положите соль, перец и яйцо. Разморозьте шпинат. Сварите и протрите морковь.

Уложите на листья в форму $^1/_3$ фарша с капустой, затем слой протертой моркови, $^1/_3$ мясного фарша, слой шпината. Посыпьте 2 столовыми ложками рубленого базилика и уложите оставшийся фарш. Соедините края капустных листьев над фаршем. Запекайте рулет в духовке 40 минут при 200°С. Подайте горячим, выложив из формы. Полейте готовый рулет томатным соусом.

СОВЕТ: можно приготовить данное блюдо и без использования шпината.

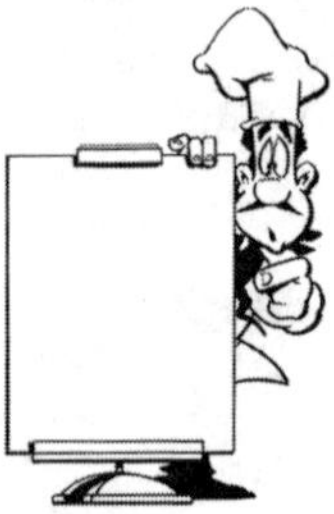

СОЛЯНКА АССОРТИ ИЗ КРАСНОКОЧАННОЙ КАПУСТЫ

Необходимые продукты:

капуста краснокочанная — 1,5 кг
яблоки — 500 г
лук репчатый — 500 г
сосиски — 8 шт. или ветчина — 400 г
вино красное сухое — $^1/_2$ стакана
уксус винный 3%-ный — $^1/_4$ стакана
сельдерей рубленый — 3 ст. ложки
зелень петрушки рубленая — 3 ст. ложки
чеснок измельченный — 1 зубчик
цедра апельсиновая тертая — 1 ч. ложка
соль — 2 ч. ложки
перец душистый свежемолотый — $^1/_2$ ч. ложки
перец сладкий красный — 2 шт.

СПОСОБ ПРИГОТОВЛЕНИЯ:

Кочан капусты зачистите, нарежьте соломкой и уложите тонким слоем в керамическую посуду.

Яблоки очистите, удалите сердцевину и нарежьте соломкой. Сладкий перец очистите от семян и нарежьте полосками. Лук очистите и нарежьте кольцами.

Выложите слоями на капусту: лук, яблоки, сладкий перец. Посыпьте, соблюдая очередность, частью соли, душистого перца, апельсиновой цедры, чеснока и зелени. Затем повторите слои овощей и приправ в той же последовательности.

Все залейте вином и уксусом и тушите на слабом огне 1—1,2 часа, изредка помешивая. За 20 минут до готовности добавьте сосиски, нарезанные кружочками, или ветчину, нарезанную соломкой.

СОВЕТ: в данном рецепте можно использовать и белокочанную капусту.

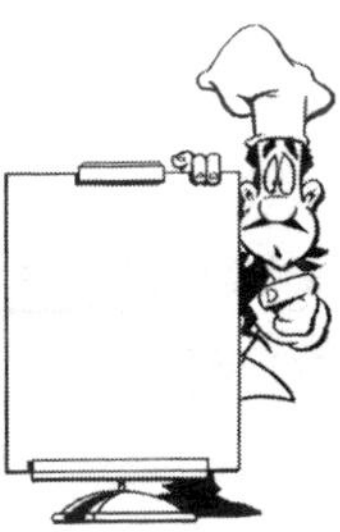

ЗАПЕКАНКА ИЗ БРЮССЕЛЬСКОЙ КАПУСТЫ С СОСИСКАМИ

Необходимые продукты:

капуста брюссельская — 1 кг
сосиски — 200 г
морковь средняя — 1 шт.
молоко — 100 г
яйцо — 1 шт.
вино белое виноградное — 100 г
сыр тертый — 50 г
соль по вкусу
зелень для оформления

СПОСОБ ПРИГОТОВЛЕНИЯ:

Удалите верхние листочки с капусты и опустите ее в кипящую подсоленную воду, варите 15 минут. Очищенную морковь сварите, охладите. Сосиски и морковь нарежьте кружочками. Вино выпарьте до половины объема, добавьте яйцо и хорошо взбейте.

Уложите капусту, сосиски и морковь в смазанную маслом форму, залейте соусом, сверху посыпьте тертым сыром и запекайте в духовке 15 минут при 250 °С.

Оформите рубленой зеленью.

СОВЕТ: вместо сосисок можно использовать вареную колбасу.

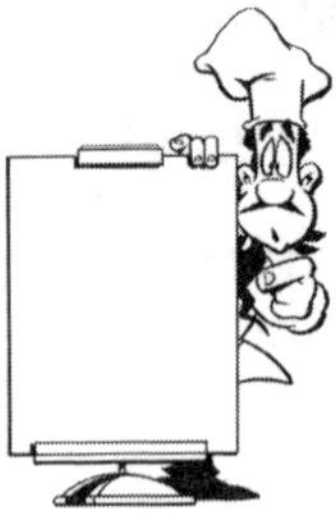

БУЖЕНИНА КЛАССИЧЕСКАЯ

Необходимые продукты:

мякоть свинины — 2 кг
чеснок — 9—10 зубчиков
вода — 2—3 ст. ложки
масло растительное — 1 ст. ложка
перец душистый — 15 горошин
перец черный молотый
соль

СПОСОБ ПРИГОТОВЛЕНИЯ:

Свинину смажьте маслом, проколите вилкой в нескольких местах, посолите, посыпьте молотым перцем, нашпигуйте душистым перцем и чесноком.

На противень налейте воду, положите мясо и запекайте его в горячей духовке 1,5—2 часа, поливая время от времени выделившимся соком. Когда свинина подрумянится, уменьшите нагрев.

Подайте буженину горячей с отварным рисом, полив образовавшимся соком.

СОВЕТ: можно использовать и говядину, но в этом случае не забудьте подать к мясу овощной салат, чтобы мясо не казалось излишне сухим.

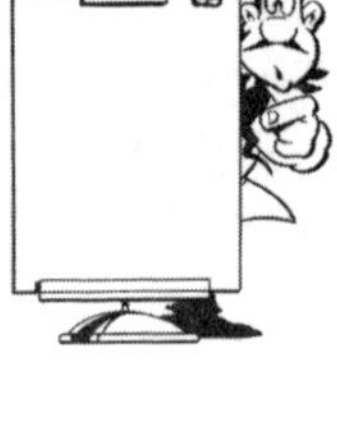

СВИНИНА С ОВОЩАМИ

Необходимые продукты:

мякоть свинины — 450 г
кукуруза замороженная — 450 г
фасоль зеленая стручковая — 50 г

грибы замороженные — 425 г
масло оливковое — 1 ст. ложка
масло растительное — 1 ст. ложка
белое вино сухое — 1 ст. ложка
соевый соус — 1 ст. ложка
соль

СПОСОБ ПРИГОТОВЛЕНИЯ:

Смешайте белое вино и соевый соус. Добавьте нарезанную очень тонкими ломтиками свинину и перемешайте так, чтобы мясо было покрыто жидкостью.

Свинину поджарьте на масле, помешивая, пока она немного не подрумянится. Добавьте кукурузу, соль и обжаривайте, помешивая, 30 секунд. Положите фасоль и грибы и готовьте еще 1 минуту. Добавьте к свинине немного воды и проварите, помешивая.

Переложите на подогретое сервировочное блюдо и сразу же подайте к столу.

СОВЕТ: вместо белого вина можно использовать вино красное. В этом случае советую добавить в мясо больше специй, особенно черного и красного перца, чтобы блюдо получилось пикантным.

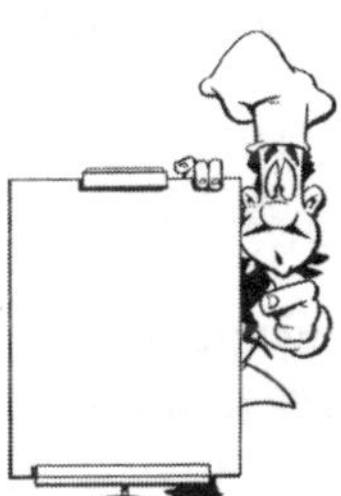

СВИНЫЕ ФРИКАДЕЛЬКИ ПО-КИТАЙСКИ

Необходимые продукты:

капуста китайская — 225 г
фарш свиной — 450 г
лук репчатый с перьями — 2 шт.
соевый соус — 2 ст. ложки
херес сухой — 1 ст. ложка
яйцо — 1 шт.
грибы замороженные — 3—4 шт.
масло растительное — 1 ст. ложка
соль, имбирь молотый
мята свежая

СПОСОБ ПРИГОТОВЛЕНИЯ:

Смешайте свинину с соевым соусом, хересом и взбитым яйцом. Разделите на равные части и сформуйте 12 фрикаделек. Нагрейте масло, обжарьте фрикадельки до золотистого цвета и снимите их со сковороды. Положите на сковороду 2 щепотки имбиря и измельченный лук, затем нарезанные небольшими кусочками капусту и грибы, добавьте воду. Потушите 1—2 минуты. Посолите, добавьте фрикадельки. Влейте еще 3 столовые ложки воды и доведите до кипения. Уменьшите нагрев, накройте крышкой и потушите на слабом огне 20—25 минут.

В конце приготовления добавьте 1 чайную ложку рубленой мяты.

СОВЕТ: если вы не нашли китайскую капусту, можно использовать и обыкновенную, но в этом случае ее придется порезать как можно мельче.

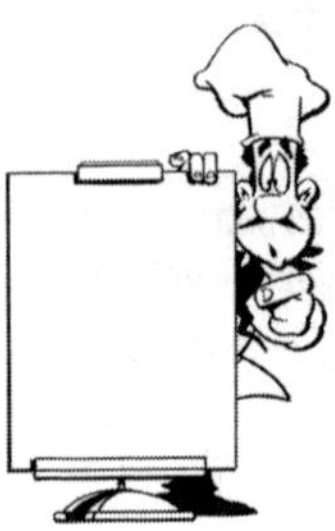

ГОВЯДИНА ПО-КИТАЙСКИ

Необходимые продукты:

Мякоть говядины — 400 г
капуста китайская — 1 кочан
лук зеленый — 40 г
чеснок — 2 зубчика
зелень измельченная — 3 ст. ложки
фасоль стручковая — 120 г
горошек зеленый — 1/2 стакана
масло растительное — 1 ст. ложка
бульон мясной — 1/2 стакана
соль по вкусу
зелень петрушки

СПОСОБ ПРИГОТОВЛЕНИЯ:

Мясо нарежьте тонкими ломтиками или кубиками. Промытую и очищенную капусту нашинкуйте соломкой. Лук и чеснок очистите и мелко порубите. Стручки фасоли промойте. Обжарьте мясо на масле. Затем мясо сдвиньте на край сковороды, выложите на сковороду чеснок, фасоль, горошек, капусту, лук, долейте воды и тушите, помешивая, в течение 10 минут.

Соедините мясо с овощами, добавьте измельченную зелень, влейте бульон, посолите и тушите еще 10 минут.

Подавайте блюдо горячим, оформив зеленью.

СОВЕТ: как и в предыдущем рецепте, вместо китайской капусты можно использовать капусту белокочанную.

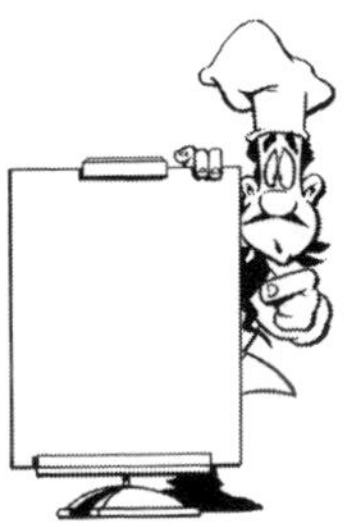

ТУШЕНАЯ ГОВЯДИНА С ОВОЩАМИ

Необходимые продукты:

мякоть говядины — 500 г
вода — 400 г
бульонный кубик — 1 шт.
лук репчатый — 1 головка
морковь — 1 шт.
свекла — 4 шт.
капуста белокочанная — 150 г
уксус 3%-ный или разведенная лимонная кислота — 1 ч. ложка
лавровый лист — 1 шт.
перец черный молотый, соль
оливковое масло — 1 ст. ложка
Для соуса:
корень хрена тертый — 2—3 ч. ложки

СПОСОБ ПРИГОТОВЛЕНИЯ:

Говядину нарежьте кусочками, обжарьте на масле, посолите и поперчите, добавьте воду и бульонный кубик. Тушите под крышкой на медленном огне 20 минут.

Лук нарежьте кольцами, морковь ломтиками, капусту и свеклу — соломкой. Соедините овощи с мясом. Добавьте уксус или лимонную кислоту и лавровый лист. При необходимости влейте немного бульона. Тушите на медленном огне, пока мясо не станет мягким.

Подавайте мясо, приправив тертым хреном.

СОВЕТ: обратите внимание на то, что в некоторых рецептах я допускаю использование масла для подрумянивания мяса перед началом приготовления. Однако в этом случае количество жира должно быть минимальным.

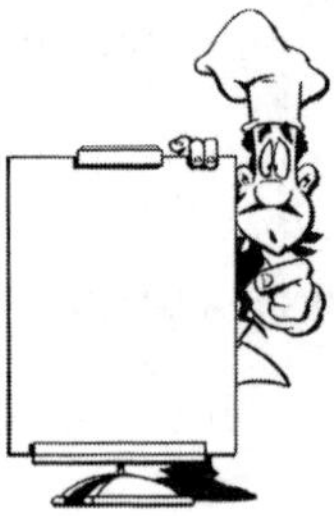

СВИНЫЕ КАРМАШКИ

Необходимые продукты:

мякоть свинины — 1,8 кг
помидоры — 3 шт.
перец сладкий красный — 2 шт.
кабачки — 2 шт.
лук репчатый фиолетовый — 1 головка
масло растительное — 1 ст. ложка
бульон мясной — 1 стакан
перец красный и белый молотый, соль по вкусу

СПОСОБ ПРИГОТОВЛЕНИЯ:

Мякоть свинины нарежьте ломтиками толщиной 3 см, надрежьте каждый из них в виде «кармашка», посолите и поперчите. Овощи нашинкуйте соломкой, посолите, поперчите, добавьте рубленую зелень и перемешайте. Кабачки очистите и порежьте мелкими кубиками. Добавьте к овощам. Ломтики мяса нафаршируйте овощной начинкой, перевяжите шпагатом, уложите в слегка смазанную маслом прямоугольную форму и запекайте в духовке до готовности, поливая бульоном.

Перед подачей мясо освободите от шпагата, выложите на блюдо, посыпьте рубленой зеленью.

? СОВЕТ: для фаршировки кармашков можно использовать и пропаренный рис. Перед фаршировкой его необходимо отварить до полуготовности.

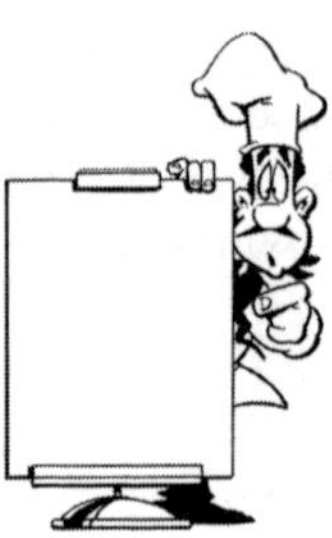

ПЛОВ ИЗ ГРЕЧКИ

Необходимые продукты:

гречка — 1 кг
мякоть свинины — 0,5 кг
репчатый лук — 300 г
морковь — 2 штуки
растительное масло — 1 ст. ложка
черный перец

СПОСОБ ПРИГОТОВЛЕНИЯ:

10—15 минут обжаривайте мелко нарезанное мясо, потом добавьте нарезанный кружочками лук и потертую на крупной терке морковь.

Сверху насыпьте гречку и долейте воды, чтобы она покрыла крупу на 0,5 см. Через 20—30 минут, когда выпарится вода, плов готов.

Размешивать компоненты следует, лишь раскладывая плов по тарелкам. Оформите блюдо свежей зеленью.

СОВЕТ: если при обжарке добавить к мясу чайную ложку горчицы, оно станет мягче и приобретет пикантный вкус.

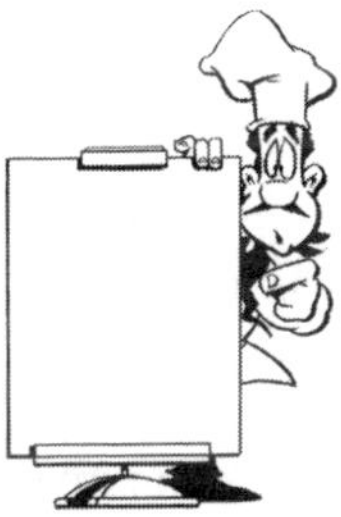

СВИНЫЕ ОТБИВНЫЕ НА ГРИЛЕ С ЛЕГКИМ САЛАТОМ

Необходимые продукты:

корейка свиная с косточкой — 1 кг
помидоры — 6 шт.
огурцы — 3 шт.
йогурт нежирный — 200 г
кефир — 1/2 литра
салат кочанный — 1 шт.
зелень петрушки и сельдерея — по 1 пучку
перец чили — 1 стручок
перец черный молотый, соль по вкусу

СПОСОБ ПРИГОТОВЛЕНИЯ:

Для маринада зелень мелко порубите, добавьте нарезанный кольцами перец чили, соль, черный перец, кефир и перемешайте.

Корейку разрежьте на порционные куски по ширине косточек, отбейте и положите в маринад на 2 часа. Отбивные обжарьте на гриле до готовности.

Уложите отбивные на листья салата и подавайте с овощами, нарезанными дольками и заправленными йогуртом.

СОВЕТ: для этого рецепта допускается использование мякоти свинины. Салат можно также заправить лимонным соком или уксусом.

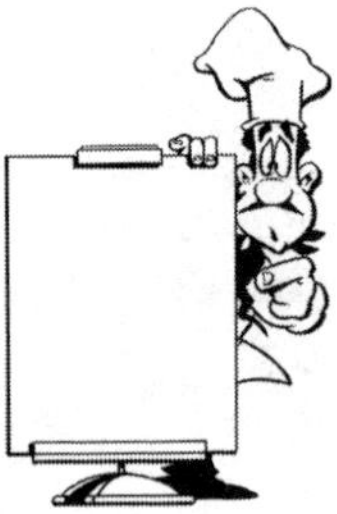

ЗАПЕЧЕННАЯ ТЕЛЯТИНА С ОВОЩАМИ

Необходимые продукты:

мякоть телятины — 450 г
кабачки — 2 шт.
зеленый лук — 100 г
помидоры — 2—3 шт.
растительное масло — 1 ст. ложка
уксус — 1 ст. ложка
йогурт — 1/2 стакана
зелень укропа и петрушки
соль, перец черный молотый

СПОСОБ ПРИГОТОВЛЕНИЯ:

Мясо нарежьте небольшими кусочками, соедините с рубленым луком, посолите, поперчите, добавьте уксус, влейте горячую воду так, чтобы она покрывала продукты, припустите до готовности.

Переложите мясо на противень, вокруг разложите слегка обжаренные на масле ломтики кабачков и помидоров, залейте йогуртом, посыпьте мелко нарезанной зеленью и запекайте 15 минут.

Подавайте блюдо горячим, оформив зеленью.

СОВЕТ: в данном рецепте можно использовать любое другое мясо. Следует помнить, что для говядины время тушения придется увеличить, поскольку она дольше остается жесткой.

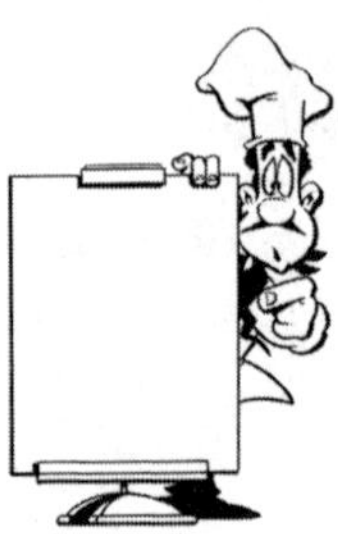

ГНЕЗДА ИЗ ГОВЯДИНЫ

Необходимые продукты:

фарш говяжий — 300 г
яйца вареные — 2 шт.
молоко — 1/4 стакана
репчатый лук — 1 шт.
зелень петрушки
соль
перец черный молотый

Для соуса:
растительное масло — 1 ст. ложка
сок томатный — 1 стакан
зелень петрушки — 10 г
соль
перец черный молотый

СПОСОБ ПРИГОТОВЛЕНИЯ:

Фарш смешайте с рубленым луком и зеленью, посолите, поперчите, сформуйте четыре шарика. В каждом шарике сделайте углубление, куда вложите по половинке яйца белком вверх.

Для соуса в томатный сок добавьте рубленую зелень, соль и перец. Залейте «гнезда» соусом и запеките в духовке в течение 25—30 минут.

СОВЕТ: в качестве начинки для «гнезд» можно использовать гречку, смешанную с мелко нашинкованным помидором.

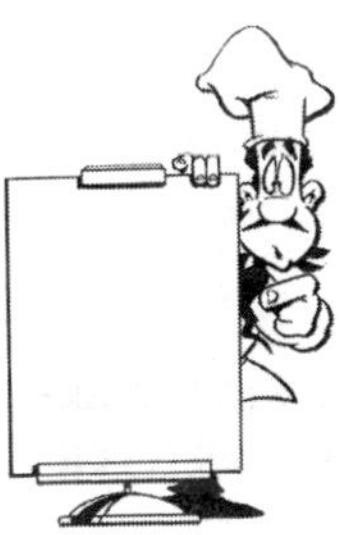

РУЛЕТИКИ ИЗ КАПУСТЫ С СОСИСКАМИ

Необходимые продукты:

сосиски — 8 шт.
листья капустные — 8 шт.
лук репчатый — 1 шт.
растительное масло — 1 ст. ложка
томатная паста — 1 ст. ложка
соль — 1/4 ч. ложки
лавровый лист — 1 шт.
перец черный молотый
укроп — 3—4 веточки

СПОСОБ ПРИГОТОВЛЕНИЯ:

Капустные листья отварите в кипящей подсоленной воде в течение 5 минут. Слейте воду, листья охладите и обсушите. В каждый лист заверните по одной сосиске. Запеките рулетики в форме с добавлением небольшого количества воды.

Отдельно обжарьте нарезанный полукольцами репчатый лук с томатной пастой. Приготовленную смесь выложите на рулетики, долейте воды так, чтобы она их покрывала.

Посолите, поперчите. Запекайте до готовности. Снимите с плиты, добавьте лавровый лист и посыпьте укропом.

СОВЕТ: вместо томатной пасты лучше использовать свежие мелко нарезанные помидоры.

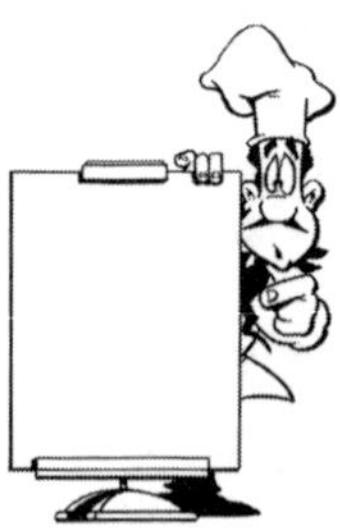

ПЛОВ С ГОВЯДИНОЙ В ГОРШОЧКЕ

Необходимые продукты:

говядина (лопаточная часть) — 0,5 кг
морковь — 10 шт.
рис — 300 г
лук репчатый — 1 головка
лимонная кислота — 1/8 ч. ложки
масло растительное — 1 ст. ложка
лавровый лист — 1 шт.
перец черный молотый по вкусу
соль по вкусу

СПОСОБ ПРИГОТОВЛЕНИЯ:

Отварить рис до полуготовности. Подготовленное мясо, морковь и лук нарежьте кубиками.

Перемешайте мясо и овощи, положите в горшочек, слегка смазанный маслом. Сверху выложите рис и залейте его водой так, чтобы она покрывала его полностью.

Добавьте соль, перец, лимонную кислоту. Тушите 50 минут. В конце тушения положите лавровый лист.

При подаче посыпьте рубленой зеленью.

СОВЕТ: подобный плов можно приготовить и на основе гречки, а также используя свинину.

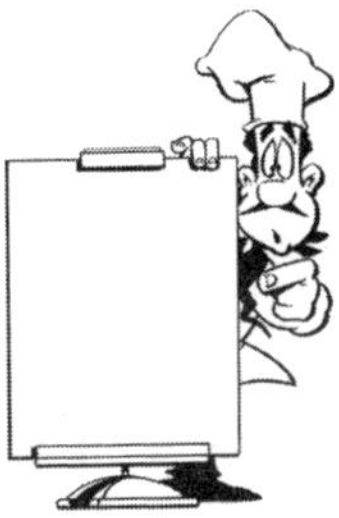

ГОВЯЖЬИ СТЕЙКИ С ЧЕРНОСЛИВОМ

Необходимые продукты:

мякоть говядины — 1 кг
лук — 2—3 головки
морковь — 4—5 шт.
красное вино сухое — 1 стакан
чернослив — 1 стакан
корица молотая — 1/2 ст. ложки
соль, перец черный молотый по вкусу

СПОСОБ ПРИГОТОВЛЕНИЯ:

Мясо нарежьте порционными кусочками. Пассеруйте на масле лук, морковь, добавьте соль, перец, вино, доведите до кипения. Подготовленным соусом залейте мясо и тушите 40 минут. Положите промытый и ошпаренный чернослив и корицу, тушите до готовности.

При подаче оформите зеленью петрушки.

СОВЕТ: к стейкам можно также добавить яблоки, нарезанные кубиками.

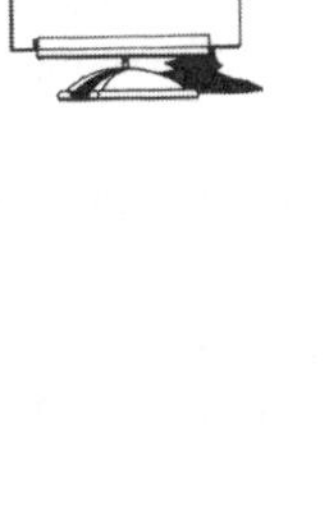

МИНИ-ГОЛУБЦЫ

Необходимые продукты:

капуста белокочанная — 1 шт.
фарш свиной — 250 г
лук репчатый — 1/4 головки
яйцо — 1 шт.
морковь — 1 шт.
масло растительное — 1 ст. ложка
томат-пюре — 1 ст. ложка
соевый соус — 1 ст. ложка
имбирь молотый — 1 щепотка
перец черный молотый, соль по вкусу

СПОСОБ ПРИГОТОВЛЕНИЯ:

От кочана отделите листья и обдайте их кипятком. Морковь нарежьте кубиками, ошпарьте. Фарш посолите, поперчите, соедините с яйцом, соевым соусом, рубленым луком, морковью, имбирем. Тщательно перемешайте.

На капустные листья уложите фарш, сверните их трубочками и нарежьте кусочками длиной 4 см.

В томат-пюре влейте стакан воды, доведите его до кипения, добавьте имбирь, соевый соус, посолите. Залейте голубцы приготовленным соусом и тушите 15 минут.

Готовые голубцы уложите на блюдо, отдельно подайте соевый соус.

СОВЕТ: в фарш можно добавить рис (предварительно отварив его до полуготовности). В этом случае время тушения следует увеличить до получаса.

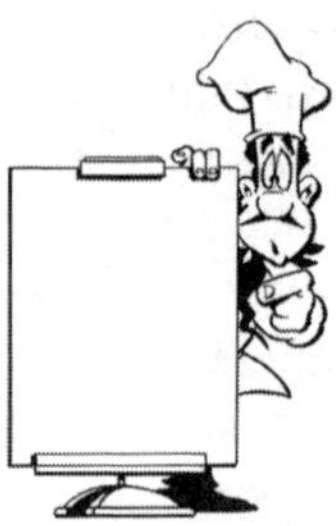

ГОВЯДИНА ТУШЕНАЯ С ОВОЩАМИ ПО-ПРОВАНСАЛЬСКИ

Необходимые продукты:

мякоть говядины — 300 г
томатная паста — 20 г
чеснок рубленый — 4 г
лук репчатый — 50 г
кабачки — 100 г
капуста цветная — 100 г
фасоль стручковая — 60 г
зелень петрушки — 10 г
соль по вкусу
растительное масло — 1 ст. ложка

СПОСОБ ПРИГОТОВЛЕНИЯ:

Мясо нарежьте кубиками, посолите и обжарьте на одной столовой ложке масла до образования румяной корочки. Затем добавьте томат, чеснок, немного воды и тушите до готовности.

Лук мелко порубите, пассеруйте на оставшемся масле, добавьте нарезанные ломтиками кабачки, долейте воды и немного потушите. Цветную капусту разберите на соцветия, фасоль нарежьте кусочками длиной 3—4 см, отварите по отдельности. Мясо соедините с овощами, добавьте немного воды и тушите еще 10 минут.

При подаче мясо вместе с овощами выложите на блюдо и посыпьте рубленой зеленью.

СОВЕТ: в данном рецепте кабачки можно заменить баклажанами. В этом случае при соединении мяса и овощей советую добавить свежие помидоры, нарезанные крупными кубиками.

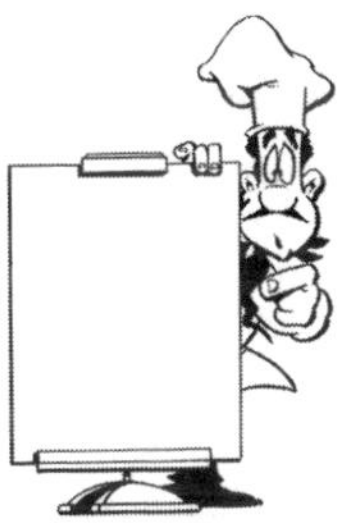

ОТВАРНОЙ ЯЗЫК

Необходимые продукты:

язык говяжий — 200 г
соевый соус — 1 ч. ложка
вино белое сухое — 2 ч. ложки
лук репчатый — 1 головка
имбирь молотый — 2 ч. ложки
бадьян, корица, гвоздика молотые — по 2 ч. ложки
огурцы маринованные — 100 г
маслины — 20 г
соль по вкусу
зелень петрушки

СПОСОБ ПРИГОТОВЛЕНИЯ:

Язык промойте, залейте горячей водой, добавьте пряности, соевый соус, вино, лук, соль. Варите при слабом кипении до готовности. Горячий вареный язык опустите в холодную воду на 5 минут, затем очистите от кожи. Перед подачей язык охладите и нарежьте ломтиками.

Гарнируйте маринованными огурцами, маслинами, оформите зеленью.

СОВЕТ: чтобы язык не показался сухим, его можно полить соусом, приготовленным из тертого хрена, смешанного с уксусом.

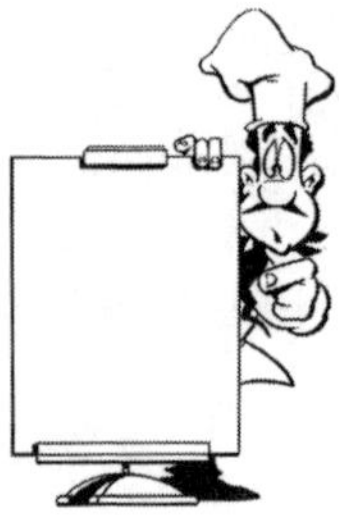

МЯСНОЙ РУЛЕТ С СЫРОМ

Необходимые продукты:

фарш смешанный — 800 г
сыр твердый тертый — 100 г
лук репчатый — 2 головки
чеснок — 2 зубчика
морковь — 2 шт.
зелень петрушки — 1 пучок
замороженный зеленый горошек — 5 ст. ложек
кукуруза замороженная — 5 ст. ложек
яйца — 2 шт.
масло растительное — 1 ст. ложка
перец черный молотый
тимьян сушеный — 2 ч. ложки
соль

СПОСОБ ПРИГОТОВЛЕНИЯ:

Лук и чеснок мелко порубите, обжарьте в масле. Морковь сварите и нарежьте кубиками. Фарш посолите, поперчите, добавьте 3—4 столовые ложки воды, взбейте. Соедините с яйцами, овощами, тимьяном и перемешайте.

Противень с высокими бортиками смажьте оставшимся от обжаривания лука маслом, выложите на него рулет. Сверху нанесите, немного под углом, поперечные бороздки, заполните их сыром, смешанным с рубленой зеленью. Запекайте в духовке при 200 °C в течение 1 часа. Охладите.

При подаче нарежьте рулет ломтиками, гарнируйте маринованными овощами. Отдельно подайте горчицу, соус хрен или чатни.

СОВЕТ: рулет можно фаршировать отварным яйцом, рисом с зеленью или гречкой.

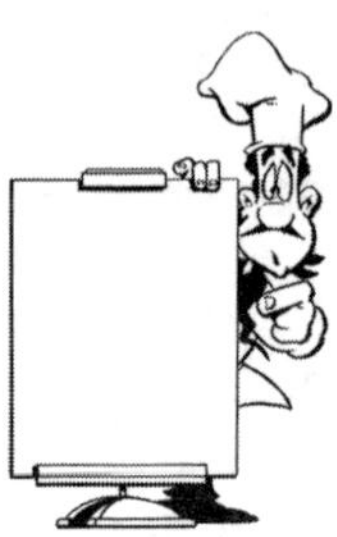

РИС А-ЛЯ БОЛОНЬЕЗ

Необходимые продукты:

мякоть говядины — 450 г
лук репчатый — 1 головка
томат-пюре — 1 ст. ложка
перец маринованный — 50 г

чеснок — 3 дольки
рис припущенный — 100 г
растительное масло — 1 ст. ложка
зелень петрушки
зелень укропа
перец черный молотый
соль по вкусу
вино белое сухое — 1 ст. ложка

СПОСОБ ПРИГОТОВЛЕНИЯ:

Мясо пропустите через мясорубку. Добавьте рубленый чеснок, соль, перец и тушите до готовности.

Отдельно на сковороде пассеруйте мелко нарезанный репчатый лук и маринованный перец. В конце пассеровки добавьте томат-пюре и вино. Соедините с фаршем, посолите и перемешайте. Отварите рис.

При подаче готовую массу уложите сверху на отварной рис и оформите блюдо зеленью.

СОВЕТ: чтобы сэкономить время, я часто использую готовый фарш. В этом случае приходится терпеть наличие в нем дополнительных ингредиентов, вроде хлеба, однако, полагаю, процент его не настолько велик, чтобы позволить себе терять драгоценные минуты.

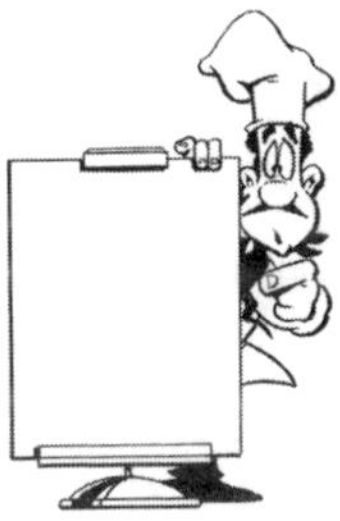

РАГУ ИЗ БАРАНИНЫ С РИСОМ

Необходимые продукты:

мякоть баранины — 500 г
рис — 300 г
томатная паста — 2 ст. ложки
морковь — 2 шт.
лук репчатый — 1 головка
бульон — 3 стакана
масло растительное — 1 ст. ложка
зелень петрушки
лавровый лист
специи по вкусу
соль по вкусу

СПОСОБ ПРИГОТОВЛЕНИЯ:

Мясо нарежьте кубиками, посолите, поперчите и обжарьте на растительном масле на сковороде. Затем переложите в сотейник, залейте бульоном, добавьте нарезанные мелкими кубиками пассерованные морковь, лук, томат, соль, специи и доведите до кипения.

Рис соедините с мясом, положите лавровый лист, все перемешайте и тушите до загустения. Когда вся жидкость будет поглощена рисом, закройте крышкой и поставьте в духовку на час.

При подаче оформите зеленью.

СОВЕТ: помните о том, что, если вы используете масло при обжарке мяса или овощей, даже в количестве одной столовой ложки, дополнительные жиры в обед запрещены в любом виде.

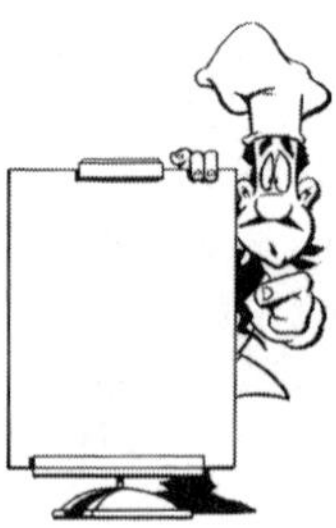

РУЛЕТИКИ ИЗ СВИНИНЫ С РИСОМ

Необходимые продукты:

мякоть свинины — 1 кг
лук репчатый — 2 головки
чеснок — 2 дольки
морковь — 1 шт.
баклажаны — 1 шт.
рис — 100 г
гранат — 2 шт.
помидоры — 2 шт.
соевый соус — 2 ст. ложки
масло растительное — 1 ст. ложка
зелень петрушки
зелень укропа
перец черный молотый по вкусу
соль по вкусу
сок двух лимонов

СПОСОБ ПРИГОТОВЛЕНИЯ:

Свинину нарежьте поперек волокон, отбейте, посолите и сбрызните небольшим количеством соевого соуса.

Рис отварите до полуготовности. Лук, морковь, баклажаны нарежьте соломкой и обжарьте. Мелко нарежьте чеснок. Все смешайте и заправьте оставшимся соусом.

На ломтики свинины выложите фарш из риса с овощами, сверните рулетиками и скрепите шпажками. Залейте рулетики стаканом воды, добавьте лимонный сок, нарезанные кружочками помидоры и тушите 20 минут.

Перед подачей выложите рулетики на блюдо, оформите зеленью и зернами граната.

СОВЕТ: вместо баклажанов можно использовать кабачки или сладкий перец.

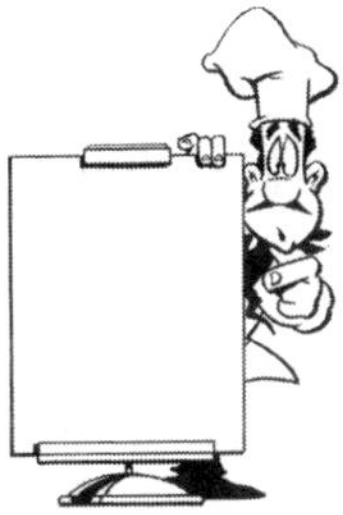

ШАШЛЫЧКИ ИЗ ГОВЯДИНЫ

Необходимые продукты:

говяжья вырезка — 1 кг
лук репчатый — 2 головки
масло растительное — 1 ст. ложка
салат
зелень укропа
зелень петрушки
лук зеленый
уксус 3%-ный — 2 стакана
перец черный молотый по вкусу

СПОСОБ ПРИГОТОВЛЕНИЯ:

Вырезку нарежьте кубиками по 50 г, посыпьте мелко нарезанным луком, перцем, солью и сбрызните уксусом. Поставьте для маринования на 3 часа в холодное место.

Когда мясо замаринуется, очистите его от лука, нанижите на шпажки по 8 кусочков, запеките в духовке, смазав форму маслом.

Подайте сразу, посыпав нарезанным зеленым луком. Оформите листьями салата и зеленью.

Отдельно можно подать отварной рис.

СОВЕТ: мясо можно мариновать и в кефире. В этом случае оно получится вкуснее, если поджарить его на гриле.

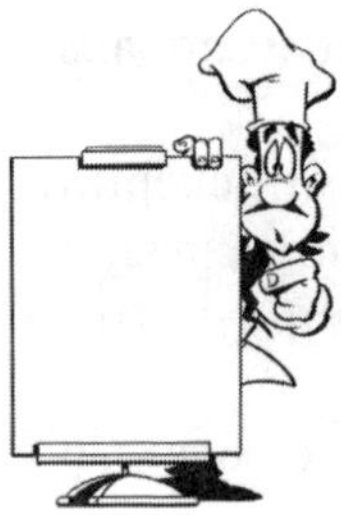

КОТЛЕТЫ ИЗ БАРАНИНЫ С КОСТОЧКОЙ

Необходимые продукты:

котлеты из баранины с косточкой — 4 шт. по 150 г
сыр адыгейский или брынза — 180 г
лук репчатый — 4 головки
кинза рубленая — 4 ст. ложки
вино белое сухое — 4 ст. ложки
перец черный молотый, соль

СПОСОБ ПРИГОТОВЛЕНИЯ:

Котлеты слегка отбейте, посыпьте перцем и потушите вместе с мелко нарезанным луком до готовности. Котлеты выньте и посолите.

Для соуса в сок от тушения котлет накрошите сыр и дайте ему немного расплавиться. Затем добавьте вино и уварите до загустения. Приправьте перцем, солью и перемешайте с зеленью. Котлеты подайте с приготовленным соусом, гарнируйте отварным рисом.

СОВЕТ: в качестве гарнира к баранине я предпочитаю использовать овощи, например легкий салат из огурцов, сладкого перца и помидоров.

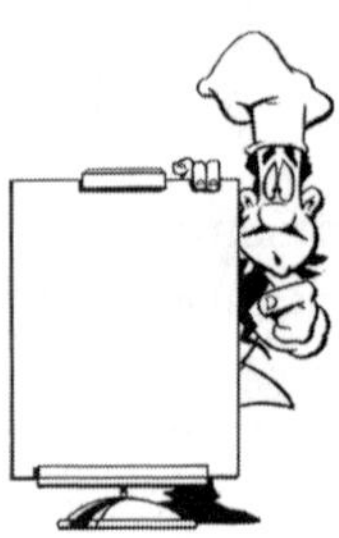

ФАРШИРОВАННЫЕ КАБАЧКИ

Необходимые продукты:

фарш (из телятины) — 800 г
кабачки (крупные) — 10 шт.
помидоры — 2 шт.
перец сладкий — 2 шт.
лук репчатый — 2 шт.
перец черный молотый, соль по вкусу
зелень петрушки, укропа и кинзы
масло оливковое — 1 ст. ложка

СПОСОБ ПРИГОТОВЛЕНИЯ:

Кабачки очистите, удалите сердцевину и нарежьте их кольцами толщиной приблизительно 5 см. Фарш обжарьте с добавлением измельченного лука и сладкого перца, поперчите и посолите по вкусу. В конце жарки добавьте зелень. Наполните приготовленным фаршем кабачки, сверху посыпьте мелко нарезанными помидорами и положите в кастрюлю. Залейте водой так, чтобы она покрывала собой фаршированные кабачки, накройте крышкой и потушите до полной готовности.

СОВЕТ: кабачки можно фаршировать с добавлением гречки или риса. В этом случае крупу необходимо предварительно отварить до полуготовности.

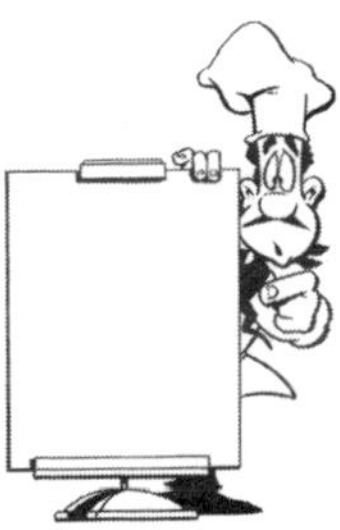

ФАРШИРОВАННЫЕ ОВОЩИ «АССОРТИ»

Необходимые продукты:

мякоть говядины — 700 г
помидоры твердые — 10 шт. (или 1 кг)
и мягкие — 700 г
кабачки (крупные) — 10 шт.
перец сладкий — 10 шт.
яблоки — 400 г
лук репчатый — 2 шт.
рис — 1/2 стакана
базилик, зелень петрушки, кинза
соль, перец молотый

СПОСОБ ПРИГОТОВЛЕНИЯ:

Мясо пропустите через мясорубку, добавьте мелко нарезанные лук и зелень, соль, перец, сваренный рис, перемешайте.

Помидоры (мягкие) нарежьте и припускайте 10 минут. Кабачки очистите, разрежьте напополам, удалите семена. У сладкого перца срежьте верхушку, удалите семена. С твердых помидоров срежьте плодоножку, удалите сердцевину, посолите. Яблоки очистите от семян, нарежьте кружочками.

Кабачки, перец и помидоры заполните фаршем и закройте «крышечками». Фаршированные овощи уложите слоями, чередуя их со слоями яблок. Полейте приготовленным из помидоров соусом и тушите до готовности.

СОВЕТ: вместо кабачков или в дополнение к ним можно использовать баклажаны. Следует помнить, что они готовятся медленнее, поэтому их необходимо выкладывать в форму ближе к задней стенке духовки.

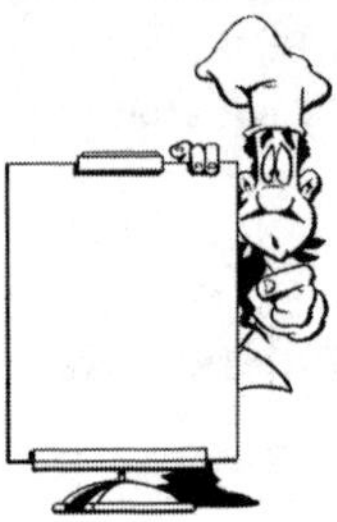

ТЕФТЕЛИ-ЕЖИКИ

Необходимые продукты:

мякоть говядины — 200 г
молоко — 30 г
лук репчатый — 1 шт.
рис отварной — 4 ст. ложки
семена тмина — 1 ч. ложка
томатная паста — 2 ст. ложки
масло сливочное — 1 ст. ложка
лавровый лист — 1 шт.
перец черный молотый, соль по вкусу

СПОСОБ ПРИГОТОВЛЕНИЯ:

Говядину пропустите через мясорубку. Лук мелко порубите, соедините с фаршем, добавьте тмин, молоко, посолите, поперчите и перемешайте. Сформуйте шарики диаметром 3—4 см. Шарики запанируйте в рисе и припустите в небольшом количестве воды, добавив томатную пасту и лавровый лист.

При подаче «ежики» оформите веточкой зелени.

СОВЕТ: ежики можно готовить и из свинины.

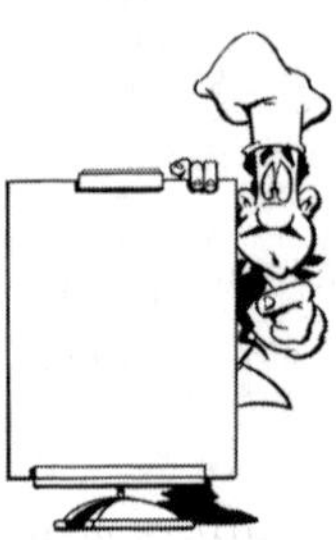

РУЛЕТ С РИСОМ И ФРУКТАМИ

Необходимые продукты:

фарш — 400 г
рис отварной — 100 г
лук репчатый — 1 шт.
мандарины — 3 шт.
яйца — 2 шт.
чернослив — 50 г

масло растительное — 1 ст. ложка
зелень петрушки
зелень укропа
соль
перец черный молотый

СПОСОБ ПРИГОТОВЛЕНИЯ:

В фарш добавьте измельченный репчатый лук, соль, перец, взбитые яйца (часть оставьте для смазки) и перемешайте.

Разделите массу на 4 равные порции, придайте каждой форму кружочка, на середину положите отварной рис, дольки мандаринов и мелко порезанный чернослив. Соедините края, придав форму рулета, поверхность смажьте яйцом.

Поместите рулет на противень, сделайте 3 прокола и запекайте в духовке до образования румяной корочки.

Готовый рулет нарежьте порционными кусками, уложите на блюдо и оформите зеленью.

СОВЕТ: я предпочитаю подавать этот рулет с гарниром из гречки.

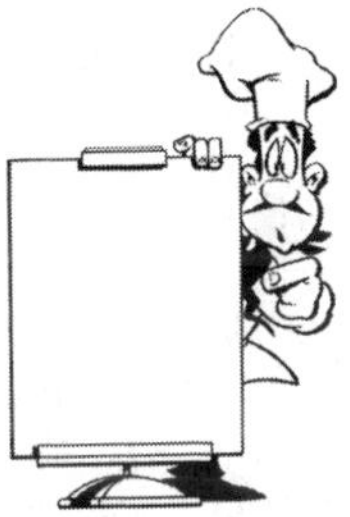

ЕЖИКИ ИЗ ГОТОВОГО ФАРША

Необходимые продукты:

фарш — 250 г
рис отварной — 100 г
яйцо — 1 шт.
масло растительное — 1 ст. ложка
лук репчатый — 1 головка
зелень петрушки
перец черный молотый по вкусу
соль

СПОСОБ ПРИГОТОВЛЕНИЯ:

Мясной фарш смешайте с рисом, добавьте мелко нарезанный и обжаренный лук, сырое яйцо, посолите, поперчите и перемешайте. Сформуйте из массы небольшие шарики, положите их в кастрюлю, залив водой так, чтобы жидкость закрывала их полностью. Тушите до готовности на умеренном огне, накрыв крышкой.

Подавайте, посыпав рубленой зеленью.

СОВЕТ: к этому блюду можно также приготовить томатный соус, мелко нашинковав помидоры с зеленью, и потушить их в небольшом количестве воды до размягчения.

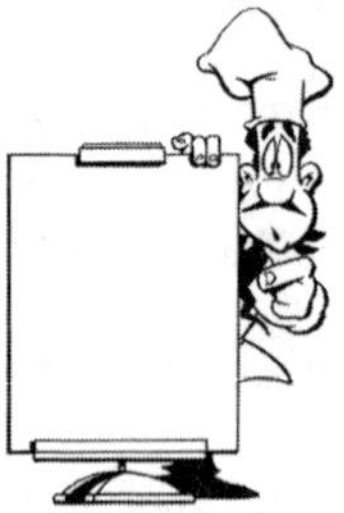

РУЛЕТЫ СВИНЫЕ С ВЕТЧИНОЙ

Необходимые продукты:

свинина — 12 ломтиков
сыр пармезан тертый — 50 г
ветчина — 100 г
помидоры — 500 г
лук репчатый — 1 головка
чеснок — 2 зубчика
вино красное сухое — 150 г
масло оливковое — 1 ст. ложка
зелень петрушки
перец молотый и соль по вкусу

СПОСОБ ПРИГОТОВЛЕНИЯ:

Отбейте мясо и приготовьте начинку. Мелко нарежьте ветчину, добавьте давленый чеснок, мелко порезанную петрушку, тертый пармезан, соль, перец. Намажьте начинку на мясо тонким слоем, мясо сверните рулетиками, закрепите их деревянной зубочисткой или кухонными нитками.

Лук нарежьте тонкими кольцами, налейте в сковородку оливковое масло и обжарьте лук, постоянно помешивая. Выложите рулетики поверх лука, обжарьте со всех сторон на сильном огне, влейте вино. Когда вино выпарится, добавьте порезанные на кусочки и очищенные от кожицы помидоры. Убавьте огонь, накройте крышкой и готовьте, пока соус не загустеет. Перед концом готовки добавьте соль, перец и мелко порезанную свежую петрушку.

СОВЕТ: в качестве начинки для рулетов вместо ветчины можно использовать тонкие кружочки помидоров.

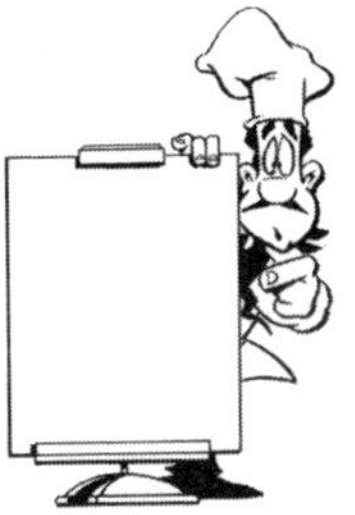

БАКЛАЖАНЫ ФАРШИРОВАННЫЕ ЗАПЕЧЕННЫЕ

Необходимые продукты:

баклажаны — 2 шт.
фарш говяжий — 200 г
сыр тертый — 100 г
лук репчатый — 1 шт.
рис вареный — 2 ст. ложки
томат-пюре — 2 ст. ложки
чеснок — 2 зубчика
масло растительное — 2 ст. ложки
сушеные травы (смесь ароматическая) — 2 ч. ложки
соль, перец молотый, зелень

СПОСОБ ПРИГОТОВЛЕНИЯ:

Баклажаны разрежьте вдоль пополам, удалите часть мякоти, посыпьте солью и выдержите 30 минут.

Оставшуюся мякоть нарежьте кубиками и обжарьте на масле вместе с рубленым луком и фаршем. Добавьте томат-пюре, толченый чеснок, вареный рис, травы и прогрейте в течение 10 минут.

Посолите, поперчите и заполните смесью половинки баклажанов. Сверху посыпьте тертым сыром. Запеките в духовке в течение 20 минут. При подаче посыпьте рубленой зеленью.

СОВЕТ: вместо риса можно также использовать гречку.

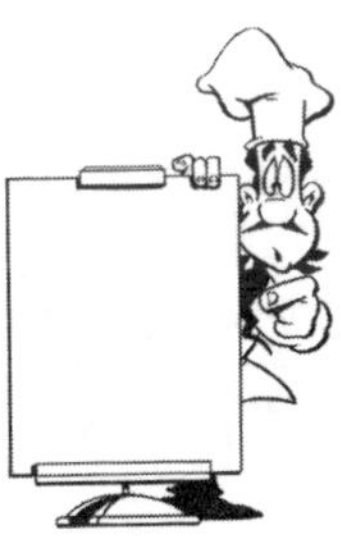

АЗУ ИЗ ГОВЯДИНЫ С РИСОМ

Необходимые продукты:

говядина (задняя часть) — 1 кг
томат-пюре — 110 г
лук репчатый — 250 г
огурцы соленые — 300 г
рис — 800 г
помидоры — 300 г

чеснок — 3—4 зубчика
перец горошком
лавровый лист
масло растительное — 1 ст. ложка
зелень для оформления

СПОСОБ ПРИГОТОВЛЕНИЯ:

Мясо освободите от пленок и сухожилий, нарежьте брусочками. Брусочки мяса посыпьте солью, перцем, залейте бульоном или водой, добавьте томатное пюре и тушите почти до готовности при слабом кипении в закрытой посуде.

Огурцы очистите от кожицы, нарежьте соломкой. Лук, нарезанный полукольцами, пассеруйте на масле. Рис отварите до полуготовности.

К тушеному мясу добавьте огурцы, пассерованный лук, потушите 10 минут и положите подготовленный рис, перец горошком, лавровый лист, тушите еще 20 минут.

За 5 минут до готовности введите в азу нарезанные дольками помидоры и растертый чеснок.

Подавайте азу вместе с овощами, рисом и образовавшимся в процессе готовки соусом, посыпав рубленой зеленью.

СОВЕТ: как вариант в процессе приготовления к этому блюду можно добавить тонко нашинкованную капусту (одновременно с луком).

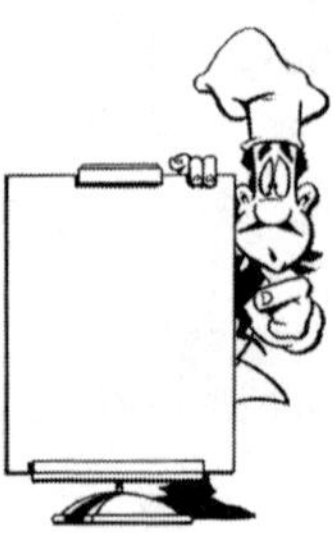

БАРАНИНА С ОВОЩАМИ В ГОРШОЧКЕ

Необходимые продукты:

баранина (грудинка) или лопаточная часть — 1,2 кг
рис — 600 г
капуста белокочанная — 400 г
морковь — 200 г
сельдерей — 150 г
корень петрушки — 110 г
лук репчатый — 200 г
черемша — 4—5 шт.

перец горошком
лавровый лист
зелень для оформления

СПОСОБ ПРИГОТОВЛЕНИЯ:

Грудинку нарубите вместе с косточкой, а мякоть нарежьте по 2—5 кусочков на порцию массой 30—40 г, уложите в глиняные горшочки, залейте водой, добавьте соль и варите 20—30 минут. Затем добавьте рис, доведенный до полуготовности, капусту, нарезанную кубиками, морковь, репу, петрушку и лук, нарезанный дольками. Доведите до готовности. В конце варки положите перец, лавровый лист и рубленый чеснок.

Подавайте мясо в горшочке вместе с овощами и соусом, посыпав рубленой зеленью.

СОВЕТ: для этого блюда можно использовать и свинину, однако в данном случае рекомендую перед закладкой риса посыпать ее небольшим количеством рубленых свежих или замороженных шампиньонов.

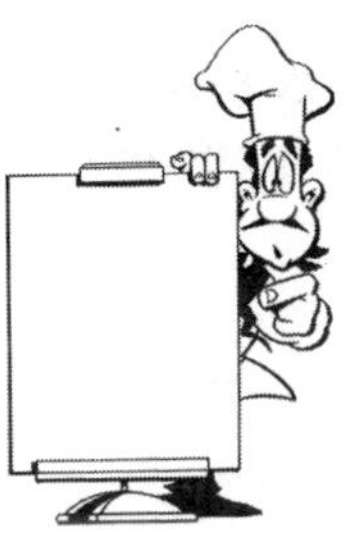

ЗАПЕКАНКА МЯСНАЯ

Необходимые продукты:

мякоть говядины — 300 г
колбаса вареная — 160 г
лук репчатый — 1 шт.
кабачки — 300 г
молоко — 1/2 стакана
яйца — 3 шт.
сыр твердый тертый — 2 ст. ложки
масло растительное — 1 ст. ложка
перец черный молотый, соль по вкусу

СПОСОБ ПРИГОТОВЛЕНИЯ:

Говядину и колбасу нарежьте кубиками. Лук порубите, соедините с говядиной, колбасой и потушите с добавлением воды, затем посолите, поперчите и тушите 30—40 минут.

Кабачки нарежьте ломтиками, потушите. В форму, смазанную маслом, уложите слоями, чередуя, кабачки и тушеное мясо. Яйца слегка взбейте, посолите, добавьте молоко, перемешайте, залейте овощи с мясом полученной смесью и посыпьте сыром. Запекайте 20 минут при 200°C. При подаче посыпьте запеканку зеленым луком. Гарнируйте солеными огурцами, помидорами и каперсами.

СОВЕТ: вместо колбасы можно использовать другой вид мяса, например баранину. Вместо кабачков, как и в предыдущем рецепте, можно использовать очищенные от кожицы баклажаны.

РУЛЕТИКИ ИЗ ЯЗЫКА

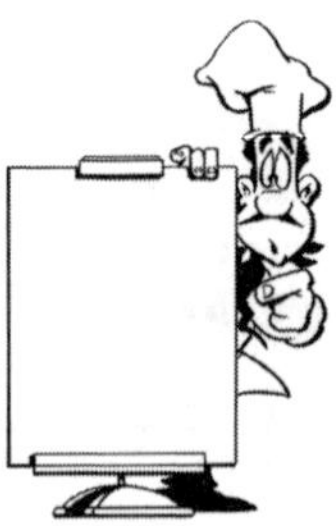

Необходимые продукты:

язык — 300 г
лук репчатый — 1 головка
шампиньоны — 100 г
чеснок — 2 зубчика
сливки 10%-ные — 1/2 стакана
зелень кинзы и петрушки — 2 пучка
перец черный горошком — 2 шт.
соль по вкусу

СПОСОБ ПРИГОТОВЛЕНИЯ:

Язык отварите в подсоленной воде с добавлением перца горошком. Затем поместите в холодную воду и сразу очистите от кожицы.

Подготовленный язык нарежьте наискосок тонкими ломтиками. Лук и грибы нарежьте мелкими кубиками и потушите с небольшим количеством воды. Зелень смешайте с мелко нарубленным чесноком, грибами и сливками.

Полученную массу уложите на ломтики языка и сверните рулетиками. Прогрейте рулетики в духовке 10 минут. При подаче выложите рулетики на блюдо и подавайте горячими, оформив зеленью.

СОВЕТ: вместо грибов можно использовать мелко нарезанные помидоры.

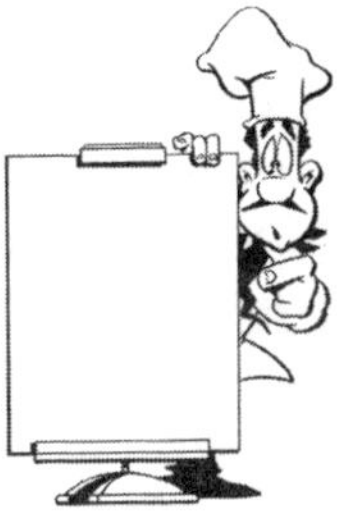

СВИНИНА, ТУШЕННАЯ С КАБАЧКОМ

Необходимые продукты:

мякоть постной свинины — 450 г
кабачки — 1 шт.
сыр — 180 г
йогурт — 1/2 стакана
масло растительное — 1 ст. ложка
чеснок — 1 зубчик
соль и перец черный молотый по вкусу
зелень петрушки

СПОСОБ ПРИГОТОВЛЕНИЯ:

Мякоть свинины нарежьте небольшими кусочками, натрите солью, перцем и мелко нарубленным чесноком. Уложите в смазанную маслом кастрюлю и посыпьте 2 столовыми ложками тертого сыра.

Кабачок очистите от кожицы и семян, мякоть нарежьте ломтиками, уложите на мясо, приправьте солью, перцем, посыпьте оставшимся тертым сыром, залейте йогуртом и тушите в течение часа.

При подаче уложите на тарелку тушеный кабачок, сверху — кусочки свинины, полейте соусом, полученным при тушении. Оформите зеленью.

СОВЕТ: вместо кабачка можно использовать очищенный от кожицы баклажан, нарезанный кубиками.

Блюда из птицы

Практически все диетологи рекомендуют блюда из птицы, поскольку они полезные и низкокалорийные. Мясо курицы, индейки и утки по своим питательным качествам не уступает говядине или свинине, но при этом они содержат значительно меньше холестерина и жиров (если, конечно, речь не идет об окорочках). Некоторые диеты допускают употребление различных видов птицы в качестве источника белка.

Система «Минус 60» не подразумевает таких жестких ограничений. Равно как и не запрещает солить, использовать специи.

Вам вовсе не придется есть мясо птицы в течение всего дня. Однако поскольку многие из вас, как и я, любят курицу или индейку, я посчитала необходимым включить этот раздел в тему и обедов, и ужинов. Надеюсь, приведенные рецепты помогут разнообразить ваше меню.

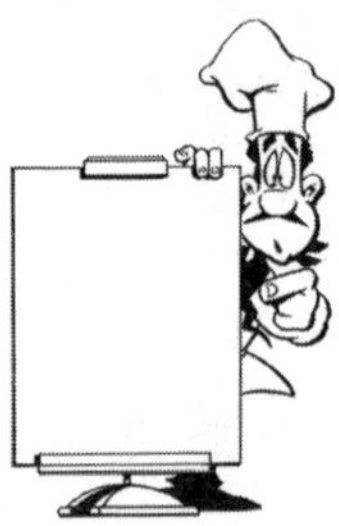

ПЛОВ С КУРИЦЕЙ

Необходимые продукты:

курица — 1 шт.
морковь крупная — 1 шт.
лук репчатый — 2 шт.
яйца — 2 шт.
рис — 1 стакан
вода — 2 стакана
шафран молотый — 1/2 ч. ложки
карри — 2 ч. ложки
масло растительное — 1 ст. ложка
зелень укропа — 2 пучка
соль

СПОСОБ ПРИГОТОВЛЕНИЯ:

Обработанную курицу отварите в подсоленной воде, отделите мякоть от костей, мелко нарежьте.

Морковь нарежьте вдоль тонкими пластами, формочками вырежьте из них фигурки. Лук нарежьте кольцами.

Рис переберите, промойте 4—5 раз холодной водой, воду слейте. Рис посолите, добавьте шафран, карри и перемешайте.

В глубокую сковороду, смазанную маслом, выложите слоями фигурки из моркови, лук, кусочки курицы, рис. Залейте горячей водой так, чтобы она покрыла рис.

Накройте крышкой, доведите до готовности при слабом кипении.

На рис разбейте яйца, не повредив желтки. Снова накройте крышкой и держите на слабом огне до готовности яиц. Затем немного охладите, снимите яйца лопаточкой, сковороду переверните на блюдо, слегка постучав по дну.

При подаче сверху положите яйца, оформите веточками укропа.

СОВЕТ: я предпочитаю использовать кружочки помидора и зелень для оформления плова. За 5 минут до готовности блюда выложите по всей поверхности тонкие ломтики томатов и посыпьте сверху рубленой зеленью. Накройте крышкой и томите еще 5 минут.

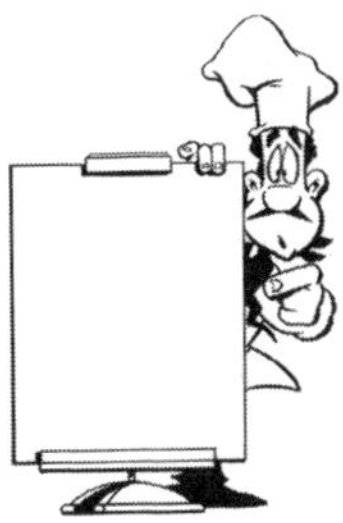

РУЛЕТ ИЗ ИНДЕЙКИ С ЧЕРНОСЛИВОМ

Необходимые продукты:

индейка (филе) — 1 кг
чернослив — 200 г
горчица — 1 ч. ложка
уксус яблочный — 1 ч. ложка
лук репчатый — 2 шт.
яйцо — 1 шт.
чеснок — 1 зубчик
зелень — 2 веточки
масло растительное — 1 ст. ложка
вино красное сухое — $^1/_2$ стакана
перец черный молотый, соль

СПОСОБ ПРИГОТОВЛЕНИЯ:

Чернослив залейте горячей водой, оставьте на 4 часа набухать. Затем откиньте на дуршлаг, удалите косточки, мелко нарежьте. Лук и чеснок очистите, мелко нарубите. Зелень мелко нашинкуйте, соедините с черносливом, луком, чесноком и яйцом.

Филе надрежьте, распластайте, слегка отбейте, посолите, поперчите, одну сторону смажьте горчицей и сбрызните уксусом. Выложите начинку, сверните рулетом, обвяжите ниткой.

Обжарьте рулет в разогретом масле, влейте 1 стакан кипящей воды, тушите в духовке 20 минут, поливая выделяющимся соком. Рулет переложите в другую посуду, оставьте в выключенной духовке.

В образовавшийся при тушении сок добавьте вино, уварите до густоты на сильном огне, помешивая, посолите, поперчите. При подаче рулет нарежьте ломтиками, подайте с соусом.

СОВЕТ: удобнее всего готовить в сотейнике, так как в нем вы сможете и обжарить рулет, и потушить, и приготовить соус по окончании тушения индейки.

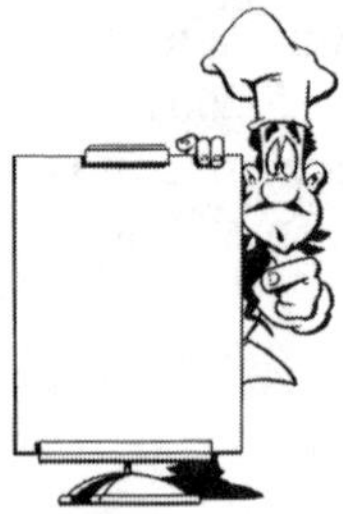

РУЛЕТИКИ ИЗ КУРИЦЫ С КРЕВЕТКАМИ

Необходимые продукты:

куриное филе — 200 г
креветки очищенные — 150 г
яичный белок — 1 шт.
яйцо — 1 шт.
масло растительное — 1 ст. ложка
соль по вкусу
перец черный молотый
зелень петрушки

СПОСОБ ПРИГОТОВЛЕНИЯ:

Филе нарежьте ломтиками, смешайте яичный белок с солью, перцем, обмакните в смесь мясо, оставьте на 30 минут.

Креветки перемелите до однородной массы, добавьте соль, петрушку. Массу хорошо перемешайте.

Выложите ломтики филе на разделочную доску, уложите на край каждого креветочную массу и сверните рулетиками диаметром 2 см. Смажьте маслом противень, рулетики смажьте сверху взбитым яйцом и запеките в разогретой духовке до готовности.

При подаче оформите зеленью.

СОВЕТ: вместо креветок можно использовать смесь из вареного яйца и мелко нарубленного чернослива.

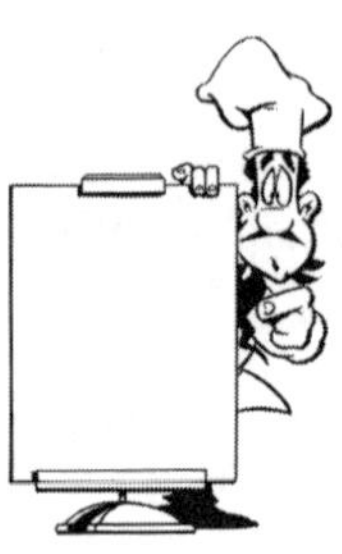

РАГУ ИЗ РИСА С ИНДЕЙКОЙ

Необходимые продукты:

индейка (филе) — 400 г
рис — 250 г
перец сладкий — 1 стручок
лук зеленый — 3 перышка

кукуруза — мелкие початки — 1 упаковка (или пол-упаковки замороженной в зернах кукурузы)
горошек зеленый мороженый — 150 г
чеснок — 1 зубчик
маленький кусочек корня имбиря
масло растительное — 2 ст. ложки
бульонные кубики — для 550 мл бульона
соевый соус — 2 ст. ложки
аджика — 2 ч. ложки
зелень петрушки
соль

СПОСОБ ПРИГОТОВЛЕНИЯ:

Филе индейки нарежьте тонкими ломтиками. Имбирь и чеснок измельчите, перемешайте с нарезанным филе, затем обжарьте с 1 столовой ложкой масла. Поставьте в теплое место.

Рис переберите, несколько раз промойте холодной водой, сварите в 500 мл овощного бульона. У перца удалите плодоножку с семенами, нарежьте его соломкой, зеленый лук нашинкуйте. Кукурузу и горошек разморозьте.

Обжарьте вареный рис в 1 столовой ложке масла в течение 5 минут. Добавьте перец, лук, размороженный горошек, обжарьте еще 3 минуты. Затем влейте оставшийся овощной бульон, смешав его с соевым соусом и аджикой, добавьте кукурузу, индейку и прогрейте.

При подаче посыпьте рагу зеленью петрушки.

СОВЕТ: для плова лучше использовать пропаренный рис с длинными зернами.

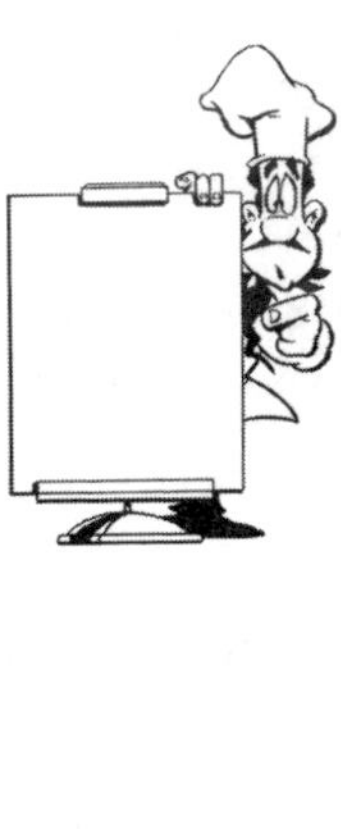

РАГУ ИЗ КУРИЦЫ ПО-КИТАЙСКИ

Необходимые продукты:

курица (филе) — 250 г
овощи мороженые китайские — 300 г
масло растительное — 1 ст. ложка
соевый соус — 2 ст. ложки
соль, имбирь и молотый перец по вкусу
укроп

СПОСОБ ПРИГОТОВЛЕНИЯ:

Филе нарежьте поперек волокон тонкими ломтиками.

Замороженные овощи обжарьте на масле, постоянно помешивая. Добавьте ломтики филе и обжаривайте еще 10 минут. Посыпьте имбирем, полейте соевым соусом. Доведите до кипения, посолите и поперчите.

При подаче гарнируйте блюдо рисом и оформите зеленью.

СОВЕТ: если вы не нашли в продаже китайскую смесь, можно использовать свежие овощи. Возьмите 200 г тонко нашинкованной капусты, 100 г свежих или замороженных грибов, 100 г красного сладкого перца и одну луковицу.

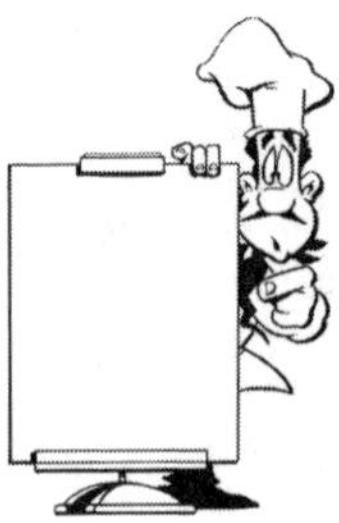

КУРИЦА С СОЕВЫМИ ПОБЕГАМИ

Необходимые продукты:

мякоть курицы — 500 г
чеснок — 2 зубчика
лук зеленый — 50 г
соевые побеги свежие — 150 г
масло растительное — 1 ст. ложка
вино красное — 2 ст. ложки
соевый соус — 6 ст. ложек
соль и перец черный молотый по вкусу
зелень петрушки

СПОСОБ ПРИГОТОВЛЕНИЯ:

Куриную мякоть нарежьте соломкой и обжарьте на разогретом масле. Лук и чеснок мелко нарежьте. Соевые побеги промойте и дайте воде стечь. Подготовленные овощи пассеруйте 5—6 минут в оставшемся после жаренья курицы соке, постоянно помешивая. Влейте вино и соевый соус, доведите до кипения, посолите, поперчите и положите обжаренную куриную мякоть.

Оформите блюдо зеленью.

СОВЕТ: на гарнир подайте отварную лапшу из рисовой муки или просто вареный рис.

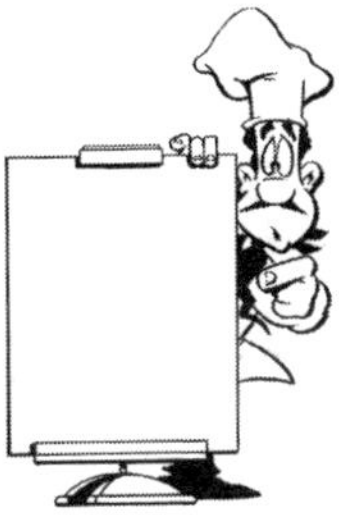

ПЛОВ ИЗ КУРИЦЫ С ИЗЮМОМ

Необходимые продукты:

мякоть курицы — 500 г
рис — 2 стакана
перец острый — 1 маленький стручок
изюм без косточек — 2 ст. ложки
масло растительное — 1 ст. ложка
гвоздика — 2 бутона
карри (порошок) — 1 ст. ложка
соль и перец черный молотый по вкусу
зелень петрушки

СПОСОБ ПРИГОТОВЛЕНИЯ:

Куриную мякоть отварите до готовности с рубленой петрушкой, гвоздикой и острым перцем. Бульон процедите.

Рис промойте, обсушите. Затем влейте 4 стакана куриного бульона, приправьте молотым перцем, порошком карри, посолите, добавьте промытый изюм и варите на слабом огне 10 минут. Снимите с огня и поставьте в теплое место на 10 минут.

Мякоть курицы мелко нарежьте и обжарьте на растительном масле. Все смешайте с рисом и прогрейте в течение 5 минут.

Подайте плов горячим, оформив зеленью.

СОВЕТ: обычно я не рекомендую употребление изюма после полудня, но в данном случае его количество на одну порцию будет минимальным.

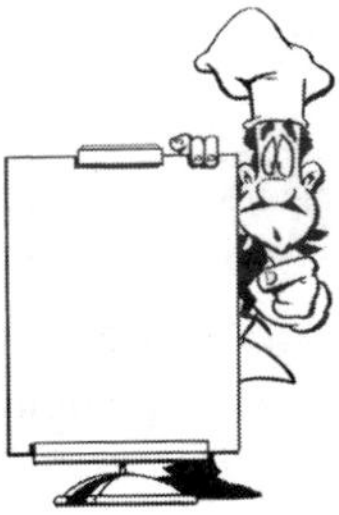

РУЛЕТИКИ ОВОЩНЫЕ С КУРИНЫМ ФИЛЕ

Необходимые продукты:

баклажаны — 240 г
помидоры — 2 шт.
лук-порей — 30 г
сыр моцарелла — 40 г
кабачки — 170 г
куриные грудки (филе) — 2 шт.

перец сладкий — 1/2 шт.
масло растительное — 1 ст. ложка
вино белое сухое — 1/2 стакана
мука пшеничная — 30 г
соевый соус — 1 ст. ложка
соус «Табаско» — 3 капли
бульон куриный — 1/2 стакана
лимон
зелень, базилик
соль, перец черный молотый

СПОСОБ ПРИГОТОВЛЕНИЯ:

200 г баклажанов и 1 помидор нарежьте ломтиками и потушите с чесноком и базиликом.

На лист припущенного лука-порея выложите тушеные овощи, ломтики сыра, заверните его рулетом.

Кабачки нарежьте кружочками, ошпарьте кипятком, уложите на противень, сверху поместите рулетики с овощами и запеките.

Куриное филе потушите, добавьте выпаренное вино, прогрейте. Затем положите соевый соус, соус «Табаско», нарезанный кубиками сладкий перец, соль, специи, влейте бульон и прогрейте.

При подаче на блюдо выложите кабачки с овощами, вокруг разложите кусочки куриного филе в соусе.

Украсьте помидором и зеленью.

СОВЕТ: в данном рецепте можно использовать любой другой вид мяса, однако для говядины или свинины больше подойдет красное сухое вино.

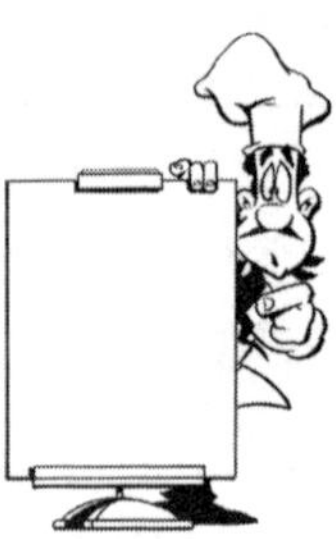

ПОМИДОРЫ, ФАРШИРОВАННЫЕ КУРИЦЕЙ

Необходимые продукты:

помидоры — 8 шт.
мякоть курицы вареная — 200 г
рис отварной — 2 ст. ложки
сыр — 50 г

лук репчатый — 1 головка
масло — 1 ст. ложка
соль
перец черный молотый
зелень

СПОСОБ ПРИГОТОВЛЕНИЯ:

У помидоров срежьте верхнюю часть (со стороны плодоножки) и аккуратно удалите мякоть, посолите, поперчите и дайте стечь соку.

Мякоть курицы мелко порубите, добавьте рубленый, обжаренный на масле лук, вареный рис, соль, перец, все перемешайте.

Полученным фаршем наполните помидоры, уложите их на лист фольги, посыпьте тертым сыром, сбрызните водой и запекайте в духовке.

Готовые помидоры посыпьте зеленью, подавайте в горячем виде.

СОВЕТ: таким же образом можно фаршировать сладкий перец, предварительно очистив его от семян и разрезав на половинки.

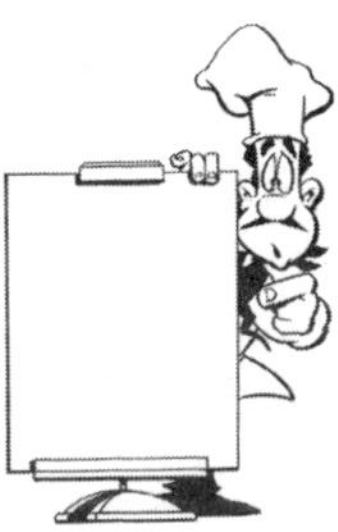

ОТБИВНЫЕ ИЗ ПТИЦЫ

Необходимые продукты:

куриное филе — 4 шт.
шампиньоны — 150 г
вино белое сухое — 1 стакан
бульон мясной — 1 стакан
лимон — 1 шт.
перец красный молотый
соль по вкусу

СПОСОБ ПРИГОТОВЛЕНИЯ:

Филе слегка отбейте и припускайте в смеси бульона с вином 10—15 минут. Добавьте соль, нарезанные шампиньоны и доведите до готовности. Бульон, оставшийся после припускания, уварите до половины объема, добавьте молотый перец и доведите до кипения.

Готовые отбивные уложите на блюдо, сверху выложите грибы и ломтики лимона, полейте соусом. Гарнируйте рассыпчатым рисом, оформите веточкой зелени.

СОВЕТ: для отбивных можно использовать филе индейки, однако к нему вместо грибов рекомендую добавить помидоры.

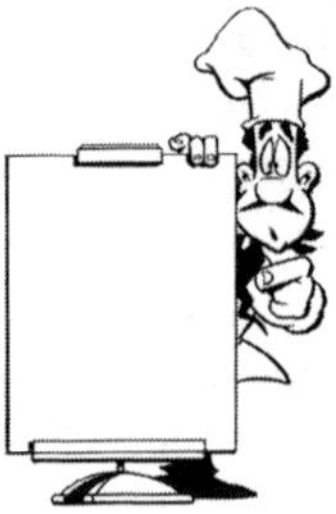

БИТОЧКИ ИЗ КУРИЦЫ С СОУСОМ ИЗ ШАМПИНЬОНОВ

Необходимые продукты:

мякоть курицы — 700 г
хлеб пшеничный без корочек — 160 г
вода — 240 г
масло растительное — 1 ст. ложка
соль
Для соуса:
бульон — 400 г
сок лимонный — 1 ст. ложка
шампиньоны — 300 г

СПОСОБ ПРИГОТОВЛЕНИЯ:

Хлеб замочите в воде и оставьте на 10 минут, затем отожмите. Куриное мясо освободите от костей.

Из костей птицы сварите бульон. Можно добавить морковь, лук и корень петрушки.

Мякоть птицы соедините с отжатым хлебом и пропустите через мясорубку 2 раза. Добавьте соль, оставшуюся воду и взбейте. Из массы сформуйте биточки.

В форму, смазанную маслом, уложите биточки в один ряд, залейте бульоном на половину объема, добавьте ломтики шампиньонов и припускайте под крышкой 15—20 минут.

Для соуса в теплый бульон добавьте шампиньоны, потушите, затем постепенно доведите до загустения на медленном огне, посолите, влейте лимонный сок.

Подавайте биточки по 1—2 штуки на порцию, полив их соусом. Гарнируйте по желанию рисом или овощами.

СОВЕТ: обычно я не советую использовать хлеб в обед, однако в этом случае его количество на порцию будет минимальным. Подобные биточки можно приготовить и из мяса кролика.

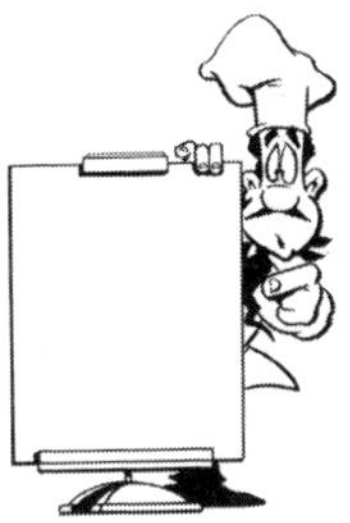

КУРИЦА С РИСОМ В ГОРШОЧКАХ

Необходимые продукты:

курица — 1 шт.
рис — 400 г
чеснок — 1 зубчик
лук репчатый — 1 головка
шампиньоны — 200 г
масло растительное — 1 ст. ложка
вино белое сухое — 6 ст. ложек
перец черный молотый по вкусу
соль по вкусу

СПОСОБ ПРИГОТОВЛЕНИЯ:

Курицу порубите на кусочки, потушите до полуготовности и выложите в горшочки. Рис отварите до полуготовности, шампиньоны нарежьте ломтиками, лук и чеснок порубите.

Нарезанные овощи и грибы обжарьте на масле. К кусочкам курицы добавьте обжаренные овощи и грибы, белое вино, $^1/_2$ стакана воды, соль, перец, сверху выложите рис и тушите 20 минут в духовке.

При подаче посыпьте зеленью.

СОВЕТ: в этом рецепте рис можно заменить гречкой.

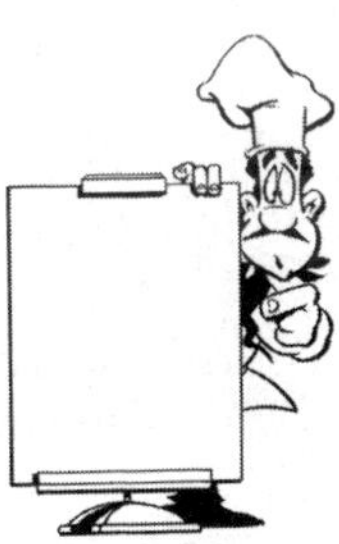

РУЛЕТЫ ИЗ КУРИЦЫ С СЫРОМ

Необходимые продукты:

курица — 1,5 кг
сыр адыгейский — 350 г
кинза — 60 г
перец красный
приправа сушеная
соль — 2 ст. ложки

СПОСОБ ПРИГОТОВЛЕНИЯ:

У курицы отделите мякоть с кожей от костей, отбейте, посолите, поперчите. Уложите на филе сыр, смешанный с зеленью кинзы, сушеной приправой, красным перцем и солью. Сделайте тугой рулет и оберните его марлей, туго перетяните шпагатом и варите в подсоленной воде 30—40 минут. Потом марлю снимите, рулет поместите под пресс для придания формы.

При подаче нарежьте рулет ломтиками и уложите на блюдо в виде черепицы.

СОВЕТ: это блюдо можно также приготовить в духовке. Для этого лучше использовать обыкновенный сыр типа гауды. Заворачивать сформованный рулет перед запеканием следует в фольгу.

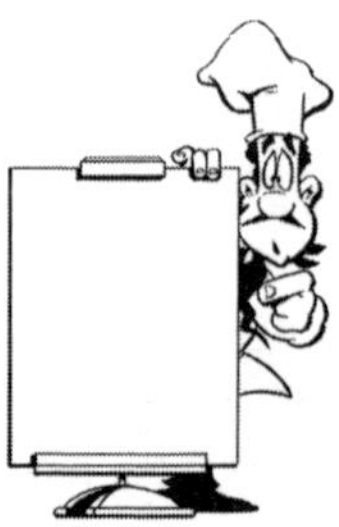

КУРИНЫЕ ФРИКАДЕЛЬКИ С ОВОЩАМИ

Необходимые продукты:

фарш куриный — 250 г
кабачки — 200 г
лук репчатый — 1 шт.
чеснок — 1 зубчик
сыр твердый — 40 г
томат-пюре — 3 ст. ложки
масло растительное — 1 ст. ложка
бульон мясной — 1 стакан
перец черный молотый по вкусу
соль по вкусу

СПОСОБ ПРИГОТОВЛЕНИЯ:

Лук и чеснок порубите, смешайте с куриным фаршем, тертым сыром и специями. Из приготовленной массы сформуйте фрикадельки, потушите их в небольшом количестве воды. Отдельно обжарьте в масле кабачки, нарезанные кружочками. Затем введите томатное пюре и тушите еще 3 минуты.

Фрикадельки соедините с тушеными овощами, введите бульон и тушите до готовности. Подайте с зеленью.

СОВЕТ: для этого блюда можно приготовить курицу самостоятельно, провернув филе через мясорубку и смешав его с яйцом.

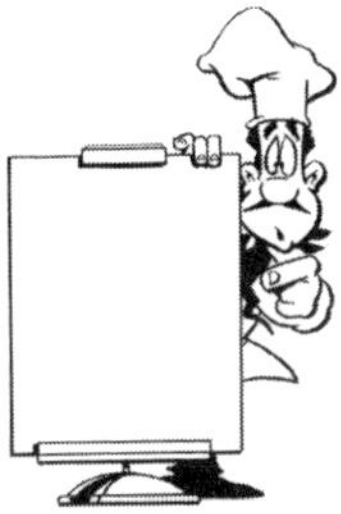

ЗАПЕЧЕННАЯ УТКА С КВАШЕНОЙ КАПУСТОЙ

Необходимые продукты:

утка — 1 шт.
капуста квашеная — 1 кг
репчатый лук — 2 шт.
паприка молотая — 1 ст. ложка
перец белый молотый — $^1/_4$ ч. ложки
Для фарша:
рис длиннозерный — 200 г
майоран сушеный — 1 ч. ложка
перец чили молотый — $^1/_8$ ч. ложки
соль

СПОСОБ ПРИГОТОВЛЕНИЯ:

Для фарша рис припустите до полуготовности, затем смешайте с майораном, перцем чили, посолите. Тушку утки наполните приготовленным фаршем и, зашив отверстие, натрите солью и белым перцем.

Лук крупно нарежьте и обжарьте в масле. Добавьте капусту и паприку, перемешайте.

Утку уложите на капусту грудкой вниз и запекайте в умеренно нагретой духовке 1,2 часа. За 30 минут до готовности переверните утку.

Разрубите утку на порционные куски и подайте с капустой.

СОВЕТ: таким же способом можно приготовить и курицу.

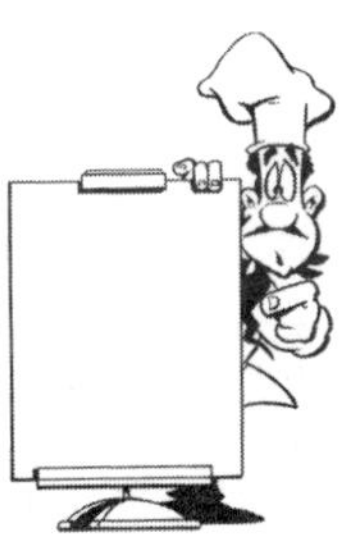

МАРИНОВАННЫЙ ЦЫПЛЕНОК С РИСОМ

Необходимые продукты:

филе цыпленка — 6 шт.
оливковое масло — 1 ст. ложка
сок лимонный — 3 ст. ложки
зелень петрушки рубленая — 2 ст. ложки
зелень тимьяна рубленая — 1 ст. ложка
рис отварной — 3 стакана

цедра 1 лимона
перец черный молотый
соль по вкусу
соевый соус — 2 ст. ложки

СПОСОБ ПРИГОТОВЛЕНИЯ:

Смешайте масло, лимонный сок, зелень петрушки и тимьяна. Добавьте филе, перемешайте. Поставьте в прохладное место на 8 часов.

Выньте филе из маринада и запекайте в духовке до готовности, поливая маринадом.

На гарнир подайте горячий отварной рис. Оформите зеленью петрушки и лимонной цедрой.

СОВЕТ: вместо лимонного сока в маринаде можно использовать уксус.

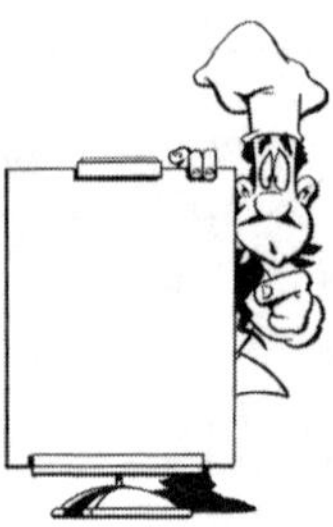

РИСОВАЯ ЛАПША С КУРИЦЕЙ ПО-КИТАЙСКИ

Необходимые продукты:

лапша рисовая — 250 г
филе куриное — 250 г
растительное масло — 1 ст. ложка
лук-шалот — 4 шт.
чеснок — 2 зубчика
зеленый лук — 4 пера
редис измельченный — 1 шт.
кориандр измельченный
Для соуса:
уксус винный — 2 ст. ложки
соус чили — 1 ст. ложка
оливковое масло — 1 ст. ложка
перец белый — 1 ч. ложка

СПОСОБ ПРИГОТОВЛЕНИЯ:

Смешайте все ингредиенты соуса, взбейте.

Лапшу залейте горячей водой на 15 минут, прополоскайте холодной водой, затем снова залейте.

Масло подогрейте в воке, положите курицу, нарезанную соломкой, обжарьте на сильном огне в течение 2—3 минут, затем мясо переложите.

В вок положите рубленый лук-шалот, измельченный чеснок, нарезанный зеленый лук и обжарьте все вместе в течение 1—2 минут, затем добавьте распаренную лапшу, подготовленный соус, мясо и все остальные ингредиенты, прогрейте смесь, помешивая, в течение 5—6 минут. При необходимости добавьте немного воды.

При подаче посыпьте блюдо кориандром.

СОВЕТ: если вы не нашли рисовую лапшу в магазинах, можно приготовить это блюдо с использованием риса (его нужно будет проварить почти до готовности, перед тем как добавлять к курице).

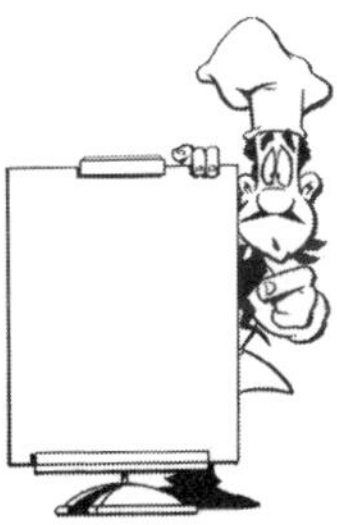

ЗАПЕКАНКА ИЗ КУРИЦЫ С РАЗНОЦВЕТНЫМ РИСОМ

Необходимые продукты:

курица — 900 г
рис — 2 стакана
вода — 4 стакана
лук репчатый — 2 шт.
баклажаны — 2 шт.
алыча сушеная — 1/3 стакана
яйца — 4 шт.
масло растительное — 1 ст. ложка
лимонная кислота — 1 щепотка
корица молотая — 1 щепотка
зелень укропа (по желанию) — 1 пучок
шафран — 1 щепотка
соль по вкусу
соевый соус по вкусу

СПОСОБ ПРИГОТОВЛЕНИЯ:

Тушку курицы выпотрошите, промойте, разрубите на порционные куски, посолите, обжарьте. Добавьте мелко нарезанный лук, очищенные от кожицы нарезанные баклажаны, промытую алычу, лимонную кислоту, корицу, все залейте взбитыми яйцами, смешанными с мелко нарубленным укропом, и запекайте в течение 10—15 минут.

Рис переберите, хорошо промойте, замочите в холодной воде на 10—15 минут, затем сварите до полуготовности. Откиньте на дуршлаг, промойте холодной кипяченой водой и оставьте на 5—7 минут, чтобы вода стекла. Сварите рис и на слабом огне при закрытой крышке доведите до готовности. Часть готового риса окрасьте настоем шафрана (шафран предварительно залейте $^{1}/_{2}$ стакана крутого кипятка на 15—20 минут).

При подаче рис положите горкой на тарелку, чередуя окрашенные слои с белыми, сбоку уложите готовую курицу с овощами и алычой, полейте соевым соусом.

СОВЕТ: можно также подкрасить рис в красный цвет, используя молотый сладкий перец.

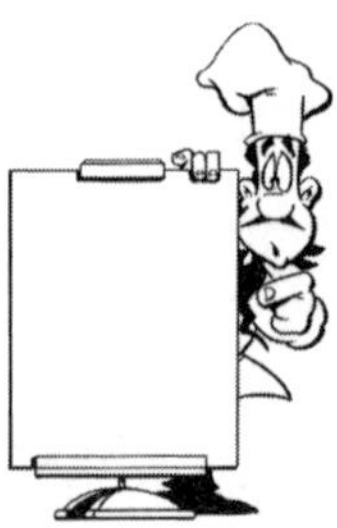

КУРИНОЕ ФИЛЕ, ЗАПЕЧЕННОЕ В ФОЛЬГЕ С СОУСОМ ИЗ ШАМПИНЬОНОВ

Необходимые продукты:

курица (филе) — 400 г
шампиньоны свежие — 100 г
и для соуса — 50 г
томатная паста — 3 ст. ложки
и для соуса — 2 ст. ложки
вино белое — 3 ст. ложки
лук репчатый — 50 г
зелень, соль
масло растительное — 1 ст. ложка

СПОСОБ ПРИГОТОВЛЕНИЯ:

Для соуса лук и шампиньоны измельчите и пассеруйте 5—6 минут. Влейте вино, добавьте томатную пасту, соль, измельченную зелень и варите 10—15 минут. Остудите.

Филе слегка отбейте, посолите. Лист фольги сложите пополам. На одну половину налейте слой соуса, сверху разложите филе, измельченные шампиньоны, снова полейте соусом.

Накройте второй половинкой фольги, края заверните, положите конверт с мясом на решетку и запекайте в духовке в течение 10—12 минут. Подавайте филе, не вынимая из фольги.

СОВЕТ: вместо грибов поверх филе можно положить зеленую стручковую фасоль.

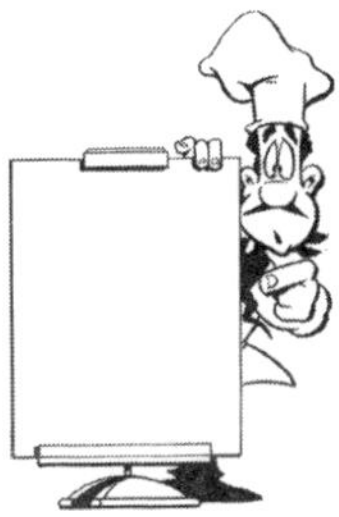

ТУШЕНАЯ КУРИЦА С ПОМИДОРАМИ И КАБАЧКАМИ

Необходимые продукты:

курица (1 кг) — 1 шт.
помидоры — 1 кг
кабачки (мелкие) — 5 шт.
лук репчатый — 3 шт.
соль, перец молотый, кинза, базилик
укроп, зелень петрушки

СПОСОБ ПРИГОТОВЛЕНИЯ:

Курицу нарежьте порционными кусками. Лук мелко нашинкуйте, кабачки нарежьте кружочками, зелень мелко порубите. Подготовленные продукты уложите слоями в кастрюлю, посолите, поперчите и тушите до готовности.

СОВЕТ: в кастрюлю можно также добавить рис, сваренный до полуготовности. Тогда вам не придется готовить дополнительный гарнир, чтобы сделать блюдо сытнее.

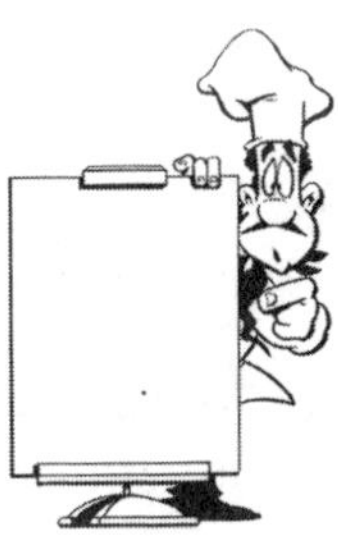

КУРИЦА, ЗАПЕЧЕННАЯ В ФОЛЬГЕ

Необходимые продукты:

куриное филе — 2 шт.
сыр — 30 г
масло растительное — 1 ст. ложка
лук репчатый — 50 г

перец сладкий зеленый — 2 шт.
зелень сельдерея — 1 ст. ложка
томат-пюре — 1 ст. ложка
бульонный кубик (куриный)
карри, соль

СПОСОБ ПРИГОТОВЛЕНИЯ:

Куриные грудки слегка отбейте, натрите солью, разрежьте каждую пополам и потушите.

Нарежьте соломкой перец и лук, обжарьте. Добавьте зелень сельдерея, щепотку карри, раскрошенный бульонный кубик, томат-пюре и тертый сыр.

Полученную смесь разложите на кусках курицы, заверните их в фольгу и запекайте в разогретой духовке приблизительно полчаса. Подавайте курицу горячей с отварным рисом.

СОВЕТ: в качестве гарнира к запеченной курице можно подать тушеную капусту.

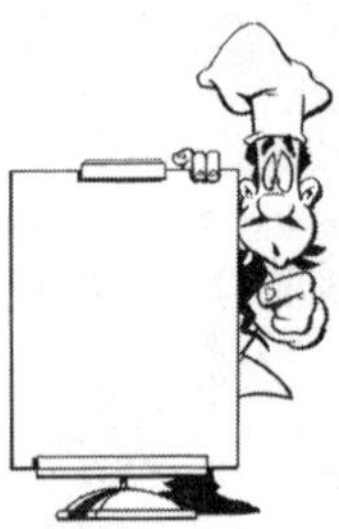

ПАЭЛЬЯ «МИНУТКА»

Необходимые продукты:

рис — 225 г
бульон куриный — 660 г
курица тушеная — 1 тушка
ветчина копченая, нарезанная на полосы — 300 г
креветки вареные, очищенные — 300 г
помидоры, консервированные в собственном соку — 1 банка (400 г)
лук репчатый, тонко нарезанный — 1 крупная луковица
перец сладкий зеленый, нарезанный кружочками — 1 шт.
чеснок измельченный — 2 зубчика
масло растительное — 1 ст. ложка
перец чили молотый — 1/2 ч. ложки
перец черный горошком — 1/2 ч. ложки
душица — 1/2 ч. ложки
тимьян — 1/2 ч. ложки
соль

СПОСОБ ПРИГОТОВЛЕНИЯ:

Разогрейте 1 столовую ложку растительного масла в жаропрочной кастрюле. Обжарьте лук без изменения цвета. Добавьте рис, помешайте. Обжаривайте несколько минут. Влейте бульон. Положите помидоры с соком, чеснок, чили, травы, соль и зерна черного перца. Доведите до кипения, накройте крышкой и варите 18—20 минут, пока рис не впитает жидкость. Отделите мякоть курицы и нарежьте кубиками. Разогрейте небольшое количество подсоленной воды. Потушите ветчину и кружочки зеленого перца. Добавьте кусочки курицы, ветчину и зеленый перец к приготовленному рису, размешайте. Это блюдо можно приготовить заранее.

Перед подачей разогрейте блюдо, добавьте подогретые креветки.

СОВЕТ: вместо ветчины можно использовать отварную рыбу, нарезанную кубиками.

Блюда из рыбы и морепродуктов

Рыба по праву считается одним из самых полезных продуктов. Она содержит уникальный комплекс жирных кислот Omega3, играющих важную роль в обменных процессах организма. Она уменьшает риск возникновения инсультов, является источником йода и других необходимых для человека микроэлементов. Недаром японцы считаются одной из самых здоровых наций мира, ведь они занимают одно из ведущих мест по употреблению рыбы!

К сожалению, рыба также является продуктом-аллергеном. По этой причине далеко не все люди могут регулярно употреблять в пищу рыбные блюда. Однако, если вы не страдаете подобной проблемой, морепродукты пойдут вам только на пользу, независимо от того, придерживаетесь вы системы «Минус 60» или нет. Помимо всего вышесказанного, правильно приготовленная рыба — это еще и очень вкусно!

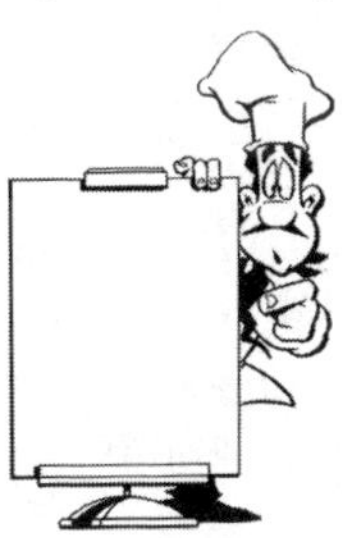

«ЕЖИКИ» РЫБНЫЕ

Необходимые продукты:

хек (филе) — 440 г
рис — 2 ст. ложки
лук репчатый — 1 шт.

помидоры — 2 шт.
томатный соус — 1 стакан
укроп
хмели-сунели и соль по вкусу

СПОСОБ ПРИГОТОВЛЕНИЯ:

Филе хека и пассерованный лук дважды пропустите через мясорубку. В полученную массу добавьте соль, приправу, припущенный рис, разведите небольшим количеством воды и перемешайте.

Из полученной массы сформуйте шарики по 2—3 шт. на порцию, поставьте в горячую духовку, затем залейте томатным соусом и тушите в течение 10—15 минут.

Подавайте с тушеной капустой, оформив зеленью.

СОВЕТ: вместо хека можно использовать филе любой другой белой рыбы.

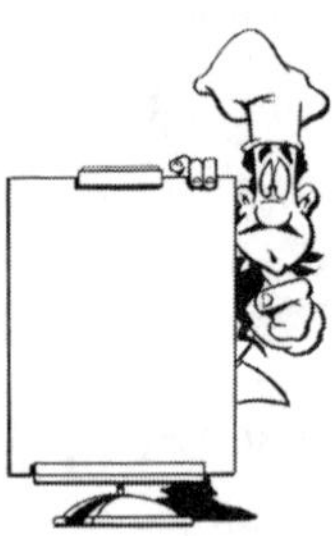

ЗАЛИВНЫЕ РЫБНЫЕ ФРИКАДЕЛЬКИ

Необходимые продукты:

филе окуня или судака — 160 г
хлеб пшеничный черствый — 20 г
яйца вареные — 20 г
молоко — 30 г
желатин — 6 г
листья зеленого салата — 20 г
зелень петрушки — 4 г
соль по вкусу

СПОСОБ ПРИГОТОВЛЕНИЯ:

Желатин замочите в шестикратном количестве холодной кипяченой воды до набухания. Филе рыбы дважды пропустите через мясорубку, добавьте замоченный в молоке хлеб, вновь дважды пропустите через мясорубку, посолите и перемешайте. Из фарша сформуйте фрикадельки и отварите их до готовности.

Кипяток (100 г) соедините с подготовленным желатином, прогрейте, не доводя смесь до кипения, процедите.

Небольшое количество желе вылейте в формочки, охладите. Сверху уложите фрикадельки, отварное яйцо, нарезанное кружочками, зелень, залейте оставшимся желе, охладите до застудневания.

Перед подачей формочки с желе опустите на несколько секунд в горячую воду, затем выложите желе на блюдо и оформите зеленью.

СОВЕТ: в данном рецепте процент содержания хлеба на порцию очень мал, именно поэтому допускается его использование при приготовлении блюда.

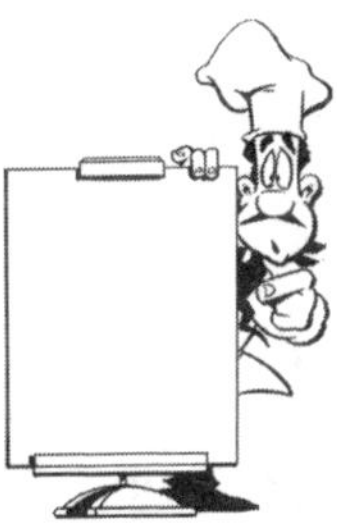

ХОЛОДНЫЕ РУЛЕТЫ ИЗ СЕМГИ С ТВОРОГОМ

Необходимые продукты:

филе семги малосоленой — 300 г
творог — 150 г
огурец — 1 шт.
перец черный молотый
корень хрена тертый — 2 ч. ложки

СПОСОБ ПРИГОТОВЛЕНИЯ:

Филе семги нарежьте тонкими длинными ломтиками, разложите внахлест на фольге. Творог смешайте с хреном, поперчите. Намажьте филе рыбы творожной массой и сверните рулет. Плотно заверните рулет в фольгу и положите на час в холодильник.

Огурец разрежьте на 12 ломтиков.

Охлажденный рулет, сняв фольгу, разрежьте на 12 частей. Разложите ломтики рулета на ломтиках огурца. Оформите зеленью.

СОВЕТ: подобный рулет можно приготовить из форели. Однако вследствие его достаточно высокой жирности советую использовать его на обед в качестве самостоятельного блюда или гарнировать овощным салатом.

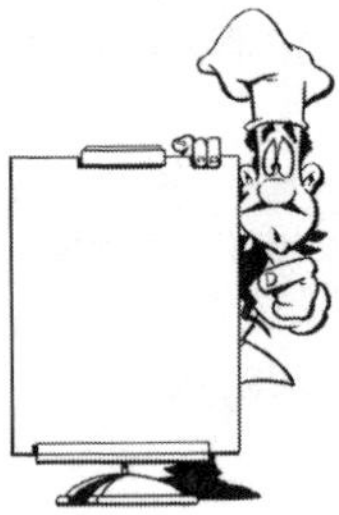

ЗАПЕЧЕННЫЕ МИДИИ

Необходимые продукты:

мидии — 500 г
корень петрушки — 1 шт.
морковь — 1 шт.
лук репчатый — 2 шт.
чеснок — 2 зубчика
лимон — 2 шт.
вино белое сухое — 1 стакан
томатная паста — 4 ст. ложки
масло растительное — 1 ст. ложка
сыр твердый — 5 ст. ложек
перец белый молотый
соль, зелень петрушки

СПОСОБ ПРИГОТОВЛЕНИЯ:

Мидии замочите в холодной воде на 2 часа, зачистите створки и промойте. Затем залейте горячей водой, добавьте коренья, соль и варите в течение 15 минут. У готовых мидий створки раскрываются; нераскрывшиеся моллюски не используют. По окончании варки извлеките мякоть и хорошо ее промойте.

Лук мелко нарежьте и обжарьте на масле, добавьте чеснок, влейте вино и варите, пока оно не выпарится. Приправьте томатной пастой, солью, перцем и тушите еще 8 минут.

Раковины смажьте маслом, разлейте в них соус, положите мякоть мидий, посыпьте сыром и запеките до золотистой корочки. Подавайте мидий горячими, оформив зеленью и ломтиками лимона.

СОВЕТ: идеальным гарниром для мидий будет рис.

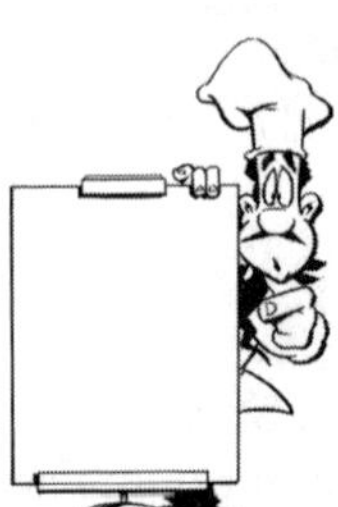

ЛОДОЧКИ ИЗ ПОМИДОРОВ С КРЕВЕТКАМИ

Необходимые продукты:

креветки — 24 шт.
помидоры — 6 шт.
сок $^1/_2$ *лимона*

ПОХУДЕНИЕ

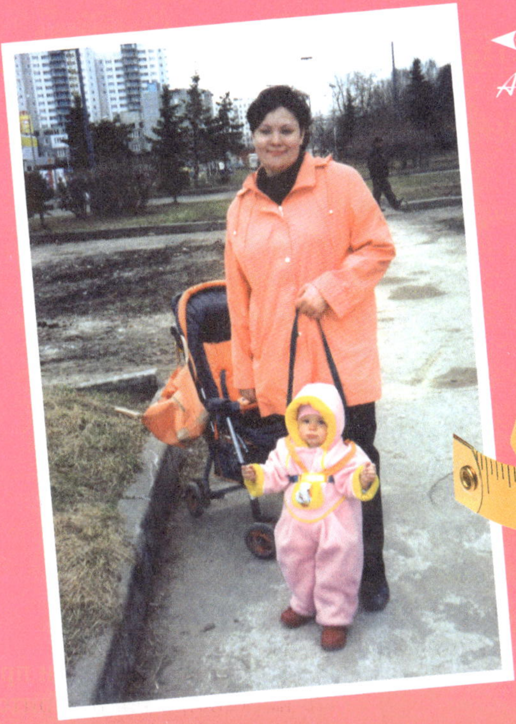

Апрель 2005 – 95 кг

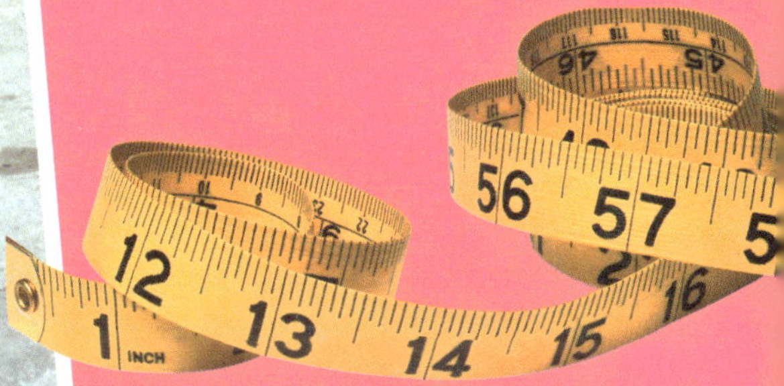

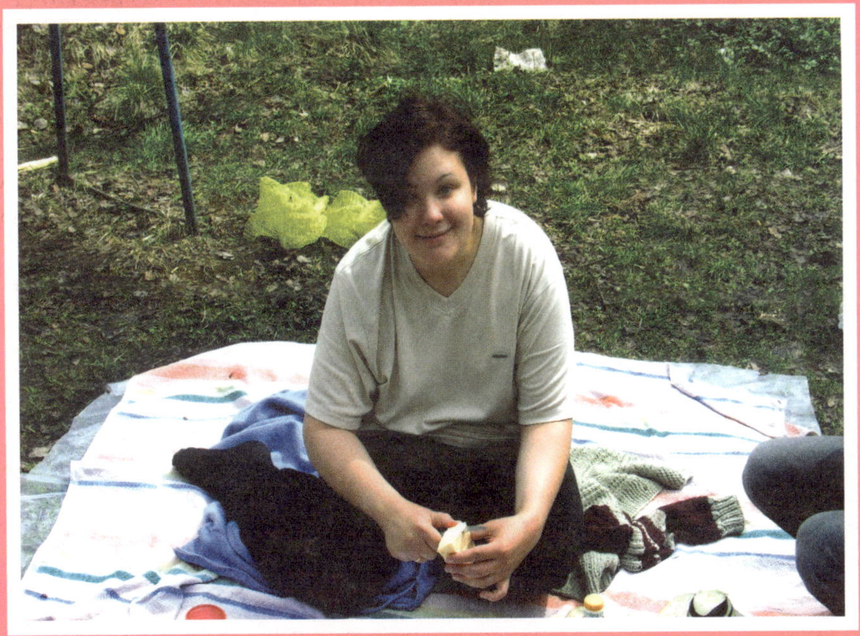

На пикнике в Подмосковье, начало мая 2005 – 88 кг

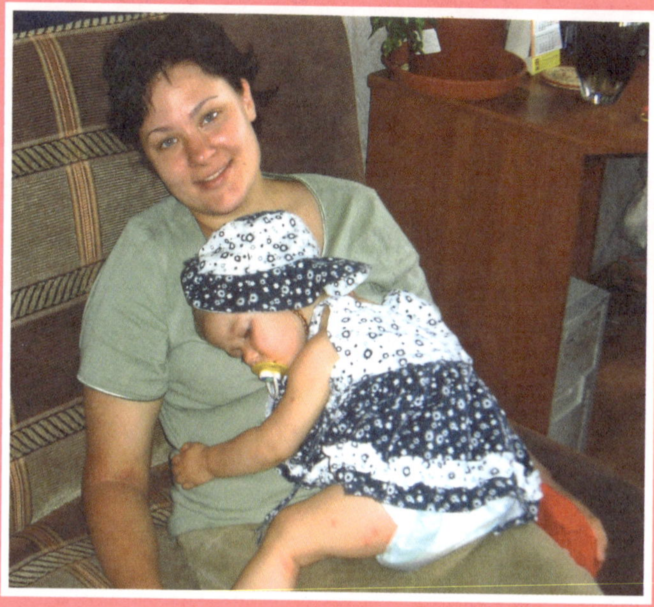

Начало июня 2005 – 85 кг

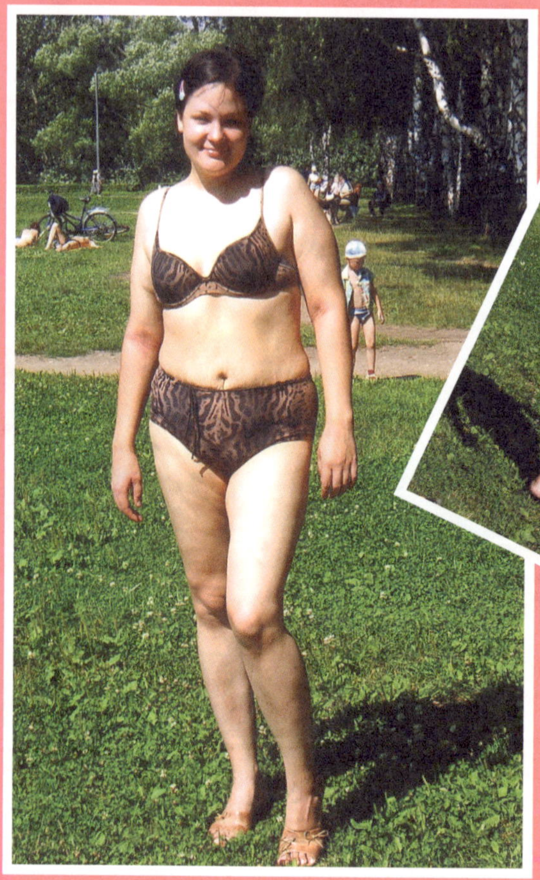

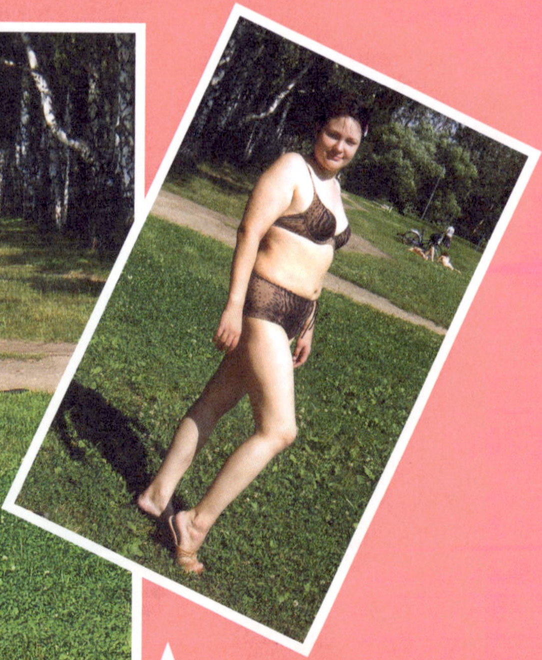

В парке Кусково, конец июня 2005 – 82 кг

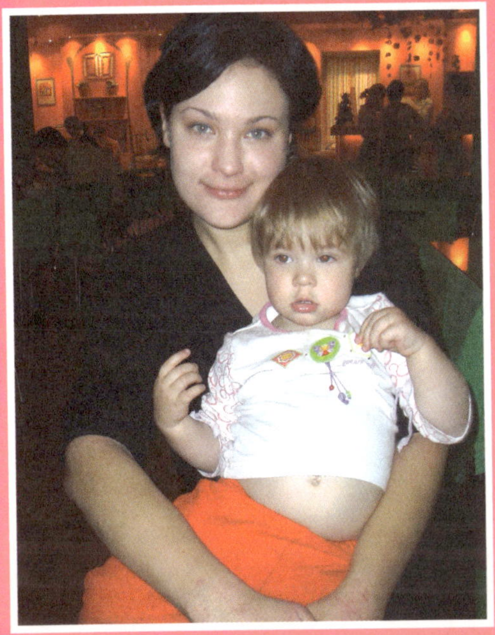

Первый день рождения дочки, июль 2005 – 80 кг

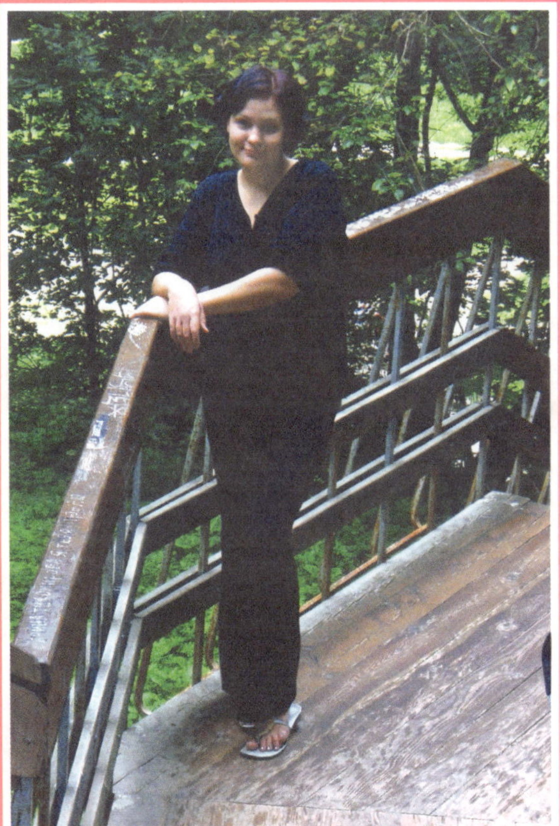

В парке Коломенское, июль 2005 – 80 кг

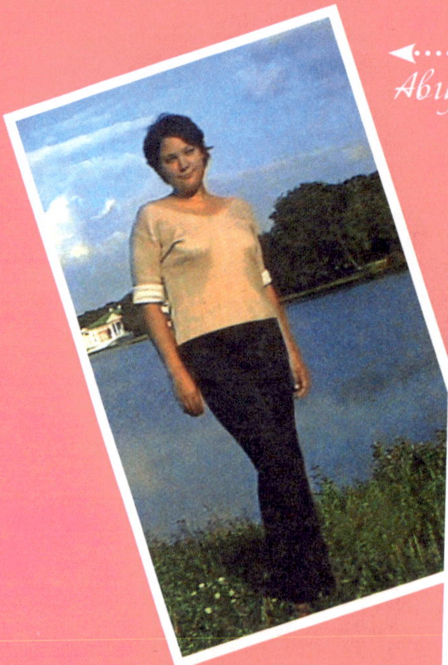

Август 2005 – 78 кг

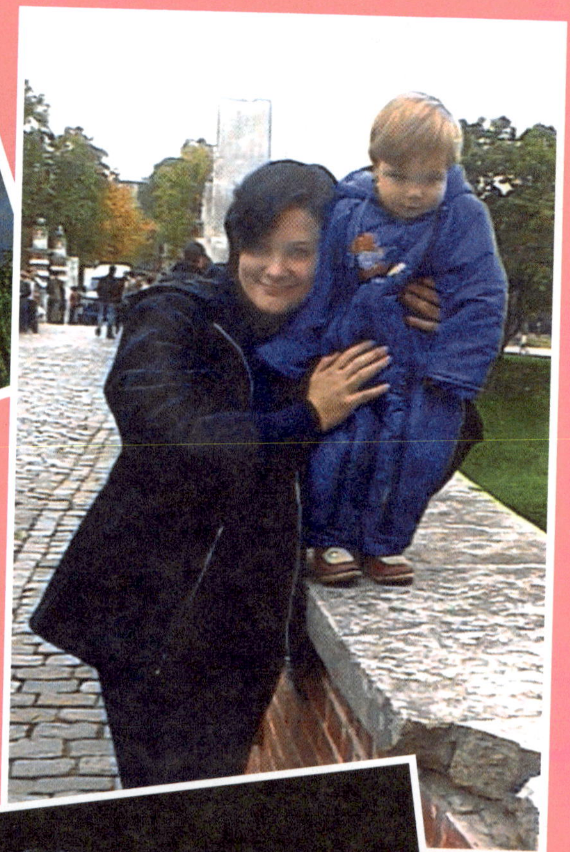

Сентябрь 2005,
Царицыно – 75 кг

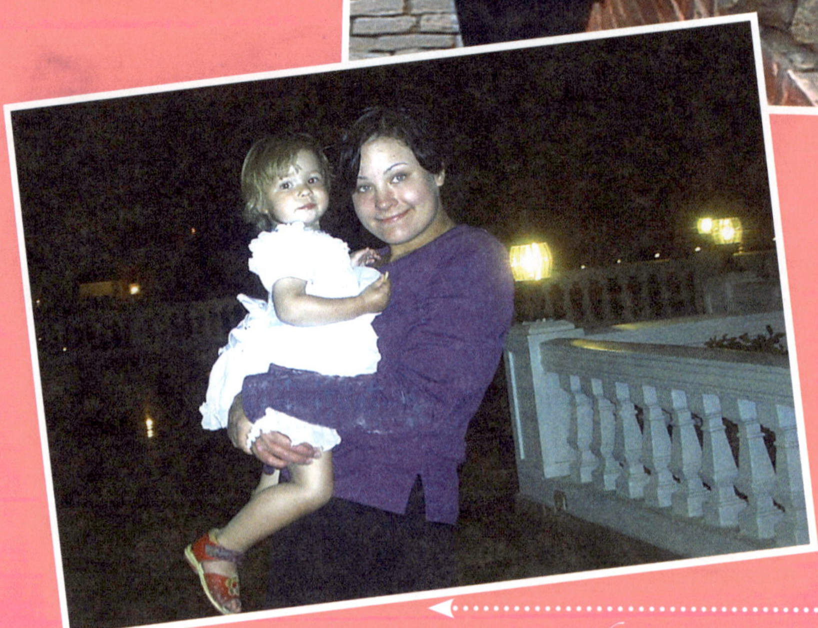

Египет, Ноябрь 2005 – 73 кг

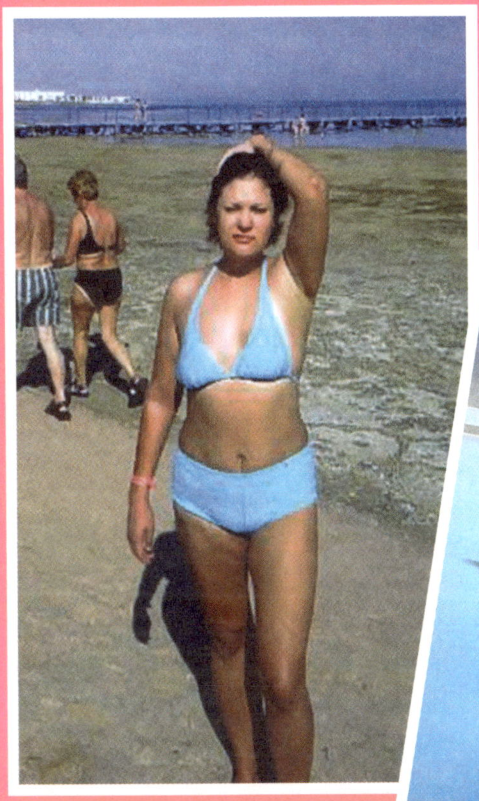

Египет, Ноябрь 2005 – 73 кг

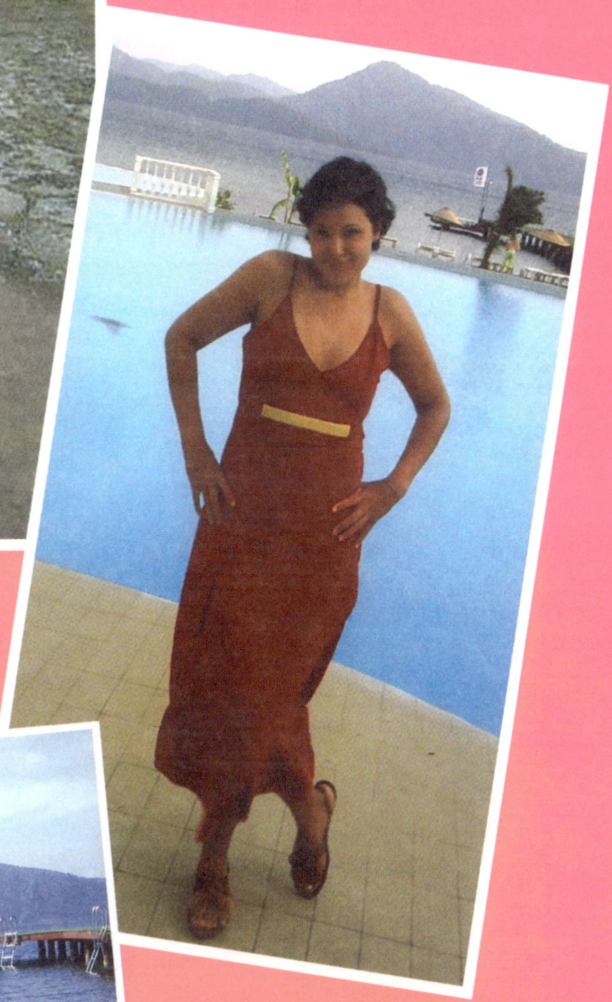

Турция, май 2006 – 68 кг

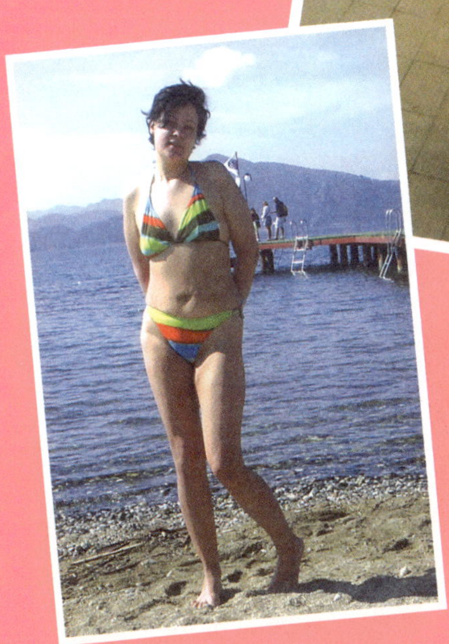

Турция, май 2006 – 68 кг

ПОСТПОХУДЕНИЕ

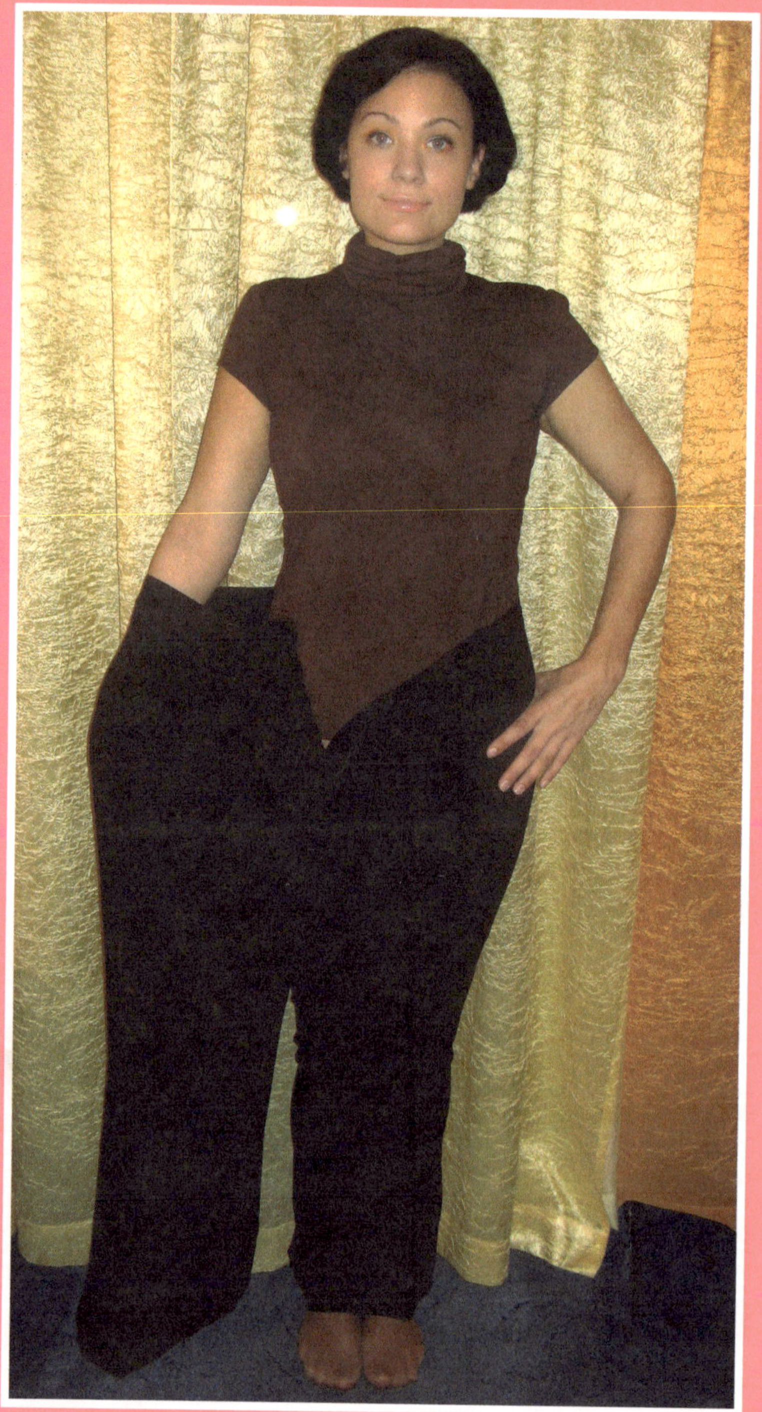

Теперь я помещаюсь в одну штанину своих старых брюк

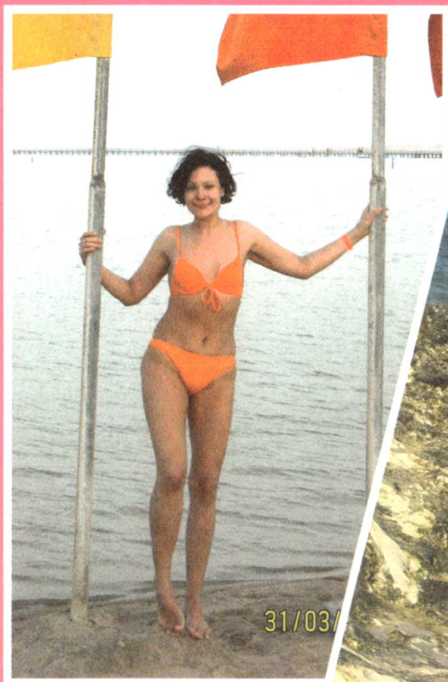

Египет, апрель 2007 – 60,5 кг

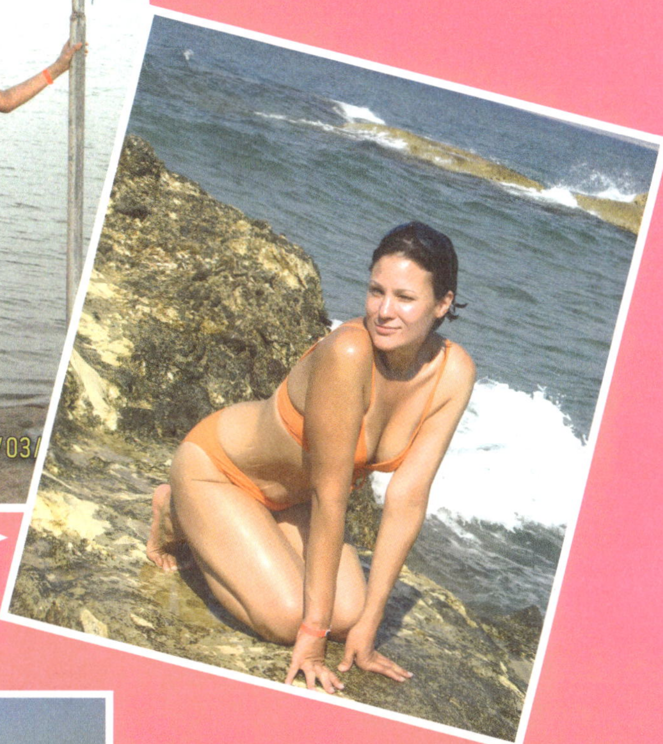

Крит,
июнь 2007,
в весе 60 кг

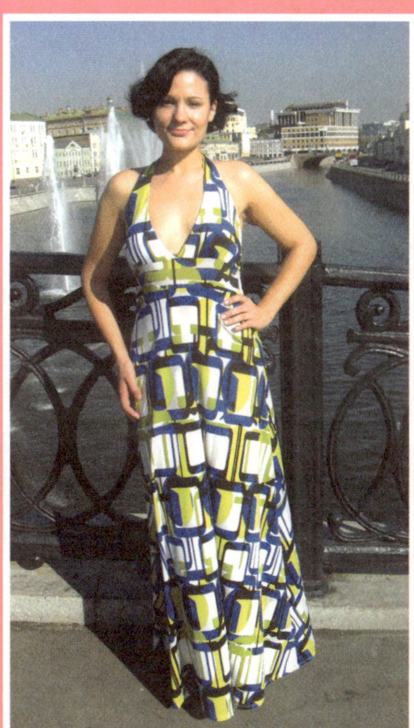

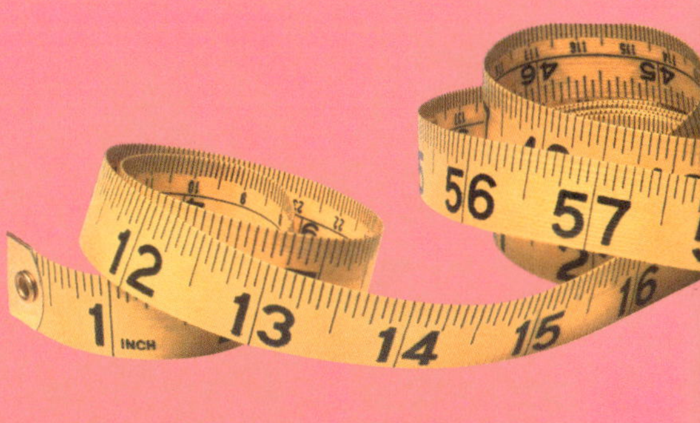

В весе 60 кг в 2007 году

Крит 2007 – 60 кг

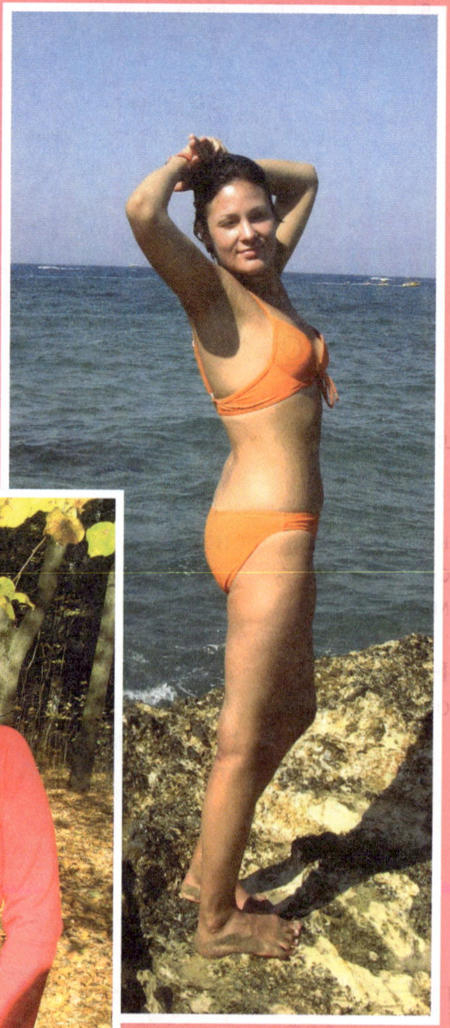

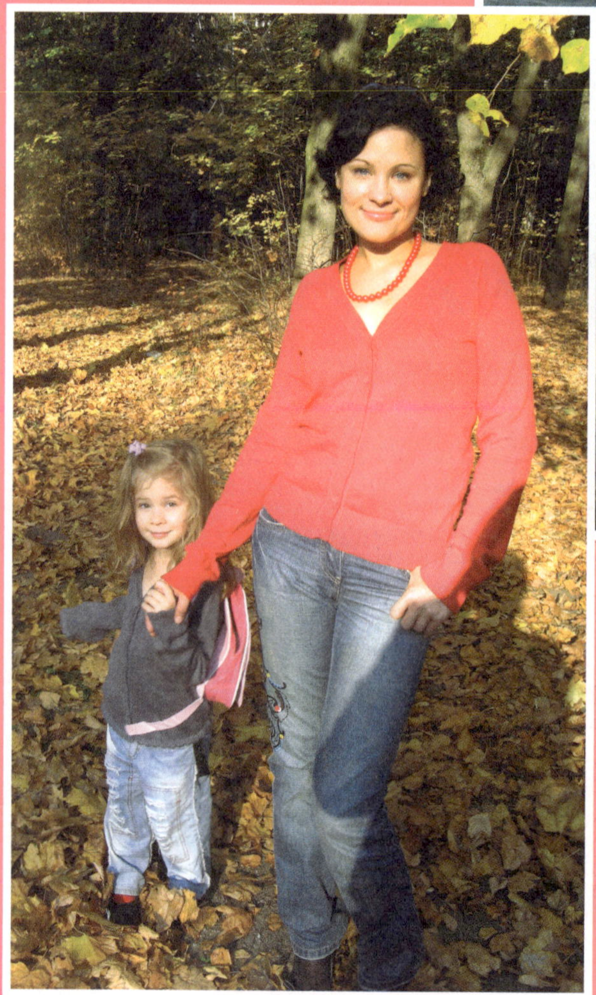

Кусково, осень 2007

Для соуса:
авокадо — 1 шт.
сыр плавленый мягкий — 80 г
сок 1/2 лимона
цедра 1/2 лимона
перец черный молотый по вкусу

СПОСОБ ПРИГОТОВЛЕНИЯ:

Креветки очистите, оставив хвостовой плавник, посолите, сбрызните лимонным соком и выдержите на холоде 30 минут.

Помидоры разрежьте на четыре части, удалите семена и перегородки.

Для соуса авокадо разрежьте пополам, удалите косточку, очистите от кожицы. Мякоть измельчите в блендере, добавьте сыр, перец, лимонный сок, половину измельченной цедры и взбейте до получения однородной массы.

Креветки, помешивая, потушите с добавлением воды 1—2 минуты. На «лодочки» из помидоров выложите соус, затем — креветки, посыпьте оставшейся лимонной цедрой и оформите зеленью.

СОВЕТ: такие же «лодочки» можно приготовить из сладкого перца.

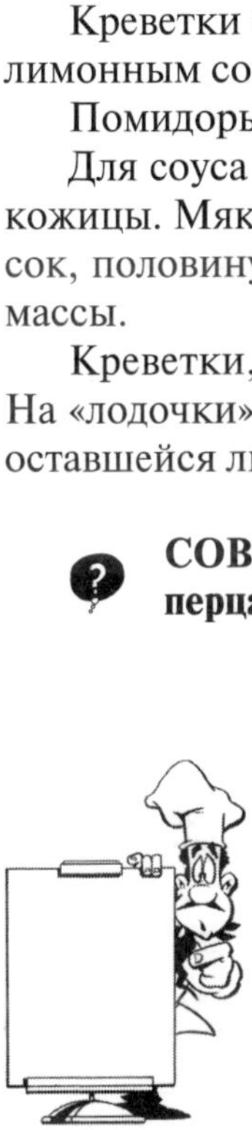

РОЛЛЫ С КАЛЬМАРАМИ И ОГУРЦОМ

Необходимые продукты:

рис для суши — 1 стакан
кальмары — 2 шт.
вода — 1 1/3 стакана
листья нори (со стороной 10 см) — 2 шт.
соус «Васаби» — 1 ст. ложка
огурец длинный — 1/2 шт.
лосось копченый — 50 г
зеленый лук — 4 пера
уксус рисовый — 1 1/2 ст. ложки
сок лимонный — 1 1/2 ст. ложки
сахар — 1 ст. ложка
соль

СПОСОБ ПРИГОТОВЛЕНИЯ:

Рис промойте в воде несколько раз. Всыпьте его в кипящую воду, а через 3 минуты, уменьшив огонь, варите рис под крышкой, пока полностью не впитается вся жидкость. Лимонный сок смешайте с уксусом, солью и сахаром, не доводя смесь до кипения, дождитесь, пока растворится сахар. Полейте смесью рис, плотно накройте кастрюлю крышкой и дайте рису настояться до полного впитывания жидкости. Рис охладите.

Лосося и очищенный от кожицы огурец нарежьте длинными полосками.

Тушки кальмаров распластайте и нанесите с внешней стороны насечки в виде сетки. Подготовленные кальмары положите в кипящую подсоленную воду, варите 1 минуту. Кальмары охладите и обсушите салфеткой.

На бамбуковую рогожку выложите кальмары, на них — листы нори, сверху уложите половину риса, сделайте по центру бороздку, в которую вложите «Васаби», полоски огурца и лосося, перья зеленого лука. Накройте оставшимся рисом.

Скатайте плотный рулет с помощью рогожки. Затем рогожку разверните, нарежьте рулет ломтиками. Ломтики выложите на блюдо, отдельно подайте соевый соус.

СОВЕТ: приготовление суши — процесс, требующий определенного мастерства. Скорее всего, сначала у вас не получатся идеально ровные роллы. Однако по истечении некоторого времени вы научитесь быстро лепить изделия. Если вы не нашли рис для суши, для начальных попыток подойдет обычный круглый рис.

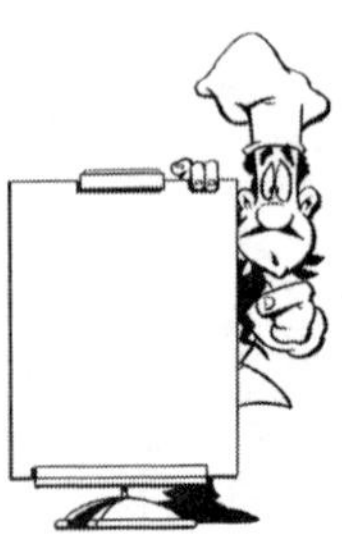

НЕЖНОЕ ФИЛЕ ЛОСОСЯ

Необходимые продукты:

филе лосося — 1 кг
бульон рыбный — 0,5 л
лимон — 1/3 шт.
лук репчатый — 2 шт.
шпинат — 200 г
масло растительное — 1 ст. ложка

анис — 2 ч. ложки
зелень петрушки
перец черный молотый
соль

СПОСОБ ПРИГОТОВЛЕНИЯ:

Филе лосося разрежьте на порции, посыпьте солью, перцем, сбрызните соком, отжатым из 1 лимона, и отварите на пару.

Приготовьте бульон, используя 2 бульонных кубика, добавьте шпинат, мелко нарезанный лук, семена аниса и варите в течение 15 минут, затем процедите, одновременно протирая овощи. Добавьте в бульон соль, перец, доведите до кипения.

Рыбу выложите на блюдо, полейте приготовленным соусом из шпината. Гарнируйте отварным рисом или вареными овощами. Оформите ломтиками лимона и зеленью.

СОВЕТ: если вам не нравится вкус аниса, его можно заменить тимьяном.

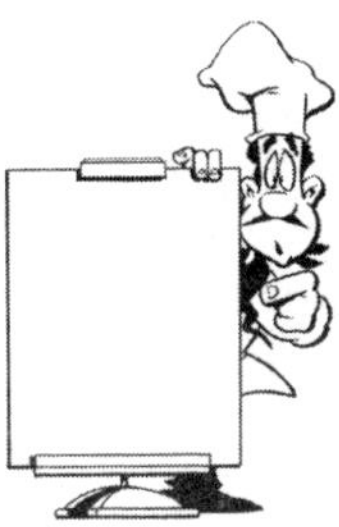

РЫБА С РИСОМ В ГОРШОЧКЕ

Необходимые продукты:

рыба морская — 500 г
лук репчатый — 1 шт.
рис — 300 г
томат-пюре — 2 ст. ложки
огурцы соленые — 2 шт.
лук зеленый нарубленный — 2 ст. ложки
перец красный молотый — 1 щепотка
соль по вкусу
растительное масло — 1 ст. ложка

СПОСОБ ПРИГОТОВЛЕНИЯ:

Репчатый лук мелко нарежьте и обжарьте на сковороде в растительном масле. Переложите в горшок, добавьте перец, стакан воды и немного недоваренный рис. Долейте водой так, чтобы она закрывала рис.

Добавьте томатное пюре, а затем нарезанные ломтиками припущенные огурцы и нарезанную кубиками рыбу. Посолите и, закрыв крышкой горшочек, тушите в духовке.

Перед подачей посыпьте зеленым луком.

СОВЕТ: это блюдо можно готовить как из белой, так и из красной рыбы.

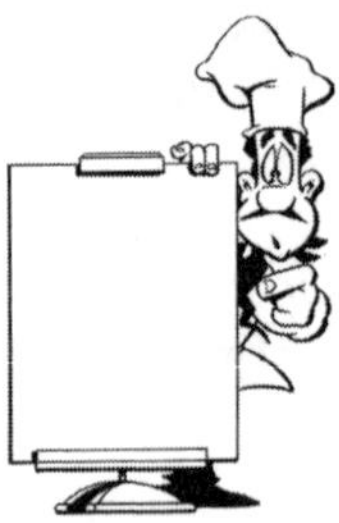

КАМБАЛА В ЯБЛОЧНОМ СОУСЕ

Необходимые продукты:

камбала (филе) — 600 г
яблоки зеленые — 4 шт.
лук репчатый — 2 шт.
вино белое сухое — 3 ст. ложки
сок лимонный — 1 ч. ложка
масло растительное — 1 ст. ложка
соль по вкусу
вода — 250 мл
бульонный кубик — 1 шт.
зелень
лимон
маслины для оформления

СПОСОБ ПРИГОТОВЛЕНИЯ:

В сотейник, смазанный маслом, положите яблоки (без кожицы и семян), нарезанный кольцами лук, на них — кусочки рыбы, раскрошенный бульонный кубик, добавьте лимонный сок, вино и тушите до готовности.

Готовую рыбу достаньте, а бульон уварите, добавьте соль.

При подаче полейте камбалу соусом с яблоками. Оформите зеленью, лимоном и маслинами.

СОВЕТ: если вам нравятся необычные сочетания, можно заменить яблоки апельсинами.

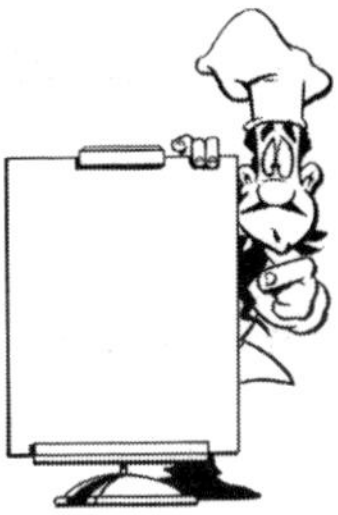

ТРЕСКА В ОВОЩНОМ СОУСЕ

Необходимые продукты:

филе трески — 700 г
кукуруза замороженная — 200 г
лук зеленый — 1 пучок
зелень сельдерея — 2 стебля
перец сладкий красный — 1 шт.
морковь — 2 шт.
масло растительное — 1 ст. ложка
соевый соус — 2 ст. ложки
вино рисовое или сухой херес — 2 ст. ложки
бульон куриный — 200 мл
соль, перец

СПОСОБ ПРИГОТОВЛЕНИЯ:

Рыбу разрежьте на кусочки. Отварите в подсоленной воде кукурузу. Нарежьте зеленый лук кусками длиной 4 см, перец и сельдерей — полосками, морковь — продольными ломтиками.

Разогрейте растительное масло в воке или на сковороде. Обжарьте в нем рыбу, выньте ее и поставьте в теплое место. Помешивая, обжарьте овощи в соке от жаренья. Влейте соевый соус и рисовое вино.

Влейте бульон, посолите, поперчите, накройте крышкой и тушите на слабом огне 10 минут.

Снова добавьте рыбу, немного потушите в соусе и подайте на стол.

СОВЕТ: на гарнир к этому блюду можно подать рисовую лапшу или отварной рис.

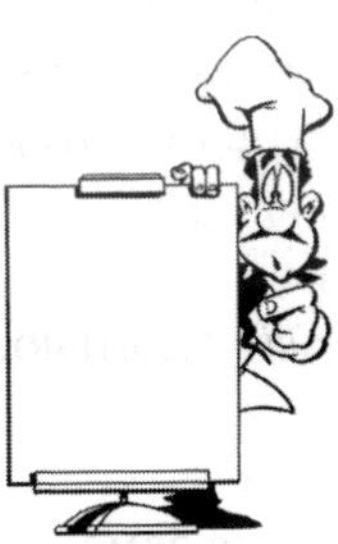

ЗАПЕЧЕННАЯ СЕМГА С ОВОЩАМИ

Необходимые продукты:

семга — 1 кг
цукини — 300 г
морковь — 200 г
помидоры — 200 г
салат кудрявый — 2 пучка
перец сладкий — 200 г

маслины — 50 г
сок 1 лимона
лимон — 1 шт.
зелень петрушки
специи

СПОСОБ ПРИГОТОВЛЕНИЯ:

Рыбу нарежьте порционными кусками и припустите в лимонном соке. Овощи нарежьте мелкими кубиками и потушите со специями.

Положите рыбу в форму, сверху выложите овощи и поставьте в духовку. Запекайте до готовности.

Подавайте рыбу с овощами. Оформите помидором, зеленью петрушки, салатом, маслинами, сладким перцем и лимоном.

СОВЕТ: вместо лимонного сока можно использовать винный уксус.

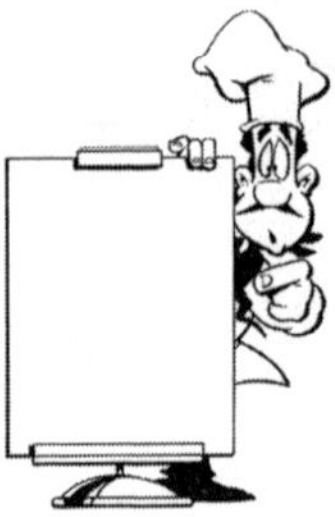

ТРЕСКА С СОУСОМ ИЗ ШПИНАТА

Необходимые продукты:

треска (филе) — 450 г
масло растительное — 1 ст. ложка
лук репчатый — 1 шт.
томат-пюре — 1 ст. ложка
шпинат — 120 г
чеснок — 1 зубчик
зелень петрушки и укропа
соль по вкусу

СПОСОБ ПРИГОТОВЛЕНИЯ:

Для соуса пассеруйте на масле лук и томат-пюре, нарезанные листья шпината, зелень петрушки, растертый с солью чеснок, добавьте стакан кипящей воды и тушите в течение 5—10 минут.

Рыбу, нарезанную порционными кусками, уложите в неглубокую посуду, залейте шпинатным соусом и тушите 30 минут.

Подавайте рыбу с отварным рисом, оформив зеленью.

СОВЕТ: шпинат можно заменить отварной брокколи, измельченной в блендере с добавлением воды.

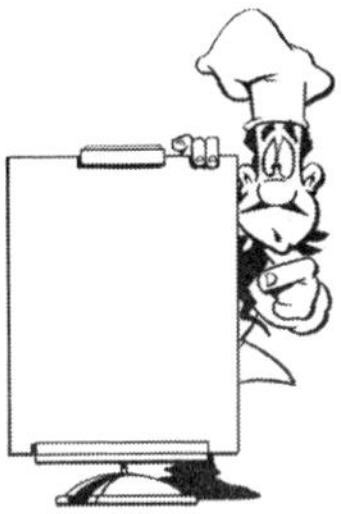

РЫБНЫЕ ЕЖИКИ В ТОМАТНОМ СОУСЕ

Необходимые продукты:

хек (филе) — 440 г
рис — 2 ст. ложки
помидоры — 4 шт.
лук репчатый — 1 шт.
масло растительное — 1 ст. ложка
укроп
хмели-сунели и соль по вкусу

СПОСОБ ПРИГОТОВЛЕНИЯ:

Филе хека и пассерованный лук дважды пропустите через мясорубку. В полученную массу добавьте соль, приправу, недоваренный рис, разведите небольшим количеством воды и перемешайте.

Из полученной массы сформуйте шарики по 2—3 шт. на порцию, уложите в форму. Отдельно мелко нашинкуйте помидоры, добавьте соль, перец, залейте кипятком и тушите несколько минут. Поставьте форму с тефтелями в горячую духовку, затем залейте томатным соусом и тушите в течение 10—15 минут.

Подавайте с тушеной капустой, оформив зеленью.

СОВЕТ: для тефтелей можно приготовить соус из паприки. Для этого необходимо измельчить сладкий перец в блендере, предварительно удалив семена, и потушить его с добавлением воды.

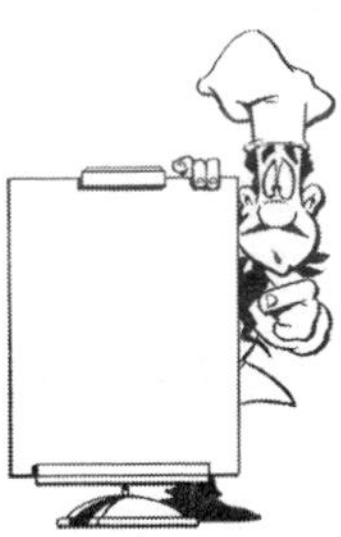

«ПАКЕТИКИ» ИЗ РЫБЫ И КАПУСТЫ

Необходимые продукты:

рыбное филе — 500 г
капуста савойская или обычная — 1 кочан
соевый соус — 4 — 6 ст. ложек
вино белое сухое — 4 ст. ложки
зелень петрушки рубленая — 1 ст. ложка

лук-порей — 2—3 листа
масло растительное — 1 ст. ложка
бульон рыбный — 250 г
перец кайенский молотый — на кончике ножа
перец белый свежемолотый по вкусу
перец черный молотый
соль по вкусу

СПОСОБ ПРИГОТОВЛЕНИЯ:

Филе рыбы нарежьте кубиками по 2—3 см, смешайте с соевым соусом, белым вином, кайенским перцем и петрушкой.

Снимите с кочана капусты внешние листья и выберите 8 нежных листьев.

Листья лука-порея разрежьте на длинные полоски шириной 6—8 мм, положите в подсоленную воду вместе с капустными листьями, доведите до кипения, откиньте на дуршлаг и обдайте холодной водой. Обсушите.

Рыбу уложите на листья капусты, сверните пакетиком и завяжите полосочками из лука-порея. Пакетики выложите в кастрюлю, влейте бульон, приготовленный из бульонного кубика, посолите, поперчите. Закройте крышкой и тушите на умеренном огне 18—20 минут.

Подавайте пакетики в глубоких тарелках вместе с образовавшимся соусом.

СОВЕТ: такие пакетики можно приготовить и с мясом, однако в этом случае лучше использовать красное вино.

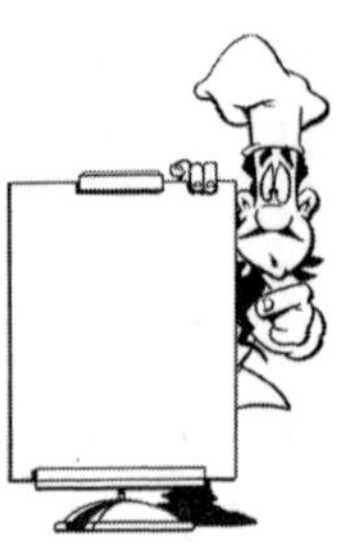

ФИЛЕ РЫБЫ С ФРУКТОВЫМ СОУСОМ

Необходимые продукты:

рыбное филе — 4 шт.
апельсины — 5 шт.
лук репчатый — 2 шт.
виноград темный — 200 г
масло растительное — 1 ст. ложка
перец черный горошком — 10 шт.
вино белое сухое — 125 г

соевый соус по вкусу
сок 1 лимона
укроп — 1/2 пучка
соль по вкусу

СПОСОБ ПРИГОТОВЛЕНИЯ:

Апельсины очистите от кожуры и мембран, поделите на дольки. Из 1 апельсина отожмите сок.

Налейте в кастрюлю апельсиновый сок, положите мелко нарезанный лук и, помешивая, тушите 10 минут. Добавьте вино, перец горошком, очищенный от косточек виноград и апельсиновые дольки. Посолите и влейте соевый соус.

Филе посолите и потушите в небольшом количестве воды. Сбрызните лимонным соком.

Поджаренную рыбу уложите на блюдо, полейте соусом из фруктов, посыпьте укропом. На гарнир подайте отварной рис.

СОВЕТ: в качестве гарнира к этому блюду также подойдет гречка.

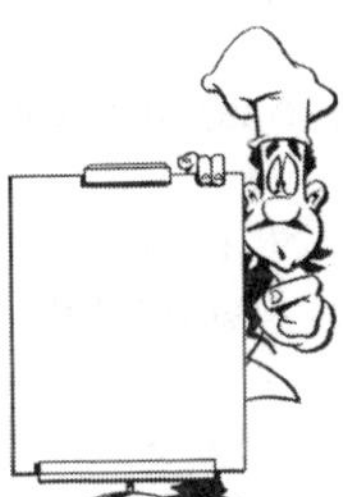

ОТВАРНАЯ ФОРЕЛЬ С ТКЕМАЛИ

Необходимые продукты:

форель — 300 г
соус ткемали — 1/2 стакана
уксус яблочный — 1 ст. ложка
зелень (веточки) — 4 шт.
соль, перец молотый

СПОСОБ ПРИГОТОВЛЕНИЯ:

Обработанную форель промойте, нарежьте порционными кусками и сварите до готовности с добавлением специй и яблочного уксуса.

Готовую рыбу выньте из бульона, сбрызните холодной водой, охладите. Оформите веточками зелени и подайте с соусом ткемали.

СОВЕТ: форель можно приготовить подобным образом и в духовке. В этом случае допустимо использовать даже целую рыбу, а разделывать после подачи на стол.

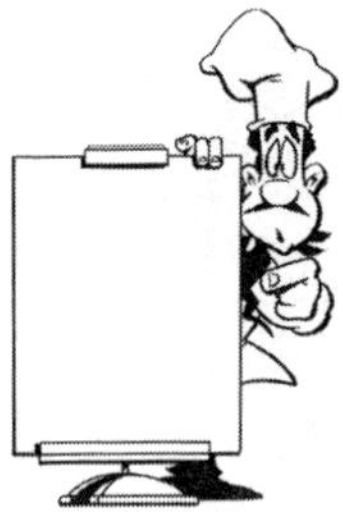

ФАРШИРОВАННЫЕ КАЛЬМАРЫ (1-Й ВАРИАНТ)

Необходимые продукты:

кальмары очищенные — 5 тушек
рис — 150 г
яйца — 4 шт.
лук репчатый — 3 шт.
томатная паста — 1/2 стакана
зелень петрушки — 1 пучок
масло растительное
соль, перец

СПОСОБ ПРИГОТОВЛЕНИЯ:

Приготовьте рассыпчатый рис. Лук мелко нарежьте, пассеруйте на масле до мягкой консистенции, добавьте томат-пюре. Рис соедините с пассерованным луком, двумя сырыми яйцами и двумя мелко нарубленными вареными яйцами, рубленой зеленью (оставив веточки для оформления), солью, перцем, перемешайте.

С кальмаров снимите пленку, удалите остатки внутренностей, хитиновую пластинку, промойте, слегка отбейте, наполните тушки начинкой из риса. Обжарьте на масле до золотистого цвета, добавьте воду и тушите до готовности. Подавайте, полив соусом, оставшимся от тушения, оформив веточкой зелени.

СОВЕТ: перед подачей на стол кальмары можно сбрызнуть подогретым лимонным соком.

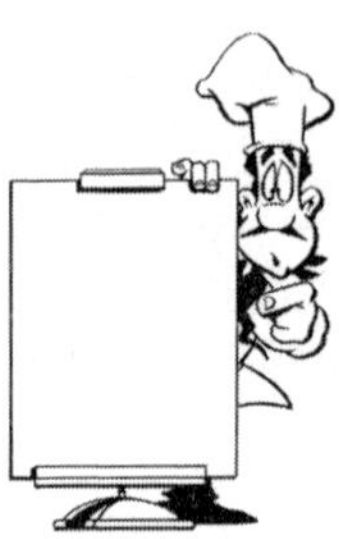

ФАРШИРОВАННЫЕ КАЛЬМАРЫ (2-Й ВАРИАНТ)

Необходимые продукты:

кальмары — 500 г
рис — 500 г
яблоки — 100 г
морковь — 200 г
лук-порей — 40 г

шампиньоны — 200 г
сок лимонный — 20 г
растительное масло — 1 ст. ложка
зелень — 5 г
кубики бульонные — 2 шт.

СПОСОБ ПРИГОТОВЛЕНИЯ:

Тушку кальмара очистите от пленки и отварите. Для фарша рис отварите в бульоне до полуготовности. Яблоко, морковь, лук-порей и шампиньоны мелко нарежьте, смешайте с рисом. Тушку кальмара нафаршируйте, сбрызните лимонным соком и запекайте в духовке 5 минут. Декорируйте блюдо зеленью.

СОВЕТ: перед подачей кальмары можно порезать кружочками на порционные кусочки и полить соевым соусом.

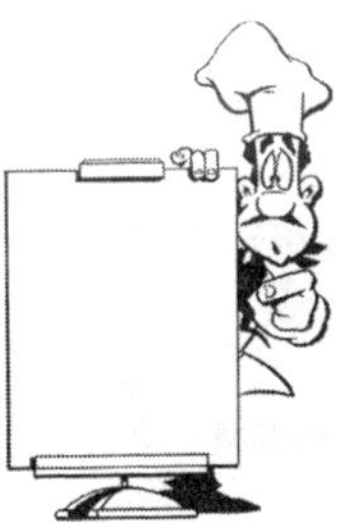

КАЛЬМАРЫ, ТУШЕННЫЕ С РИСОМ

Необходимые продукты:

кальмары — 400 г
лук репчатый — 1 шт.
морковь — 40 г
рис — 150 г
зелень петрушки, укроп
перец, соль
масло растительное — 1 ст. ложка

СПОСОБ ПРИГОТОВЛЕНИЯ:

Обработанные кальмары нарежьте кусочками. Обжарьте лук и морковь, нарезанные соломкой, и соедините с отваренным до полуготовности рисом.

Соедините рис с овощами, кальмарами, добавьте соль, перец, воду и тушите в духовке до готовности риса.

Подавайте, оформив зеленью.

СОВЕТ: перед подачей на стол можно украсить блюдо зернами отварной кукурузы.

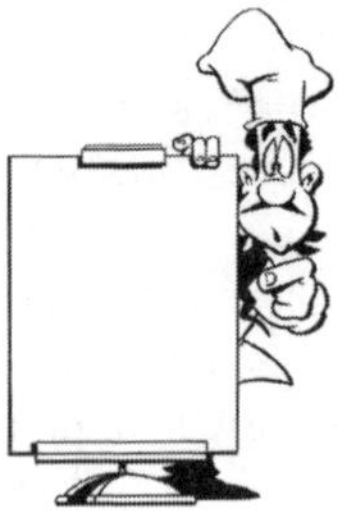

ФИЛЕ СЕМГИ С РИСОМ И МОРЕПРОДУКТАМИ

Необходимые продукты:

семга — 200 г
кальмары — 100 г
креветки — 50 г
рис — 1/2 стакана
лук репчатый — 1 шт.
масло растительное — 1 ст. ложка
лук зеленый — 20 г
укроп
соль по вкусу

СПОСОБ ПРИГОТОВЛЕНИЯ:

Филе нарежьте порционными кусками и потушите 5 минут. Репчатый лук и морепродукты нарежьте кубиками и пассеруйте на масле. Добавьте 1 стакан воды, рис, посолите и тушите до готовности.

Подавайте филе на подушке из тушенных с рисом морепродуктов, оформив зеленым луком и зеленью.

СОВЕТ: это блюдо будет вкуснее, если приготовить его в духовке. В этом случае после пассеровки рыба и морепродукты выкладываются в глубокую форму, сверху — недоваренный рис. Залить водой и запекать до готовности.

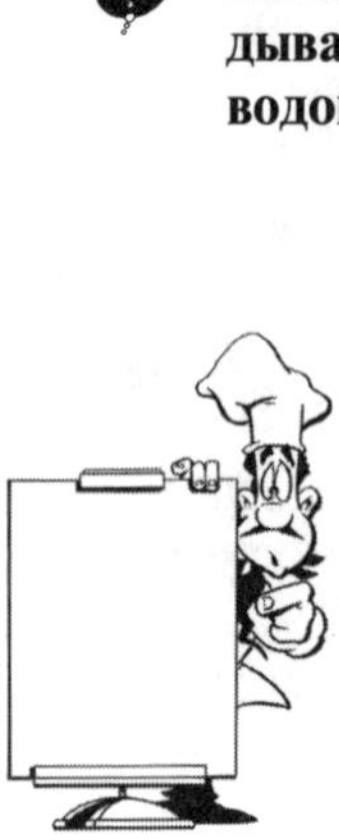

ДВУХЦВЕТНЫЙ РУЛЕТ ИЗ РЫБЫ

Необходимые продукты:

судак (филе без кожи) — 1 кг
горбуша свежая или кета (филе без кожи) — 700 г
соль, перец красный молотый по вкусу
зелень, лимон
маслины для оформления

СПОСОБ ПРИГОТОВЛЕНИЯ:

Филе судака отбейте до толщины 0,5 см и уложите на смоченную водой ткань в виде прямоугольника так, чтобы конец одного филе прикрывал другой, составляя единое целое. Посыпьте солью.

Филе горбуши (кеты) тонко отбейте и равномерно разложите на филе судака, закрывая всю поверхность. Посолите, поперчите. Мякоть осторожно сверните рулетом, заверните в смазанный растительным маслом пергамент и перевяжите шпагатом.

Подготовленный рулет уложите в посуду с низкими бортами, залейте рыбным бульоном или водой, быстро доведите до кипения и припустите при слабом кипении 40—60 минут. Готовый рулет достаньте из бульона, пергамент проколите в нескольких местах для удаления влаги. Охладите рулет в холодильнике.

Перед подачей рулет освободите от бумаги, поверхность зачистите от сгустков свернувшегося белка, нарежьте поперек кружочками и уложите на блюдо ступеньками или веером. Оформите веточками зелени, ломтиками лимона, маслинами.

СОВЕТ: вместо пергамента можно использовать фольгу. Ее проще будет удалить с готового рулета.

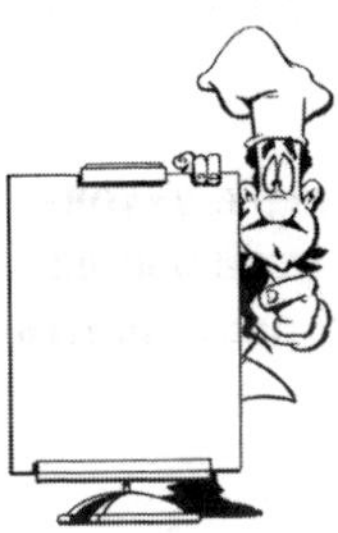

ОСЕТРИНА С ОВОЩАМИ

Необходимые продукты:

осетрина — 620 г
вино белое сухое — 30 г
томатный соус — 300 г
лук репчатый — 20 г
морковь — 30 г
каперсы — 30 г
оливки — 30 г
корень петрушки — 30 г
огурцы соленые — 50 г
шампиньоны — 50 г
бульон — 1 литр
рис отварной для гарнира — 400 г
маслины — 20 г
лимон — 4 ломтика
специи по вкусу

СПОСОБ ПРИГОТОВЛЕНИЯ:

Кусочки осетрины ошпарьте кипятком, зачистите от сгустков белка, уложите в неглубокую посуду, залейте горячей водой или рыбным бульоном так, чтобы рыба была покрыта на четверть, добавьте лук, петрушку, соль, перец горошком и вино. Припустите при слабом кипении 15—20 минут под закрытой крышкой. Готовую рыбу храните до подачи в бульоне.

Приготовьте гарнир для соуса. Морковь и петрушку нарежьте мелкими брусочками, припустите, лук нарежьте дольками или полукольцами и тоже припустите. Огурцы очистите от кожицы и семян, нарежьте ломтиками, припустите в бульоне 5—7 минут. Шампиньоны нарежьте ломтиками и ошпарьте. Каперсы отожмите от рассола. Оливки срежьте с косточки спиралью.

Приготовьте томатный соус, используя бульон от рыбы. Соус и гарнир соедините и проварите 8—10 минут. При подаче кусочки рыбы уложите на блюдо, залейте соусом и гарнируйте вареным рисом, маслинами, лимоном.

СОВЕТ: для приготовления данного блюда можно использовать и другую белую рыбу.

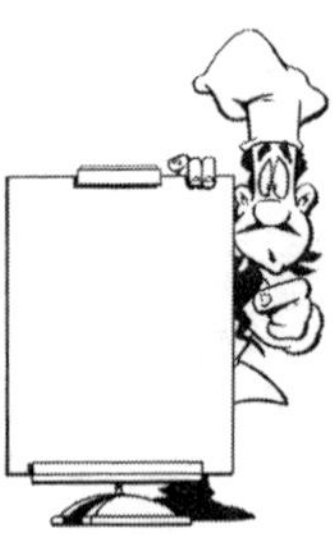

СУДАК С ПЮРЕ ИЗ ЩАВЕЛЯ

Необходимые продукты:

судак — 500—600 г
щавель — 500 г
овощи (лук, морковь, белые коренья) — 200 г
яичный желток — 2 шт.
горчица готовая — 1 ч. ложка
эстрагон — 3 веточки
лимон — 1/4 шт.
вода — 1 стакан
вино белое сухое — 1 стакан
перец — 2 горошины
гвоздика — 1 бутон
лавровый лист — 1 шт.
соль

СПОСОБ ПРИГОТОВЛЕНИЯ:

Щавель переберите, отрежьте черенки, промойте и отложите несколько листиков. Залейте щавель небольшим количеством воды и потушите в течение 15 минут на слабом огне. Протрите через сито, смешайте с яичными желтками и горчицей.

Отложенный щавель мелко порубите и смешайте с протертым щавелем. Посолите по вкусу.

Ингредиенты отвара соедините, прокипятите в течение 30 минут и процедите.

Судака целым куском припустите в отваре.

Выложите на сервировочное блюдо пюре из щавеля, сверху положите рыбу. Оформите тонко нарезанными кружочками лимона и веточками эстрагона.

СОВЕТ: в летнее время таким же образом можно приготовить пюре из крапивы. Не забывайте о том, что подходит только молодая крапива, перед обработкой ее необходимо подержать некоторое время в очень холодной воде.

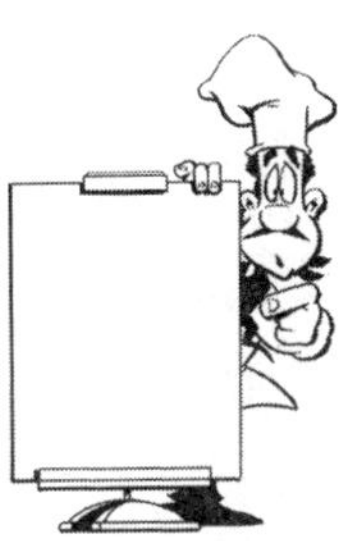

ФОРЕЛЬ НА ПАРУ

Необходимые продукты:

форель (или палтус, скумбрия) — 1,25 кг
грибы сушеные крупные — 3—4 шт.
лук зеленый — 4 пера
гвоздика — 3—4 бутона
соль — 2 ч. ложки
имбирь тертый — 5 г
соевый соус — 3 ст. ложки
уксус яблочный — 2 ст. ложки
масло растительное

СПОСОБ ПРИГОТОВЛЕНИЯ:

Смешайте 3 щепоти имбиря и соль, равномерно посыпьте этой смесью очищенную рыбу. Оставьте на 30 минут.

Для приготовления маринада смешайте 3 столовые ложки соевого соуса с гвоздикой, двумя столовыми ложками уксуса. Залейте рыбу полученным маринадом и оставьте на 15 минут.

Рыбу положите в жаропрочную посуду. Полейте маринадом. Посыпьте предварительно замоченными и нарезанными грибами и мелко нарезанным луком.

Поставьте на решетку над кипящей водой и обработайте паром в течение 12 минут. Уберите гвоздику. Рыба готова, если мякоть легко отделяется. Подавайте блюдо горячим.

СОВЕТ: в процессе готовки можно заменить сушеные грибы на замороженные или свежие шампиньоны.

РАГУ ИЗ МОРСКОГО ГРЕБЕШКА

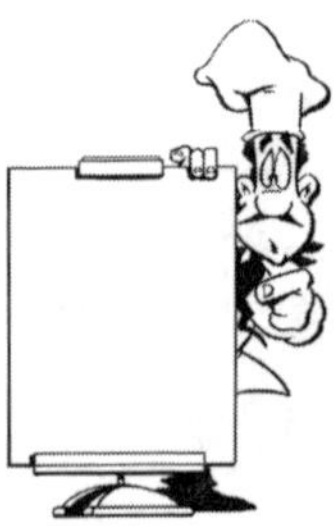

Необходимые продукты:

морской гребешок мороженый — 240 г
рис — 1 стакан
лук репчатый — 1 шт.
морковь — 1 шт.
бульон рыбный — 2 стакана
томат-пюре — 2 ст. ложки
масло растительное — 1 ст. ложка
соль, перец, зелень

СПОСОБ ПРИГОТОВЛЕНИЯ:

Морской гребешок выдержите 10 минут в подсоленной воде, промойте, нарежьте кубиками или ломтиками.

На масле пассеруйте нарезанный лук в течение 5 минут, затем добавьте нарезанную кубиками морковь, обжаривайте еще 5—7 минут, положите томатное пюре и прогревайте все вместе 5 минут.

В кипящий бульон засыпьте рис, сварите до полуготовности, добавьте обжаренный морской гребешок и пассерованные овощи.

Посолите, поперчите, закройте крышкой и тушите в духовке 20—25 минут на слабом нагреве. При подаче перемешайте, посыпьте рубленой зеленью.

СОВЕТ: вместо морского гребешка можно использовать кальмары.

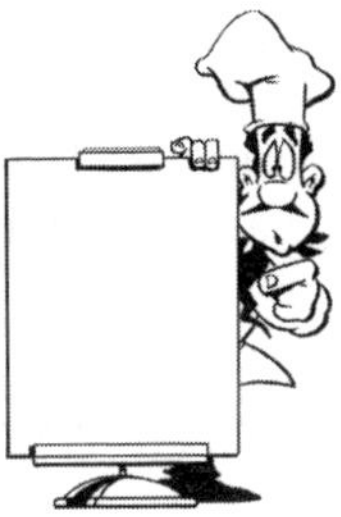

ЗАПЕЧЕННАЯ РЫБА С ОВОЩАМИ

Необходимые продукты:

рыба свежая — 1 кг
лук репчатый — 150 г
корень сельдерея — 1 ломтик
морковь — 100—200 г
лимон — 1/2 шт.
помидоры спелые — 3 шт.
чеснок — 3—4 зубчика
масло растительное — 1 ст. ложка
лавровый лист — 1/2 шт.
перец черный — 2—3 горошины
соль
корень петрушки

СПОСОБ ПРИГОТОВЛЕНИЯ:

Подготовленную рыбу сбрызните лимонным соком, выдержите 30 минут.

Нарезанный кольцами лук пассеруйте в масле. Добавьте нарезанные соломкой морковь и сельдерей, снова слегка обжарьте. Добавьте нарезанные помидоры, чеснок и специи, перемешайте.

Выложите овощи в форму, сверху положите рыбу, сбрызните оставшимся маслом, влейте немного горячей воды и запеките. Перед подачей посыпьте измельченной зеленью.

СОВЕТ: к пассерованным овощам можно добавить сладкий перец. Это придаст рыбе интересный оттенок.

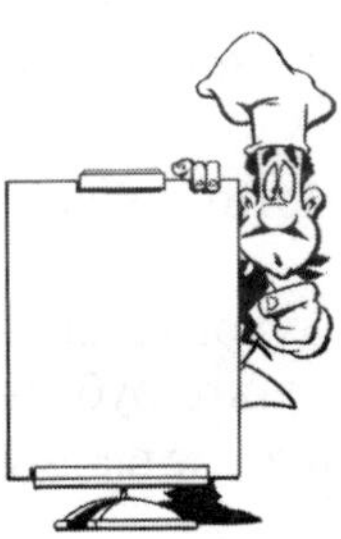

ТУШЕНЫЕ МИДИИ С ОВОЩАМИ И РИСОМ

Необходимые продукты:

мидии замороженные — 300 г
рис — 1 стакан
лук репчатый — 1 головка
морковь — 1 шт.
чеснок — 1 зубчик

бульонный кубик
масло растительное — 1 ст. ложка
укроп рубленый — 2 ст. ложки

СПОСОБ ПРИГОТОВЛЕНИЯ:

Лук и морковь нарежьте соломкой, пассеруйте в растительном масле.

Из бульонного кубика приготовьте 2 стакана куриного бульона.

К луку и моркови добавьте мидии, влейте бульон и тушите на медленном огне 2—3 минуты.

Рис промойте, добавьте к овощам с мидиями и, не закрывая крышкой, тушите, пока рис не впитает всю влагу. Когда жидкости поверх риса не останется, уменьшите огонь, добавьте мелкорубленый чеснок, зелень.

Накройте крышкой и оставьте на 25—30 минут.

СОВЕТ: к мидиям можно подать соевый соус, а можно приготовить соус из мелко нашинкованных и затем ошпаренных кипятком томатов.

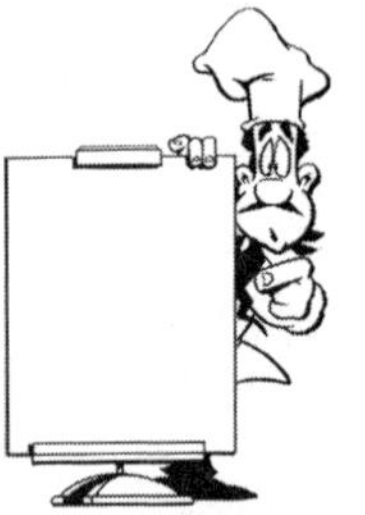

БЫСТРАЯ «ПАЭЛЬЯ»

Необходимые продукты:

рис вареный — 450 г
креветки очищенные — 50 г
яйца — 2 шт.
филе (куриные грудки) — 200 г
горошек зеленый — 100 г
лук зеленый рубленый — 2 ст. ложки
масло растительное — 1 ст. ложка
соевый соус — 1 ст. ложка
вино белое сухое — 1 ст. ложка
соль — 1 ч. ложка

СПОСОБ ПРИГОТОВЛЕНИЯ:

Филе нарежьте мелкими кубиками. Яйца слегка посолите, добавьте часть зеленого лука и взбейте.

Зеленый горошек соедините с креветками и филе, добавьте немного воды, влейте соевый соус и вино.

Яйца поджарьте с добавлением растительного масла, постоянно помешивая. Положите рис, слегка его прогрейте. Затем добавьте оставшийся зеленый лук, креветки с филе и горошком, перемешайте. Готовить в течение 30—40 минут.

При подаче оформите зеленым луком.

СОВЕТ: для «Паэльи» лучше использовать пропаренный рис с длинными зернами.

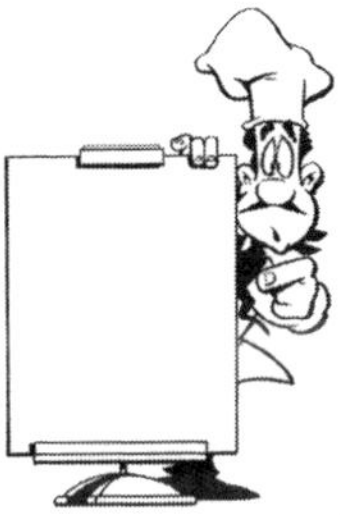

ОТВАРНАЯ ФОРЕЛЬ С ОВОЩАМИ

Необходимые продукты:

филе форели — 250 г
лук репчатый — 1 шт.
морковь — 2 шт.
корень сельдерея — 1 шт.
цукини — 1 шт.
чеснок — 2 зубчика
зелень укропа — 20 г
бульон рыбный — 1/2 стакана
вино белое сухое — 2 ст. ложки
уксус фруктовый — 1 ч. ложка
сок лимонный — 1 ч. ложка
мускатный орех молотый по вкусу
перец черный молотый, соль по вкусу

СПОСОБ ПРИГОТОВЛЕНИЯ:

Рыбный бульон соедините с вином, луком и доведите до кипения. Морковь нарежьте кружочками, сельдерей и цукини нарежьте ломтиками.

Подготовленные овощи и укроп положите в бульон, варите его 10 минут, посолите, поперчите, добавьте мускатный орех и мелко рубленный чеснок.

Форель сбрызните уксусом и лимонным соком. Залейте рыбу бульоном и варите 15—20 минут.

При подаче рыбу вместе с овощами выложите на блюдо, оформите зеленью. Гарнируйте отварной цветной капустой.

СОВЕТ: в качестве гарнира вместо цветной капусты можно использовать отварной рис.

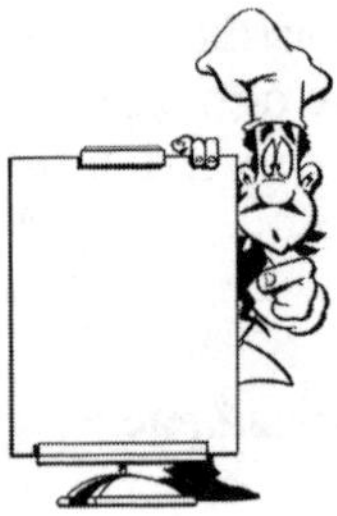

ТУШЕНЫЙ ПАЛТУС С РАЗНОЦВЕТНЫМ РИСОМ

Необходимые продукты:

рис — 400 г
филе палтуса — 800 г
свекла — 1 шт.
морковь — 1 шт.
перец сладкий красный — 1 шт.
шпинат — 100 г
масло растительное — 1 ст. ложка
перец черный молотый по вкусу
соль по вкусу

СПОСОБ ПРИГОТОВЛЕНИЯ:

Рис отварить в посоленной воде, промыть водой и дать немного остыть. Свеклу и морковь сварите по отдельности, затем очистите и натрите. Перец запеките и протрите, шпинат припустите и протрите.

Отваренный рис разделите на 5 частей: к первой части риса добавьте свекольное пюре, ко второй — морковное пюре, в третью — введите пюре из перца, в четвертую — пюре из шпината. Пятую часть оставьте белой.

Рыбное филе нарежьте брусочками, посолите, поперчите и тушите до готовности с добавлением воды.

Перед подачей разложите разноцветный рис на тарелке в виде цветка, в середину цветка выложите кусочки тушеной рыбы.

СОВЕТ: гарнир из разноцветного риса можно подавать не только к рыбе, но и к мясу и блюдам из птицы.

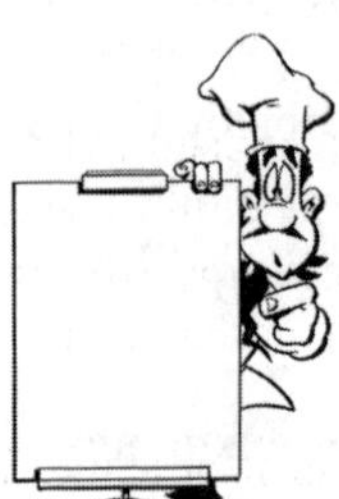

ЦУКИНИ, ЗАПЕЧЕННЫЕ С ТУНЦОМ

Необходимые продукты:

цукини — 2 шт.
помидоры — 2 шт.
кукуруза замороженная — 3 ст. ложки

тунец в собственном соку — 200 г
яйцо — 1 шт.
сыр тертый — 30 г
базилик — 1 пучок

СПОСОБ ПРИГОТОВЛЕНИЯ:

Слейте сок тунца, рыбу разомните, базилик мелко порубите. Помидоры обдайте кипятком, очистите от кожуры и нарежьте мелкими кубиками.

Цукини промойте, разрежьте вдоль, выньте сердцевину и нарежьте кубиками. Из мякоти цукини, помидоров, кукурузы и тунца приготовьте фарш, добавьте сырое яйцо и перемешайте. Половинки цукини положите в смазанную маслом форму, наполните фаршем, посыпьте сыром и запекайте в духовке 20 минут.

Перед подачей посыпьте цукини базиликом.

СОВЕТ: подобным образом можно фаршировать и баклажаны.

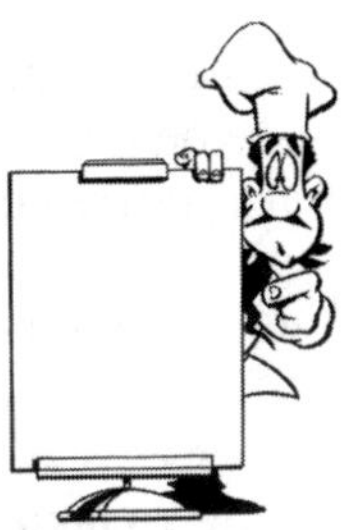

РЫБНЫЕ КОТЛЕТЫ

Необходимые продукты:

рыба (филе без кожи) — 500 г
яйца — 2 шт.
соль
перец молотый
лимон
зелень для оформления

СПОСОБ ПРИГОТОВЛЕНИЯ:

Мякоть рыбы нарежьте кусочками, смешайте с яйцами и измельчите в кухонном комбайне. Добавьте соль, перец, хорошо перемешайте и взбейте до однородной консистенции. Из полученной массы сформуйте котлеты, выложите их на противень, застеленный фольгой, долейте немного воды. Запекайте до готовности.

Котлеты подайте на тарелке, оформив ломтиком лимона и веточкой зелени.

СОВЕТ: мне очень нравится подавать к рыбным котлетам пюре из цветной капусты. Для этого ее необходимо отварить до полной готовности и провернуть через мясорубку или измельчить в блендере с добавлением воды, посолить, поперчить и подавать в горячем виде.

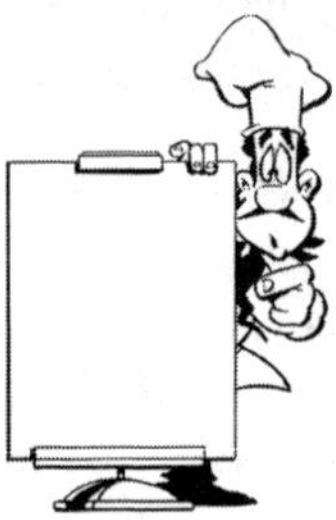

ФАРШИРОВАННАЯ РЫБА

Необходимые продукты:

рыба непотрошеная любая — 700 г
яйцо — 1 шт.
лук репчатый — 180 г
свекла — 70 г
морковь — 70 г
чеснок — 3—4 зубчика
перец черный молотый и горошком
лавровый лист
соль

СПОСОБ ПРИГОТОВЛЕНИЯ:

Рыбу очистите от чешуи, удалите плавники. Отрежьте голову с частью брюшка и через это отверстие удалите внутренности. Промойте и нарежьте поперек на порционные куски, затем вырежьте кости с мякотью, не нарушая целостности кожи и оставив слой мякоти в 0,5 см.

Для фарша мякоть отделите от костей, пропустите через мясорубку вместе с луком, добавьте яйцо, соль, молотый перец, хорошо размешайте. Приготовленным фаршем заполните кожу рыбы.

На дно посуды положите нарезанные широкими ломтиками свеклу и морковь, на них — куски фаршированной рыбы и снова овощи. Уложив продукты в 3—4 слоя, залейте их холодной водой, быстро доведите до кипения, затем, уменьшив нагрев, тушите 1 час. В конце добавьте чеснок, тушите еще 15 минут.

При подаче рыбу полейте образовавшимся соусом.

СОВЕТ: если блюдо кажется вам недостаточно сытным, можно подать к нему гречку или рис.

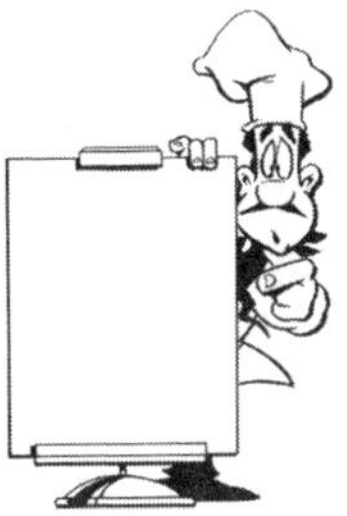

ЗРАЗЫ ИЗ РЫБЫ С ЧЕРНОСЛИВОМ

Необходимые продукты:

филе хека или трески — 200 г
хлеб пшеничный — пол-ломтика
молоко — 2 ст. ложки
яйцо сырое — 1/4 шт.
яйцо вареное — 1/2 шт.
чернослив без косточек — 8 шт.
масло растительное — 1 ст. ложка
перец черный молотый, соль по вкусу

СПОСОБ ПРИГОТОВЛЕНИЯ:

Хлеб замочите в молоке, предварительно удалив корочку. Рыбное филе и хлеб пропустите через мясорубку, добавьте соль, перец, яйцо, перемешайте.

Чернослив промойте, залейте водой на 1 час, измельчите. Добавьте рубленое яйцо и перемешайте.

Из рыбной массы сформуйте лепешки, заверните в них начинку, придайте массе овальную форму. Готовые зразы варите на пару 15—20 минут.

Подавайте с гарниром из свежих или вареных овощей.

СОВЕТ: вместо чернослива можно использовать отварную кукурузу в зернах.

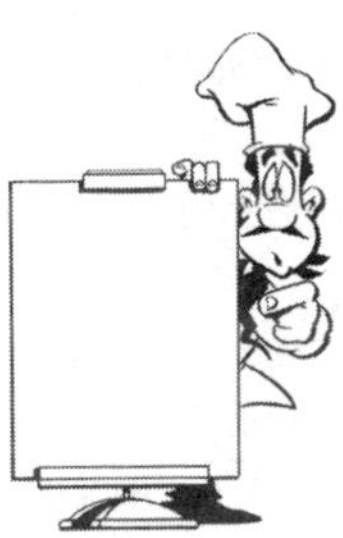

РЫБА, ЗАПЕЧЕННАЯ С ВИНОМ

Необходимые продукты:

филе палтуса или камбалы — 4 шт. по 100 г
вино белое сухое — 2 ст. ложки
лук зеленый, имбирь измельченный, соль

СПОСОБ ПРИГОТОВЛЕНИЯ:

Нарежьте рыбное филе квадратными кусочками. Каждый квадрат сверху посыпьте солью, измельченными луком и имбирем. Кусочки рыбы положите на листы фольги, выложенные на противень. Полейте вином и заверните фольгу в виде конвертов. Запекайте рыбу до готовности в духовке.

Оформите перьями зеленого лука и сразу же подайте.

СОВЕТ: перед запеканием в конверты можно завернуть отварную гречку или овощную смесь.

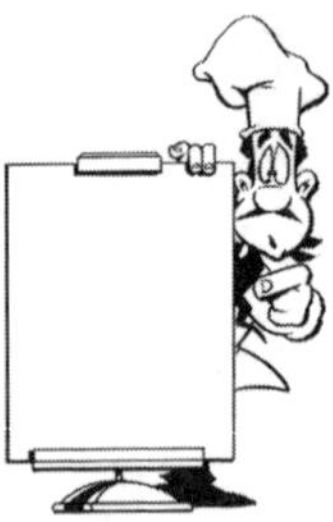

ТУШЕНАЯ РЫБА С ВИНОМ

Необходимые продукты:

рыба — 800 г
вино красное сухое — 120 г
лук репчатый — 80 г
чеснок — 20 г
вода — 120 г
зелень петрушки и укропа — 20 г
соль, перец

СПОСОБ ПРИГОТОВЛЕНИЯ:

Рыбу очистите, промойте, удалите внутренности, нарежьте небольшими кусочками.

Посолите, добавьте нашинкованный лук, рубленый чеснок, перец, воду, вино и тушите в течение 15—20 минут.

При подаче посыпьте зеленью.

СОВЕТ: в качестве гарнира рекомендую подавать отварную рисовую лапшу, заправленную соевым соусом.

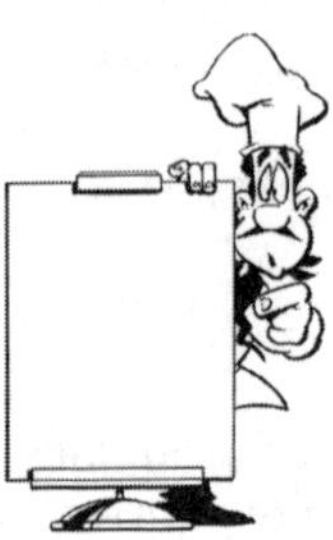

РЫБА НА ГРИЛЕ ПОД ОСТРЫМ СОУСОМ С БРОККОЛИ

Необходимые продукты:

филе морского окуня — 600 г (2 шт.)
брокколи — 400 г
корень имбиря рубленый — 1 ст. ложка
соус соевый — 1 ст. ложка

масло растительное — 1 ст. ложка
уксус рисовый — 1 ст. ложка
острый соус чили — 1 ч. ложка
соль по вкусу

СПОСОБ ПРИГОТОВЛЕНИЯ:

Сделайте надрезы на коже рыбного филе и посолите. Жарьте до готовности на гриле. Брокколи отварите.

Имбирь, соевый соус, масло, уксус и соус чили соедините и посолите.

При подаче рыбу выложите на тарелки с брокколи и полейте заправкой. Оформите ломтиками лайма.

СОВЕТ: вместо брокколи можно использовать цветную или брюссельскую капусту.

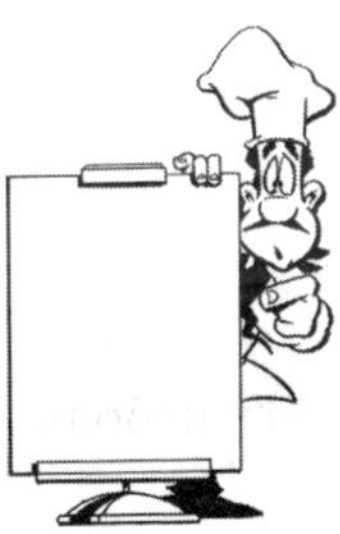

ЩУКА, ЗАПЕЧЕННАЯ С ПОМИДОРАМИ

Необходимые продукты:

щука (филе) — 700 г
помидоры — 500 г
яйца — 2 шт.
лук репчатый — 2 головки
масло растительное — 1 ст. ложка
зелень петрушки — 1 пучок
сок лимонный — 3 ст. ложки
соль по вкусу

СПОСОБ ПРИГОТОВЛЕНИЯ:

В сковороду, выложенную фольгой, положите слоями куски рыбного филе, полейте лимонным соком, сверху разложите помидоры, нарезанные ломтиками. Каждый слой слегка посолите.

Яйца и натертый лук перемешайте. Залейте этой смесью рыбу и тушите в духовке около 40 минут.

При подаче посыпьте рубленой зеленью петрушки.

СОВЕТ: вместо помидоров можно использовать практически любые овощи, например сладкий перец, кабачки, брокколи. Можно комбинировать несколько видов овощей.

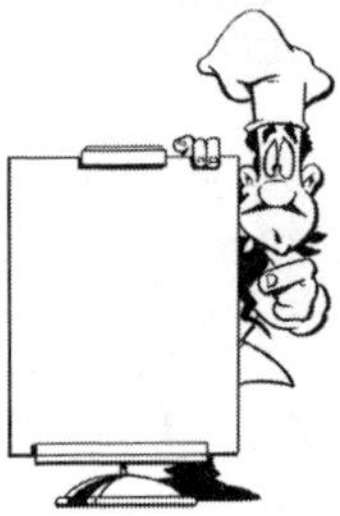

РИСОВОЕ КОЛЬЦО С КРЕВЕТКАМИ

Необходимые продукты:

длиннозерный рис — 350 г
креветки — 125 г
мидии очищенные — 125 г
лук-шалот — 4 шт.
лимон — 1 шт.
куркума — 1/2 ст. ложки
растительное масло — 2 ст. ложки
винный уксус — 2 ст. ложки
горчица дижонская — 1 ч. ложка
паста карри — 1 ст. ложка
кинза рубленая — 2 ст. ложки

СПОСОБ ПРИГОТОВЛЕНИЯ:

Отварите рис с куркумой в соленой кипящей воде до готовности. Слейте воду. Смешайте 4 столовые ложки уксуса с горчицей, вылейте заправку в рис.

На масле обжарьте пасту карри и мелко нарезанный лук-шалот до размягчения лука. Переложите в рис, приправьте по вкусу солью и перцем, хорошо перемешайте и охладите. Добавьте часть нарезанных креветок и кинзу. Переложите смесь в кольцевую форму, смазанную маслом. Запеките при 200°С.

Выложите кольцо на тарелку, центр заполните оставшимися креветками. Вокруг кольца уложите мидии, оформите кинзой. Подавайте к столу с дольками лимона.

СОВЕТ: куркуму можно заменить порошком карри, а вместо дижонской горчицы использовать обыкновенную неострую.

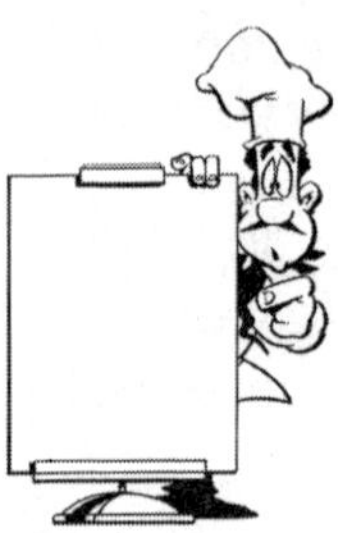

ШАШЛЫК ИЗ ХЕКА С АНАНАСАМИ

Необходимые продукты:

филе хека — 500 г
ананас — 500 г
сладкий перец — 6 шт.
соевый соус — 6 ст. ложек
уксус 3%-ный — 3 ст. ложки
соль

СПОСОБ ПРИГОТОВЛЕНИЯ:

Для маринада смешайте соевый соус, уксус и соль. Филе хека нарежьте крупными кубиками, ананасы и перец — ломтиками. Нанижите на шампуры, уложите в маринад и выдержите на холоде 3 часа.

Жарьте шашлык на барбекю по 10 минут с каждой стороны, постоянно поливая маринадом. Подавайте с отварным рисом и листьями зеленого салата.

СОВЕТ: такой шашлык можно приготовить и из мяса птицы, однако курицу или индейку лучше предварительно замариновать с добавлением уксуса.

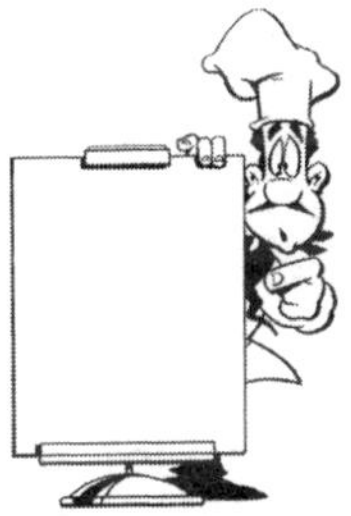

ЗАПЕЧЕНАЯ ГОРБУША С ОВОЩАМИ

Необходимые продукты:

горбуша — 1 кг
помидоры — 3 шт.
томат-пюре — 1 стакан
перец чили (свежий) — 4 стручка
лук измельченный — 1/2 стакана
чеснок измельченный — 2 зубчика
зелень петрушки рубленая — 3 ст. ложки
оливки — 1 банка
каперсы — 2 ст. ложки
масло оливковое — 1 ст. ложка
уксус 3%-ный — 1 ст. ложка
сок 1 лимона
тимьян, майоран, лавровый лист
перец черный молотый, соль

СПОСОБ ПРИГОТОВЛЕНИЯ:

Ломтики рыбы тщательно промойте, полейте лимонным соком, посолите и поперчите. Оставьте на несколько минут, затем обжарьте в масле с двух сторон до золотистого цвета. Выньте рыбу из сковороды, обсушите салфеткой и сохраните в горячем виде.

В том же масле обжарьте лук и чеснок до размягчения без изменения цвета, затем добавьте очищенные от кожицы и семян и мелко нарезанные помидоры, томатное пюре, ароматные травы, лавровый лист. Полейте уксусом, небольшим количеством воды или рыбного бульона, посолите, поперчите и потушите в течение 15 минут. Выньте лавровый лист.

После этого выложите рыбу на противень, полейте приготовленным соусом, добавьте оливки, каперсы, ломтики перца чили, сбрызните маслом и запекайте в разогретой до 230 °С духовке до готовности.

Подавайте в горячем виде.

СОВЕТ: вкуснее всего подавать эту рыбу с рисом, полив его образовавшимся соусом.

РУЛЕТЫ ИЗ СЕМГИ СО ШПИНАТОМ

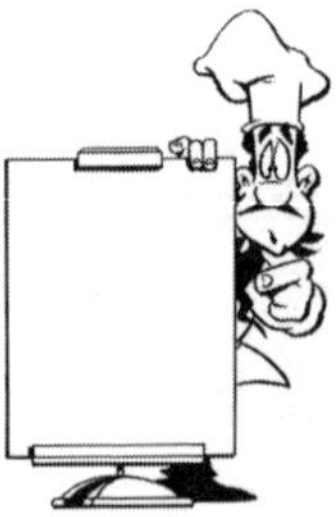

Необходимые продукты:

филе семги — 400 г
шпинат — 15 листьев
бульон рыбный — 1 стакан
перец черный молотый
соль по вкусу
Для мусса:
филе семги — 100 г
яйцо — 1 шт.
сливки густые — 20 г
перец черный молотый
соль по вкусу

СПОСОБ ПРИГОТОВЛЕНИЯ:

Шпинат ошпарьте и уложите на лед. Семгу нарежьте тонкими ломтиками, посолите, поперчите.

Для мусса филе семги мелко нарежьте, соедините со сливками, яйцом, посолите, поперчите и взбейте в блендере до получения однородной массы.

На лист пергамента или полотняную салфетку уложите ломтики семги, накройте их листьями шпината, затем выложите мусс, сверните рулетиками и плотно оберните их пищевой пленкой. Припускайте рулеты в бульоне при слабом кипении до готовности, затем охладите.

При подаче рулетики освободите от пленки, нарежьте ломтиками, оформите зеленью, лимоном и маринованными овощами.

СОВЕТ: эти рулеты можно приготовить и из белой рыбы.

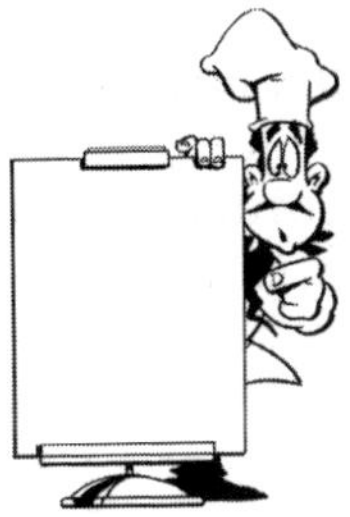

РЫБА, ЗАПЕЧЕННАЯ С ПОМИДОРАМИ

Необходимые продукты:

рыба (филе) — 750 г
помидоры — 6 шт.
яйца — 2 шт.
лук репчатый — 2 шт.
лимон — 1 шт.
листья зеленого салата
соль, перец, зелень петрушки, маслины
масло растительное — 1 ст. ложка

СПОСОБ ПРИГОТОВЛЕНИЯ:

На смазанную сковороду положите первый слой филе, сбрызните его соком лимона, посолите, сверху положите ломтики помидоров, на них — второй слой филе. Верхний слой рыбы также сбрызните соком лимона, посолите и поперчите.

Лук мелко порубите и смешайте с сырыми яйцами, зеленью и маслом. Полученной массой залейте верхний слой рыбы. Помидоры с рыбой запекайте в духовке до образования румяной корочки.

При подаче выложите на листья салата, оформите зеленью, ломтиками лимона и маслинами.

СОВЕТ: вместо помидоров или в дополнение к ним можно использовать сладкий перец или кабачки.

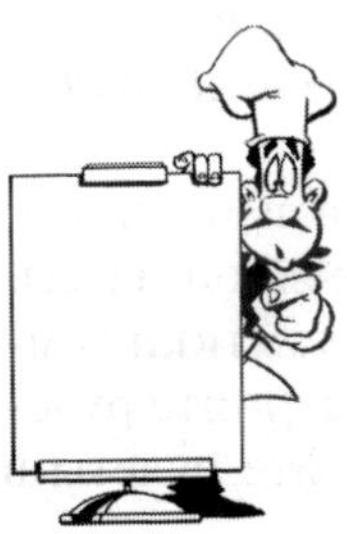

ЗАПЕЧЕННОЕ РЫБНОЕ ФИЛЕ

Необходимые продукты:

рыба морская (филе) — 600 г
помидоры — 300 г
маслины без косточек — 120 г
сыр овечий — 100 г
лук репчатый — 100 г
чеснок — 2 зубчика
масло оливковое — 1 ст. ложка

лимон — 1/2 шт.
соль, перец молотый
базилик или петрушка

СПОСОБ ПРИГОТОВЛЕНИЯ:

Лук и чеснок мелко нарежьте и пассеруйте на масле. Помидоры ошпарьте, очистите от кожицы, нарежьте мелкими кусочками, соедините с луком и прокипятите. Посолите и поперчите по вкусу. Филе рыбы сбрызните лимонным соком и соедините с тушеными овощами. Сверху выложите ломтики лимона, посыпьте раскрошенным сыром.

Запекайте в духовке в течение 20 минут при температуре 150°С. За несколько минут до готовности добавьте разрезанные пополам маслины.

Перед подачей посыпьте мелко нарезанной зеленью.

СОВЕТ: вместо помидоров можно использовать различные овощи. Перед тем как запекать в духовке, к данному блюду можно добавить наполовину проваренный рис — крупу следует залить водой так, чтобы она была полностью прикрыта жидкостью.

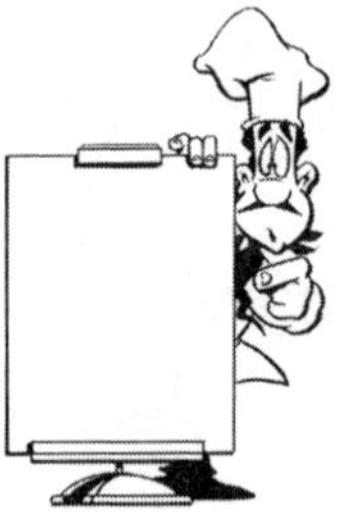

ШАШЛЫЧКИ ИЗ ЛОСОСЯ

Необходимые продукты:

лосось или тунец (филе без кожи) — 300 г
перец сладкий — 1 стручок
лук — 1 головка
Для маринада:
вино белое сухое — 130 г
сок и цедра 1 лимона
соль — 1/4 ч. ложки
масло растительное — 2 ст. ложки
перец черный молотый, тмин, шалфей — по 1/4 ч. ложки

СПОСОБ ПРИГОТОВЛЕНИЯ:

Смешайте ингредиенты маринада. Перец нарежьте кусочками. Филе рыбы нарежьте кубиками, переложите кружочками лука и залейте маринадом. Маринуйте на холоде в течение двух часов.

На длинные шпажки наденьте кусочки рыбы вперемежку с кружочками лука и сладкого перца. Обжаривайте в гриле или в духовке, периодически переворачивая.

Подавайте с отварным рисом, брокколи, свежими помидорами и зеленью.

СОВЕТ: между кусочками рыбы можно поместить соцветия брокколи или помидоры, нарезанные кубиками.

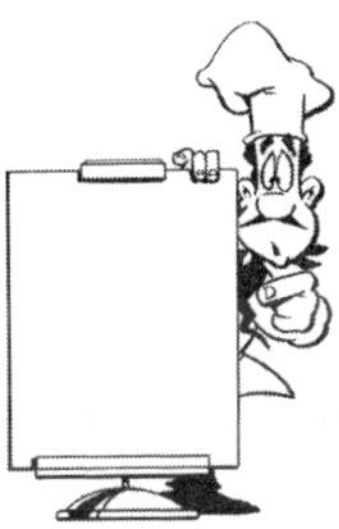

СЕМГА В ГОРШОЧКАХ

Необходимые продукты:

семга (филе) — 600 г
помидоры — 300 г
лук репчатый — 3 головки
томатная паста — 3 ст. ложки
лимон — 1/2 шт.
масло растительное — 1 ст. ложка
зелень петрушки — 8 веточек
кинза, соль, перец молотый

СПОСОБ ПРИГОТОВЛЕНИЯ:

Лук нарежьте кубиками, пассеруйте на масле.

Филе семги нарежьте средними кубиками, посолите, поперчите, соедините с пассерованным луком и обжарьте на оставшемся масле в течение 5 минут при среднем нагреве. Добавьте томатную пасту и тушите еще 5 минут. Залейте 1 стаканом процеженного рыбного бульона и доведите до кипения.

Очищенные от кожицы помидоры нарежьте кубиками, перемешайте с рубленой зеленью.

Семгу соедините с подготовленными помидорами, залейте лимонным соком, перемешайте, разложите в горшочки и поставьте на 10 минут в разогретую до 220 °С духовку. При подаче посыпьте рубленой зеленью.

СОВЕТ: семгу можно готовить и в одном большом горшочке. В этом случае вы можете практически доверху засыпать готовые рис или гречку, залить крупу водой и посыпать сверху зеленью.

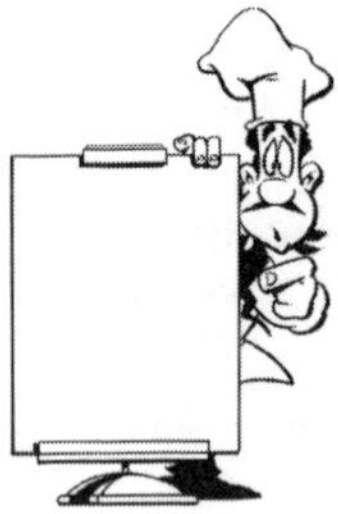

ГОЛУБЦЫ РЫБНЫЕ ЗАПЕЧЕННЫЕ

Необходимые продукты:

капуста — 1 кг
фарш рыбный — 400 г
рис отварной — 100 г
лук репчатый — 1 шт.
зелень петрушки и укропа — 10 г
масло растительное — 2 ст. ложки
соль
перец черный молотый

СПОСОБ ПРИГОТОВЛЕНИЯ:

Подготовленный кочан капусты отварите до полуготовности в кипящей подсоленной воде. У вареных листьев срежьте утолщенную часть. Репчатый лук мелко нарежьте и обжарьте на масле. Рыбный фарш смешайте с рисом, обжаренным луком, посолите, поперчите и перемешайте.

На подготовленные листья капусты уложите фарш, заверните, придавая изделию прямоугольную форму. Голубцы запекайте в духовке в течение 10—15 минут, залив водой так, чтобы она закрывала изделия.

Подавайте голубцы по 2 штуки на порцию, полив соусом, в котором они тушились, и оформите зеленью.

СОВЕТ: если листья капусты не очень крупные, голубцы перед приготовлением можно обмотать белой (!) ниткой (цветная нитка может окрасить голубцы). Перед подачей блюда нитку необходимо аккуратно снять.

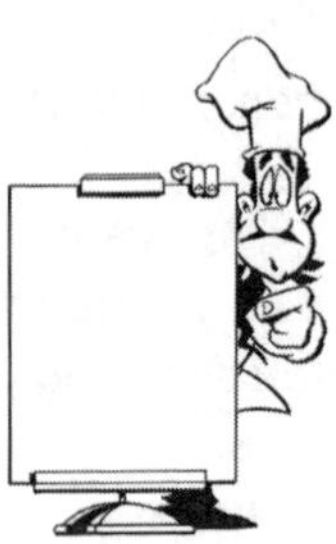

ЩУКА ФАРШИРОВАННАЯ

Необходимые продукты:

щука — 1 шт.
яйца — 2 шт.
лук репчатый — 2 шт.
свекла — 1 шт.
морковь — 1 шт.

соус томатный — 300 г
масло растительное — 1 ст. ложка
чеснок — 1 зубчик
укроп
соль
перец черный молотый

СПОСОБ ПРИГОТОВЛЕНИЯ:

Очистите рыбу от чешуи, надрежьте кожу вокруг головы и, не разрезая брюшка, удалите внутренности, снимите кожу «чулком» с рыбы. Отделите мякоть от костей.

Филе рыбы и 1 головку репчатого лука пропустите через мясорубку, смешайте с яйцом, посолите, добавьте перец и все это пропустите через мясорубку два раза. Наполните фаршем кожу рыбы.

На дно посуды положите нарезанные ломтиками сырые свеклу, морковь, лук, на них — фаршированную щуку. Залейте рыбу и овощи водой, добавьте рубленый чеснок и тушите 1 час.

Готовую щуку нарежьте порционными кусками, уложите на блюдо вместе с тушеными овощами. Отдельно можно подать отварной рис, посыпав его рубленой зеленью, и томатный соус.

СОВЕТ: если вы, так же как и я, не очень хорошо умеете разделывать рыбу, можно использовать уже подготовленное филе рыбы.

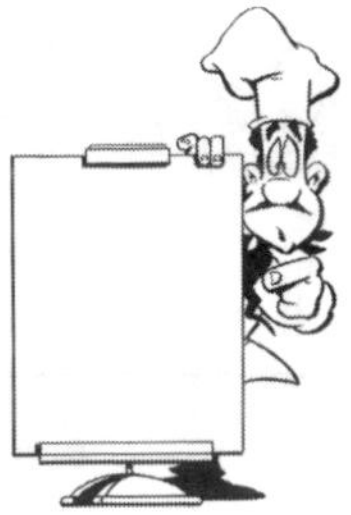

ЗАПЕЧЕННЫЙ ОКУНЬ С ОВОЩАМИ

Необходимые продукты:

окунь морской (филе) — 600 г
кабачки (маленькие) — 4 шт.
лук репчатый — 1 шт.
перец сладкий — 2 шт.
помидоры — 4 шт.
зелень петрушки — 1 пучок
масло подсолнечное — 1 ст. ложка
соль
молотый черный перец по вкусу

СПОСОБ ПРИГОТОВЛЕНИЯ:

Кабачки очистите, нарежьте кружочками и удалите сердцевину.

Нарежьте кольцами лук, пассеруйте на масле, в конце пассеровки добавьте нарезанный соломкой перец.

В неглубокую посуду уложите кабачки, кусочки рыбы, помидоры, нарезанные кружочками, пассерованные лук и перец, посыпьте каждый слой солью и перцем, тушите в духовке 20 минут, добавив стакан воды.

При подаче положите на тарелку рыбу с овощами и посыпьте мелко нарезанной зеленью петрушки.

СОВЕТ: вместо окуня можно использовать филе любой другой белой рыбы.

Блюда из макарон

Хотя макароны традиционно не являются диетическим блюдом, система «Минус 60» не возбраняет их употребление. Макароны нельзя сочетать с мясом и рыбой, однако с овощами или сыром они представляют собой не только питательное, но и полезное блюдо, если использовать изделия из грубых сортов пшеницы. В любом случае, если вы любите макароны, вам необязательно от них отказываться в обеденное время, главное — выбирать правильные варианты блюд!

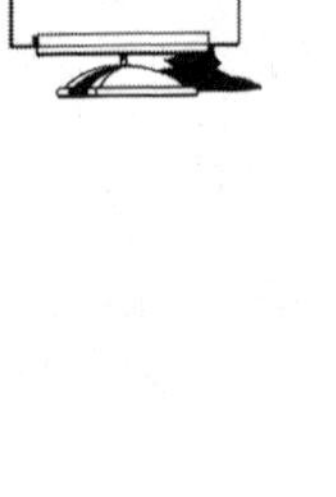

ЛАПША С СОУСОМ ИЗ ШПИНАТА

Необходимые продукты:

лапша — 225 г
шпинат — 225 г
лук репчатый — 1 шт.
йогурт натуральный обезжиренный — 150 г
сыр мягкий — 100 г
масло растительное — 1 ст. ложка
сок лимонный — 1 ч. ложка
соль, перец

СПОСОБ ПРИГОТОВЛЕНИЯ:

Сварите лапшу в кипящей подсоленной воде до готовности. Воду слейте. Обжарьте в масле мелко нарезанный лук до мягкости без изменения цвета. Добавьте нарезанный шпинат и продолжайте жарить еще 2—3 минуты. Добавьте йогурт, сыр, лимонный сок, соль, перец, мускатный орех. Прогревайте, помешивая, на слабом огне, не допуская закипания.

Лапшу хорошо перемешайте с приготовленным горячим соусом и сразу подайте.

СОВЕТ: при отсутствии шпината можно заменить его щавелем.

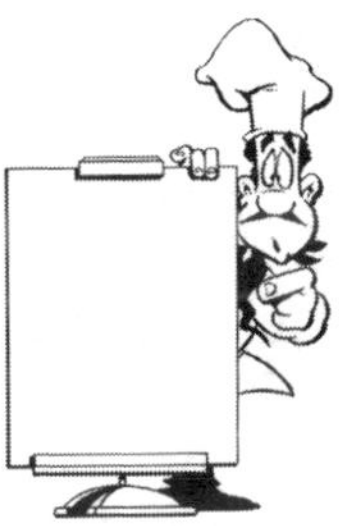

МАКАРОНЫ, ЗАПЕЧЕННЫЕ С ОВОЩАМИ И СЫРОМ ТОФУ

Необходимые продукты:

макароны «бантики» — 250 г
баклажан — 1 шт.
цукини — 2 шт.
сыр тофу — 200 г
сладкий перец — 1 шт.
лук — 1 шт.
чеснок — 1 зубчик
бульон овощной — 2/3 стакана
помидоры — 3 шт.
травы пряные — 1 ст. ложка
соль, перец по вкусу
соевый соус темный — 3 ст. ложки

СПОСОБ ПРИГОТОВЛЕНИЯ:

Баклажаны помойте и нарежьте кубиками 2,5×2,5 см. Переложите вместе с крупно нарезанными цукини в дуршлаг, посыпьте солью и дайте настояться в течение 30 минут.

Тофу нарежьте кубиками, смешайте с соевым соусом и половиной зубчика измельченного чеснока. Накройте крышкой и маринуйте в течение 30 минут. Перец очистите от семян и нарежьте кольцами, смешайте с мелко нарезанным луком и оставшимся чесноком, положите все в кастрюлю и залейте бульоном. Доведите до кипения, накройте крышкой и варите в течение 5 минут, пока овощи не размягчатся.

Снимите крышку и поварите еще, пока не выкипит весь бульон.

С помидоров удалите кожицу, семена и разрежьте на четыре части, смешайте с пряными травами и тушите 3 минуты, затем добавьте нарезанные баклажан и цукини и варите, пока овощи не станут мягкими. Посолите, поперчите по вкусу.

Макароны отварите до готовности по инструкции на упаковке, смешайте с овощами и тофу. Смесь выложите на огнеупорное блюдо и запеките под грилем до образования хрустящей корочки.

СОВЕТ: вместо тофу можно использовать нежирный сыр типа адыгейского.

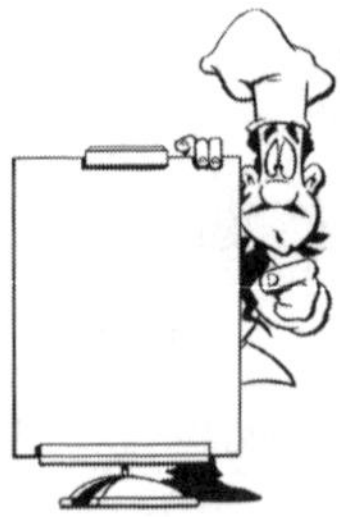

МАКАРОНЫ «УЛИТКИ», ФАРШИРОВАННЫЕ ГРИБАМИ

Необходимые продукты:

макароны «улитки» — 500 г
шампиньоны — 350 г
помидоры — 300 г
сыр тертый — 150 г
чеснок — 2 зубчика
масло растительное — 2 ст. ложки
зелень базилика рубленая — 2 ст. ложки
помидоры — 2 шт.
лук зеленый — 8 перьев
перец душистый молотый, соль

СПОСОБ ПРИГОТОВЛЕНИЯ:

Грибы порубите, посолите, поперчите, добавьте 2 столовые ложки воды и тушите 7 минут. Чеснок порубите, добавьте к грибам. Положите в сковородку 50 г тертого сыра, базилик, специи, перемешайте.

Сварите «улитки» по инструкции на упаковке. Нафаршируйте начинкой.

В форму, смазанную маслом, уложите фаршированные «улитки», сверху — нарезанный зеленый лук. Посыпьте тертым сыром «улитки» и поставьте в духовку.

Запекайте 30 минут при 200 °С. Помидоры порубите, уложите вокруг улиток.

СОВЕТ: вместо макарон «улитки» можно использовать «трубочки» — широкие и длинные изделия диаметром около 3 см. Их можно выкладывать в форму сырыми и заливать водой непосредственно перед запеканием.

Блюда из овощей

Овощи традиционно считаются основой для любой диеты. Система «Минус 60» не является таковой, поэтому овощи в обеденное время выступают лишь дополнением к мясным блюдам.

В любом случае употребление овощей необходимо, тем более что из них можно готовить как гарниры, так и самостоятельные блюда. Это особенно актуально для системы «Минус 60», согласно которой картофель разрешается употреблять только в комбинации с другими овощами, тогда как в традиционном представлении он выступает в качестве гарнира.

Несмотря на то что блюда из овощей могут быть очень сытными, я не рекомендую слишком увлекаться ими, поскольку они не дают долгого ощущения плотности на желудке.

Старайтесь употреблять мясо, птицу или рыбу хотя бы раз в день, если вам это не противопоказано по состоянию здоровья.

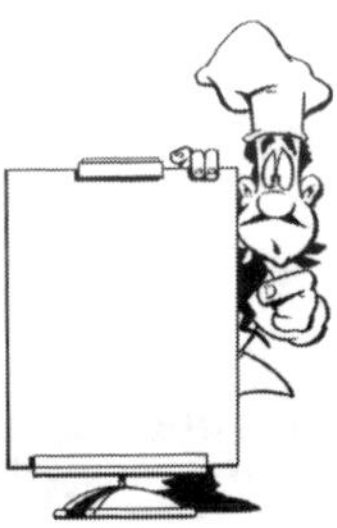

СОЛЯНКА С ГРИБАМИ, ЗАПЕЧЕННАЯ В ДУХОВКЕ

Необходимые продукты:

капуста белокочанная — 300 г
лук репчатый — 2 шт.
огурец соленый — 1 шт.
грибы соленые — 60 г
сыр гауда — 50 г
каперсы — 40 г
лимон — 1/4 шт.

СПОСОБ ПРИГОТОВЛЕНИЯ:

Капусту нашинкуйте соломкой и тушите вместе с мелко нарубленным луком. Огурец и грибы нарежьте ломтиками. На смазанную растительным маслом сковороду уложите слой капусты, на него — огурец и грибы, затем выложите оставшуюся капусту. Поверхность разровняйте, посыпьте тертым сыром. Запекайте солянку в духовке.

При подаче оформите каперсами, ломтиками лимона и зеленью.

СОВЕТ: если вам нравятся пикантные блюда, можно использовать квашеную капусту.

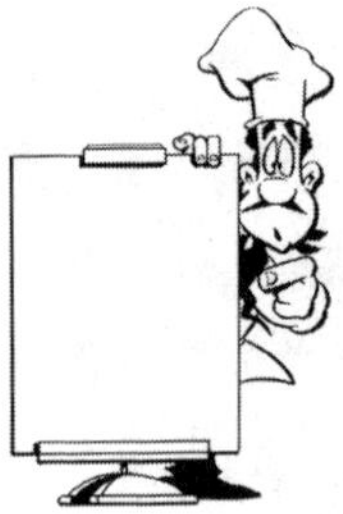

СОЛЯНКА ИЗ КВАШЕНОЙ КАПУСТЫ

Необходимые продукты:

капуста квашеная — 200 г
огурец соленый — 1 шт.
грибы маринованные — 50 г
морковь — 1 шт.
лук репчатый — 1 шт.
масло растительное — 1 ст. ложка
томат-пюре — 1 ч. ложка
перец черный молотый
соль по вкусу

СПОСОБ ПРИГОТОВЛЕНИЯ:

Капусту потушите с маслом. Добавьте нарезанные соломкой огурец, грибы, морковь, лук, посолите, поперчите, введите томат-пюре и тушите овощи с грибами до готовности.

Перед подачей солянку оформите маслинами и каперсами.

СОВЕТ: при тушении можно также добавить свежие помидоры и сладкий перец.

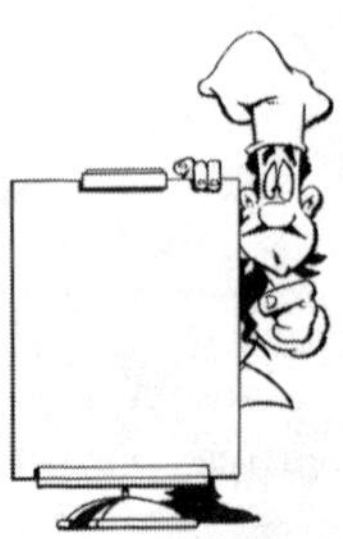

ВЕГЕТАРИАНСКИЙ ПЛОВ

Необходимые продукты:

рис — 2 стакана
сладкий перец — 3 шт.
лук репчатый — 4 шт.
томат-пюре — 1 ст. ложка
растительное масло — 1 ст. ложка
вода — 4 стакана
укроп — 1 пучок
перец красный молотый и зира — по 1 щепотке
соль

СПОСОБ ПРИГОТОВЛЕНИЯ:

Рис переберите, хорошо промойте 2—3 раза в теплой, а последний раз — в горячей воде, залейте горячей водой на 20—30 минут, затем промойте еще раз холодной водой.

Лук очистите, у сладкого перца удалите плодоножку с семенами. Овощи промойте, нарежьте тонкими кольцами и пассеруйте в масле, затем добавьте томат-пюре и соедините с подготовленным рисом, добавьте соль и специи, залейте холодной водой так, чтобы она на 1,5—2 см покрывала рис, доведите до кипения, затем убавьте огонь и варите при слабом кипении до готовности.

При подаче посыпьте плов мелко рубленной зеленью.

Подавать можно как в холодном, так и в горячем виде.

СОВЕТ: при пассеровке лука можно добавить нашинкованную морковь.

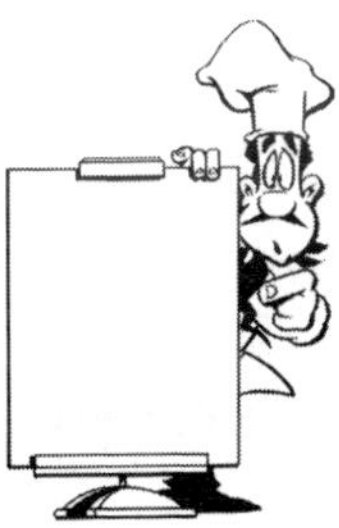

КУС-КУС С СЫРОМ МОЦАРЕЛЛА И ТОМАТАМИ

Необходимые продукты:

кус-кус — 1,5 стакана
помидоры (средней величины) — 2 шт.
белый лук — 1 шт.
сыр моцарелла — 250 г
горсть листьев рукколы
горсть листьев шпината
оливковое масло — 2 ст. ложки
сок 0,25 лимона
щепотка соли
щепотка смеси белого, красного и черного перцев

СПОСОБ ПРИГОТОВЛЕНИЯ:

Кус-кус всыпьте в кастрюлю, влейте 1,5 стакана подсоленного кипятка, перемешайте, накройте крышкой и дайте настояться 4—5 минут.

Помидоры разрежьте поперек на половинки. Лук очистите, разрежьте вдоль на 6 частей и обжарьте на гриле вместе с помидорами в течение трех минут.

Моцареллу нарежьте кубиками. На тарелку выложите кус-кус, сверху — обжаренные помидоры и лук, посыпьте моцареллой. Листья рукколы и шпината промойте и просушите, добавьте в блюдо.

СОВЕТ: поскольку кус-кус является производным пшена, не советую злоупотреблять им ежедневно или использовать вместе с мясом.

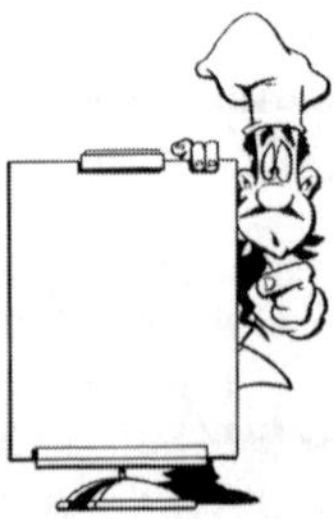

ЛОБИО

Необходимые продукты:

фасоль — 500 г
лук репчатый — 2 шт.
сладкий перец — 2 шт.
чеснок — 2 зубчика
кинза — 1 пучок
зелень петрушки — 1 пучок
мята и чабер — по 3 веточки
перец красный молотый
соль

СПОСОБ ПРИГОТОВЛЕНИЯ:

Фасоль залейте водой, варите до готовности. Во время варки по мере выкипания воды можно понемногу добавлять кипяток. Лук порубите и пассеруйте в масле. Сладкий перец мелко нарежьте. К фасоли добавьте пассерованный лук, толченый чеснок, нарезанный перец, рубленые зелень петрушки, кинзу, чабер и мяту, посолите, поперчите и прогревайте 1—2 минуты.

При подаче лобио оформите зеленью. По желанию можете добавить ткемали или винный уксус.

СОВЕТ: поскольку фасоль является достаточно тяжелым продуктом для желудка, советую подавать лобио как самостоятельное блюдо.

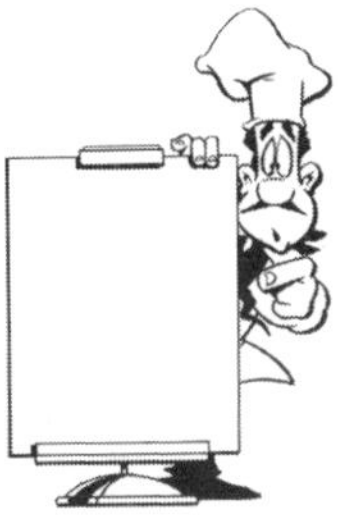

БРЮССЕЛЬСКАЯ КАПУСТА В ГОРЧИЧНОМ СОУСЕ

Необходимые продукты:

капуста брюссельская — 560 г
репчатый лук — 1 шт.
молоко — 1/3 стакана
сыр тертый — 1 1/2 ст. ложки
растительное масло — 1 ст. ложка
горчица готовая — 1 1/2 ст. ложки
перец черный молотый — 1/4 ч. ложки
мускатный орех тертый — 1/8 ч. ложки
соль по вкусу

СПОСОБ ПРИГОТОВЛЕНИЯ:

Капусту залейте 2 л подсоленной воды, доведите до кипения. Варите, не накрывая крышкой, 7—10 минут до готовности, затем обсушите.

Для соуса лук мелко порубите, обжарьте на масле. Добавьте соль, перец, мускатный орех, молоко, варите 1 минуту до загустения. Смешайте с горчицей. Залейте капусту соусом, прогрейте 1 минуту, перемешайте. Перед подачей посыпьте тертым сыром.

СОВЕТ: это блюдо можно подавать с мясом, птицей или рыбой.

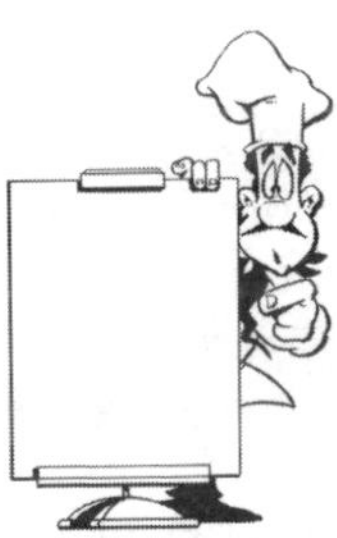

ЗАПЕКАНКА ИЗ РИСА И КАПУСТЫ

Необходимые продукты:

капуста белокочанная — 500 г
рис — 1/2 стакана
репчатый лук — 1 шт.
морковь — 1 шт.
брынза — 100 г
яйца — 2 шт.
молоко — 1/2 стакана
растительное масло — 2 ст. ложки
зелень петрушки, соль

СПОСОБ ПРИГОТОВЛЕНИЯ:

Капусту нашинкуйте, залейте кипящей водой, варите 2—3 минуты, откиньте на дуршлаг.

Лук мелко нарежьте, морковь натрите на терке, обжарьте с добавлением одной столовой ложки растительного масла, всыпьте рис, посолите, перемешайте, влейте $^{1}/_{2}$ стакана горячей воды, доведите до кипения и варите 15—20 минут. Добавьте измельченную брынзу, рубленую зелень, перемешайте.

На смазанную маслом сковороду выложите ровным слоем $^{1}/_{2}$ нормы подготовленной капусты, затем — рис и оставшуюся капусту. Залейте смесью яиц с молоком и запеките до образования румяной корочки.

СОВЕТ: вместо риса можно использовать гречку.

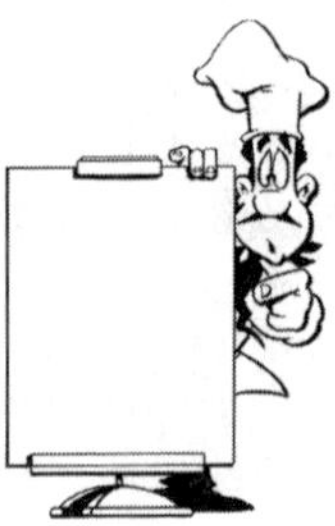

КАРАВАЙ КАПУСТНЫЙ

Необходимые продукты:

капуста — 1 кочан
лук репчатый — 1 шт.
яйца — 2 шт. вареные и 1 яйцо сырое
рис отварной — 100 г
грибы — 200 г
зелень петрушки — 10 г
растительное масло — 2 ст. ложки

СПОСОБ ПРИГОТОВЛЕНИЯ:

Кочан капусты отварите до полуготовности и разберите на листья. Для фарша в одной ложке масла обжарьте лук, смешайте с рубленым вареным яйцом, рисом, мелко нарезанной зеленью петрушки и жареными грибами.

Дно и стенки смазанного маслом сотейника обложите листьями капусты. Чередуя, положите слоями фарш и капустные листья. Каравай слегка спрессуйте крышкой меньшего размера. Затем поверхность каравая смажьте яйцом и запеките.

Готовый каравай выньте из сотейника, нарежьте порционными кусками и полейте томатным соусом.

СОВЕТ: для создания слоев можно также использовать краснокочанную капусту. Запеканка будет выглядеть ярче, а вкус получится более насыщенным.

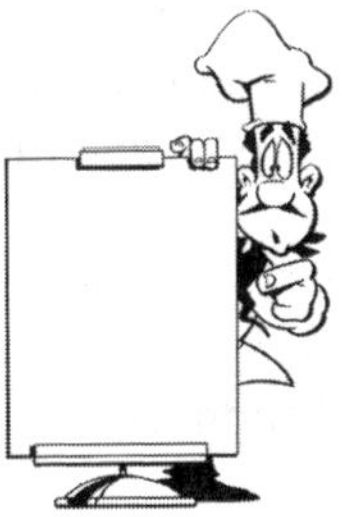

ГРЕЧКА, ЗАПЕЧЕННАЯ С ГРИБАМИ

Необходимые продукты:

крупа гречневая — 2 стакана
грибы — 200 г
растительное масло — 1 ст. ложка
репчатый лук — 1 шт.
яйца — 2 шт.
перец черный молотый, соль по вкусу

СПОСОБ ПРИГОТОВЛЕНИЯ:

Сварите рассыпчатую гречневую кашу. Мелко нарубленный лук обжарьте в масле вместе с грибами, нарезанными кубиками.

Соедините кашу, грибы, взбитое яйцо, посолите, поперчите и перемешайте. Выложите массу в смазанную маслом форму и запекайте 10—15 минут.

СОВЕТ: в данном рецепте вместо грибов можно использовать мясо. Его необходимо потушить до полуготовности перед запеканием.

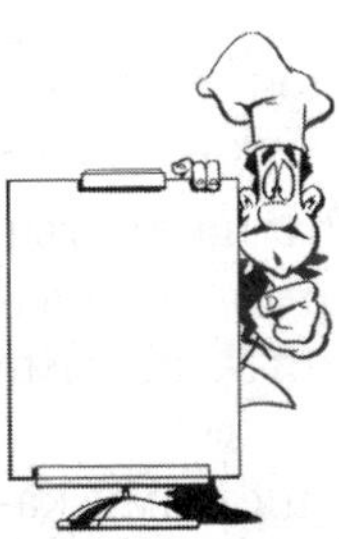

КАБАЧКИ, ТУШЕННЫЕ С ПОМИДОРАМИ И ОЛИВКАМИ

Необходимые продукты:

молодой кабачок — 1 шт.
крупные помидоры — 2 шт.
банка оливок с анчоусами — 1 шт.
чеснок — 2 зубчика
пучок фиолетового базилика
два ржаных хлебца с кумином
растительное масло

СПОСОБ ПРИГОТОВЛЕНИЯ:

Кабачок порежьте кружками толщиной 1 см и обжарьте с одной стороны в 1 ст. ложке масла в сильно разогретой сковороде. Переложите на тарелку обжаренной стороной вверх.

Помидоры порежьте тонкими кружками, выложите их на кабачки. Оливки, чеснок, листья базилика и хлебцы измельчите в блендере.

Разложите полученную смесь поверх помидоров. Уложите кабачки необжаренной стороной на сковороду, добавьте полстакана воды и тушите 2 минуты.

СОВЕТ: вместо кабачков можно использовать баклажаны.

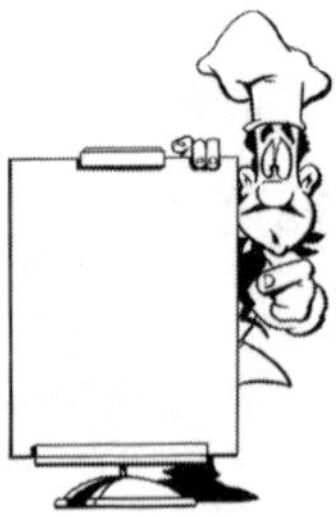

ПЕРЕЦ, ФАРШИРОВАННЫЙ ОВОЩАМИ

Необходимые продукты:

сладкий перец красный — 12 шт.
лук репчатый — 1 шт.
морковь — 6 шт.
чеснок — 1 головка
рис — 1 стакан
зелень петрушки — 1 пучок
оливковое масло — 2 ст. ложки
перец черный молотый, соль

СПОСОБ ПРИГОТОВЛЕНИЯ:

У перцев отрежьте плодоножки, удалите семена и перегородки.

Для фарша лук мелко порубите, чеснок крупно нарежьте, морковь натрите на крупной терке. Обжарьте лук в одной столовой ложке растительного масла до прозрачности, добавьте чеснок и морковь.

Жарьте еще несколько минут. Всыпьте рис, мелко нарезанную петрушку, посолите, поперчите, влейте стакан воды и готовьте на слабом огне, пока рис полностью не впитает жидкость, охладите.

Приготовленным фаршем заполните перец, уложите его на противень, смазанный маслом, запекайте 35—40 минут при 200°С. Подавайте, оформив зеленью.

СОВЕТ: таким же образом можно фаршировать помидоры или баклажаны. Как вариант, можно приготовить фаршированные овощи-ассорти.

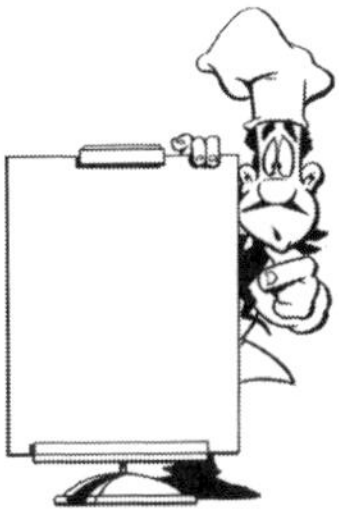

ВЕГЕТАРИАНСКИЕ ФАРШИРОВАННЫЕ ОВОЩИ

Необходимые продукты:

мелкие помидоры — 12 шт.
кабачки — 3 шт.
баклажаны — 3 шт.
сладкий перец — 3 шт.
шпинат — 1 кг
пармезан — 200 г
оливковое масло — 2 ст. ложки
соль, перец, мускатный орех

СПОСОБ ПРИГОТОВЛЕНИЯ:

У помидоров срежьте «крышечку», чайной ложкой аккуратно выньте мякоть с зернами, помидоры переверните на бумажное полотенце и дайте подсохнуть. Кабачки и баклажаны разрежьте вдоль пополам, ложкой выньте мякоть так, чтобы осталось «дно» с тонкими стенками. Перцы разрежьте пополам вдоль, удалите семена. У шпината удалите стебли, потушите листья с небольшим количеством оливкового масла под крышкой 1—2 минуты.

Откройте крышку и выпаривайте жидкость еще 2 минуты. Остудите, добавьте натертый на мелкой терке сыр, мускатный орех, соль и перец. Хорошо перемешайте. Начините этой смесью подготовленные овощи.

Фаршированные овощи выложите на противень, слегка смазанный маслом. Запекайте 10—12 минут в духовке, разогретой до 200°C.

СОВЕТ: этот вариант является разновидностью вышеописанного рецепта. Однако в данном случае блюдо менее калорийное, чем предыдущее.

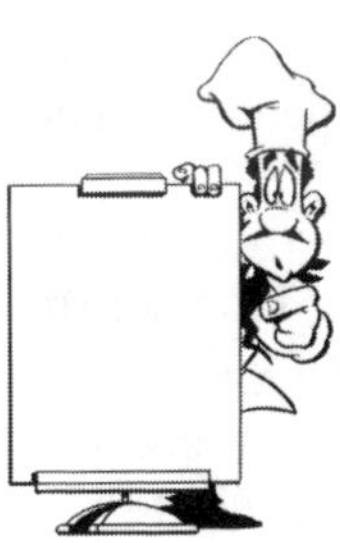

РИС, ЗАПЕЧЕННЫЙ ПОД СЫРНО-ОВОЩНЫМ СОУСОМ

Необходимые продукты:

рис — 1 стакан
помидоры — 2 шт.
лук репчатый — 1 шт.

сливки 10%-ные — 1 стакан
сыр тертый — 150 г
чеснок — 1 зубчик
масло растительное — 1 ст. ложка
перец черный молотый, соль по вкусу

СПОСОБ ПРИГОТОВЛЕНИЯ:

Рис промойте. Два стакана воды вскипятите, добавьте соль и всыпьте рис. Варите до готовности.

Смешайте рис, сливки и сыр, добавьте соль, чеснок и перец. Лук очистите, мелко нарежьте и обжаривайте на масле до золотистого цвета. Помидоры нарежьте кружочками. На дно жаровни уложите рисовую массу, сверху выложите лук и помидоры.

Запекайте в разогретой до 180 °С духовке в течение 10—15 минут до образования золотистой корочки.

СОВЕТ: поскольку в блюдо входит и сыр, и сливки, и растительное масло, советую подавать его только как самостоятельное блюдо или гарнировать салатом из овощей. Мясо или рыбу употреблять с этим блюдом не рекомендую.

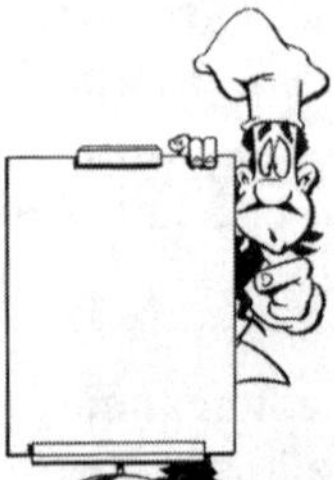

ЗАПЕКАНКА ИЗ ОВОЩЕЙ

Необходимые продукты:

цукини — 500 г
лук репчатый — 2 шт.
молоко — 2 стакана
сыр твердый — 100 г
яйца — 5 шт.
помидоры — 3 шт.
масло оливковое — 2 ст. ложки
перец черный молотый, соль по вкусу

СПОСОБ ПРИГОТОВЛЕНИЯ:

Цукини нарежьте кружочками, лук мелко порубите. Горячее молоко соедините с сыром, посолите, поперчите и перемешайте до получения однородной массы. Остудите и перемешайте с яйцами. Помидоры ошпарьте, снимите кожицу, удалите семена. Мякоть нарежьте кубиками.

В форму, смазанную маслом, выложите слоями лук и цукини, затем помидоры. Полейте молочно-сырной массой. Запекайте 40 минут при 180°С.

При подаче посыпьте запеканку рубленой зеленью.

СОВЕТ: вместо цукини можно использовать обычные кабачки или баклажаны, очищенные от кожицы.

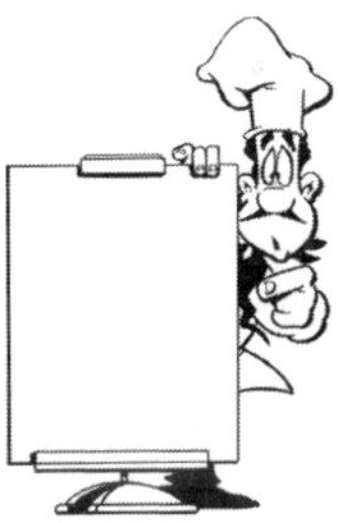

ГРЕЧНЕВАЯ КАША С ОВОЩАМИ

Необходимые продукты:

крупа гречневая — 2 стакана
вода — 3 стакана
морковь крупная — 2 шт.
перец сладкий разного цвета — 2 шт.
баклажаны небольшие — 2 шт.
лук репчатый — 1 шт.
помидоры — 2 шт.
грибы вешенки — 100 г
масло растительное — 1 ст. ложка
соль

СПОСОБ ПРИГОТОВЛЕНИЯ:

Гречку переберите, промойте 2—3 раза в теплой воде, залейте кипящей водой на 1 см выше уровня крупы, посолите и варите на слабом огне, медленно помешивая, в течение 40 минут. Затем снимите с огня, укутайте.

Помидоры нарежьте дольками, удалите семена. Баклажаны нарежьте продольными ломтиками. У стручков перца удалите плодоножки с семенами, нарежьте его кольцами. Морковь нарежьте продольными ломтиками, вырежьте из них фигурки при помощи специальных формочек. Лук очистите, нарежьте кольцами, вешенки промойте, ошпарьте. Овощи и целые грибы потушите в воде с добавлением одной столовой ложки растительного масла.

Поверх готовой каши разложите баклажаны, помидоры, лук, морковь, перец, вешенки.

СОВЕТ: вместо вешенок можно использовать замороженные или свежие шампиньоны.

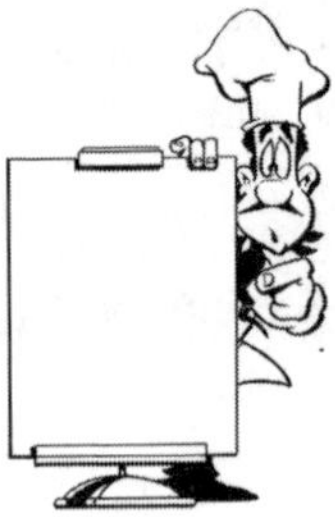

ГРЕЧКА В ГОРШОЧКАХ

Необходимые продукты:

крупа гречневая — 240 г
вода — 350 г
лук репчатый — 150 г
грибы — 150 г
укроп — 25 г
яйца вареные — 2 шт.
сыр тертый — 50 г
масло растительное — 1 ст. ложка
соль по вкусу

СПОСОБ ПРИГОТОВЛЕНИЯ:

Сварите рассыпчатую гречневую кашу. Лук очистите, нашинкуйте соломкой и обжарьте в масле до золотистого цвета. Добавьте грибы и тушите с добавлением воды несколько минут. В гречневую кашу добавьте жареный лук с грибами, размешайте и уложите в керамические горшочки.

Посыпьте кашу рублеными яйцами, тертым сыром, посолите и запеките в духовке. Готовую кашу подавайте в горшочке, посыпав рубленой зеленью.

СОВЕТ: эту кашу можно подавать и как самостоятельное блюдо, и с гарниром из мяса, птицы или рыбы.

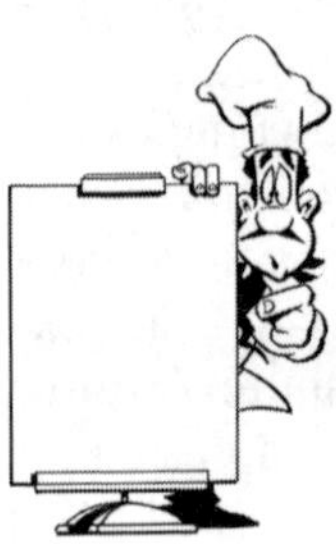

ПЛОВ С ЧЕРНОСЛИВОМ

Необходимые продукты:

рис длиннозерный — 1 стакан
бульон мясной — 3 стакана
лук репчатый — 2 шт.
чеснок — 1 зубчик
чернослив — 100 г
масло оливковое — 1 ст. ложка
шафран молотый — 1/4 ч. ложки
соль по вкусу

СПОСОБ ПРИГОТОВЛЕНИЯ:

Чернослив залейте горячей водой и выдержите до набухания, промойте и нарежьте соломкой.

Лук и чеснок нарежьте мелкими кубиками и обжарьте на масле, добавьте мясной бульон, измельченный чернослив, посолите и тушите 10 минут.

Затем введите рис и тушите без помешивания 15 минут, добавьте шафран и тушите еще 5 минут.

СОВЕТ: такой плов можно приготовить и из гречки, но в этом случае вместо чернослива советую добавить свежие помидоры.

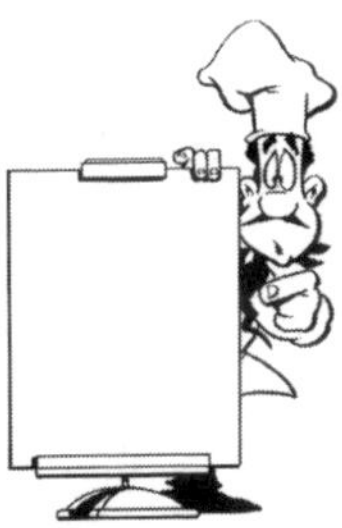

КАРЕТА ИЗ ТЫКВЫ

Необходимые продукты:

тыква — 1 шт.
рис — 1 стакан
вода — 2 1/2 стакана
растительное масло — 1 ст. ложка
чернослив — 1 стакан
яйца — 3 шт.
корица молотая — 1/4 ч. ложки

СПОСОБ ПРИГОТОВЛЕНИЯ:

У тыквы срежьте верхушку, удалите зерна и часть мякоти так, чтобы остались стенки толщиной 1 см. Рис залейте кипящей водой, посолите и сварите. Смешайте кашу с половиной измельченной мякоти тыквы и варите до готовности. Кашу слегка охладите, соедините с растительным маслом, черносливом, корицей и желтками.

Яичные белки взбейте в пену, аккуратно введите в массу и перемешайте.

Наполните тыкву приготовленной массой, накройте вырезанной крышкой и запекайте 30—40 минут при температуре 160°С.

СОВЕТ: поскольку тыква сама по себе достаточно калорийный продукт, советую подавать данное блюдо как самостоятельное.

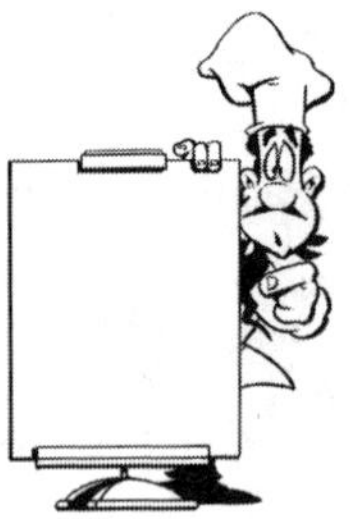

РУЛЕТИКИ ИЗ БАКЛАЖАНОВ С РИСОМ

Необходимые продукты:

баклажаны — 3 шт.
лук репчатый — 1 шт.
рис — 250 г
бульон — 700 г
помидоры — 200 г
перец сладкий — 1 шт.
сливки 10%-ные — 200 г
масло растительное — 2 ст. ложки
душица рубленая — 1 ч. ложка

СПОСОБ ПРИГОТОВЛЕНИЯ:

Баклажаны нарежьте вдоль ломтиками толщиной 0,5 см, посолите и оставьте на 30 минут.

Лук порубите, пассеруйте на масле. Добавьте рис, потушите, влив бульон. Помидоры, удалив семена, нарежьте кубиками, добавьте к рису и тушите 30 минут. Положите душицу, посолите и поперчите.

Ломтики баклажанов промойте, обсушите и потушите в воде с добавлением чеснока и соли.

Для соуса перец нарежьте кубиками, 5 минут проварите в сливках, смешанных с $^1/_4$ стакана воды, протрите через сито или взбейте в блендере. Посолите и поперчите.

Рисовую массу разложите на ломтики баклажанов, сверните их рулетиками и разогрейте в соусе.

СОВЕТ: поскольку это блюдо содержит достаточное количество жиров, советую подать его без мяса. Такие рулетики можно также готовить из кабачков.

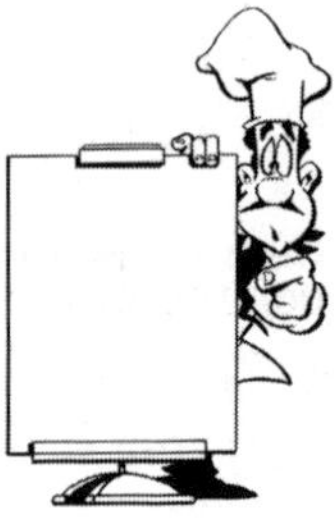

ПЛОВ С ОВОЩАМИ

Необходимые продукты:

рис — 300 г
лук репчатый — 1 шт.
бульон овощной — 3 стакана
цукини — 1 шт.

баклажан — 1 шт.
брокколи — 250 г
перец сладкий разного цвета — 2 шт.
масло оливковое — 2 ст. ложки
перец черный молотый, соль

СПОСОБ ПРИГОТОВЛЕНИЯ:

Лук порубите и пассеруйте в столовой ложке масла. Добавьте рис, влейте бульон и тушите до полуготовности.

Брокколи разделите на соцветия и 8 минут варите в подсоленной воде. Откиньте на дуршлаг. Цукини и баклажаны нарежьте кубиками. Баклажаны положите на 10 минут в подсоленную воду, затем дайте воде стечь. Перец очистите от семян и нарежьте кубиками.

Цукини с баклажанами жарьте 10 минут на оставшемся оливковом масле. Через 5 минут добавьте сладкий перец и брокколи и продолжайте тушить все вместе с добавлением воды.

Рис, отваренный до полуготовности, добавьте к овощам. Посолите, поперчите и тушите до готовности, подлив еще немного воды.

СОВЕТ: такие баклажаны можно приготовить и с гречкой. Подавать блюдо можно со свининой или говядиной.

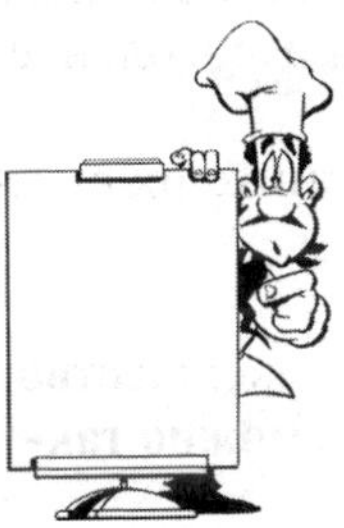

КАБАЧКИ ЗАПЕЧЕННЫЕ

Необходимые продукты:

кабачки мелкие — 4 шт.
брынза — 150 г
яйца — 3 шт.
репчатый лук — 1 шт.
молоко — 1/2 стакана
растительное масло — 2 ст. ложки
зелень петрушки, соль

СПОСОБ ПРИГОТОВЛЕНИЯ:

Кабачки очистите, разрежьте вдоль пополам, удалите сердцевину и посолите.

Для начинки лук нашинкуйте, пассеруйте на 1 столовой ложке масла. Добавьте 50 мл молока, тертую брынзу и 1 яйцо, перемешайте.

Наполните кабачки начинкой, уложите на смазанный оставшимся маслом противень, залейте взбитыми с оставшимся молоком яйцами и запекайте 20 минут при 180°С. Перед подачей оформите зеленью.

СОВЕТ: такую запеканку можно приготовить практически из всех видов овощей, например баклажанов, помидоров, различных видов капусты.

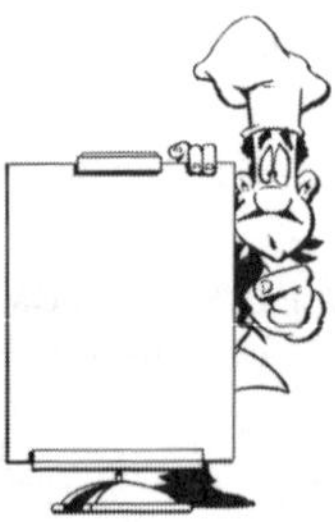

ТУШЕНЫЕ ОВОЩИ

Необходимые продукты:

сладкий перец — 2 шт.
лук репчатый — 250 г
баклажан — 1 шт.
помидоры — 2 шт.
цукини — 1 шт.
чеснок — 1 зубчик
винный уксус — 1 ч. ложка
молотый черный перец
соль по вкусу

СПОСОБ ПРИГОТОВЛЕНИЯ:

Лук нарежьте полукольцами. Сладкий перец, удалив семена и перегородки, нарежьте соломкой. Потушите овощи в половине стакана воды 5 минут.

Цукини и баклажан нарежьте ломтиками, чеснок пропустите через пресс, добавьте все в сковороду, посолите, поперчите и тушите до выпаривания жидкости.

Помидоры ошпарьте, очистите от кожицы, нарежьте кубиками. Зелень мелко порубите. Добавьте помидоры и зелень к овощам, доведите до кипения, приправьте уксусом и снимите с огня.

СОВЕТ: такое блюдо можно подать в качестве гарнира к мясу и к рыбе.

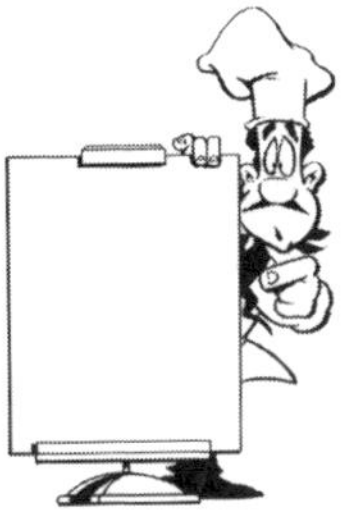

ЗАПЕЧЕННЫЙ КАРТОФЕЛЬ С ОСТРЫМ СОУСОМ ИЗ БРОККОЛИ

Необходимые продукты:

картофель — 4 шт.
брокколи — 500 г
сыр тертый — 200 г
белое вино — 100 г
горчица — 1/2 ч. ложки
перец красный молотый по вкусу

СПОСОБ ПРИГОТОВЛЕНИЯ:

Картофель запеките на гриле до готовности. Капусту отварите до мягкости. Соедините вино с горчицей, поперчите, доведите до кипения, добавьте сыр и порезанную капусту, измельчите в блендере.

Сделайте на картофелинах с одной стороны надрезы крест-накрест и запекайте в кожуре. Положите в надрез приготовленную начинку и подавайте, оформив зеленью.

СОВЕТ: клубни картофеля можно приготовить и в микроволновой печи. Для этого картошку необходимо завернуть в белую бумажную салфетку и разложить по краям вращающейся тарелки. Как правило, даже самые крупные клубни пропекаются в течение 10—15 минут (в зависимости от мощности микроволновой печи).

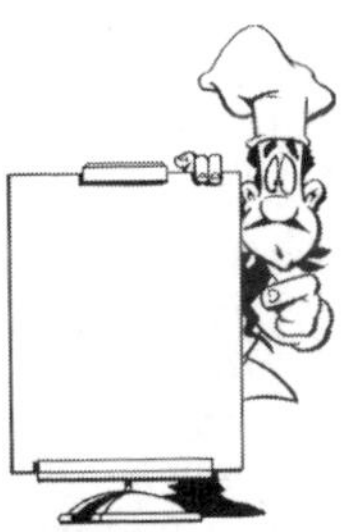

ЗАПЕКАНКА ИЗ КАРТОФЕЛЯ С ГОРОШКОМ

Необходимые продукты:

картофель вареный — 3—4 шт.
зеленый горошек замороженный — 200 г
репчатый лук — 2 шт.
яйца — 4 шт.
растительное масло — 2 ст. ложки
соль

СПОСОБ ПРИГОТОВЛЕНИЯ:

Горячий картофель, зеленый горошек и пассерованный на части масла лук пропустите через мясорубку, посолите, добавьте 2 яйца, перемешайте и выложите ровным слоем на смазанный маслом противень и разровняйте. Смажьте оставшимися яйцами. Запеките в разогретой духовке до образования золотистой корочки.

Готовую запеканку нарежьте порционными кусками. При подаче посыпьте зеленью.

СОВЕТ: напоминаю, что в обед допускается использование картошки только в качестве самостоятельного блюда. Мясо или рыба в этом случае не должны сопровождать прием пищи.

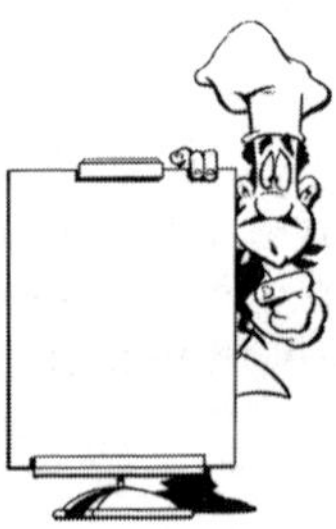

КАРТОФЕЛЬНАЯ ЗАПЕКАНКА С КОЛЬРАБИ

Необходимые продукты:

кольраби — 4 шт.
овощной отвар — 1 стакан
картофель — 4—5 шт.
сыр тертый — 1 ст. ложка
чеснок — 8 зубчиков
кефир — 1/2 стакана
растительное масло — 1 ст. ложка
сок лимонный — 2 ст. ложки
соль, перец черный молотый по вкусу

СПОСОБ ПРИГОТОВЛЕНИЯ:

Капусту нарежьте кубиками и пассеруйте в масле 3 минуты. Залейте отваром и тушите 20 минут.

Картофель отварите в подсоленной воде с добавлением чеснока. Слейте жидкость, протрите, добавив отвар кольраби, кефир и сок лимона.

Кольраби выложите в форму, смазанную маслом, залейте картофельной массой, посыпьте сыром и запекайте до образования золотистой корочки. Оформите зеленью петрушки.

СОВЕТ: вместо кольраби можно использовать брокколи или брюссельскую капусту.

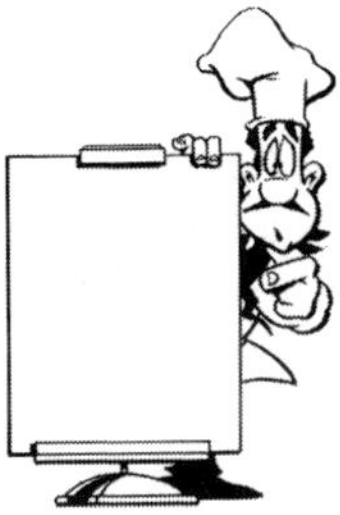

БАКЛАЖАНЫ, ЗАПЕЧЕННЫЕ С ПОМИДОРАМИ

Необходимые продукты:

баклажаны — 6 шт.
помидоры — 3 шт.
лук репчатый — 1 шт.
чеснок — 2 зубчика
растительное масло — 1 ст. ложка
соль
перец черный молотый по вкусу

СПОСОБ ПРИГОТОВЛЕНИЯ:

Баклажаны нарежьте вдоль широкими ломтиками, посолите и выдержите 30 минут. Затем промойте и обсушите. Помидоры, лук и чеснок нарежьте ломтиками и выложите сверху на баклажаны, посолите, поперчите, полейте маслом. Запекайте при 180 °C до готовности.

При подаче оформите зеленью.

СОВЕТ: идеальным гарниром к этому блюду будет отварной рис.

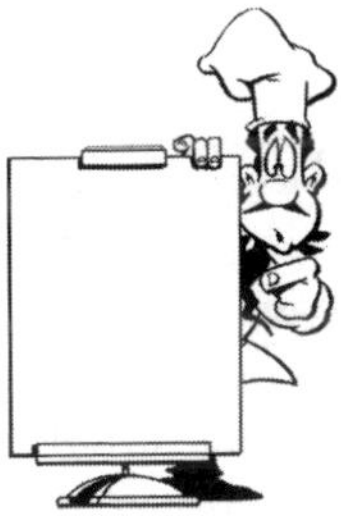

ОВОЩИ ПО-ВАЛЕНСИЙСКИ

Необходимые продукты:

кабачок — 1 шт.
картофель — 6—7 шт.
баклажаны — 3 шт.
лук — 150 г
сладкий перец зеленый — 150 г
помидоры — 6 шт.
перец черный молотый
соль по вкусу

СПОСОБ ПРИГОТОВЛЕНИЯ:

Кабачки, баклажаны, картофель и помидоры нарежьте кружочками, лук и сладкий перец — кольцами. Все ингредиенты выложите на противень, посолите, поперчите. Запекайте при 220°С до готовности. При необходимости добавьте воды.

При подаче оформите зеленью петрушки.

СОВЕТ: я предпочитаю употреблять это блюдо как самостоятельное, поскольку оно достаточно сытное.

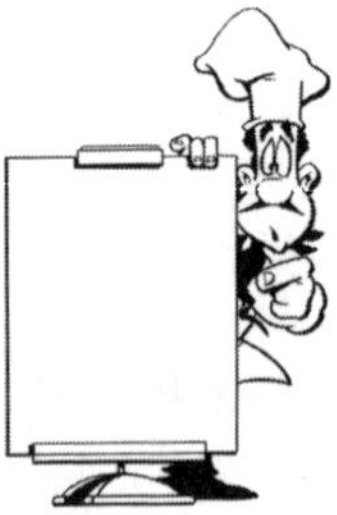

ТУШЕНЫЕ ОВОЩИ С РИСОМ

Необходимые продукты:

рис длиннозерный — 2/3 стакана
шпинат — 750 г
лук рубленый — 4 ст. ложки
чеснок рубленый — 2 ч. ложки
оливковое масло — 1 ст. ложка
зелень петрушки рубленая — 1 ст. ложка
цедра лимона тертая — 1 ст. ложка
сок лимонный — 2 ст. ложки
вода — 1 стакан
перец черный молотый, соль по вкусу

СПОСОБ ПРИГОТОВЛЕНИЯ:

Шпинат промойте. Удалите грубые стебли, листья нарежьте кусочками.

Пассеруйте на масле лук, добавьте чеснок, шпинат, немного воды и тушите 5 минут. Добавьте промытый рис, зелень петрушки, цедру лимона, соль, воду и перемешайте. Тушите 20 минут.

Готовое блюдо сбрызните соком лимона. При подаче оформите цедрой лимона и зеленью петрушки.

СОВЕТ: вместо шпината можно использовать мелко нарубленный щавель или отварную капусту брокколи, измельченную в блендере или провернутую через мясорубку.

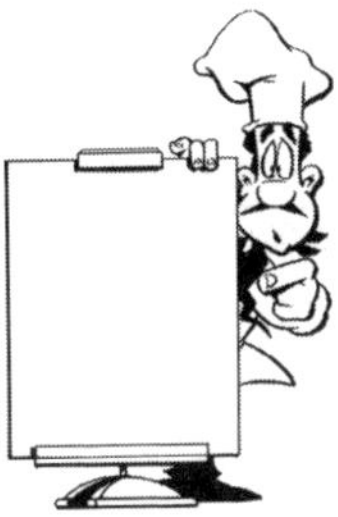

ТУШЕНЫЕ БАКЛАЖАНЫ

Необходимые продукты:

баклажаны — 600 г
сельдерей черешковый — 3 стебля
лук репчатый — 200 г
базилик — 1 пучок
помидоры — 1 кг
оливки без косточек — 50 г
каперсы — 2 ст. ложки
уксус белый бальзамический — 5—6 ст. ложек
масло оливковое — 1 ст. ложка
перец черный молотый
соль по вкусу

СПОСОБ ПРИГОТОВЛЕНИЯ:

Баклажаны нарежьте на кубики по 1 см, положите в миску, посолите и оставьте на 1 час, чтобы вышла горечь.

Сельдерей нарежьте на кусочки длиной 3 см, зелень сельдерея отложите в сторону.

Лук крупно нарежьте. Помидоры мелко нарежьте. Оливки разрежьте пополам.

В сотейник налейте 1 столовую ложку оливкового масла. Лук обжарьте, добавьте сельдерей и обжарьте. Добавьте мелко нарезанный базилик, посолите и поперчите. Добавьте помидоры, оливки и каперсы, тушите с открытой крышкой на слабом огне 15 минут.

В это время баклажаны немного отожмите, просушите бумажной салфеткой.

В сковороду налейте немного воды и потушите баклажаны на слабом огне. Тушеные баклажаны разложите на бумажной салфетке, чтобы стекла лишняя влага.

Баклажаны добавьте в сотейник, налейте белый бальзамический уксус, тушите 15 минут. Посолите, поперчите по вкусу. Посыпьте листиками базилика и зеленью сельдерея.

СОВЕТ: вместо баклажанов можно использовать кабачки. Если вы собираетесь использовать блюдо как самостоятельное, то в начале тушения добавьте нарезанную кубиками недоваренную картошку или полуготовый рис.

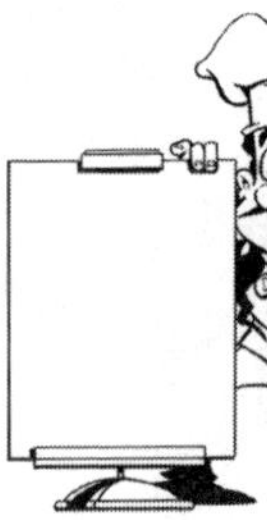

ФАРШИРОВАННЫЙ ПЕРЕЦ «ВЕГЕТАРИАНСКИЙ»

Необходимые продукты:

сладкий перец — 6 шт.
рис — 1 стакан
сыр тертый — 200 г
кукуруза замороженная — 300 г
лук измельченный — 1 шт.
оливковое масло — 1 ст. ложка
порошок чили — 1/2 ч. ложки
тмин молотый — 1/2 ч. ложки
бульонный кубик мясной — 1 шт.
томатная паста — 2 ст. ложки
перец чили маринованный — 2 стручка
вода — 2 стакана
соль

СПОСОБ ПРИГОТОВЛЕНИЯ:

У стручков сладкого перца срежьте плодоножку, аккуратно удалите белые перегородки и семена.

Для начинки в сковороду с разогретым маслом положите лук, порошок чили, раскрошите бульонный кубик, добавьте тмин, томатную пасту и рис, влейте воду, плотно закройте крышкой, на сильном огне доведите до кипения, время от времени помешивая, затем убавьте огонь и варите на слабом огне, пока жидкость не впитается.

Снимите с огня, слегка охладите в течение 5 минут, добавьте кукурузу, маринованный перец чили, $^2/_3$ количества тертого сыра, посолите и тщательно перемешайте.

Наполните стручки сладкого перца приготовленной начинкой, посыпьте оставшимся тертым сыром, накройте срезанными плодоножками, выложите на противень и запекайте 15 минут до готовности в разогретой до 180°С духовке.

СОВЕТ: в качестве начинки для перца вместо риса можно использовать и картофельное пюре, если вы планируете подавать перец как самостоятельное блюдо.

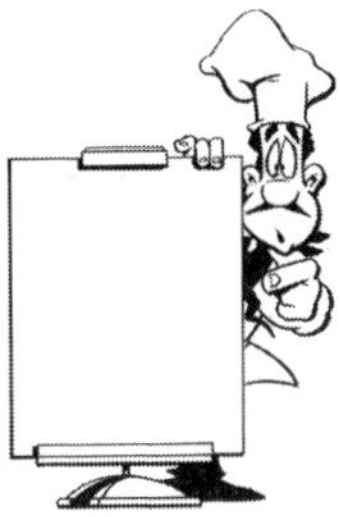

КАРТОФЕЛЬНАЯ ЗАПЕКАНКА

Необходимые продукты:

картофель — 6 шт.
лук — 1 шт.
яйца — 2 шт.
сыр натертый — 1 стакан
растительное масло — 1 ст. ложка
кинза — 2—4 веточки
перец кайенский — 1 стручок
соль

СПОСОБ ПРИГОТОВЛЕНИЯ:

Картофель очистите, отварите в подсоленной воде и разомните.

Добавьте яйца, половину сыра, мелко нарезанный и обжаренный с растительным маслом лук.

Полученную массу посолите, заправьте мелко нарезанным перцем и тщательно перемешайте, затем переложите в смазанный маслом горшочек, сверху посыпьте оставшимся сыром и запекайте в духовке 30 минут при умеренной температуре.

При подаче оформите блюдо веточками зелени.

СОВЕТ: к этому блюду можно подать легкий овощной салат.

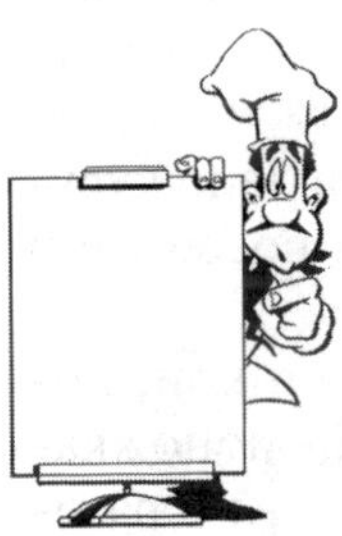

КАРТОФЕЛЬ В ВИННОМ СОУСЕ

Необходимые продукты:

картофель очищенный и нарезанный — 3 шт.
чеснок толченый — 2 зубчика
растительное масло — 1 ст. ложка
белое вино — 1 стакан
майоран измельченный — 1 ч. ложка
соль — 1 ч. ложка
укроп для украшения

СПОСОБ ПРИГОТОВЛЕНИЯ:

Картофель и чеснок обжарьте с маслом до полуготовности, добавьте вино, майоран, посолите и тушите на слабом огне до готовности.

Перед подачей посыпьте зеленью.

СОВЕТ: при тушении можно добавить немного свежих или замороженных нарубленных шампиньонов. Подавать как самостоятельное блюдо.

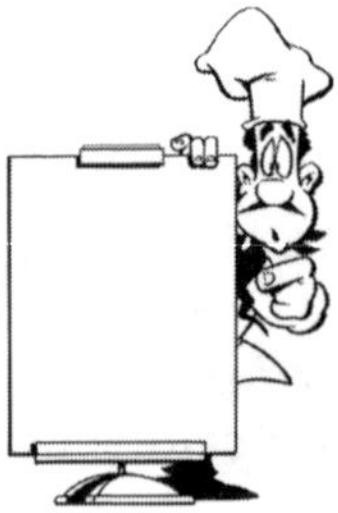

ОСТРЫЕ БАКЛАЖАНЫ, ЗАПЕЧЕННЫЕ НА ГРИЛЕ

Необходимые продукты:

баклажаны — 2 шт.
перец красный острый — 2 стручка
чеснок — 3 зубчика
растительное масло — 1 ст. ложка
перец черный молотый
соль

СПОСОБ ПРИГОТОВЛЕНИЯ:

Баклажаны нарежьте кружочками, обильно посолите и оставьте на 30 минут, затем обсушите салфеткой.

Стручки острого перца разрежьте пополам, очистите от семян и перегородок, выложите на противень кожицей вверх и запекайте, пока на поверхности перца не появятся пузырьки. После этого перец ненадолго прикройте влажным полотенцем, а затем очистите от кожицы и нарежьте полосками.

Чеснок очистите, измельчите и смешайте с маслом. Подготовленные острый перец и баклажаны смажьте (с помощью кисточки) смесью из чеснока и масла, посыпьте солью, черным перцем и слегка обжарьте на гриле.

СОВЕТ: если вы не любите острый вкус, можно использовать сладкий перец, приготовленный таким же способом.

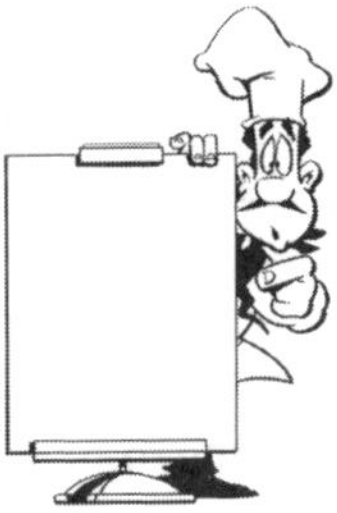

БАКЛАЖАНЫ, ЗАПЕЧЕННЫЕ С СЫРОМ

Необходимые продукты:

баклажаны — 3 шт.
помидоры — 3 шт.
лук — 1 ломтик
чеснок — 2 зубчика
сыр тертый — 1 стакан
растительное масло — 1 ст. ложка
уксус 3%-ный — 1 ст. ложка
перец черный молотый, соль

СПОСОБ ПРИГОТОВЛЕНИЯ:

Баклажаны нарежьте ломтиками, положите в воду с уксусом и солью и оставьте на 10 минут, чтобы выделился сок.

Выньте из воды, обсушите и посыпьте перцем. Очищенные от кожицы помидоры, чеснок и лук соедините, измельчите в кухонном комбайне и потушите с добавлением воды.

Ломтики баклажанов выложите на противень, полейте приготовленным соусом и посыпьте тертым сыром. Поместите в духовку, предварительно разогретую до умеренной температуры, и запекайте до готовности.

СОВЕТ: баклажаны, приготовленные подобным образом, особенно вкусные, если подать их с блюдом, приготовленным из языка.

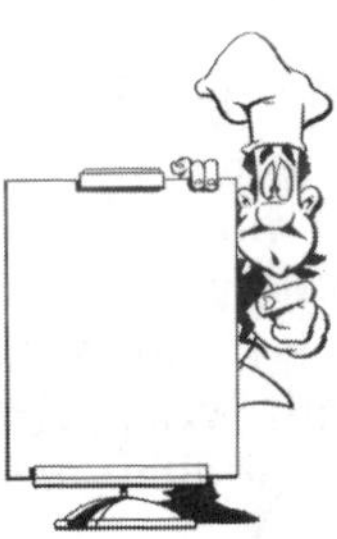

КАБАЧКИ, ТУШЕННЫЕ С ОВОЩАМИ

Необходимые продукты:

кабачки — 6 шт.
кукуруза — 5 молодых початков
помидоры — 6 шт.
сыр тертый — 6 ст. ложек
чили — 1 стручок
растительное масло — 1 ст. ложка
соль

СПОСОБ ПРИГОТОВЛЕНИЯ:

В скороварку налейте масло, положите ломтики чили и обжарьте. Добавьте очищенные от кожицы и семян и нарезанные небольшими кубиками помидоры, ломтики кукурузы, кабачки, посолите и потушите в течение 12 минут.

Затем погасите огонь, подождите, пока в скороварке снизится давление, и откройте крышку. Сверху положите сыр и дайте ему расплавиться.

Подавайте блюдо в горячем виде.

СОВЕТ: в качестве гарнира можно использовать гречку или рис.

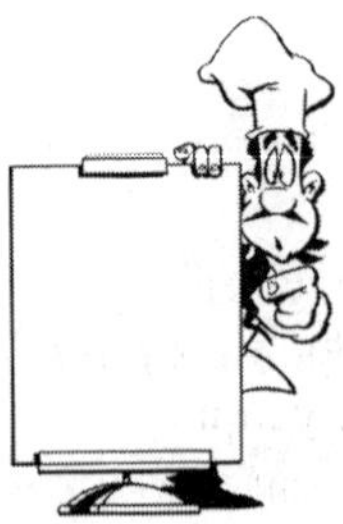

ЗАПЕЧЕННЫЕ ОВОЩИ А-ЛЯ РАГУ

Необходимые продукты:

баклажаны — 2 шт.
кабачки маленькие — 1 шт.
лук — 1 шт.
морковь — 1 шт.
сладкий перец — 2 шт.
помидоры — 4 шт.
вода
растительное масло — 1 ст. ложка
соль, специи по вкусу

СПОСОБ ПРИГОТОВЛЕНИЯ:

Баклажаны и кабачки порежьте кружочками. Баклажаны посолите и выдержите 30 минут, промойте.

Морковь и помидоры натрите на крупной терке, лук порежьте кольцами. Овощи, кроме помидоров, обжарьте. Чеснок измельчите, разведите водой.

На дно формы, выстланной фольгой, выложите половину помидоров, затем слой кабачков, далее слой баклажанов, слой моркови и лука. Каждый слой солите и перчите. Сверху распределите оставшиеся помидоры. Форму прикройте фольгой и поставьте в разогретый духовой шкаф, готовьте в течение 40 минут. Затем фольгу удалите, влейте в форму разведенный чеснок, запекайте блюдо еще 10 минут.

СОВЕТ: можно использовать как самостоятельное блюдо, можно сочетать с картофельным или мясным блюдами.

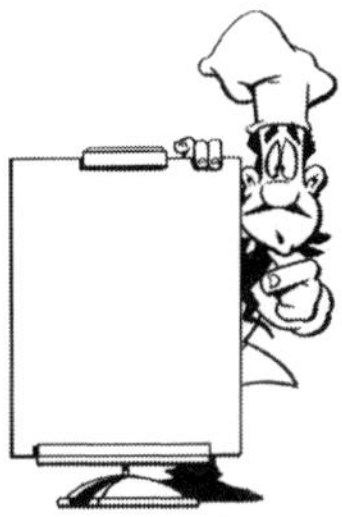

ЗАПЕЧЕННЫЕ КАРТОФЕЛЬНЫЕ КОТЛЕТЫ

Необходимые продукты:

картофель — 500 г
лук репчатый — 7 г
яйцо — 1 шт.
сливки 10%-ные — 200 г
растительное масло — 2 ст. ложки
соль

СПОСОБ ПРИГОТОВЛЕНИЯ:

Сваренный «в мундире» в подсоленной воде картофель очистите, пропустите через мясорубку, добавьте припущенный с 1 столовой ложкой растительного масла репчатый лук, сырое яйцо и перемешайте.

Из этой массы сформуйте котлеты, положите на сковороду, смазанную растительным маслом, полейте сливками и запеките в духовке.

СОВЕТ: поскольку блюдо содержит жирные компоненты и картофель, подавать его можно только как самостоятельное.

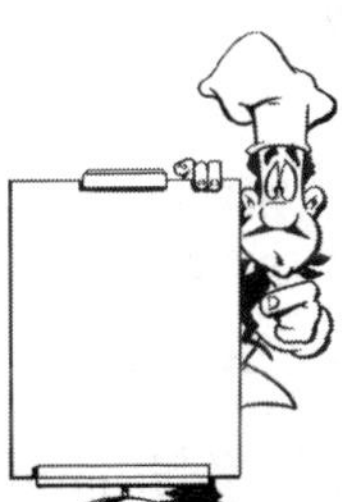

КАРТОФЕЛЬНЫЕ ЗРАЗЫ С КАПУСТОЙ

Необходимые продукты:

картофель — 300 г
капуста белокочанная — 150 г
лук репчатый — 1 шт.
яйца — 2 шт.
растительное масло — 1 ст. ложка
соль

СПОСОБ ПРИГОТОВЛЕНИЯ:

Картофель очистите, отварите, в горячем виде пропустите через мясорубку, добавьте яйцо, соль и перемешайте. Сформуйте из этой массы овальные лепешки. Нарезанные соломкой капусту и репчатый лук потушите с добавлением воды, немного остудите, смешайте с рубленым яйцом и посолите. Положите фарш на середину каждой лепешки, края соедините. Переложите зразы на смазанную растительным маслом сковороду и запеките в духовке.

СОВЕТ: к зразам можно подать капустный салат с морковью.

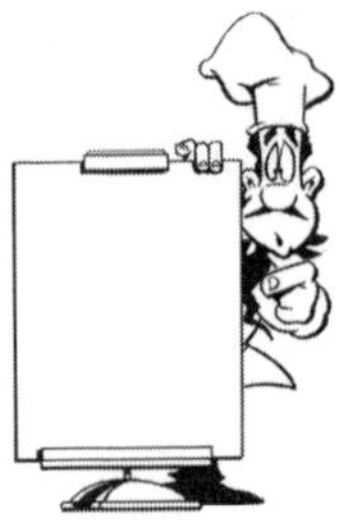

КАРТОФЕЛЬНЫЕ ЗРАЗЫ С ОВОЩАМИ

Необходимые продукты:

картофель — 500 г
морковь — 150 г
капуста белокочанная — 150 г
лук репчатый — 1 шт.
яйца — 3 шт.
сыр — 50 г
растительное масло — 1 ст. ложка
соль

СПОСОБ ПРИГОТОВЛЕНИЯ:

Приготовьте фарш: нашинкованные соломкой морковь, капусту, лук залейте небольшим количеством воды, посолите и тушите под крышкой до готовности. Отварной картофель пропустите в горячем виде через мясорубку, добавьте яйцо и перемешайте.

Разделите на тонкие лепешки, на середину каждой положите приготовленный фарш, края соедините. Придайте зразам форму пирожков, переложите на смазанную растительным маслом сковороду, сверху посыпьте тертым сыром и запеките в духовке.

СОВЕТ: в качестве начинки вместо капусты можно использовать мелко порубленный кабачок.

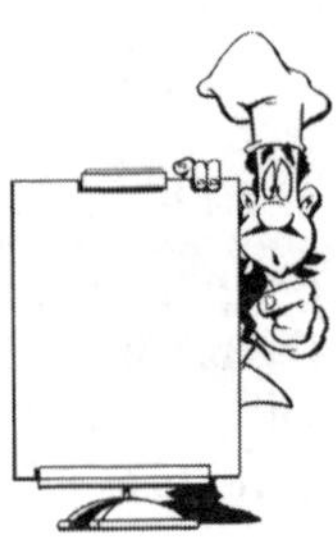

КАБАЧКИ, ФАРШИРОВАННЫЕ РИСОМ

Необходимые продукты:

кабачки — 500 г
рис — 100 г
яйца — 2 шт.
помидоры — 100 г

морковь — 100 г
сладкий перец — 50 г
лук репчатый — 50 г
зелень петрушки — 20 г
растительное масло — 1 ст. ложка
соль

СПОСОБ ПРИГОТОВЛЕНИЯ:

Кабачок очистите, нарежьте поперек ломтиками толщиной 3 см, из каждого выньте сердцевину, опустите ломтики в кипящую подсоленную воду на 10—15 минут. Заполните фаршем из отварного риса, смешанного с рублеными яйцами, натертой и припущенной морковью, репчатым луком, нарезанными помидорами, сладким перцем и зеленью петрушки.

Запеките в духовке с добавлением небольшого количества воды.

СОВЕТ: таким же образом можно приготовить вегетарианские голубцы. Возьмите капустные листы, ошпарьте их и заверните в них точно такую же начинку, как для кабачков.

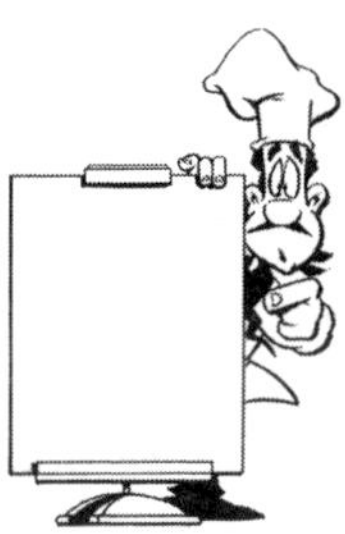

ОВОЩНОЕ ПЮРЕ

Необходимые продукты:

картофель — 700 г
морковь — 400 г
капуста белокочанная — 300 г
брюква — 200 г
зеленый горошек — 200 г
молоко — 300 мл
растительное масло — 1 ст. ложка
соль

СПОСОБ ПРИГОТОВЛЕНИЯ:

Нарезанные соломкой морковь, капусту и брюкву тушите в небольшом количестве воды под крышкой до полуготовности. Затем добавьте нарезанный кусочками картофель и тушите 30 минут.

За 10 минут до конца тушения всыпьте замороженный зеленый горошек.

Горячие тушеные овощи протрите, посолите, влейте горячее молоко, размешайте и прокипятите. Сняв с плиты, взбейте пюре, чтобы оно стало пышным.

СОВЕТ: овощи необязательно протирать до состояния пюре. Можно подать их в нарубленном виде.

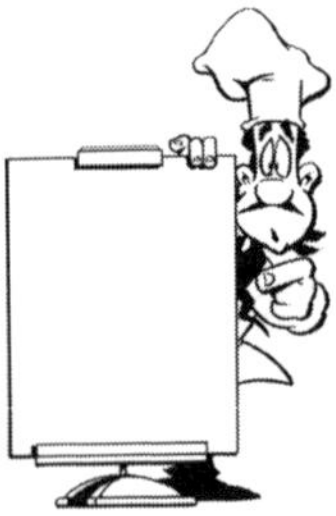

КАРТОФЕЛЬНЫЙ РУЛЕТ

Необходимые продукты:

картофель — 500 г
капуста цветная — 150 г
горошек зеленый замороженный — 20 г
яйцо вареное — 2 шт.
яйцо сырое — 1 шт.
сыр голландский — 50 г

СПОСОБ ПРИГОТОВЛЕНИЯ:

Отварите картофель в подсоленной воде, проверните горячим через мясорубку.

Приготовьте фарш: вареное яйцо мелко порубите; цветную капусту сварите, разделив на соцветия; замороженный зеленый горошек припустите в собственном соку и откиньте на дуршлаг. Подготовленную цветную капусту соедините с зеленым горошком, добавьте измельченное яйцо, перемешайте.

Картофельную массу выложите на смоченную водой салфетку в виде прямоугольника толщиной 1,5 см. На середину картофельной массы поместите фарш. При помощи салфетки соедините края рулета, осторожно переложите его швом вниз на противень или сковороду, смазанную растительным маслом. Поверхность рулета смажьте сырым яйцом, посыпьте тертым сыром, проколите в середине в нескольких местах, чтобы при запекании рулет не деформировался, и запекайте в духовке.

Перед подачей на стол рулет нарежьте поперек ломтиками толщиной 2—2,5 см.

СОВЕТ: рулет можно готовить с различными фаршами: морковь с яйцом, капуста с морковью и другими.

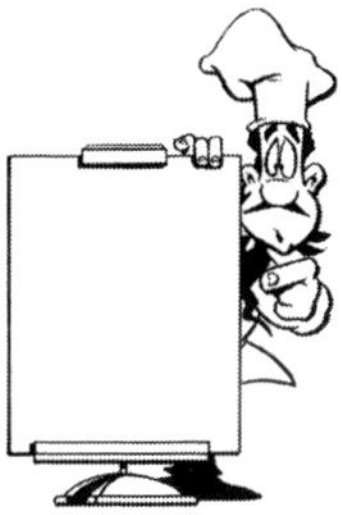

ОМЛЕТ С ОВОЩАМИ

Необходимые продукты:

яйца — 4 шт.
молоко — 3 ст. ложки
помидоры крепкие — 3 шт.
шпинат свежий — 275 г
картофель вареный — 100 г
масло растительное — 2 ст. ложки
шалфей рубленый — 1 ч. ложка
соус «Табаско» — несколько капель
соль, перец
зелень для украшения

СПОСОБ ПРИГОТОВЛЕНИЯ:

Потушите сваренный и нарезанный шпинат с добавлением небольшого количества воды, добавьте очищенные и крупно нарезанные помидоры, нарезанный кубиками картофель. Посыпьте солью, перцем, шалфеем и полейте соусом «Табаско». Влейте взбитые с молоком яйца, перемешайте и жарьте в течение 4 минут до загустения массы. Осторожно приподнимите край и проверьте готовность. Переложите омлет на большую тарелку и посыпьте зеленью.

СОВЕТ: этот омлет можно подавать на обед только как самостоятельное блюдо.

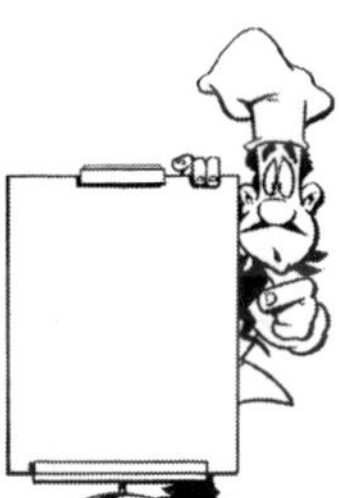

ГЮВЕЧ

Необходимые продукты:

перец сладкий — 2 шт.
лук репчатый крупный — 1 шт.
яйца — 4 шт.
кефир обезжиренный — 500 г
помидоры — 2—3 шт.
рис — 200 г
масло растительное — 1 ст. ложка
соль, перец красный молотый
перец черный молотый

СПОСОБ ПРИГОТОВЛЕНИЯ:

Поджарьте на растительном масле мелко нарезанный лук, добавьте промытый рис и мелко нарезанный сладкий перец, слегка обжарьте, посолите и поперчите по вкусу.

Помидоры нарежьте ломтиками. Уложите в форму слоями половину нормы помидоров, обжаренный с овощами рис и оставшиеся помидоры. Добавьте полстакана воды и тушите в умеренно нагретой духовке 30 минут.

Готовый гювеч залейте яйцами, взбитыми с кефиром, и подрумяньте в духовке.

СОВЕТ: поскольку это блюдо достаточно питательно, советую употреблять его как самостоятельное.

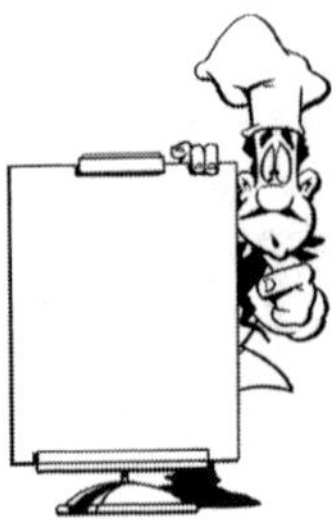

РАГУ ТУШЕНОЕ

Необходимые продукты:

картофель средней величины — 6 шт.
кабачки — 1 шт.
морковь небольшая — 6 шт.
лук репчатый — 3 шт.
масло растительное — 2 ст. ложки
чеснок — 3—6 зубчиков
кукуруза замороженная — 200 г
бульонные кубики — 1 шт.

СПОСОБ ПРИГОТОВЛЕНИЯ:

Очистите овощи и нарежьте кубиками. Чеснок мелко порубите.

Морковь слегка обжарьте на масле, добавьте горячую воду и тушите 15—20 минут. Добавьте очищенный картофель, кабачок и лук, нарезанные кубиками, раскрошите бульонный кубик. Тушите до готовности овощей.

Положите кукурузу, соль, перец и рубленый чеснок, тушите еще 5 минут. Подавайте, уложив горкой на тарелку и посыпав зеленью.

СОВЕТ: на заключительном этапе тушения в блюдо можно добавить порезанные кубиками помидоры.

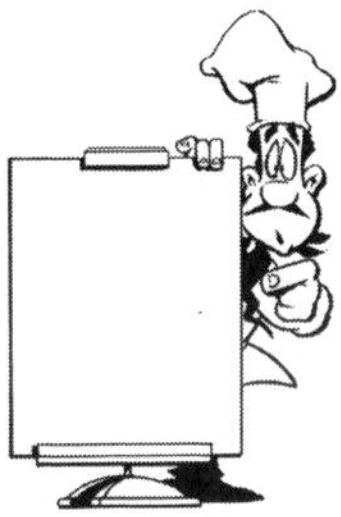

ЗАПЕЧЕННЫЙ ПЛОВ С ГРИБАМИ

Необходимые продукты:

рис длиннозерный — 100 г
лук репчатый — 25 г
грибы (шляпки) — 50—100 г
бульон куриный — 200 мл
масло растительное — 2 ст. ложки
соль и молотый перец

СПОСОБ ПРИГОТОВЛЕНИЯ:

Пассируйте лук в масле до золотистого цвета. Добавьте рис и промытые, нарезанные ломтиками грибы. Добавьте двойную, по отношению к количеству риса, порцию бульона. Посолите, поперчите, накройте крышкой, доведите до кипения.

Поставьте в горячую духовку (температура 230—250 °С) примерно на 15 минут и доведите до готовности.

Добавьте по вкусу специи и подайте к столу.

СОВЕТ: вместо грибов можно использовать баклажаны.

ПЕРЕЦ, ФАРШИРОВАННЫЙ ОВОЩАМИ

Необходимые продукты:

перец сладкий — 2 шт.
баклажаны, нарезанные кубиками — 300 г
цукини, нарезанные кубиками — 1 шт.
лук репчатый, нарезанный кубиками — 1 головка
помидор, нарезанный кубиками — 1 шт.
чеснок мелкорубленый — 1 ч. ложка
грибы, нарезанные ломтиками — 150 г
рис отварной — 2 ст. ложки
масло растительное — 1 ст. ложка
мята сушеная измельченная — 2 ч. ложки
перец черный и красный молотые, соль по вкусу

СПОСОБ ПРИГОТОВЛЕНИЯ:

Разрежьте стручки сладкого перца пополам, удалите семена, ошпарьте, затем опустите в холодную воду, выньте и обсушите.

Обжарьте баклажаны и лук, добавьте чеснок, помидор, грибы, мяту, посолите, поперчите. Тушите 5 минут с добавлением воды, постоянно помешивая. Добавьте цукини и вареный рис, тушите еще 5 минут.

Положите смесь в половинки перца. Запекайте в духовке при 180°С 15 минут.

СОВЕТ: мне больше нравится перец, приготовленный с использованием моркови, лука и помидоров, но без грибов и риса. Я предпочитаю подавать отварной рис отдельно.

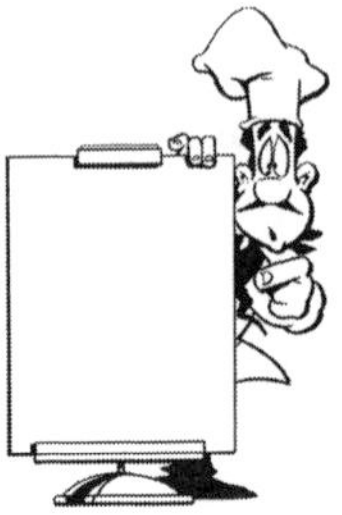

КРОШКА-КАРТОШКА С ЛУКОМ

Необходимые продукты:

картофель — 4 шт.
лук репчатый — 2 шт.
масло оливковое — 1 ст. ложка
укроп рубленый — 1 ст. ложка
перец черный молотый
соль по вкусу

СПОСОБ ПРИГОТОВЛЕНИЯ:

Картофель посолите, поперчите, посыпьте рубленой зеленью, уложите в фольгу и запеките на решетке. Лук нарежьте кубиками, пассеруйте на масле.

Перед подачей фольгу разверните, картофель надрежьте на 4 части, посыпьте луком и оформите зеленью.

СОВЕТ: таким образом картофель можно фаршировать, используя различные продукты: мелко нашинкованные томаты, тушеные грибы, зеленую стручковую фасоль и тому подобное.

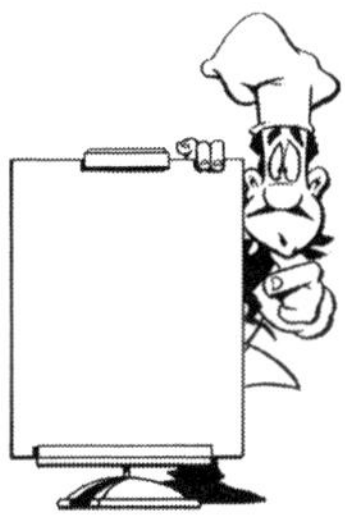

РАГУ ИЗ СТРУЧКОВОЙ ФАСОЛИ

Необходимые продукты:

фасоль стручковая замороженная — 500 г
капуста брюссельская — 100 г
помидоры — 2 шт.
кольраби — 100 г
зелень петрушки рубленая — 2 ст. ложки
масло оливковое — 1 ст. ложка
лавровый лист — 1 шт.
перец черный молотый, соль по вкусу

СПОСОБ ПРИГОТОВЛЕНИЯ:

Фасоль нарежьте кусочками, капусту и помидоры — дольками, кольраби — ломтиками.

Овощи соедините, добавьте зелень, посолите, поперчите, залейте небольшим количеством воды и припускайте до готовности, добавив в конце лавровый лист.

При подаче оформите зеленью.

СОВЕТ: вместо кольраби можно использовать брюссельскую капусту.

ЗАПЕКАНКА РИСОВАЯ С ФАСОЛЬЮ

Необходимые продукты:

фасоль пестрая — $1\frac{1}{2}$ стакана
рис вареный — 1 стакан
маслины без косточек — 20 г
каперсы — 50 г
томат-пюре — 1 ст. ложка
масло растительное — 2 ст. ложки
перец черный молотый, соль по вкусу

СПОСОБ ПРИГОТОВЛЕНИЯ:

Фасоль замочите в холодной воде на 3—4 часа. Затем варите 10 минут, воду слейте. Залейте фасоль свежей водой, посолите и варите до полуготовности.

Рис обжарьте на масле, соедините с фасолью, маслинами, каперсами, томат-пюре, посолите и поперчите.

В форму, смазанную маслом, выложите полученную массу, залейте ее водой и запекайте 30 минут при 200°С.

Подавайте запеканку с овощным салатом, оформив зеленью.

СОВЕТ: вместо фасоли можно использовать мелко порезанную тушеную говядину.

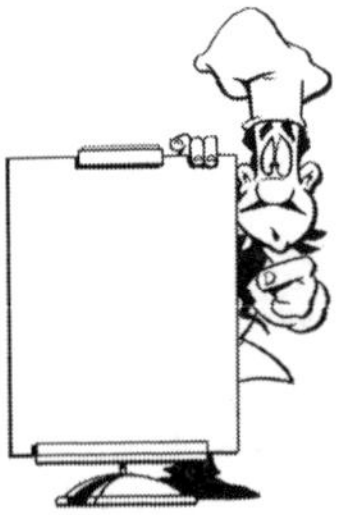

ЗАПЕЧЕННАЯ СВЕКЛА С ЯБЛОКАМИ

Необходимые продукты:

свекла — 500 г
яблоки — 160 г
рис вареный — 20 г
яйца — 40 г

СПОСОБ ПРИГОТОВЛЕНИЯ:

Свеклу сварите в кожице, очистите и вырежьте сердцевину. Рис сварите в подсоленной воде до готовности. Яблоки нашинкуйте, смешайте с рисом и яйцами. Нафаршируйте свеклу полученной массой, уложите в форму, смазанную маслом, полейте водой и запекайте при 230°С до готовности. При подаче свеклу выложите на блюдо и посыпьте зеленью.

СОВЕТ: перед запеканием свеклу можно посыпать сыром. Подавайте блюдо с мясом и/или гарниром из риса.

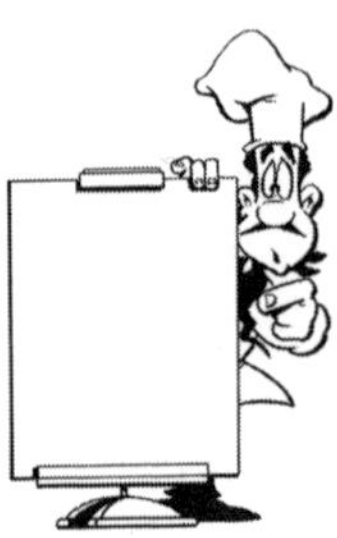

КАРТОФЕЛЬ СО СЛАДКИМ ПЕРЦЕМ И ЛУКОМ

Необходимые продукты:

картофель — 7 шт.
сладкий перец красный — 4 шт.
репчатый лук — 2 шт.

чеснок рубленый — 2 ч. ложки
винный уксус — 2 ст. ложки
перец чили — 1 шт.
лавровый лист — 2—3 шт.
оливковое масло — 1 ст. ложка
перец черный молотый
соевый соус — 1 ст. ложка
соль по вкусу

СПОСОБ ПРИГОТОВЛЕНИЯ:

Сладкий перец, разрезав пополам и удалив семена, выложите на выстланный фольгой и смазанный маслом противень срезом вниз.

Добавьте разрезанные пополам неочищенные луковицы и запекайте. Запеченные сладкий перец и лук очистите, нарежьте соломкой. Добавьте половину нормы чеснока, влейте уксус, посолите, поперчите, накройте крышкой и оставьте на 1 час.

Картофель нарежьте ломтиками и выложите в форму. Добавьте оставшийся чеснок, перец чили, лавровый лист, влейте соевый соус и перемешайте. Запекайте до готовности.

Готовый картофель посолите и подавайте со сладким перцем и луком, оформив зеленью.

СОВЕТ: вместо перца можно использовать баклажаны и помидоры.

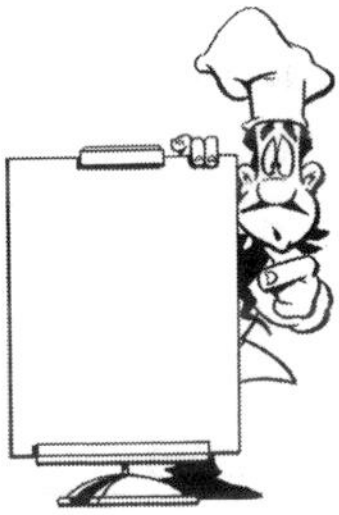

КАРТОФЕЛЬНЫЕ ШАРИКИ

Необходимые продукты:

картофель вареный протертый — 900 г
капуста брюссельская — 225 г
чеснок, мелко рубленный — 1 зубчик
яйца — 2 шт.
зелень петрушки рубленая — 2 ст. ложки
тимьян рубленый — 2 ст. ложки
горчица сухая — 1 ч. ложка
растительное масло — 2 ст. ложки
перец черный молотый, соль по вкусу

СПОСОБ ПРИГОТОВЛЕНИЯ:

Протертый картофель смешайте с измельченной брюссельской капустой, добавьте горчицу, чеснок, соль, перец. Сформуйте маленькие шарики.

Обмакните каждый шарик во взбитые яйца и обваляйте в смеси трав. Повторите эту процедуру еще раз и уложите шарики на смазанный маслом противень. Запекайте в духовке до образования золотистой корочки.

СОВЕТ: такие же шарики можно приготовить из цветной капусты.

ОМЛЕТ «ПИКАНТНЫЙ»

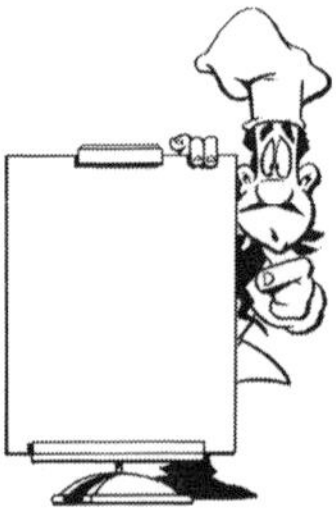

Необходимые продукты:

яйца — 2 шт.
оливковое масло — 2 ст. ложки
лук измельченный — 1/4 головки
зеленый лук — 1 перо
чеснок измельченный — 1 зубчик
чили свежий — 2 стручка
соль

СПОСОБ ПРИГОТОВЛЕНИЯ:

Стручки чили измельчите в кухонном комбайне с добавлением двух столовых ложек воды и соли.

Репчатый лук и чеснок обжарьте в масле до размягчения без изменения цвета, затем добавьте чили, перемешайте. Влейте яйца, посыпьте зеленым луком и запеките в духовке до готовности яиц.

СОВЕТ: перед подачей можно полить готовое блюдо йогуртом.

Топ-10 рецептов форума «Минус 60» для обеда

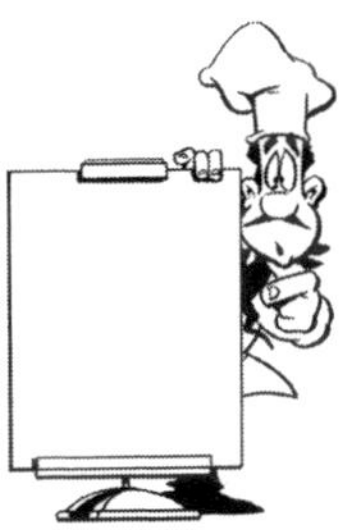

САЛАТ «СЛОЕНЫЙ»

Необходимые продукты:

огурцы свежие — 300 г
морковь отварная — 200 г
яблоки — 200 г
креветки — 500 г
апельсины — 2 шт.
соевый соус — 6 ст. ложек
лимонный сок — 2 ст. ложки
оливковое масло — 2 ст. ложки

СПОСОБ ПРИГОТОВЛЕНИЯ:

Огурцы нарежьте кружочками, отварную морковь и яблоки нашинкуйте тонкой соломкой. Креветки отварите и очистите. Приготовьте заправку, смешав соевый соус с лимонным соком и оливковым маслом. Выкладывайте ингредиенты на салатное блюдо слоями. Нижний слой — креветки, сбрызните заправкой. Затем уложите слой яблок, снова полейте заправкой. Третий слой — отварная морковь, политая все тем же соусом. Верхний слой — огурцы, сбрызните заправкой. Можно повторить чередование слоев дважды. Очистите апельсины, разделите на дольки и нарежьте кубиками. Посыпьте поверх последнего слоя и подавайте к столу.

СОВЕТ: вместо свежих можно использовать малосольные огурцы.

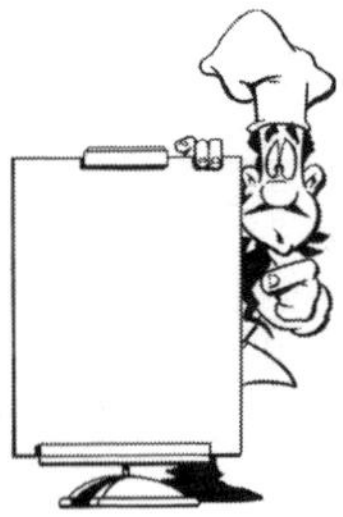

САЛАТ «ДАРЫ МОРЯ»

Необходимые продукты:

яйца вареные — 2 шт.
крабовые палочки — 100 г
креветки очищенные — 100 г
сыр гауда — 50 г
горошек замороженный — 50 г
зелень (зеленый лук, укроп) — 20 г
репчатый лук — 1 шт.
соевый соус — 2 ст. ложки
оливковое масло — 1 ст. ложка
уксус — 1 ст. ложка

СПОСОБ ПРИГОТОВЛЕНИЯ:

Сваренное вкрутую яйцо помните вилкой. Ошпарьте кипятком горошек, отдельно отварите креветки и очистите их. Крабовые палочки и лук мелко нарежьте, зелень нашинкуйте. Сыр потрите на мелкой терке. Перемешайте все ингредиенты, заправьте смесью из соевого соуса, оливкового масла и уксуса.

СОВЕТ: вместо креветок можно использовать и мидии, причем как отварные, так и маринованные.

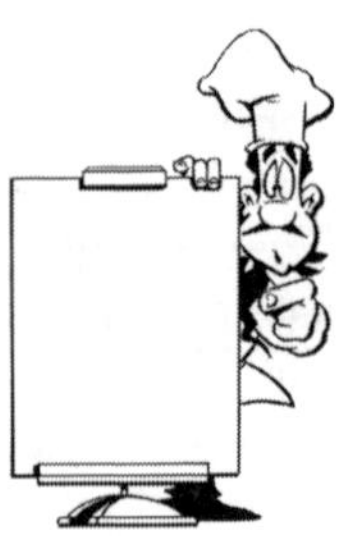

ТЕПЛЫЙ САЛАТ С ЦЫПЛЕНКОМ В СОУСЕ КАРРИ

Необходимые продукты:

куриное филе — 200 г
брокколи — 100 г
цветная капуста — 100 г
сладкий перец — 100 г
фасоль стручковая — 100 г
соевый соус — 1 ст. ложка
растительное масло — 1 ст. ложка
порошок карри — 1/2 чайной ложки

СПОСОБ ПРИГОТОВЛЕНИЯ:

Куриное филе нарежьте кубиками по 2 см и обжарьте на 1 столовой ложке масла. Добавьте мелко порезанный сладкий перец, брокколи, цветную капусту, зеленую стручковую фасоль и немного воды. Долейте соевый соус, добавьте порошок карри и тушите до готовности. Овощи должны быть немного хрустящими.

СОВЕТ: вместо курицы в данном рецепте можно использовать индейку или мясо кролика.

ФРАНЦУЗСКИЙ САЛАТ С СЫРОМ

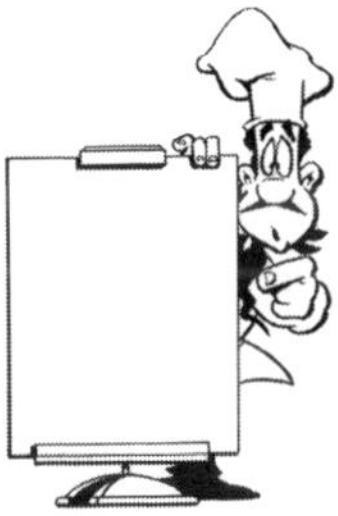

Необходимые продукты:

рис — 500 г
сыр твердых сортов — 200 г
лук репчатый — 100 г
огурец — 1 шт.
помидоры — 2 шт.
чеснок — 1 зубчик
сметана — 3 ст. ложки
соль, перец по вкусу

СПОСОБ ПРИГОТОВЛЕНИЯ:

Натрите сыр на мелкой терке, отварите рис до полной готовности. Смешайте тертый сыр со сметаной, добавьте мелко нарезанный лук, выдавите зубчик чеснока, добавьте соль, перец. Перемешайте с рисом, украсьте мелко нарезанным огурцом и дольками помидоров.

СОВЕТ: в данном рецепте можно использовать и соленый огурец.

ОВОЩНОЙ СУП С ГРИБАМИ

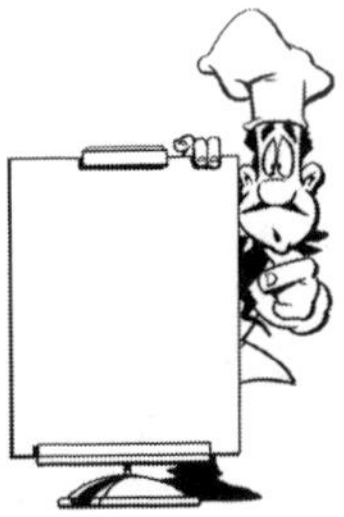

Необходимые продукты:

вода — 1 литр
грибы сушеные — 10 шт.
капуста — 200 г
картофель — 100 г

помидоры — 200 г
морковь — 30 г
лук репчатый — 50 г
чернослив — 60 г
растительное масло — 1 ст. ложка
соль, лавровый лист и перец горошек по вкусу

СПОСОБ ПРИГОТОВЛЕНИЯ:

Сушеные грибы промойте и вымочите в одном литре воды в течение 3—4 часов. Грибной настой процедите, добавьте нашинкованные грибы и поставьте на огонь. Нарезанные помидоры припустите в небольшом количестве грибного бульона. Лук и морковь пассируйте в столовой ложке масла. В кипящий бульон добавьте нарезанный кубиками картофель и нашинкованную капусту. Затем положите промытый нашинкованный чернослив без косточек и обжаренные морковь с луком. За 10 минут до готовности посолить и добавить перец и лавровый лист.

СОВЕТ: вместо сушеных грибов можно использовать замороженные или свежие шампиньоны.

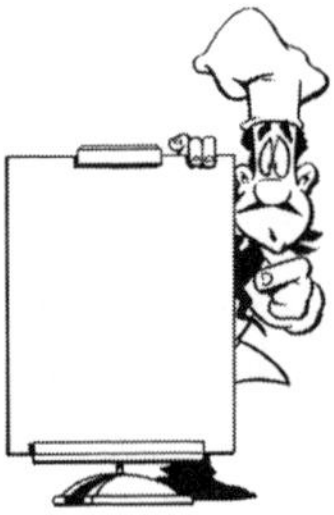

ЗАПЕЧЕННЫЙ ЛОСОСЬ С ОГУРЦАМИ

Необходимые продукты:

лосось — 1 кг филе
огурцы — 1 шт.
лук репчатый крупный — 2 головки
сок лимонный — 1 ст. ложка
масло растительное — 2 ст. ложки
зелень укропа — 2 ст. ложки
уксус винный — 2 ст. ложки
перец черный молотый, соль

СПОСОБ ПРИГОТОВЛЕНИЯ:

Мелко нашинкованный лук пассируйте в разогретом масле до золотистого цвета. Сняв с огня, добавьте лимонный сок, посолите, поперчите. Огурец очистите от кожицы, разрежьте пополам, удалите семена, нарежьте тонкими ломтиками и смешайте с луком. Филе лосося разрежьте на 4 куска, посолите, уложите в форму, смазанную маслом, сверху выложите огурцы с луком. Запекайте в духовке в течение 15—20 минут при 180—200°С. Перед подачей посыпьте укропом, сбрызните уксусом.

СОВЕТ: вместо лосося можно использовать любую другую красную рыбу, например, семгу или тунец.

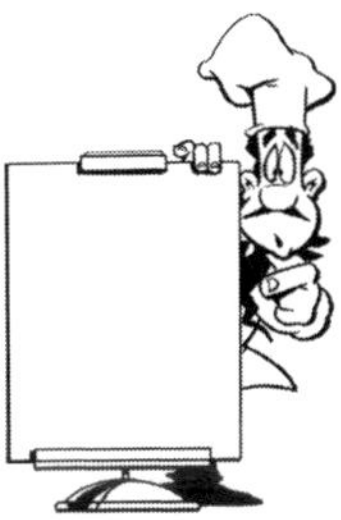

ГОЛУБЦЫ С ГРИБАМИ

Необходимые продукты:

капустные листья — 10 шт.
рис — 100 г
шампиньоны замороженные — 200 г
лук репчатый — 50 г
томатная паста — 2 ст. ложки
масло растительное — 1 ст. ложка
соль, перец по вкусу

СПОСОБ ПРИГОТОВЛЕНИЯ:

Капустные листья отварите до мягкости в подсоленной воде и немного остудите. Рис отварите до полуготовности. Лук мелко нашинкуйте и пассируйте в столовой ложке масла, добавьте нарезанные шампиньоны, немного воды и потушите, накрыв крышкой. Соедините с рисом и посолите, добавьте немного черного перца. Готовый фарш заверните в капустные листья. Голубцы сложите в сотейник или глубокую кастрюлю, залейте водой, добавьте томатную пасту и тушите до готовности.

СОВЕТ: лесные грибы придадут этому блюду приятную пикантность.

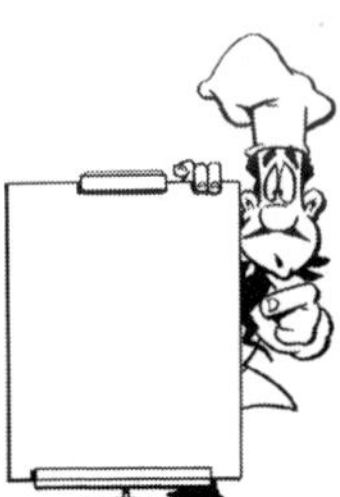

КРЕВЕТКИ АППЕТИТНЫЕ

Необходимые продукты:

королевские креветки — 600 г
болгарский перец — 100 г
репчатый лук — 50 г
семена кунжута — 10 г
соевый соус — 50 г

СПОСОБ ПРИГОТОВЛЕНИЯ:

Отварите креветки и очистите от панциря. В небольшой сковородке потушите с добавлением воды мелко нашинкованные болгарский перец и лук. Очищенные креветки добавьте к овощам, заправьте соевым соусом и тушите около 5 минут. В конце готовки насыпьте кунжутные семена, перемешайте и тушите еще несколько минут под крышкой.

СОВЕТ: в этом рецепте можно использовать и обычные креветки. В этом случае следует взять их чуть больше, около 800 г.

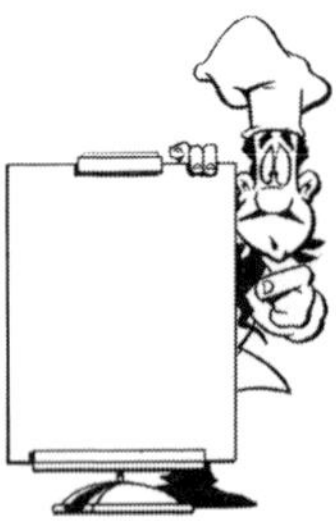

АРОМАТНЫЙ РИС С ИНДЕЙКОЙ

Необходимые продукты:

рис отварной — 500 г
филе индейки — 400 г
шампиньоны — 100 г
морковь — 50 г
зеленый лук — 1 пучок
соевый соус — 4 ст. ложки
растительное масло — 1 ст. ложка
соль по вкусу
кориандр для украшения

СПОСОБ ПРИГОТОВЛЕНИЯ:

Разогрейте в сковороде 1 ст. ложку растительного масла и обжарьте в нем пучок зеленого лука в течение одной минуты. Добавьте нарезанные шампиньоны и немного воды. Натрите морковь на крупной терке и соедините с грибами. Филе нарежьте небольшими кубиками и тушите все вместе около 5 минут. Выложите в сковороду рис, залейте соевый соус и еще немного воды. Тушите, постоянно помешивая, до готовности.

Готовое блюдо украсьте кориандром.

СОВЕТ: вместо индейки в этом блюде можно использовать любое другое мясо.

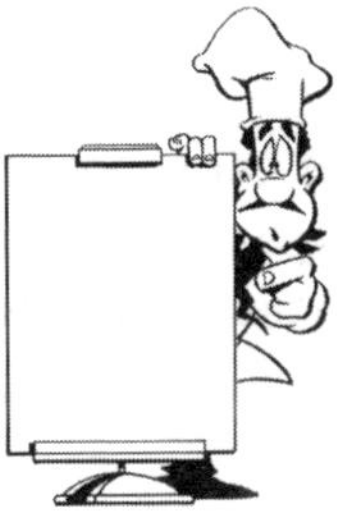

ПЕРЕЦ ФАРШИРОВАННЫЙ «ПИКАНТНЫЙ»

Необходимые продукты:

сладкий перец — 4 шт.
яйца вареные — 5 шт.
сыр — 200 г
чеснок — 2 зубчика
укроп — 1 пучок
соль по вкусу

СПОСОБ ПРИГОТОВЛЕНИЯ:

Нарежьте перец кольцами толщиной 3 см. Яйца помните вилкой, сыр натрите на мелкой терке. Перемешайте яйца и тертый сыр, добавьте мелко шинкованный чеснок, рубленую зелень. Фаршируйте кольца из перца и поставьте в холодильник до подачи на стол.

СОВЕТ: таким же образом можно фаршировать помидоры.

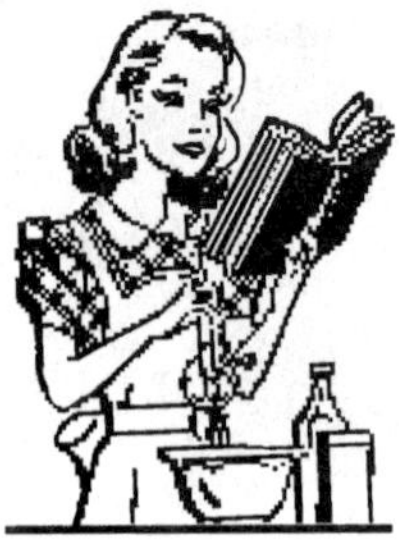

УЖИН

Если вы придерживаетесь системы «Минус 60», то к ужину должны подходить особенно взыскательно. Согласно правилам, можно использовать тушеные, вареные, запеченные, а также обжаренные на гриле продукты, приправы, соль и соевый соус, но в разумных количествах.

Главный принцип ужина — монокомпонентность. Иными словами, необходимо, по возможности, использовать как можно меньше различных продуктов за один прием пищи. Например, мясо нельзя смешивать с чем бы то ни было. Некоторые овощи также не рекомендуется употреблять по вечерам.

Возможно, поэтому раздел «Ужин» получился не таким емким, как «Обед». Однако в нем вы, надеюсь, найдете идеи того, как разнообразить свое вечернее меню.

Помните о том, что за один ужин вы можете использовать только один из приведенных рецептов.

Салаты и холодные закуски

Салаты, конечно же, полезны для любого приема пищи, но помните о том, что любые овощи не являются насыщающими надолго, поэтому не стоит увлекаться салатами ежевечерне, если вы не хотите заполучить регулярные спады по вечерам и последующие — утром.

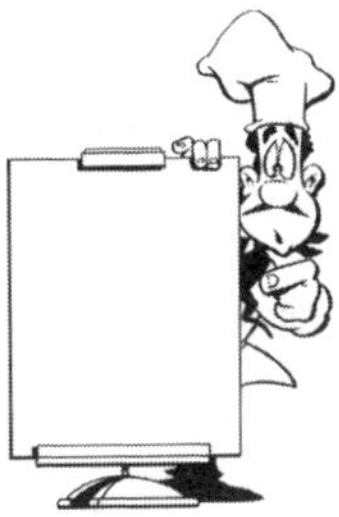

САЛАТ ИЗ БЕЛОКОЧАННОЙ КАПУСТЫ

Необходимые продукты:

капуста белокочанная — 1,3 кг
уксус рисовый — 1 стакан
зелень кинзы рубленой — $^1/_2$ стакана
масло растительное — 1 ст. ложка
соль, перец черный молотый по вкусу

СПОСОБ ПРИГОТОВЛЕНИЯ:

Капусту нарежьте соломкой.

Для соуса рисовый уксус смешайте с кинзой, маслом, посолите и поперчите.

Залейте соусом капусту, перемешайте. Маринуйте капусту от 1 до 3 часов, периодически помешивая.

При подаче оформите кинзой.

СОВЕТ: перед тем как зальете овощи маринадом, к капусте можно также добавить сладкий перец, нарезанный тонкой соломкой.

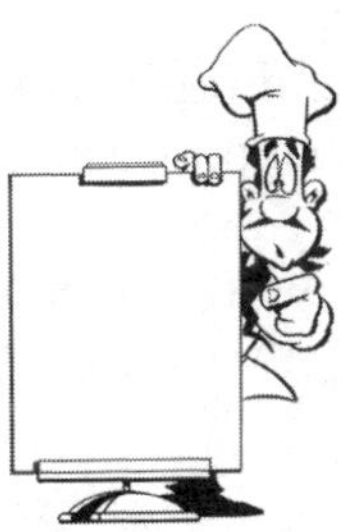

ЗАЛИВНОЕ «ЯИЧКО ЗОЛОТОЕ»

Необходимые продукты:

яйца — 6 шт.
говядина вареная — 120 г
бульон мясной — 300 г
желатин — 12 г
клюква — 12—18 ягод
зелень петрушки (веточки) для оформления

СПОСОБ ПРИГОТОВЛЕНИЯ:

Яйца замочите в теплой воде на 5—10 минут, затем обработайте 2%-ным раствором питьевой соды и дезинфицируйте в течение 5 минут в 0,5%-ном растворе хлорамина. После этого хорошо промойте их в чистой проточной воде.

Желатин замочите в шестикратном количестве холодной воды и дайте набухнуть, пока крупинки не станут прозрачными. Откиньте на мелкое сито или марлю.

Бульон процедите, нагрейте до 40 °C, соедините с набухшим желатином, доведите до кипения и охладите до комнатной температуры.

У яиц осторожно надколите нижнюю часть, вылейте содержимое в отдельную посуду, а скорлупу тщательно промойте, не нарушая ее.

Скорлупу установите вертикально в какой-либо емкости, заполните на четверть мясным желе и охладите.

После того как желе застынет, в скорлупу опустите несколько ломтиков мяса, веточку зелени, 2—3 ягодки клюквы и полностью залейте мясным желе.

Когда желе застынет, скорлупу очистите, уложите желе в форме яиц на блюдо и оформите веточками зелени.

Отдельно можно подать соус хрен.

СОВЕТ: этот вариант подойдет скорее для праздничного обеда или ужина в стиле «Минус 60». Изначально рецепт может показаться достаточно сложным. На самом деле приготовление этого блюда не требует большого количества сил и времени, а результат наверняка поразит ваших гостей своей оригинальностью.

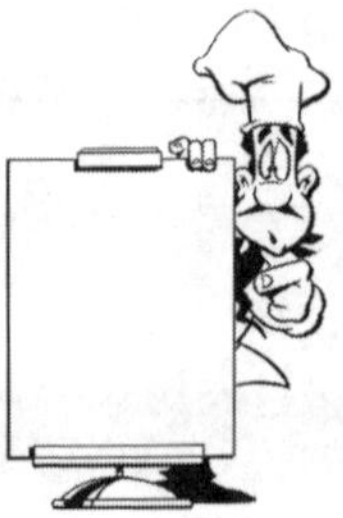

ЗАЛИВНОЕ ИЗ ЯИЦ И ПЕРЦА

Необходимые продукты:

яйца перепелиные — 6 шт.
перец сладкий — 1 шт.
бульон куриный — 500 г
желатин — 20 г
зелень петрушки — 1 пучок
соль

СПОСОБ ПРИГОТОВЛЕНИЯ:

Замочите желатин в холодной кипяченой воде. Соедините с теплым бульоном и доведите до кипения, затем охладите.

Яйца сварите при слабом кипении 7—10 минут, затем очистите и разрежьте вдоль пополам.

В круглую форму налейте слой приготовленного желе и дайте застыть.

В центр формы на застывшее желе уложите ломтики перца, вокруг разместите яйца желтком вниз. Оформите зеленью, залейте оставшимся желе и охладите. Перед подачей опустите форму на несколько секунд в горячую воду и выложите заливное на блюдо.

СОВЕТ: вместо перца можно использовать помидоры.

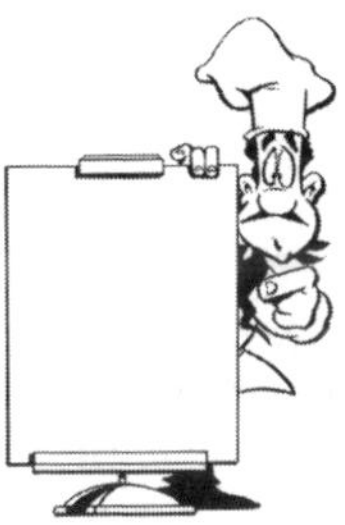

ФАРШИРОВАННЫЕ ЯЙЦА «ПИКАНТНЫЕ»

Необходимые продукты:

яйца — 6 шт.
соус чили — 2 ч. ложки
зелень укропа рубленая — 1 ч. ложка
чеснок — 1 зубчик
каперсы — 12 шт.
лук зеленый
перец черный молотый, соль по вкусу

СПОСОБ ПРИГОТОВЛЕНИЯ:

В кипящей подсоленной воде сварите яйца в течение 12—15 минут, затем сразу остудите под струей холодной воды. Очистите. Разрежьте пополам и достаньте желтки.

Разотрите желтки и смешайте с соусом чили, солью, перцем, укропом и рубленым чесноком.

С помощью кондитерского мешочка с фигурной насадкой наполните половинки белков подготовленной массой. Оформите каперсами и зеленым луком.

СОВЕТ: вместо перца чили можно использовать смесь из мелко нашинкованной зелени: зеленый лук, петрушка, кинза и укроп.

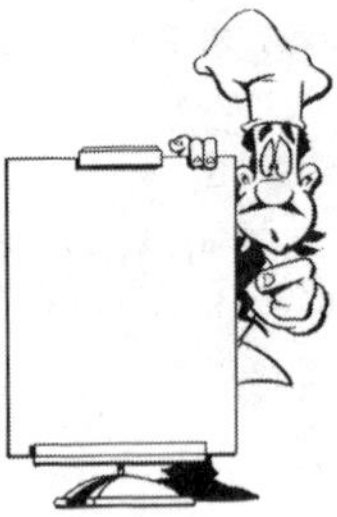

ТЕПЛЫЙ САЛАТ ИЗ ТУШЕНЫХ ОВОЩЕЙ

Необходимые продукты:

цукини — 1 шт.
морковь — 200 г
чеснок — 2 зубчика
кинза — 2 пучка
лимон — 1/2 шт.
молотый черный перец
соль по вкусу

СПОСОБ ПРИГОТОВЛЕНИЯ:

Цукини и морковь нарежьте ломтиками, потушите в небольшом количестве воды до полуготовности.

Чеснок и кинзу мелко порубите, добавьте к овощам и тушите еще 2—3 минуты. Посолите и поперчите по вкусу.

Готовые овощи снимите с огня, заправьте лимонным соком, охладите. При подаче украсьте зеленью.

СОВЕТ: вместо лимона для заправки можно использовать уксус.

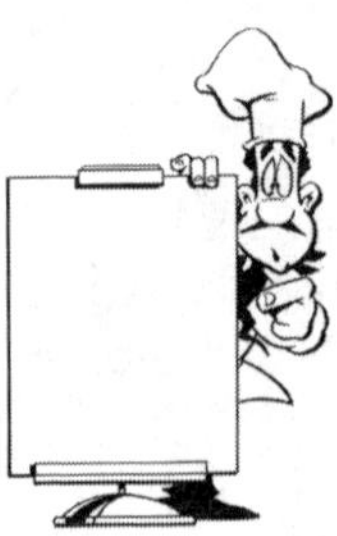

САЛАТ ИЗ ОТВАРНОЙ КАПУСТЫ

Необходимые продукты:

капуста белокочанная — 400 г
перец красный острый — 1/2 шт.
уксус — 1 ст. ложка
соль — 1/3 ч. ложки
зелень петрушки
соевый соус — 1 ст. ложка

СПОСОБ ПРИГОТОВЛЕНИЯ:

Капусту промойте, нарежьте тонкой соломкой и бланшируйте в кипящей воде в течение 1—2 минут, затем откиньте на дуршлаг и слегка отожмите воду. Перец промойте и нарежьте очень тонкой соломкой.

Соедините капусту и перец, полейте уксусом, приправьте солью, соевым соусом и перемешайте.

Выложите на тарелку и оформите зеленью.

СОВЕТ: для этого салата можно использовать и краснокочанную капусту.

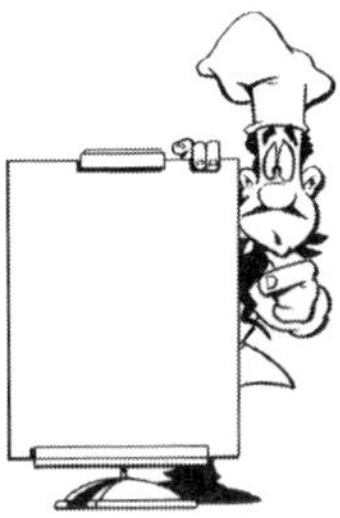

ИКРА ИЗ КАБАЧКОВ

Необходимые продукты:

кабачки — 1 кг
лук репчатый — 100 г
помидоры — 300 г
лук зеленый — 100 г
уксус 3%-ный — 30 г
специи по вкусу

СПОСОБ ПРИГОТОВЛЕНИЯ:

Кабачки очистите от кожицы и семян, нарежьте одинаковыми кусочками толщиной 2 см, запеките в духовке и измельчите.

Лук мелко порубите, добавьте мелко нарезанные помидоры, потушите все вместе с добавлением воды, соедините с кабачками и тушите смесь до загустения.

Заправьте икру уксусом, солью и перцем. Массу можно дополнительно протереть.

Готовую икру охладите. Подавайте, посыпав нарезанным зеленым луком.

СОВЕТ: в икру можно также добавить сладкий перец. Для этого необходимо соединить его с овощами при тушении.

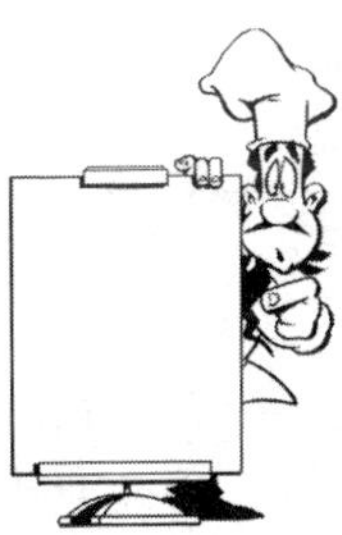

САЛАТ ИЗ ГРУДКИ С КАПУСТОЙ

Необходимые продукты:

грудка куриная — 250 г
капуста китайская — 60 г
соевый соус — 1 ст. ложка
уксус — 1 ст. ложка
соль по вкусу

СПОСОБ ПРИГОТОВЛЕНИЯ:

Капусту промойте, часть листьев уложите на дно тарелки, а остальные нарежьте тонкой соломкой.

Куриную грудку сварите в кипящей подсоленной воде до готовности. Охладите, мякоть отделите и нарежьте соломкой. Соедините куриное мясо с нарезанными листьями капусты, добавьте соевый соус, уксус, перемешайте.

При подаче выложите готовое блюдо на тарелку с листьями капусты.

СОВЕТ: для этого салата можно использовать и грудку индейки. Поскольку оба эти продукта диетические, разрешается смешать белковое блюдо с салатными листьями.

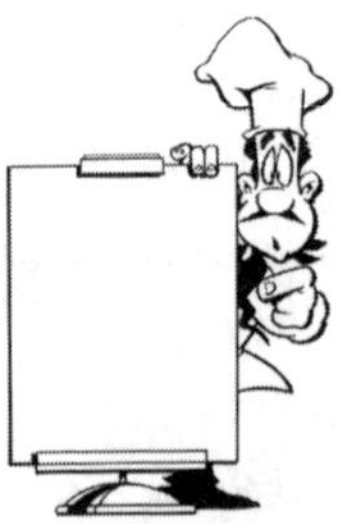

САЛАТ ПО-МАКЕДОНСКИ

Необходимые продукты:

огурцы — 2 шт.
помидоры — 2 шт.
сладкий перец маринованный — 300 г
брынза — 150 г
соль, перец черный молотый по вкусу

СПОСОБ ПРИГОТОВЛЕНИЯ:

Огурцы и помидоры нарежьте ломтиками. Маринованный перец — соломкой.

При подаче овощи уложите слоями в салатник, посыпая перцем. Слегка посолите, выложите сверху размятую брынзу и оформите зеленью.

СОВЕТ: нежирная брынза, по сути, является подсоленным творогом, а на ужин допускается сочетание кисломолочных продуктов и овощей.

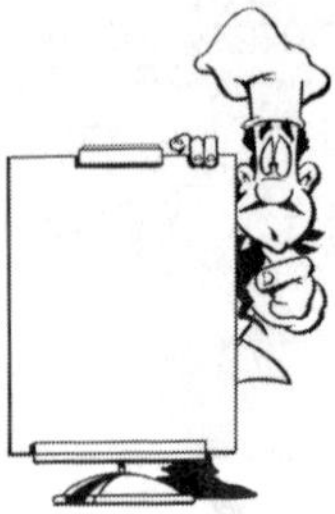

ОВОЩНОЙ САЛАТ С КРЕВЕТКАМИ

Необходимые продукты:

креветки отварные — 120 г
салат листовой — 60 г
перец сладкий — 1 шт.

огурцы — 1 шт.
соевый соус — 1 ст. ложка
масло растительное — 1 ч. ложка
соль по вкусу
листья зеленого салата

СПОСОБ ПРИГОТОВЛЕНИЯ:

Перец и огурец очистите и нашинкуйте соломкой, соедините с креветками и мелко нашинкованным зеленым салатом.

Заправьте салат соевым соусом, маслом и солью. При подаче выложить на листья зеленого салата.

СОВЕТ: поскольку креветки являются некалорийным продуктом, вы можете смешать их и с другими овощами.

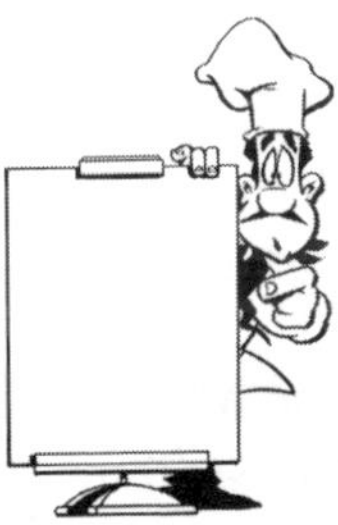

САЛАТ ИЗ РИСА С ОВОЩАМИ

Необходимые продукты:

рис отварной — 1 стакан
корнишоны — 4 шт.
помидоры — 1 шт.
горошек зеленый отварной — 100 г
лук зеленый — 50 г
чеснок — 1 зубчик
масло растительное — 1 ст. ложка
уксус 3%-ный — 1 ст. ложка
зелень петрушки
соль по вкусу

СПОСОБ ПРИГОТОВЛЕНИЯ:

В центр блюда выложите отварной рис, вокруг разложите нарезанный кружочками помидор, зеленый горошек, мелко нарезанные корнишоны и колечки зеленого лука.

Для заправки смешайте масло с уксусом, рубленым чесноком и солью. Полейте салат приготовленной заправкой. При подаче оформите салат зеленью.

СОВЕТ: этот салат, равно как и остальные, нужно использовать только как самостоятельное блюдо.

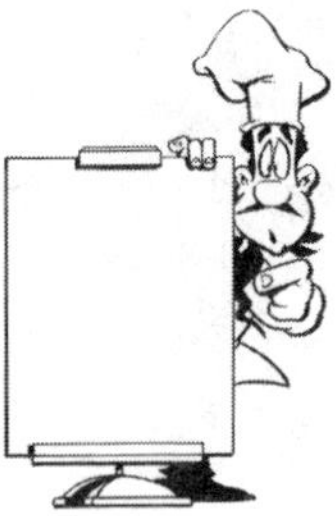

ВЕСЕННИЙ САЛАТ

Необходимые продукты:

капуста белокочанная — 1/3 кочана
морковь — 2 шт.
помидоры — 2 шт.
огурцы — 2 шт.
перец сладкий — 2 шт.
зеленый лук — 1/2 пучка
зелень укропа — 1/2 пучка
зелень кинзы — 3—4 веточки
уксус 3%-ный — 2 ст. ложки
соевый соус — 1 ст. ложка
перец черный молотый по вкусу

СПОСОБ ПРИГОТОВЛЕНИЯ:

Морковь и капусту нарежьте соломкой, у сладкого перца удалите плодоножку с семенами, а мякоть нарежьте соломкой. Огурцы и помидоры нарежьте ломтиками, лук и укроп порубите. Подготовленные продукты соедините, добавьте соль, молотый перец, уксус, соевый соус и перемешайте.

При подаче выложите салат горкой и оформите ломтиками помидоров и огурцов, зеленью кинзы.

СОВЕТ: чтобы сделать этот салат ярче, в него можно добавить редис или краснокочанную капусту.

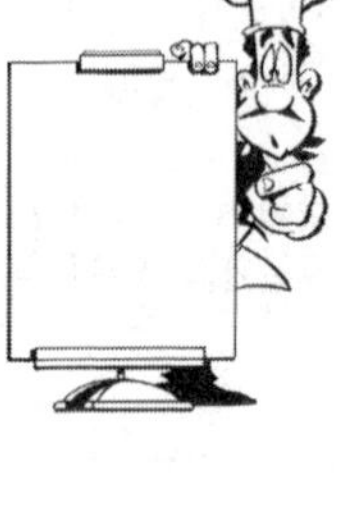

САЛАТ ИЗ КАПУСТЫ С ЧЕРНОСЛИВОМ

Необходимые продукты:

капуста белокочанная — 200 г
морковь тертая — 2 шт.
лук — 1/2 шт.
чернослив без косточек — 1/2 стакана

горчица готовая — 1 ст. ложка
лимонный сок — 1 1/2 ст. ложки
перец черный молотый
соль

СПОСОБ ПРИГОТОВЛЕНИЯ:

Капусту соедините с морковью, луком и черносливом.

Взбейте горчицу с лимонным соком, перцем и солью. Заправьте салат приготовленной смесью, тщательно перемешайте и поместите в холодильник.

СОВЕТ: вместо горчицы можно использовать соевый соус и уксус.

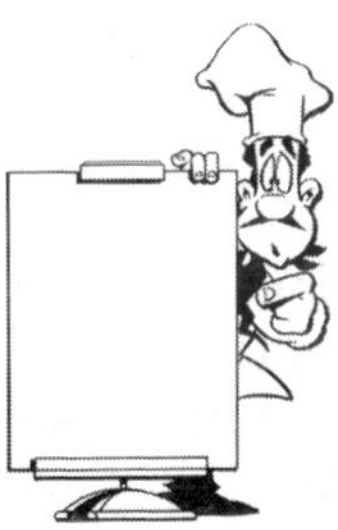

ЗАКУСКА ИЗ ЗАПЕЧЕННЫХ ТОМАТОВ И РИСА

Необходимые продукты:

помидоры среднего размера — 3 шт.
рис — 200 г
репчатый лук — 1 шт.
чеснок — 2 зубчика
соевый соус — 1 ст. ложка
щепотка сушеного базилика
соль, перец

СПОСОБ ПРИГОТОВЛЕНИЯ:

Помидоры разрежьте пополам. Рис отварите, промойте холодной водой. Чеснок очистите, крупно нарежьте. Лук нарежьте мелкими кубиками.

Духовку разогрейте до 190 °С. Соевый соус налейте в миску, добавьте чеснок, лук, соль и перец по вкусу, как следует перемешайте.

Полученной смесью смажьте помидоры. Запекайте в духовке в течение 5 минут, сверху выложите шапочки из риса и запекайте еще 5 минут. Подавайте блюдо горячим, посыпав базиликом.

СОВЕТ: таким же образом можно приготовить закуску из сладкого перца.

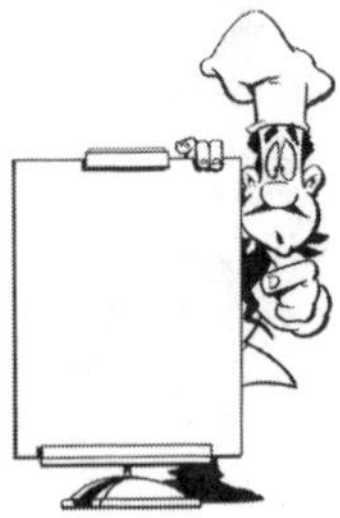

КИМЧИ ИЗ МОЛОДОЙ КАПУСТЫ И РЕДЬКИ

Необходимые продукты:

молодая капуста — 500 г
молодая редька — 500 г
свежая петрушка — 200 г
зеленый лук — 30 г
чеснок — 3 зубчика
красный молотый перец — 20 г
соль — 1 ч. ложка

СПОСОБ ПРИГОТОВЛЕНИЯ:

Капустные листья нарежьте небольшими квадратиками, редьку — в виде листьев ивы. Капусту и редьку присыпьте солью. У петрушки возьмите только стебли, сполосните, разрежьте на части длиной 4—5 см и слегка присыпьте солью.

Чеснок и лук очистите, измельчите. Смешайте капусту, редьку и петрушку, приправьте перцем, чесноком и луком, хорошо перемешайте и выложите в посуду для засолки.

Приготовьте рассол: вскипятите воду с солью, остудите, добавьте соль по вкусу. Этим рассолом залейте капусту с редькой. Блюдо будет готово через сутки.

СОВЕТ: кимчи — это национальное корейское блюдо. Настоящая кореянка должна уметь готовить различные его вариации. Я ограничусь комментарием, что вы можете использовать различные специи, а также добавлять овощи на свое усмотрение.

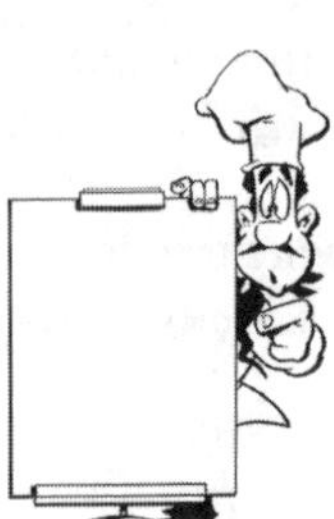

САЛАТ ИЗ КРЕВЕТОК С ПОМИДОРАМИ

Необходимые продукты:

креветки вареные очищенные — 200 г
помидоры — 3 шт.
перец сладкий — 200 г

лук репчатый — 1 шт.
уксус — 1 ст. ложка
лимонный сок — 1 ст. ложка

СПОСОБ ПРИГОТОВЛЕНИЯ:

Помидоры нарежьте ломтиками, соедините с нарезанными небольшими кусочками отварными креветками. Добавьте рубленый лук, нашинкованный сладкий перец, влейте уксус и лимонный сок и перемешайте. При подаче салат оформите мелко нарезанным зеленым луком.

СОВЕТ: в этом блюде вполне уместны мелко нашинкованные листья салата.

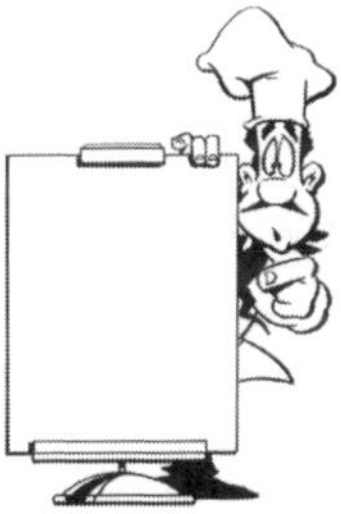

САЛАТ ИЗ КАЛЬМАРОВ В ФУЖЕРЕ

Необходимые продукты:

помидор — 1 шт.
огурец — 1 шт.
сладкий перец желтый — 1 шт.
лук — 1/2 шт.
лимон — 1 шт.
маслины — 50 г
кальмары — 100 г
специи по вкусу
уксус 3%-ный — 70 мл
сок лимона — 2 ст. ложки
зелень

СПОСОБ ПРИГОТОВЛЕНИЯ:

Обработанные кальмары отварите в подсоленной воде в течение 3 — 5 минут, охладите и нарежьте соломкой. Репчатый лук нарежьте соломкой и замаринуйте в уксусе со специями. Помидор, огурец и перец нарежьте соломкой. На дно фужера уложите слоями помидоры, подготовленный лук, огурцы, перец, сверху — кальмары. Полейте лимонным соком и украсьте маслинами, ломтиками лимона и зеленью.

СОВЕТ: кальмары, как и креветки, допускается смешивать с овощами.

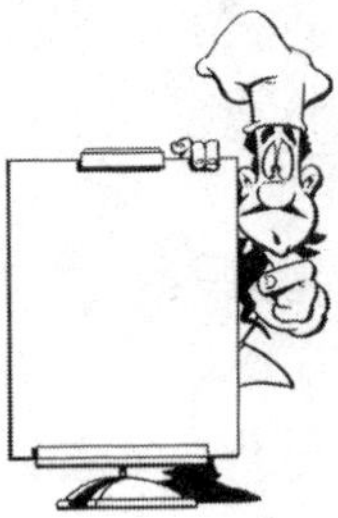

САЛАТ ИЗ ПОМИДОРОВ С ЧЕСНОКОМ

Необходимые продукты:

помидоры — 4 шт.
чеснок — 3 зубчика
уксус 3%-ный — 2 ст. ложки
зелень кинзы — 1 пучок
перец черный молотый — 1 щепотка
соль по вкусу

СПОСОБ ПРИГОТОВЛЕНИЯ:

Мелко нарезанный чеснок залейте уксусом и дайте постоять в течение 30 минут. Помидоры промойте, нарежьте дольками, положите в салатник, посыпьте солью, перцем, полейте уксусом с чесноком, а затем посыпьте измельченной зеленью.

СОВЕТ: таким же образом можно подавать нарезанный полосками сладкий перец. Данное блюдо можно использовать в сочетании с гарниром из риса или гречки.

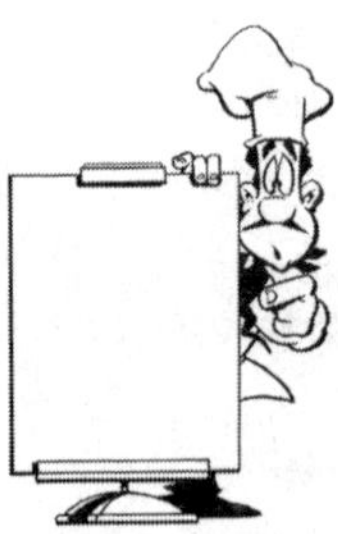

ЛЕТНИЙ САЛАТ

Необходимые продукты:

морковь — 150 г
капуста белокочанная — 100 г
корень сельдерея — 50 г
листья зеленого салата — 50 г
помидоры — 4 шт.
огурцы — 2 шт.
уксус 3%-ный — 2 ст. ложки
лимонный сок — 1 ст. ложка
соль

СПОСОБ ПРИГОТОВЛЕНИЯ:

Морковь, капусту, корень сельдерея и листья салата нашинкуйте соломкой. Соедините подготовленные овощи, заправьте уксусом, смешанным с солью, перемешайте и выдержите 5 минут на холоде.

Перед подачей заправьте салат лимонным соком, перемешайте, посыпьте рубленой зеленью и оформите нарезанными дольками помидоров и ломтиками огурцов.

СОВЕТ: в салат можно также добавить зелень и заменить белокочанную капусту краснокочанной.

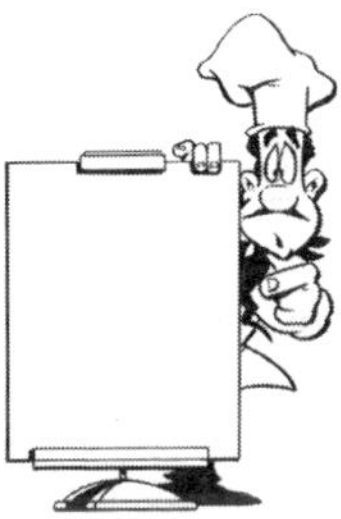

МОРКОВНЫЙ САЛАТ ПО-ПРОВАНСАЛЬСКИ

Необходимые продукты:

морковь — 600 г
лук фиолетовый — 1 шт.
яблоко желтое — 1 шт.
йогурт — 100 г
зелень петрушки рубленая — 3 ст. ложки
соль, перец

СПОСОБ ПРИГОТОВЛЕНИЯ:

Морковь натрите соломкой. Яблоко нарежьте кубиками. Лук нарежьте тонкими кольцами. В йогурт добавьте мелкорубленую петрушку.

Морковь и яблоко перемешайте, посолите, поперчите, заправьте соусом и сверху разложите кольца лука.

СОВЕТ: поскольку в салате присутствует йогурт, его можно подавать только как самостоятельное блюдо.

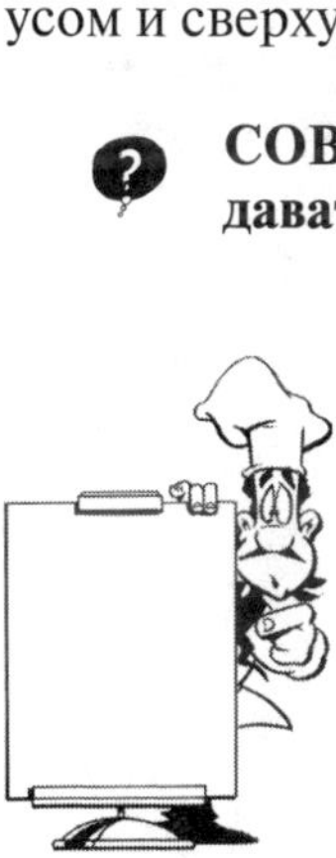

САЛАТ ИЗ ПЕРЦА С РИСОМ

Необходимые продукты:

сладкий перец разного цвета — 3 шт.
рис отварной — 60 г
огурцы свежие — 120 г
лук — 2 шт.
листья салата — 20 г
уксус, соль по вкусу
лимон — 1/2 шт.

СПОСОБ ПРИГОТОВЛЕНИЯ:

Перец и репчатый лук нарежьте соломкой, помидоры и огурцы — ломтиками. Добавьте отварной рис, соль, уксус. Уложите на листья салата. Сбрызните салат лимонным соком.

СОВЕТ: в салат можно добавить редис или редьку.

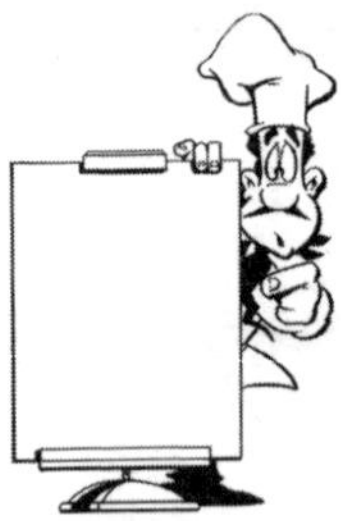

СВЕКОЛЬНЫЙ САЛАТ

Необходимые продукты:

свекла — 500 г
чеснок — 2 зубчика
сок лимонный — 3 ст. ложки
соль

СПОСОБ ПРИГОТОВЛЕНИЯ:

Свеклу промойте, запеките в духовке, очистите, нарежьте соломкой, слегка посолите. Заправьте лимонным соком и мелко порубленным чесноком.

СОВЕТ: салат рекомендую подавать с гарниром из гречки. Можно также добавить отварную, натертую на крупной терке морковь.

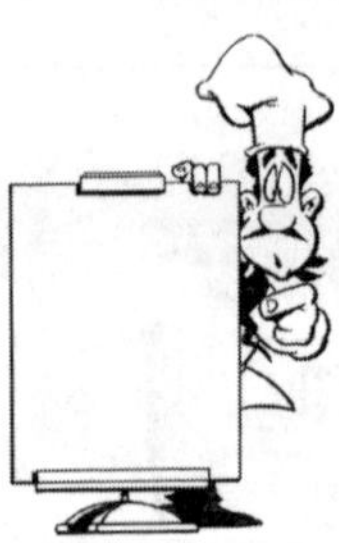

САЛАТ АССОРТИ

Необходимые продукты:

морковь — 100 г
огурцы — 150 г
помидоры — 150 г
яблоки — 100 г
зеленый салат — 50 г
лимонный сок — 3 ст. ложки

СПОСОБ ПРИГОТОВЛЕНИЯ:

Морковь натрите на крупной терке, яблоко и огурец нашинкуйте соломкой, помидор нарежьте дольками, зеленый салат измельчите. Все перемешайте и заправьте лимонным соком.

СОВЕТ: вместо яблок в этом салате можно использовать мелко порезанный чернослив.

Супы

Как я уже говорила в теме «Обед», суп — коварное блюдо. Супы насыщают хорошо, но ненадолго. Поэтому употребление их на ужин может стать причиной обостренного чувства голода по вечерам. Я не советую использовать суп как блюдо для ужина, однако, если по каким-то причинам вечером вам предстоит съесть суп, воспользуйтесь одним из следующих вариантов.

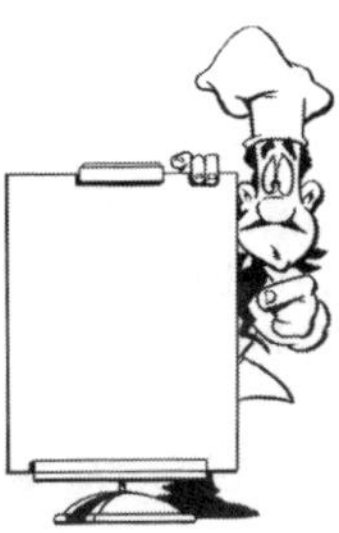

ПОСТНЫЕ КИСЛЫЕ ЩИ

Необходимые продукты:

квашеная капуста — 500 г
фасоль — 40 г
морковь — 2 шт.
лук — 2 шт.
томатное пюре — 40 г
чеснок — 4 зубчика
лавровый лист — 2 шт.
рубленая зелень — 2 ст. ложки

СПОСОБ ПРИГОТОВЛЕНИЯ:

Отжатую квашеную капусту залейте 0,5 л кипятка, добавьте томатную пасту, посолите, перемешайте и тушите на слабом огне 2 часа. Лук и морковь очистите, нарежьте кубиками. За 15 минут до окончания тушения капусты добавьте овощи. Фасоль замочите в холодной воде на 3—4 часа. Затем отварите в 1 л воды до мягкости.

Готовую фасоль выньте и соедините в кастрюле с капустой, залейте фасолевым бульоном и варите еще 40 минут. Дайте настояться в тепле. (Раньше такие щи ставили на сутки в горячую печь, а на ночь выставляли на мороз.) Перед подачей на стол добавьте дольки чеснока, растертые с солью, посыпьте зеленью.

СОВЕТ: для щей можно использовать и обычную капусту.

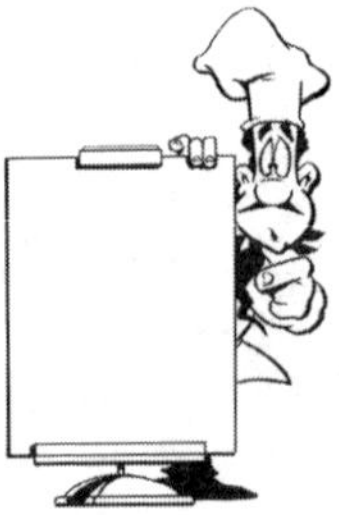

СВЕКОЛЬНИК С БОТВОЙ

Необходимые продукты:

свекла молодая с ботвой — 80 г
морковь — 15 г
корень петрушки — 5 г
лук репчатый — 5 г
помидоры — 40 г
лимонная кислота — 0,2 г
отвар овощной или вода — 450 мл
соль — 1 г

СПОСОБ ПРИГОТОВЛЕНИЯ:

Морковь, петрушку и свеклу натрите на крупной терке, припустите в небольшом количестве овощного отвара или воды с добавлением лимонной кислоты до готовности. Черешки свекольной ботвы промойте, мелко нарежьте и припустите в овощном отваре до готовности.

Подготовленные овощи соедините, залейте горячим овощным отваром или водой, доведите до кипения, добавьте мелко нарезанные лук и помидоры, нашинкованную свекольную ботву, посолите и варите 15—20 минут.

СОВЕТ: этот суп можно подавать и в холодном виде.

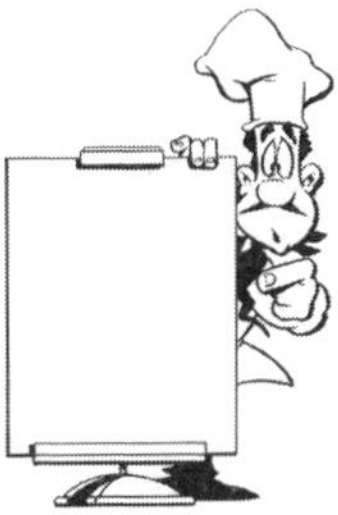

ОКРОШКА С КЕФИРОМ

Необходимые продукты:

кефир — 1 литр
огурцы — 200 г
редис — 100 г
сладкий перец — 1 шт.
петрушка — 1/2 пучка
укроп — 1/2 пучка
зеленый лук — половина пучка

СПОСОБ ПРИГОТОВЛЕНИЯ:

Порежьте кубиками огурцы и сладкий перец. Мелко нарубите зелень. Добавьте нарезанную полукольцами редиску. Посолите (по желанию), влейте кефир и перемешайте.

СОВЕТ: в окрошку можно добавлять различные овощи, например морковь, натертую на крупной терке.

Блюда из мяса

Я считаю, что блюда из мяса являются одним из самых лучших вариантов ужина по системе «Минус 60», поскольку они надолго создают ощущение сытости.

Поужинав мясом, вы, скорее всего, спокойно заснете, не испытывая дискомфорта в желудке, не будете поглощать утром половину холодильника. Однако не забывайте о том, что мясо — это достаточно тяжелая пища. Поэтому не стоит употреблять его ежевечерне. Помните, что за один ужин вы можете съедать только одно из нижеприведенных блюд.

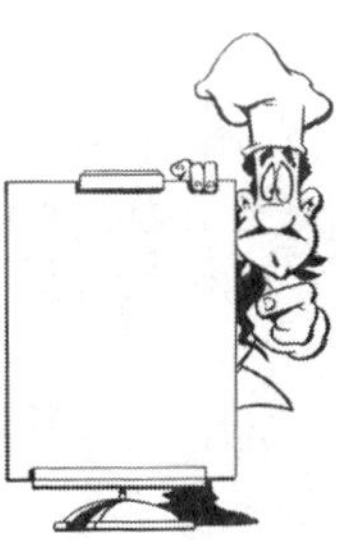

ХОЛОДЕЦ ГОВЯЖИЙ

Необходимые продукты:

ножка говяжья — 1 шт.
лук зеленый — 40 г
чеснок — 2 зубчика
соевый соус — 3 ст. ложки

соль
перец черный и красный молотые по вкусу
зелень петрушки

СПОСОБ ПРИГОТОВЛЕНИЯ:

Говяжью ножку промойте, разрубите, залейте водой в соотношении 1:3 и варите 2—3 часа, пока мясо не начнет отходить от костей. Выньте ножку из бульона, отделите мякоть от костей, измельчите ее, снова положите в бульон и прокипятите в течение 15—20 минут на слабом огне. Перелейте бульон вместе с мясом в квадратную форму для холодца. Добавьте нарезанные лук, чеснок, посолите, поперчите и оставьте застывать. Перед подачей выньте холодец из формы, нарежьте ломтиками и оформите зеленью. Соевый соус подайте отдельно.

СОВЕТ: в качестве соуса к холодцу можно подать натертый корень хрена, смешанный с водой.

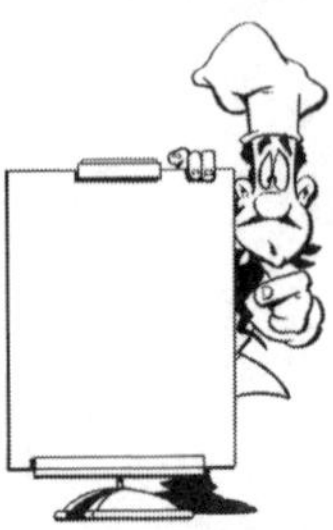

ЗАЛИВНОЕ ИЗ ЯЗЫКА

Необходимые продукты:

язык — около 1 кг
желатин — 20—25 г
свежий огурец — 1 шт.
зеленый салат
зелень петрушки

СПОСОБ ПРИГОТОВЛЕНИЯ:

Свежий язык, охлажденный, нарезанный тонкими кусками, залейте кипятком и отварите в течение 3—4 часов до готовности. Желе приготовьте на бульоне, полученном при варке языка, причем с бульона необходимо снять жир.

Нарежьте язык на кружочки толщиной 1 см. Куски языка до заливки нужно украсить ломтиками свежего огурца, листиками петрушки. Залитые куски вырежьте, обводя каждый концом ножа, уложите красиво на блюдо и украсьте зеленым салатом и зеленью петрушки. Отдельно подайте хрен с уксусом.

СОВЕТ: перед подачей можно также полить язык уксусом с мелко порубленным чесноком.

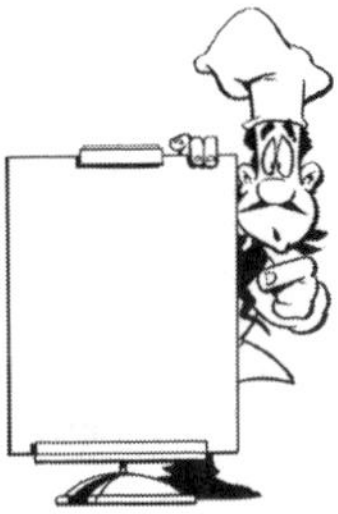

ЗАЛИВНОЕ ИЗ ГОВЯДИНЫ

Необходимые продукты:

говядина (мякоть) — 400 г
морковь отварная — 100 г
отвар овощной — 500 мл
желатин — 25 г
зелень петрушки — 30 г
соль — 5 г

СПОСОБ ПРИГОТОВЛЕНИЯ:

Мясо отварите крупным куском с добавлением соли, охладите, нарежьте поперек волокон ломтиками толщиной в 1 см.

В горячем овощном отваре растворите желатин, предварительно замоченный на 30—60 минут в холодной кипяченой воде. Налейте желе тонким слоем в лоток и дайте застыть.

На застывшее желе положите ломтики мяса, оформите морковью, зеленью, залейте тонким слоем желе и охладите. Когда желе застынет, долейте сверху оставшееся желе так, чтобы толщина его над мясом была не менее 0,5 см, и оставьте до полного застывания.

СОВЕТ: в данном случае допускается использование моркови с мясом, поскольку здесь овощи используются скорее как элемент декора.

РУЛЕТ ИЗ БАРАНИНЫ С ЧЕРНОСЛИВОМ И ЯБЛОКАМИ

Необходимые продукты:

баранина — 1,5 кг
яблоки кислые — 100 г
чернослив без косточек — 100 г
горчица
перец черный молотый
соль

СПОСОБ ПРИГОТОВЛЕНИЯ:

У корейки удалите реберные кости, мякоть отбейте, натрите горчицей, перцем и солью, затем покройте тонкими ломтиками яблок и предварительно замоченным черносливом. Сверните мясо рулетом и перевяжите ниткой. Запекайте рулет в духовке сначала при 270°С до образования корочки, затем уменьшите нагрев до 170°С и запекайте еще 1,5—2 часа, поливая время от времени выделяющимся соком.

Охладите рулет под небольшим прессом, разрежьте на порции.

СОВЕТ: фрукты в таких малых количествах не сыграют негативной роли.

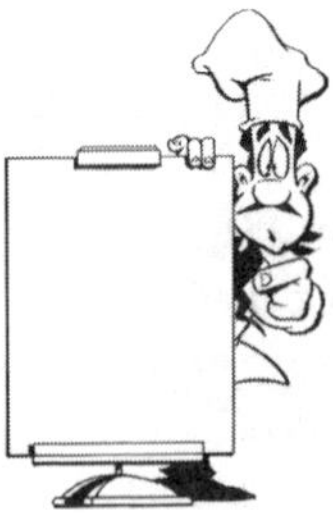

ПИКАНТНЫЕ РУЛЕТЫ ИЗ ГОВЯДИНЫ С ЧЕРНОСЛИВОМ

Необходимые продукты:

мякоть говядины — 800 г
чернослив без косточек — 200 г
аджика — 1 ст. ложка
зелень петрушки и укропа
соль, перец черный молотый

СПОСОБ ПРИГОТОВЛЕНИЯ:

Мякоть говядины нарежьте ломтиками, отбейте и намажьте аджикой. Чернослив отварите до готовности и охладите. На ломтики мяса уложите чернослив и заверните рулетами, закрепите деревянными шпажками и запекайте в духовке до готовности. Подавайте, оформив зеленью.

СОВЕТ: вместо чернослива можно использовать яблоки.

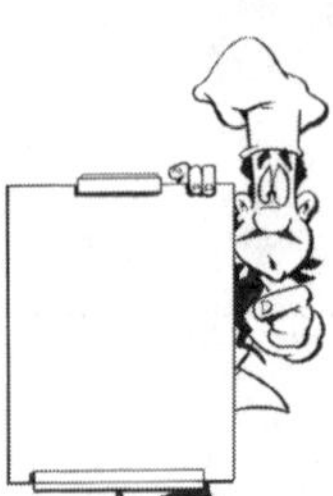

ДУХОВАЯ СВИНИНА

Необходимые продукты:

мякоть свинины (шейка) — 2,2 кг
чеснок — 2 головки *и измельченный* — 5 ч. ложек
розмарин — 5 веточек

вино белое сухое — 250 г
гвоздика молотая — 1/4 ч. ложки
перец черный молотый, соль по вкусу

СПОСОБ ПРИГОТОВЛЕНИЯ:

Вдоль куска свинины сделайте надрез глубиной 3 см. Смешайте чеснок и рубленую веточку розмарина, добавьте перец и гвоздику. Половиной этой смеси заполните надрез в свинине, остатками натрите поверхность мяса, обвяжите пищевой ниткой и выдержите в холодильнике 10—12 часов. Затем мясо посолите и запеките на противне, застелив его фольгой. Головки чеснока нарежьте поперек и добавьте их к мясу вместе с оставшимся розмарином. Жарьте в духовке при 190°С. За 20 минут до готовности полейте вином. Переворачивайте мясо несколько раз.

При подаче свинину нарежьте ломтиками толщиной 0,5 см и полейте соком от жаренья.

СОВЕТ: мясо можно приготовить и в специальном рукаве для запекания.

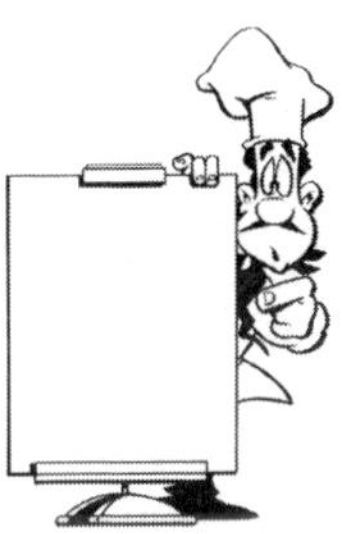

«ГНЕЗДА» С ПОМИДОРАМИ

Необходимые продукты:

фарш — 500 г
лук репчатый — 1 шт.
яйцо — 1 шт.
зелень базилика и майорана рубленая — по 1 ст. ложке
паприка розовая молотая — 1 ч. ложка
помидоры — 4 шт.
растительное масло — 1 ст. ложка
перец черный молотый, соль по вкусу

СПОСОБ ПРИГОТОВЛЕНИЯ:

Добавьте к мясному фаршу яйцо, мелкорубленый лук и часть зелени, хорошо перемешайте. Посолите и поперчите.

Разделите приготовленную массу на 8 лепешек. Переложите их на смазанный растительным маслом противень. Порежьте 2 помидора крупными кубиками, в центре каждой лепешки сделайте углубление и положите в него несколько кусочков помидора. Запекайте при 200°С 10 минут.

Затем посыпьте зеленью, накройте каждое «гнездо» кружочками, нарезанными из оставшихся помидоров, и запекайте еще 10 минут.

СОВЕТ: как я думаю, вы уже поняли, что не возбраняется использовать овощи или фрукты с мясом для вкуса или декора. Однако не следует подавать овощи в качестве гарнира к мясу.

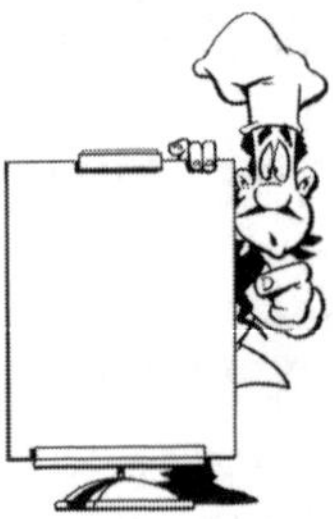

ТУШЕНЫЕ КОТЛЕТЫ ИЗ ТЕЛЯТИНЫ

Необходимые продукты:

телятина — 300 г
яйцо — 1 шт.
зелень петрушки — 150 г
укроп — 150 г
перец черный молотый
соль по вкусу

СПОСОБ ПРИГОТОВЛЕНИЯ:

Проверните телятину несколько раз через мясорубку. В полученный фарш добавьте яйцо, соль, перец и перемешайте фарш.

Сформуйте два бифштекса кругло-приплюснутой формы и тушите в сковородке, добавив небольшое количество воды. Накройте крышкой и тушите до готовности.

При подаче оформите зеленью.

СОВЕТ: котлеты можно также запечь в духовке.

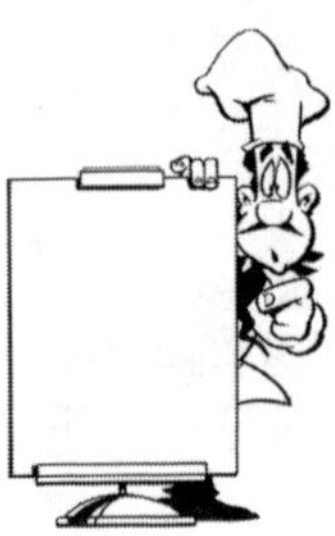

РУЛЕТЫ ИЗ ТЕЛЯТИНЫ

Необходимые продукты:

говядина (мякоть) — 250 г
бульон мясной — 1 стакан
лук репчатый — 1 шт.
вареное яйцо — 1 шт.
соевый соус — 1 ст. ложка

томатный соус — 100 г
зелень петрушки, укроп
перец черный молотый, соль по вкусу

СПОСОБ ПРИГОТОВЛЕНИЯ:

Мясо нарежьте ломтиками по 2 куска на порцию, отбейте, посыпьте солью и перцем.

Для фарша: вареное яйцо, лук нарежьте мелкими кубиками, зелень порубите. Все перемешайте и заправьте соевым соусом.

На каждый ломтик мяса положите фарш, заверните в рулет, скрепите шпажками и тушите в небольшом количестве бульона, а затем добавьте томатный соус.

СОВЕТ: вместо яйца можно использовать рубленые томаты.

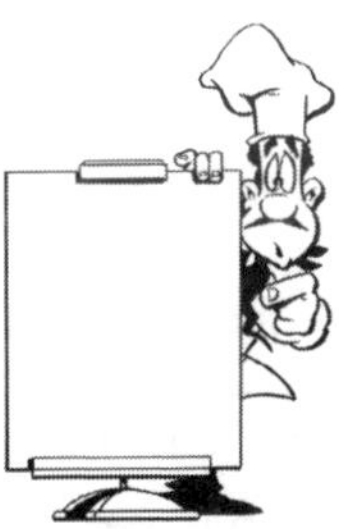

СВИНИНА ТУШЕНАЯ

Необходимые продукты:

свинина (мякоть) — 180 г
лук репчатый — 1 шт.
помидоры — 1 шт.
маслины — 2 ст. ложки
томат-пюре — 1 ч. ложка
зелень петрушки
перец черный молотый
соль по вкусу

СПОСОБ ПРИГОТОВЛЕНИЯ:

Мякоть свинины нарежьте ломтиками, отбейте, посолите, поперчите и потушите в небольшом количестве воды. Лук, маслины и томаты мелко нарубите.

Для соуса в сок, выделившийся при тушении, добавьте томат-пюре и проварите 10 минут, а затем добавьте подготовленные овощи и потушите. Готовую свинину выложите на тарелку и полейте образовавшимся соусом.

СОВЕТ: таким же образом можно приготовить и говядину, но тушить мясо придется дольше.

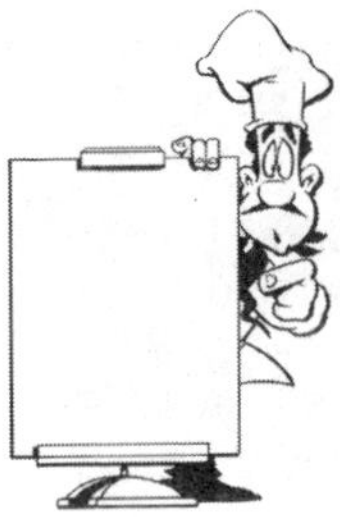

БАРАНИНА В ГРАНАТОВОМ СОКЕ

Необходимые продукты:

баранина (мякоть) — 450 г
лук репчатый — 1 шт.
сок гранатовый — 2 ст. ложки
гранат (зерна) — 50 г
зелень петрушки, укроп
соль, перец черный молотый по вкусу

СПОСОБ ПРИГОТОВЛЕНИЯ:

Баранину нарежьте небольшими кусками, посыпьте солью, перцем, нанижите на деревянные палочки.

Добавьте нарезанный кольцами репчатый лук и тушите с добавлением воды 5 минут. Добавьте часть гранатового сока и перемешайте.

Подавайте мясо, полив оставшимся гранатовым соком, оформив зеленью и зернами граната.

СОВЕТ: можно запечь баранину на гриле и отдельно потушить гранатовые зерна с кольцами лука, добавив воду.

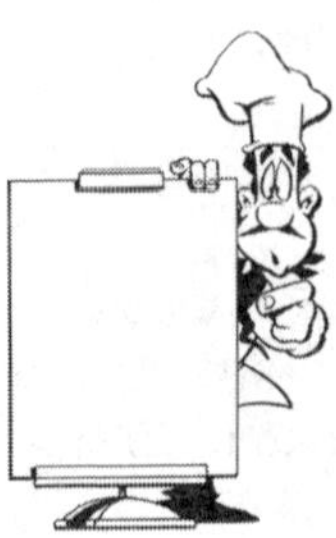

РУЛЕТ ИЗ СВИНИНЫ С ЯБЛОКАМИ И ЧЕРНОСЛИВОМ

Необходимые продукты:

свинина (корейка) — 1,2 кг
чернослив — 400 г
яблоки — 4 шт.
бульон мясной — 1 стакан
перец черный молотый, соль

СПОСОБ ПРИГОТОВЛЕНИЯ:

Чернослив промойте, распарьте и удалите косточки. Свинину разрежьте вдоль, разверните, отбейте до толщины 1 см, посолите, поперчите, сверху положите чернослив и нарезанные ломтиками очищенные яблоки.

Сверните мясо в рулет, перевяжите шпагатом, выложите в глубокую сковороду. Затем влейте бульон, потушите до готовности и выньте рулет. Рулет освободите от шпагата, разрежьте на порции, уложите на блюдо и полейте образовавшимся при тушении соусом.

СОВЕТ: если вы любите острые блюда, можно добавить к начинке немного мелко порубленного перца чили.

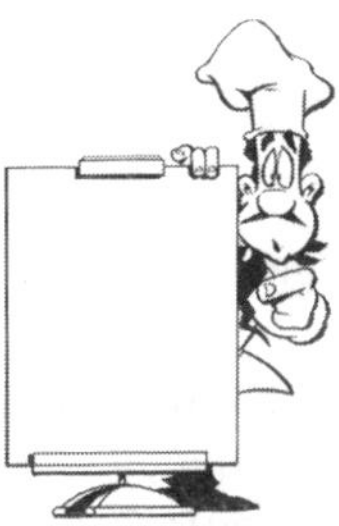

СВИНИНА, ТУШЕННАЯ В СОУСЕ

Необходимые продукты:

свинина нежирная (мякоть) — 8 ломтиков
бульон — 400 г
перец черный молотый
томат-пюре или соус чили — 3 ст. ложки
укроп измельченный — 3 ст. ложки
соль

СПОСОБ ПРИГОТОВЛЕНИЯ:

Приправьте ломтики мяса солью и перцем. Положите на каждый ломтик по 1 чайной ложке укропа и 1 чайной ложке соуса чили или томатного пюре. Скатайте ломтики и закрепите их палочками для коктейля. Можно вместо палочек использовать нитку.

Выложите мясо в сковородку. Добавьте немного бульона и тушите, пока жидкость не впитается.

Встряхивайте сковороду, чтобы рулеты не прилипли.

Еще дважды добавьте бульон и снова тушите, пока он не впитается. Залейте оставшимся бульоном и тушите, накрыв крышкой, около 20 минут, пока мясо не станет мягким.

Удалите нить или палочки. Подавайте с образовавшимся при тушении соусом.

СОВЕТ: в качестве начинки вместо томатного пюре можно использовать тонкие ломтики помидора.

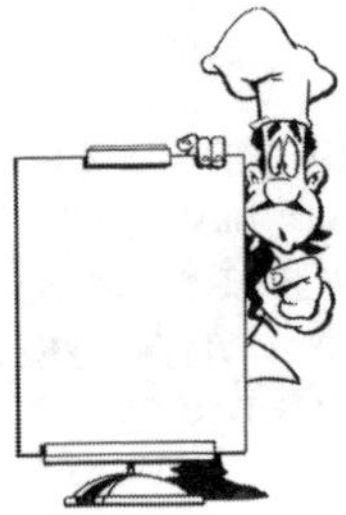

СВИНИНА ЗАПЕЧЕННАЯ

Необходимые продукты:

свинина (мякоть) — 400 г
яйца — 2 шт.
лук репчатый — 2 шт.
чеснок — 6 зубчиков
томатный соус — 2 ст. ложки
уксус 3%-ный — 1 ч. ложка
соль по вкусу
зелень

СПОСОБ ПРИГОТОВЛЕНИЯ:

Мясо промойте, нарежьте тонкими ломтиками. Лук и чеснок очистите и мелко нарежьте. Яйца взбейте, добавьте соль и тщательно перемешайте.

Обваляйте мясо во взбитых яйцах и запекайте в духовке при температуре 160—180 °С. Затем смешайте лук и чеснок, томатный соус, уксус, соль и 2 столовые ложки горячей кипяченой воды. Выложите мясо в глубокую сковороду, влейте соус к мясу. Тушите на слабом огне до готовности. Перед подачей оформите зеленью.

СОВЕТ: вместо свинины в данном рецепте можно использовать телятину.

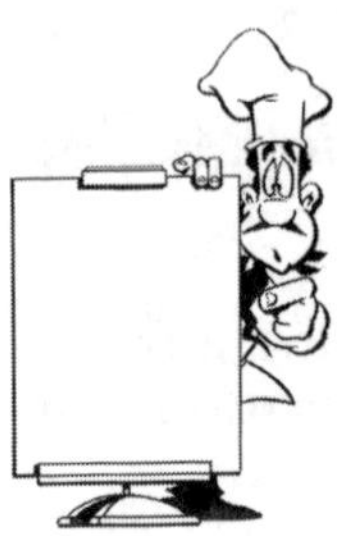

СВИНОЙ ШАШЛЫК, МАРИНОВАННЫЙ В ГРАНАТОВОМ СОКЕ

Необходимые продукты:

свинина (вырезка) — 1 кг
сок гранатовый — 1 стакан
лук — 2—3 шт.
соль
уксус 3%-ный — 1 стакан

СПОСОБ ПРИГОТОВЛЕНИЯ:

Вырезку нарежьте кубиками по 100—150 г поперек волокон, посыпьте луком, нарезанным кольцами, залейте уксусом и гранатовым соком. Поставьте в прохладное место для маринования не менее чем на 30 минут. Не солите, иначе мясо станет жестким!

Когда мясо замаринуется, очистите его от лука, нанижите на шампуры по 4—6 кусочков мяса.

Жарьте шашлыки на жарких углях без пламени. При этом обильно посыпьте солью.

Подавайте на стол в горячем виде.

СОВЕТ: можно запечь шашлык и в духовке.

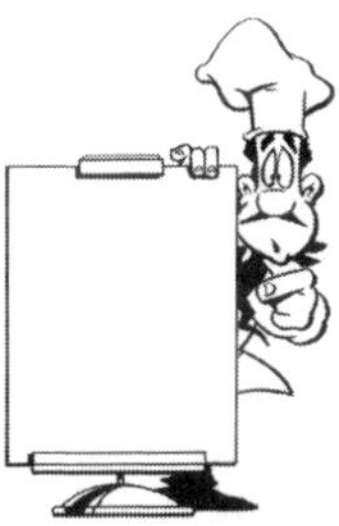

ГОВЯДИНА, ТУШЕННАЯ В ТОМАТНОМ СОУСЕ

Необходимые продукты:

мякоть говядины — 900 г
помидоры крупные — 6 шт.
лук репчатый — 1 шт.
чеснок — 2 зубчика
сок томатный — 700 г
семена тмина или укропа — 1 ч. ложка
соль, перец черный
зелень

СПОСОБ ПРИГОТОВЛЕНИЯ:

Нарезать говядину кубиками, добавить нарезанный полукольцами лук, в конце — рубленый чеснок. Оставьте на 10 минут.

Помидоры ошпарьте кипятком, очистите от кожицы и мелко нарежьте.

Положите в жаровню говядину, сверху выложите подготовленные лук, чеснок, помидоры. Залейте томатным соком, посыпьте солью, перцем, тмином, накройте крышкой и тушите в духовке в течение 1 часа.

При подаче посыпьте рубленой зеленью.

СОВЕТ: вместо томатного сока можно использовать воду с добавлением уксуса и соевого соуса.

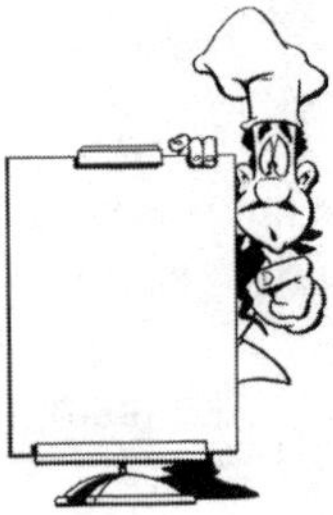

ГОВЯДИНА С ПОМИДОРАМИ

Необходимые продукты:

мякоть говядины — 250 г
помидоры — 2 шт.
уксус яблочный — 2 ст. ложки
чеснок — 2 зубчика
салат кудрявый — 40 г
соль, перец черный молотый по вкусу

СПОСОБ ПРИГОТОВЛЕНИЯ:

Мякоть говядины нарежьте соломкой и потушите с добавлением воды до готовности. Посолите, поперчите. Помидоры мелко нарежьте, соедините с яблочным уксусом, измельченным чесноком, перемешайте с мясом и поставьте в холодильник на 1 час.

Охлажденную смесь овощей и мяса выложите на блюдо, выстланное листьями салата.

СОВЕТ: вместо помидоров можно использовать сладкий перец.

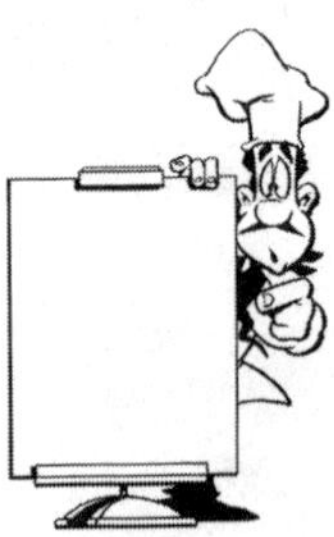

ГОВЯДИНА, ТУШЕННАЯ СО СЛИВАМИ

Необходимые продукты:

мякоть говядины — 1,2 кг
сливы без косточек — 400 г
красное вино — 1/2 стакана
перец черный молотый, соль по вкусу

СПОСОБ ПРИГОТОВЛЕНИЯ:

Говядину нарежьте порционными кусками, посолите, поперчите, затем уложите в жаровню.

Сливы нарежьте кружочками и уложите на мясо. Мясо залейте вином, накройте фольгой и тушите в духовке 2 часа при 200°С.

При подаче готовое мясо выложите на блюдо вместе со сливами и образовавшимся соусом. Оформите зеленью и оливками.

СОВЕТ: для этого блюда можно использовать и баранину. Однако в этом случае рекомендую добавить мелко порубленный перец чили и чеснок.

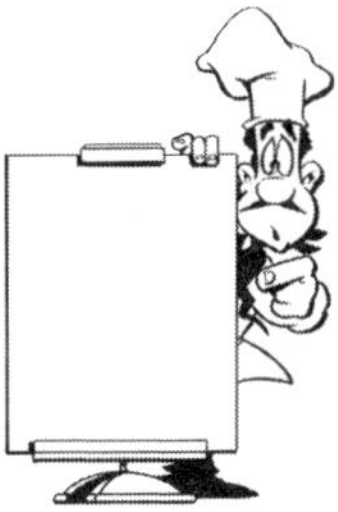

БАРАНИНА ПО-ГРУЗИНСКИ

Необходимые продукты:

мякоть баранины — 500 г
лук репчатый — 2 шт.
томат-пюре — 2 ст. ложки
вино белое сухое — 1/2 стакана
бульон мясной — 1/2 стакана
хмели-сунели — 1 ст. ложка
перец жгучий — 2 стручка
чеснок — 3—4 зубчика
сок гранатовый — 1 ст. ложка

СПОСОБ ПРИГОТОВЛЕНИЯ:

Мясо мелко нарежьте, смешайте с рубленым луком и тушите с добавлением воды под крышкой 8—10 минут на сильном огне. Добавьте мелко нарезанный перец, толченый чеснок, томат, хмели-сунели, влейте вино, бульон, сок. Перемешайте и готовьте под крышкой 10—12 минут на среднем огне.

При подаче оформите зеленью и зернами граната.

СОВЕТ: особую пикантность этому блюду придадут измельченная зелень эстрагона и кинза.

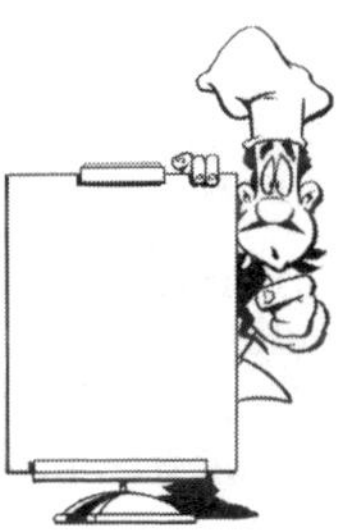

ЗАПЕКАНКА ИЗ БАРАНИНЫ

Необходимые продукты:

мякоть баранины — 500 г
яйцо — 1 шт.
лук репчатый — 1 шт.
чеснок — 2 зубчика
кетчуп — 1 ст. ложка
сок 1/2 лимона
соль по вкусу
черный перец по вкусу
листья зеленого салата

СПОСОБ ПРИГОТОВЛЕНИЯ:

Баранину разрежьте на куски и пропустите через мясорубку. Лук и чеснок очистите и мелко порубите. Подготовленные продукты соедините с сырым яйцом, перемешайте, заправьте лимонным соком, кетчупом, солью и щепоткой черного перца.

Форму для запекания выстелите фольгой, выложите в нее приготовленный фарш и запекайте в духовке в течение 20 минут.

При подаче выложите запеканку на листья салата.

СОВЕТ: в данном случае разрешается использование кетчупа, поскольку его содержание на порцию будет крайне небольшим.

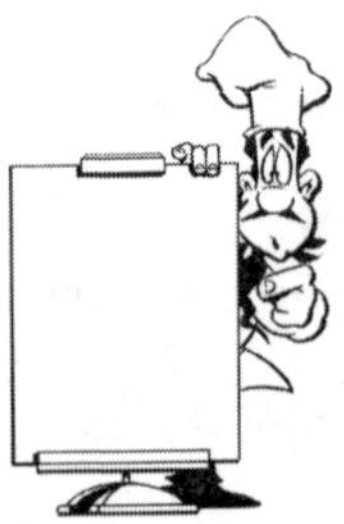

ШАШЛЫК ИЗ БАРАНИНЫ

Необходимые продукты:

мякоть баранины — 600 г
репчатый лук — 1 шт.
кефир — 0,5 л
перец черный молотый, соль

СПОСОБ ПРИГОТОВЛЕНИЯ:

Мясо нарежьте кубиками, посолите, поперчите, посыпьте луком, нарезанным кольцами, залейте кефиром и маринуйте 6 часов. Обсушенное мясо нанижите на шампуры, перемежая с кольцами лука. Жарьте на гриле 25—30 минут.

Подавайте с кинзой или зеленью петрушки.

СОВЕТ: для шашлыка лучше использовать мясо молодого барашка.

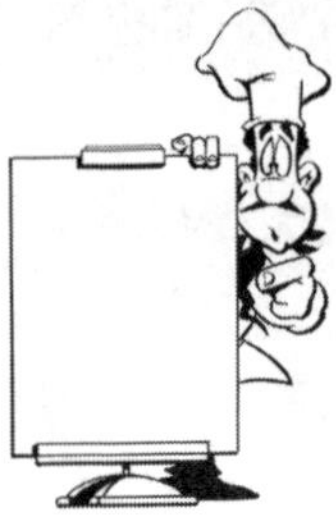

МЯСО НА ГРИЛЕ «ПИКАНТНОЕ»

Необходимые продукты:

мякоть говядины (вырезка, толстый край) — 600 г
горчица готовая — 2 ст. ложки
перец черный молотый, соль

СПОСОБ ПРИГОТОВЛЕНИЯ:

Мясо разрежьте на 6 тонких ломтиков, посолите, поперчите, смажьте с обеих сторон горчицей и выдержите 40—50 минут в прохладном месте.

Подготовленное мясо заверните в смазанную маслом фольгу и жарьте на гриле 10 минут.

При подаче выложите мясо из фольги, посыпьте зеленью.

СОВЕТ: можно приготовить такое мясо и в домашних условиях, выложив завернутые в фольгу кусочки мяса на решетку духовки.

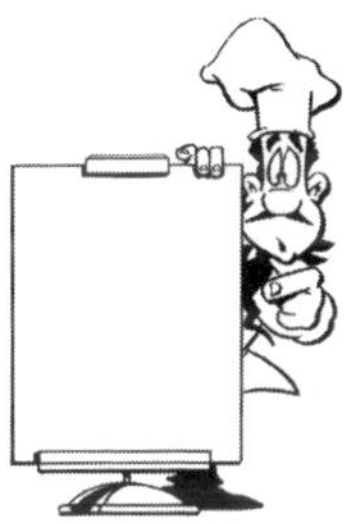

ПИКАНТНАЯ ТЕЛЯТИНА НА ГРИЛЕ

Необходимые продукты:

мякоть телятины — 750 г

Для маринада:

вино красное сухое — 1/4 стакана

кетчуп острый — 2 ст. ложки

горчица готовая — 1 ст. ложка

уксус 3%-ный — 1 ст. ложка

розмарин рубленый — 1 ст. ложка

чеснок рубленый — 1 зубчик

перец черный молотый

соль по вкусу

СПОСОБ ПРИГОТОВЛЕНИЯ:

Для маринада смешайте все указанные ингредиенты.

Мясо нарежьте ломтиками, залейте приготовленным маринадом и оставьте на 1 час.

Выньте мясо из маринада, обсушите и обжарьте на гриле до готовности.

При подаче мясо выложите на блюдо и оформите ломтиком лимона и зеленью.

СОВЕТ: телятину можно мариновать и в белом вине.

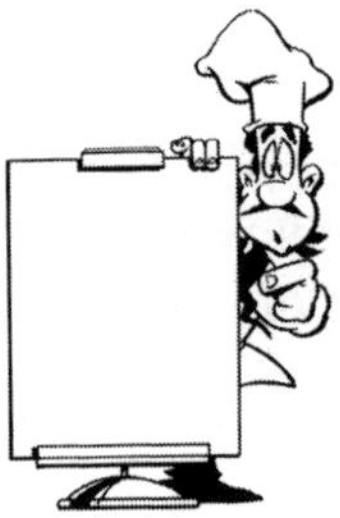

МЕДАЛЬОНЫ ИЗ ТЕЛЯТИНЫ СО ЩАВЕЛЕМ

Необходимые продукты:

телятина (корейка) — 1 кг
щавель измельченный — 2 стакана
йогурт сливочный — 200 г
сок лимонный — 2 ч. ложки
соль, зелень петрушки

СПОСОБ ПРИГОТОВЛЕНИЯ:

Телятину промойте, обсушите, зачистите от пленок, разрежьте поперек волокон на 6 порционных кусков. Куски слегка расплющите, обвяжите по окружности шпагатом, придавая форму медальона, и потушите их до полуготовности.

Для соуса щавель припустите в собственном соку под крышкой, протрите, добавьте йогурт, заправьте солью, лимонным соком и прогрейте. Добавьте к мясу и тушите все вместе до готовности.

При подаче уложите медальоны на блюдо, оформите зеленью.

СОВЕТ: вместо щавеля можно использовать смесь из петрушки, укропа и измельченных томатов.

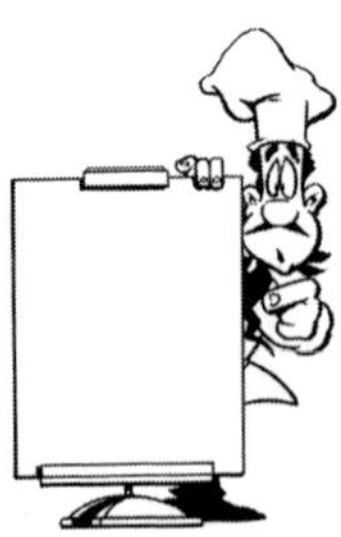

ОТВАРНАЯ ТЕЛЯТИНА НА КОСТОЧКЕ

Необходимые продукты:

телятина на косточке (спинная часть) — 500 г
соль — 1,5 ч. ложки на каждый литр воды
перец белый — 3 зернышка
гвоздика — 3 шт.
морковь — 1 шт.
укроп — 1 пучок
сок лимонный — 1—2 ст. ложки
перец
лук репчатый, разрезанный пополам — 1 шт.

СПОСОБ ПРИГОТОВЛЕНИЯ:

Положите телятину в кастрюлю. Налейте воды столько, чтобы покрыть мясо; затем мясо выньте. Доведите воду до кипения и добавьте соль, специи, морковь, лук и укроп. Положите мясо. Варите на слабом огне, пока мясо не станет мягким. Снимите с огня и оставьте мясо в бульоне.

Добавьте лимонный сок, посолите, поперчите. Добавьте рубленый укроп. Выньте мясо, нарежьте ломтиками и положите на блюдо. Полейте бульоном.

СОВЕТ: перед подачей посыпать блюдо свежей рубленой зеленью.

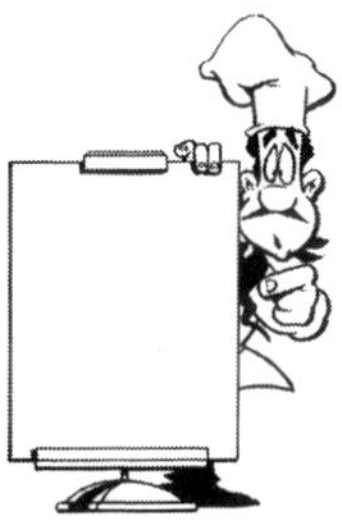

СВИНИНА С ЦИТРУСОВЫМ СОУСОМ

Необходимые продукты:

мякоть свинины — 300 г
лук репчатый — 1 шт.
бульон овощной — 3/4 стакана
сок и цедра 1 апельсина
вино белое сухое — 1/2 стакана
соус соевый — 1 ст. ложка
корень имбиря — 1 см
анис и гвоздика — по 1 шт.

СПОСОБ ПРИГОТОВЛЕНИЯ:

Лук нарежьте кубиками, корень имбиря мелко порубите. Цедру апельсина измельчите.

Мясо посолите, поперчите, добавьте имбирь, лук и цедру, положите в глубокую сковородку. Влейте вино, бульон, апельсиновый сок, соевый соус и тушите 1 час. За 5 минут до готовности добавьте гвоздику и анис.

При подаче мясо нарежьте ломтиками, выложите на блюдо, оформите зеленым луком.

СОВЕТ: для этого блюда можно также использовать лимонную цедру и лимонный сок, разбавленный водой.

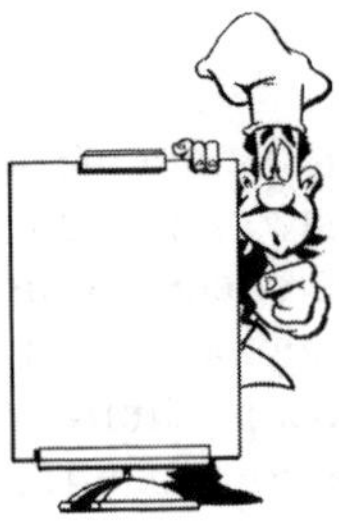

ЗАПЕЧЕННАЯ СВИНИНА С ЯБЛОКАМИ И ЧЕРНОСЛИВОМ

Необходимые продукты:

свинина (мякоть) — 500 г
яблоко зеленое — 1 шт.
белое сухое вино — 2 стакана
чернослив без косточек — 100 г
лимон — 100 г
лук репчатый — 3 шт.
зелень петрушки
укроп
перец черный и соль по вкусу

СПОСОБ ПРИГОТОВЛЕНИЯ:

Свинину нарежьте на порционные куски поперек волокон, отбейте, посолите, посыпьте перцем, сбрызните лимонным соком, добавьте вино и поставьте в холодное место на 3 часа для маринования.

На смазанный маслом противень выложите мясо, сверху положите нарезанный кольцами лук и запекайте в духовке 15 минут.

Затем выложите дольки яблок, залейте маринадом, в котором мариновалось мясо, добавьте предварительно замоченный в теплой воде чернослив и запекайте до образования румяной корочки.

При подаче оформите зеленью.

СОВЕТ: вместо чернослива можно использовать сладкий перец.

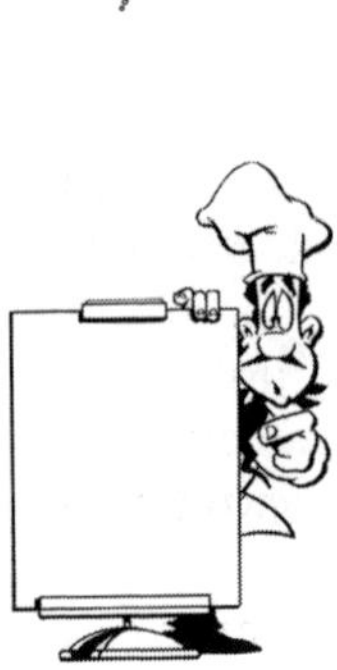

КРОЛИК, ЗАПЕЧЕННЫЙ С ЯБЛОКАМИ

Необходимые продукты:

филе кролика — 1 кг
яблоки зеленые — 3 шт.
белое вино сухое — 1/2 стакана
вода — 1/2 стакана
смесь приправ «Овощная»

СПОСОБ ПРИГОТОВЛЕНИЯ:

Филе кролика порежьте кусочками, натрите приправой и положите в кастрюлю, яблоки порежьте, не очищая. Филе залейте вином, затем добавьте воду, закройте и оставьте мариноваться на ночь. На следующий день выложите филе в глубокую форму для запекания вместе с яблоками и залейте маринадом, запекайте в духовом шкафу, разогретом до 200°С в течение 30 минут.

Подавайте кролика в горячем или в холодном виде вместе с запеченными яблоками.

СОВЕТ: если нет времени, вы можете приготовить кролика, не маринуя в течение ночи — залейте мясо вином непосредственно перед закладкой в духовку.

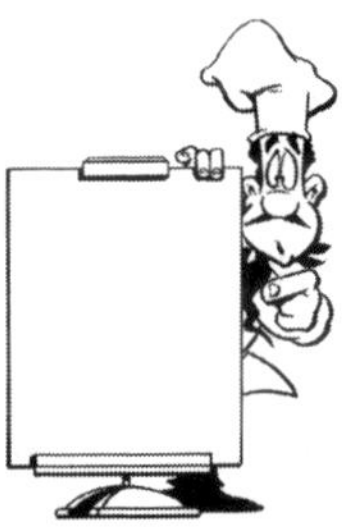

КРОЛИК, ЗАПЕЧЕННЫЙ НА ГРИЛЕ

Необходимые продукты:

кролик — 1 шт.
бульон мясной — 1 стакан
вино белое сухое — 1,5 стакана
лист лавровый — 1 шт.
перец белый молотый по вкусу
перец красный молотый по вкусу
перец черный горошком по вкусу
лимон — 1 шт.
соль по вкусу
чеснок — 2 зубчика

СПОСОБ ПРИГОТОВЛЕНИЯ:

Вскипятите, предварительно смешав бульон с вином, лавровым листом, перцем, солью, чесноком и цедрой лимона, залейте тушку кролика и поставьте в холодильник на 9 часов. Обжарьте на гриле до золотистого цвета. Поливайте время от времени маринадом.

Часть маринада разогрейте и залейте им мясо, добавив перец и соль. Тушите мясо до готовности при закрытой крышке, добавляя по мере необходимости маринад и переворачивая мясо.

При подаче выложите на тарелки и залейте слегка разбавленным водой маринадом.

СОВЕТ: мясо можно немного сбрызнуть обезжиренным йогуртом.

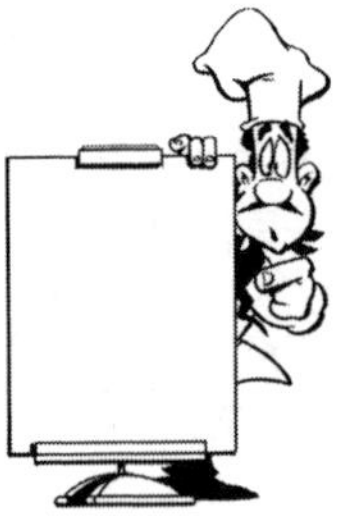

ОТВАРНАЯ БАРАНИНА В ЛИМОННОМ СОУСЕ

Необходимые продукты:

баранина — 500—750 г
лук репчатый — 3 шт.
чеснок — 1 зубчик
яичные желтки — 2 шт.
сок 1 лимона
лавровый лист — 2 шт.
перец черный горошком — 6 шт.
перец красный молотый — 1 ч. ложка
перец черный молотый
соль

СПОСОБ ПРИГОТОВЛЕНИЯ:

Мясо крупно нарежьте, залейте водой так, чтобы оно было полностью покрыто, добавьте перец горошком и лавровый лист. Варите на медленном огне несколько минут, затем положите лук. Варите мясо до тех пор, пока вода не выкипит наполовину. Часть бульона слейте.

Перед подачей на стол добавьте к мясу лимонный сок, взбитые желтки и заправьте солью и молотым перцем. Доведите до кипения.

Подавайте баранину, посыпав рубленой зеленью.

СОВЕТ: для соуса вместо желтков можно использовать рубленые помидоры и зелень.

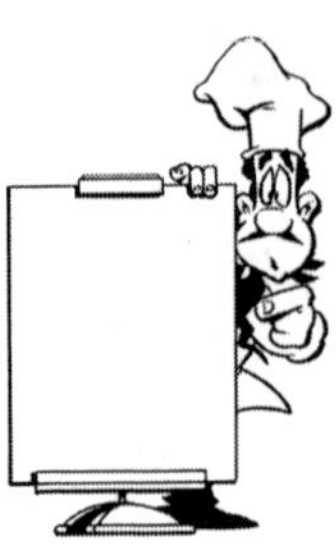

ПЕЧЕНЬ С АНАНАСАМИ

Необходимые продукты:

печень говяжья — 450 г
ананас — 100 г
лук репчатый — $^1/_2$ шт.
соевый соус — 2 ст. ложки
уксус 3%-ный — 1 ст. ложка

СПОСОБ ПРИГОТОВЛЕНИЯ:

Печень нарежьте ломтиками, добавьте соевый соус, перемешайте и оставьте на 20 минут. Подготовленную печень потушите в небольшом количестве воды.

Ананас нарежьте ломтиками, лук — кубиками. Ананас соедините с луком и добавьте к печени. Затем влейте уксус и тушите до готовности.

Печень подавайте с соусом, оформив зеленью.

СОВЕТ: вместо ананасов можно использовать яблоки или чернослив.

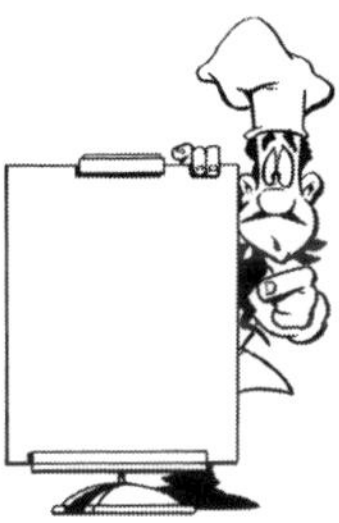

РУЛЕТИКИ ИЗ ЯЗЫКА

Необходимые продукты:

язык говяжий — 1—1,5 кг
морковь — 1 шт.
лук репчатый — 1 шт.
соус (хрен с уксусом) — 2 ст. ложки
укроп — 1 пучок
перец черный горошком, соль

СПОСОБ ПРИГОТОВЛЕНИЯ:

Язык зачистите и отварите до готовности с добавлением соли, перца, овощей. Готовый язык сразу опустите в холодную воду и, не давая остыть, очистите от кожи, затем вновь положите в бульон и проварите 10 минут. Охладите в бульоне. Нарежьте язык под углом тонкими ломтиками и смажьте соусом. На каждый ломтик положите по веточке укропа, сверните его рулетиком и скрепите бутербродной шпажкой. Уложите фаршированные ломтики языка на блюдо и посыпьте зеленью.

СОВЕТ: можно посыпать рулетики тертым корнем хрена.

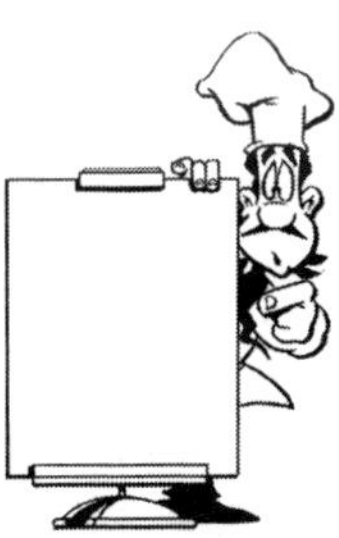

ГОВЯЖИЙ ЯЗЫК В ЯБЛОЧНОМ СОУСЕ

Необходимые продукты:

язык говяжий — 1 шт.
яблоки — 4—5 шт.
морковь — 1 шт.
корень петрушки — 1 шт.

лук репчатый — 1 шт.
вино красное столовое — 2 ст. ложки
цедра лимона тертая — 1 ст. ложка
лавровый лист — 1 шт.
соль

СПОСОБ ПРИГОТОВЛЕНИЯ:

Подготовленный язык положите в холодную воду и варите при слабом кипении 1,5—2 часа с добавлением соли, моркови, петрушки, лука и лаврового листа. Переложите язык в холодную воду, сразу же очистите от кожи, нарежьте тонкими ломтиками и прогрейте в бульоне.

Для соуса яблоки очистите, нарежьте ломтиками, залейте водой, проварите до мягкости, затем протрите через сито. Добавьте вино, соль, цедру, перемешайте и доведите до кипения.

При подаче залейте язык приготовленным соусом.

СОВЕТ: можно приготовить для языка соус из чернослива.

Блюда из птицы

В этом разделе мне уже практически нечего добавить, после того что я сказала в предыдущих главах. Конечно, птица считается не такой тяжелой, как мясо, но ее употребление также не рекомендуется каждый вечер.

ЗАЛИВНОЕ ИЗ КУРИЦЫ

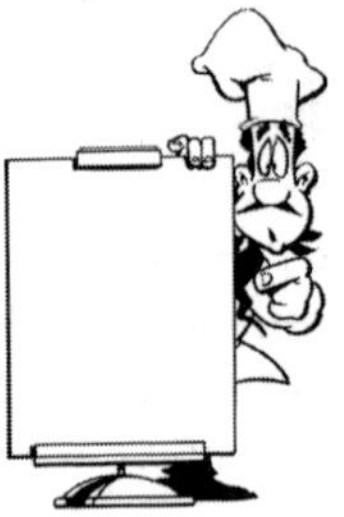

Необходимые продукты:

курица — 1 шт.
лук репчатый — 1/2 шт.
морковь — 1 шт.
желатин — 20 г
вода (из расчета 1,5 л на 1 кг курицы)
лавровый лист
соль, перец по вкусу

СПОСОБ ПРИГОТОВЛЕНИЯ:

Обработанную тушку курицы разрежьте на части, положите в кастрюлю, залейте холодной водой и варите 1,5—2 часа. Затем добавьте крупно нарезанные очищенные морковь, репчатый лук, лавровый лист, перец горошком и продолжайте варить до полной готовности курицы. К концу варки бульон посолите. Сваренную курицу нарежьте небольшими кусочками и выложите на блюдо, сверху украсьте нарезанными ломтиками вареной моркови, залейте охлажденным куриным бульоном, смешанным с разведенным в бульоне желатином, и поставьте в холодное место для застывания.

СОВЕТ: вместо курицы можно использовать индейку.

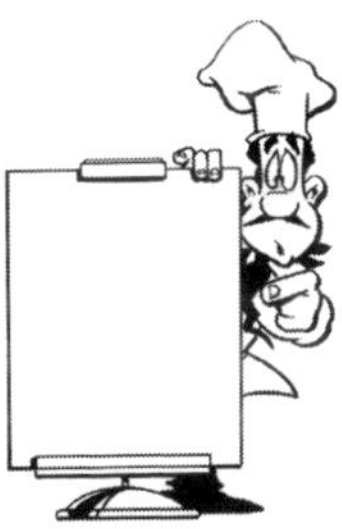

РУЛЕТ ИЗ ИНДЕЙКИ С ЧЕРНОСЛИВОМ

Необходимые продукты:

филе индейки — 5 шт.
апельсины — 3 шт.
чернослив — 20 шт.
вино белое сухое — 1,5 стакана
растительное масло — 1 ст. ложка
зелень петрушки
перец черный молотый, соль

СПОСОБ ПРИГОТОВЛЕНИЯ:

Чернослив промойте, замочите в холодной воде для набухания и удалите косточки. Филе индейки зачистите от пленок, перережьте сухожилия и хорошо отбейте. Разложите в виде прямоугольного пласта, накладывая край одного филе на другой. Посыпьте солью, перцем, разложите по краю чернослив, скатайте рулетом. Края закрепите деревянными шпильками. Уложите рулет на противень, слегка смазанный растительным маслом, и обжарьте в духовке до румяной корочки, затем подлейте вино и тушите до готовности. Охладите.

Для соуса: из 1 апельсина отожмите сок. Жидкость, полученную при тушении рулета, доведите до кипения, влейте сок апельсина и снова дайте закипеть. Охладите.

При подаче рулет нарежьте ломтиками, уложите на блюдо, полейте приготовленным апельсиновым соусом. Оформите цедрой, дольками апельсинов и зеленью.

СОВЕТ: вместо апельсинового можно использовать сок половины лимона.

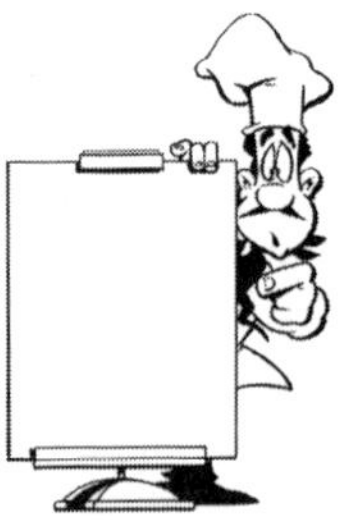

КОРЗИНОЧКИ ИЗ ЛИМОНА С КУРИЦЕЙ

Необходимые продукты:

лимон — 5 шт.
куриное филе — 500 г
зелень петрушки — 1 пучок
перец черный молотый, соль

СПОСОБ ПРИГОТОВЛЕНИЯ:

Из 4 лимонов вырежьте по заранее намеченному контуру корзиночки и выньте мякоть. Куриное филе мелко нарежьте и потушите в небольшом количестве воды. Часть зелени измельчите.

С оставшегося лимона срежьте цедру в виде тонких ленточек или натрите на терке.

Смешайте курицу с цедрой и зеленью. Заправьте перцем и солью. Наполните корзиночки подготовленной начинкой, оформите зеленью.

СОВЕТ: к курице можно добавить мелко порубленный лук и чеснок.

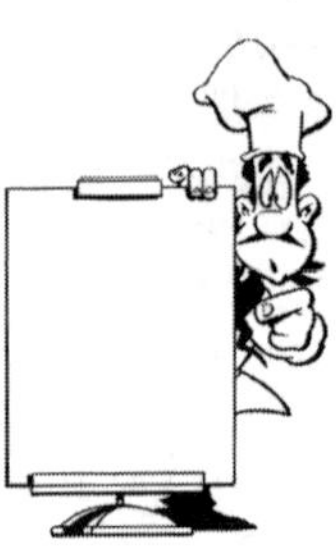

КУРИЦА, ТУШЕННАЯ С МОРКОВЬЮ

Необходимые продукты:

куриное филе — 4 шт.
соль, перец белый свежемолотый
морковь сладкая крупная — 3 шт.
бульон куриный — 125 г
вино белое сухое — 2 ст. ложки

СПОСОБ ПРИГОТОВЛЕНИЯ:

Куриные грудки посолите и потушите до полуготовности с добавлением воды. Затем крупно порежьте морковь и добавьте ее к курице, заправьте перцем, влейте сухое вино. Тушите до полной готовности.

При подаче посыпьте зеленью.

СОВЕТ: таким же образом можно потушить индейку или мясо кролика.

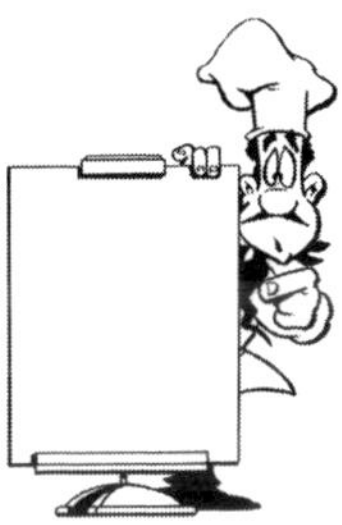

КУРИЦА «ПИКАНТНАЯ» С ЙОГУРТОМ

Необходимые продукты:

куриная грудка без кожицы — 2 шт.
лимон средней величины — 1 шт.
соус чатни — 125 г
горчица — 60 г
йогурт натуральный — 100 г
зелень — 1 пучок

СПОСОБ ПРИГОТОВЛЕНИЯ:

Смешайте лимонный сок, соус чатни и горчицу. Положите в маринад курицу. Хорошо перемешайте. Закройте крышкой и поставьте в холодильник, не менее чем на 30 минут.

Выложите курицу в сковородку, залейте ее маринадом и тушите, пока она не станет мягкой. Готовую птицу переложите на сервировочное блюдо.

Подавайте курицу, полив йогуртом и посыпав зеленью.

СОВЕТ: вместо йогурта можно использовать мелкорубленые томаты и сладкий перец, тушенные с добавлением воды и чеснока.

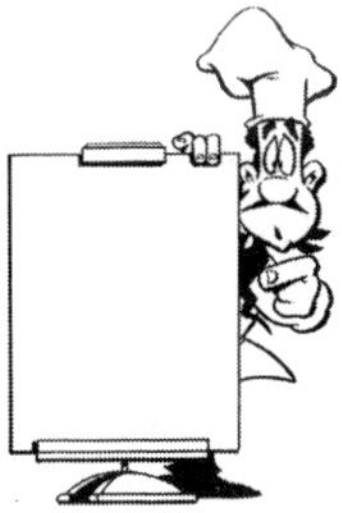

МАРИНОВАННЫЕ КУРИНЫЕ ГРУДКИ

Необходимые продукты:

куриная грудка без костей и кожи — 5 шт.
соль — 1 ч. ложка
сок лимонный — 1 ст. ложка
кефир — 1 стакан

мята рубленая — 1/2 стакана
чеснок рубленый — 1 ст. ложка
перец чили — 1/2 ч. ложки

СПОСОБ ПРИГОТОВЛЕНИЯ:

Куриные грудки натрите солью и полейте лимонным соком.

В отдельной посуде соедините кефир, мяту, чеснок и чили, залейте полученным маринадом грудки. Поставьте в холодильник на 24 часа.

Разогрейте духовку до 200°С, выложите грудки на противень, застланный фольгой, и запекайте 35 минут до готовности.

СОВЕТ: можно также приготовить грудки на гриле.

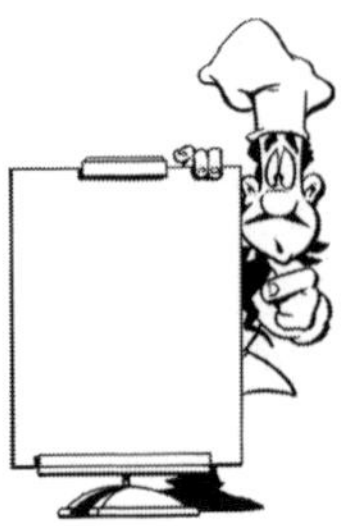

ЦЫПЛЕНОК, ЗАПЕЧЕННЫЙ В СПЕЦИЯХ

Необходимые продукты:

цыпленок бройлерный — 3 шт.
сок лимонный — 1/2 стакана
Для маринада:
чеснок — 2 головки
имбирь (корень рубленый) — 1 ст. ложка
тмин — 1 ст. ложка семян
кардамон — 1/2 ч. ложки
перец красный — 1/2 ст. ложки
паприка — 1 ст. ложка

СПОСОБ ПРИГОТОВЛЕНИЯ:

Отрежьте у цыплят крылышки. Осторожно удалите шейную кость. Аккуратно разрежьте на 4 части. Затем снимите кожу. (Крылышки, шейки и кожу оставьте для бульона.) По всей поверхности мяса сделайте проколы вилкой и частые неглубокие диагональные надрезы. Лимонный сок втирайте в надрезы и по всей поверхности. Оставьте мариноваться, накрыв крышкой.

Смешайте все ингредиенты для маринада в блендере, пока не получится однородный соус.

Залейте получившимся маринадом кусочки курицы, перемешайте, переворачивая, так, чтобы мясо хорошо покрылось маринадом со всех сторон. Накройте крышкой и маринуйте 4 часа при комнатной температуре, переворачивая в течение этого времени несколько раз. Можно также оставить курицу в холодильнике на ночь.

За час до готовки выньте курицу из холодильника, чтобы довести до комнатной температуры.

Выложите курицу на противень, выстланный фольгой. Запекайте до готовности, пока из курицы при нажатии не начнет выделяться прозрачный сок. Подавайте, сбрызнув лимонным соком.

СОВЕТ: можно запечь цыпленка и целиком, предварительно замариновав его таким же образом.

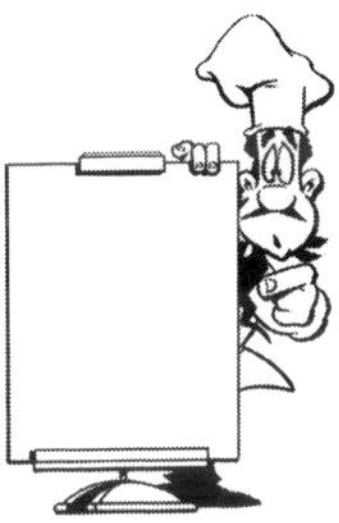

ШАШЛЫК ИЗ КУРИЦЫ

Необходимые продукты:

филе куриное — 6 шт.
вино белое сухое — 1 стакан
лук репчатый — 2 головки
приправа орегано — 1 ч. ложка
перец черный молотый, соль по вкусу

СПОСОБ ПРИГОТОВЛЕНИЯ:

Филе нарежьте кубиками, посолите, поперчите, добавьте орегано, нарезанный дольками лук, залейте вином и маринуйте 3 часа.

На шампуры, чередуя, нанижите кусочки курицы и дольки лука, обжаривайте в гриле до образования золотистой корочки.

При подаче оформите шашлыки зеленью.

СОВЕТ: если нет возможности запечь шашлыки на гриле, используйте духовку.

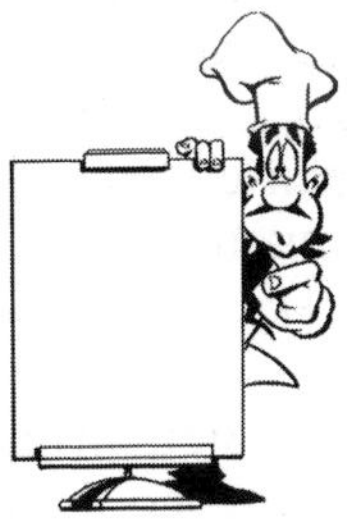

ШАШЛЫК ИЗ КУРИЦЫ С ОВОЩАМИ

Необходимые продукты:

филе куриное — 500 г
перец сладкий — 2 шт.
помидоры черри — 8 шт.

уксус винный — 2 ст. ложки
перец душистый молотый
соль по вкусу

СПОСОБ ПРИГОТОВЛЕНИЯ:

Уксус соедините с солью и перцем. Куриное филе крупно нарежьте, залейте приготовленным маринадом и выдержите 30 минут.

Перец, очистив от семян, нарежьте кусочками.

На шампуры нанижите, чередуя, куриное филе, перец и помидоры. Обжарьте шашлыки на гриле до готовности. Подайте с зеленью.

СОВЕТ: вместо куриного филе можно использовать индейку, однако ее необходимо будет поливать маринадом в процессе жарки, иначе она получится слишком сухой.

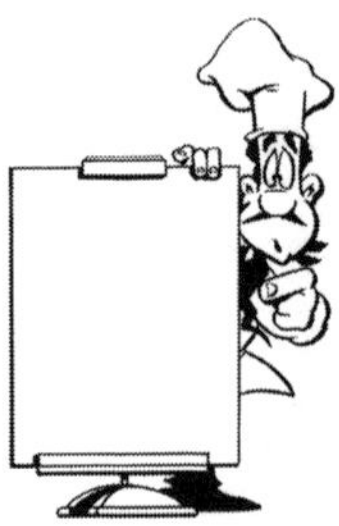

СУФЛЕ ИЗ КУРИЦЫ

Необходимые продукты:

филе куриное вареное — 200 г
яйцо — 1 шт.
соль по вкусу

СПОСОБ ПРИГОТОВЛЕНИЯ:

Филе пропустите 2—3 раза через мясорубку, соедините с яйцом. Массу перемешайте, выложите в форму и варите на пару до готовности.

Подавайте суфле сразу, посыпав зеленью.

СОВЕТ: суфле можно также запечь в духовке. В этом случае форму нужно предварительно выстлать фольгой.

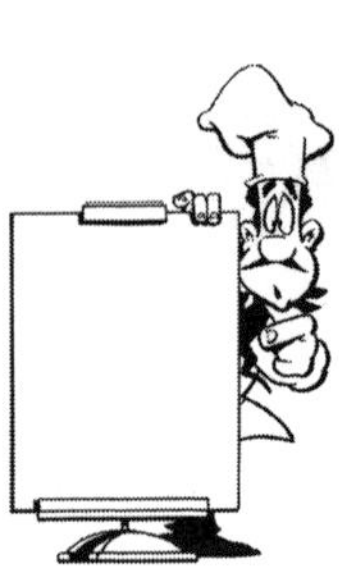

КУРИНЫЕ МАФФИНЫ

Необходимые продукты:

цыпленок — 2 шт.
яйцо — 1 шт.
апельсины — 1 шт.
сок $^1/_2$ лимона

зелень эстрагона или петрушки
листья салата
перец черный
мускатный орех

СПОСОБ ПРИГОТОВЛЕНИЯ:

Посолите и поперчите тушки цыплят. Тушите 15 минут, часто поворачивая. Остудите, снимите с костей мякоть и тщательно порубите ее.

Добавьте лимонный сок, специи, часть зелени, яйцо и взбейте. Разделите смесь на шарики.

Из фольги сделайте маленькие горшочки: оберните двойным слоем фольги основание стакана и прижмите фольгу к бокам стакана, снимите фольгу и используйте ее в качестве форм. Наполните горшочки смесью. Запекайте в духовке 5—7 минут.

Выложите на листья салата содержимое горшочков, оформите блюдо дольками апельсина и веточкой зелени.

СОВЕТ: можно приготовить цыпленка и в обычных глиняных горшочках с добавлением воды.

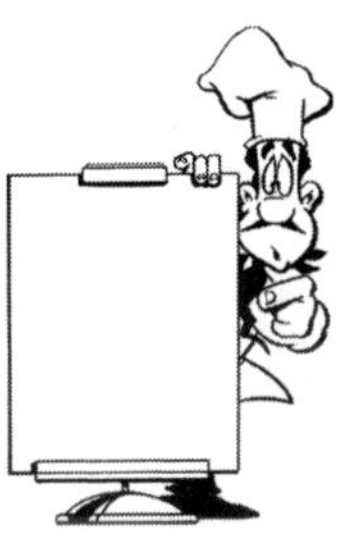

УТКА В ТОМАТНОМ СОУСЕ

Необходимые продукты:

филе утки — 500 г
томатная паста — 2 ст. ложки
соль по вкусу
зелень петрушки

СПОСОБ ПРИГОТОВЛЕНИЯ:

Филе утки промойте, отварите, нарежьте ломтиками.

Смешайте томатную пасту, добавьте немного горячей кипяченой воды. Положите кусочки утки, все тщательно перемешайте и тушите еще 2—3 минуты.

При подаче уложите на блюдо и оформите зеленью.

СОВЕТ: вместо томатной пасты можно использовать сок одного апельсина.

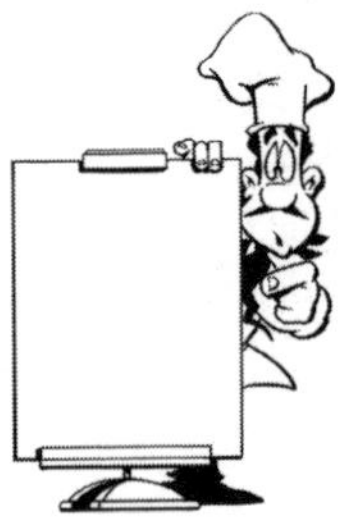

УТКА, ЗАПЕЧЕННАЯ С ЯБЛОКАМИ

Необходимые продукты:

утка потрошеная — 1 тушка
яблоки средних размеров — 6 шт.
карри
соль
перец
мускатный орех молотый
зелень

СПОСОБ ПРИГОТОВЛЕНИЯ:

Утку обработайте, удаляя остатки пеньков от перьев, при необходимости опалите и промойте. Натрите изнутри и снаружи солью, перцем и мускатным орехом.

Яблоки очистите от кожицы, удалите сердцевинки и нарежьте дольками. Посыпьте карри, перемешайте и нафаршируйте утку. Уложите ее в жаровню, закатав в рукав для запекания или в фольгу, запекайте в духовке при 270 °C до образования золотистой корочки. Затем снизьте нагрев до 170 °C и жарьте 45—60 минут.

Перед подачей разрубите утку на порции. Подайте на блюде, уложив рядом яблоки, полейте соком, образовавшимся во время жарки утки. Оформите зеленью.

СОВЕТ: вместо яблок можно фаршировать утку черносливом или свежими сливами без косточки.

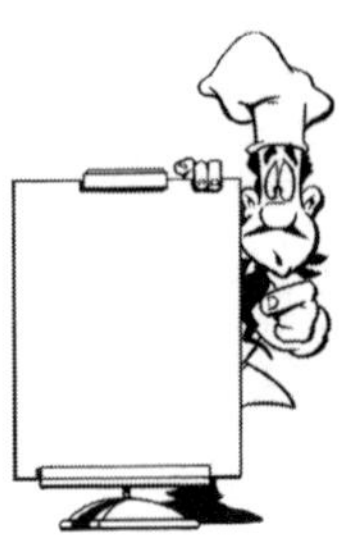

ШНИЦЕЛИ ИЗ ИНДЕЙКИ

Необходимые продукты:

филе индейки — 4 шт. по 150 г
карри (порошок) — 1 ч. ложка
перец черный молотый
соль
шалфей — 2 веточки
чеснок — 2 зубчика

СПОСОБ ПРИГОТОВЛЕНИЯ:

Филе слегка отбейте, перережьте сухожилия, посолите, поперчите, приправьте одной чайной ложкой карри.

Шалфей и чеснок мелко нарубите. Запанируйте шницели в этой смеси и тушите на среднем огне с добавлением небольшого количества воды до готовности.

Подавайте, посыпав зеленью.

СОВЕТ: шницели можно также поджарить на гриле.

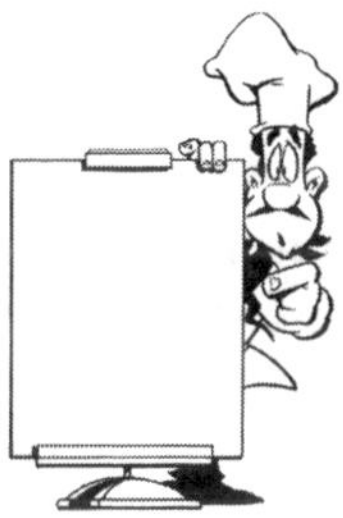

ТУШЕНЫЕ ЦЫПЛЯТА

Необходимые продукты:

цыпленок — 2 шт.
лимон — 2 шт.
имбирь тертый — 1 ч. ложка
лук репчатый — 8 шт.
чеснок — 2 зубчика
бульонный кубик куриный — 1 шт.
шафран — 1/4 ч. ложки
перец кайенский — 1 щепотка
гвоздика молотая — 1/2 ч. ложки
перец черный молотый
соль

СПОСОБ ПРИГОТОВЛЕНИЯ:

Тушки цыплят выпотрошите, промойте, обсушите, посолите изнутри и снаружи, внутрь цыплят положите по 1/2 лимона, посыпьте черным перцем, половиной нормы имбиря, гвоздикой, зашейте брюшко.

Лук и чеснок очистите, мелко нашинкуйте, залейте бульоном, посолите, положите туда цыплят.

Из лимона выжмите сок. Шафран, кайенский перец, оставшийся имбирь взбейте, постепенно добавляя лимонный сок.

Полейте цыплят и тушите под крышкой на слабом огне в течение 25—30 минут.

СОВЕТ: подавайте цыплят, нарезав порционными кусками, полив соусом, образовавшимся в процессе тушения, и посыпав зеленью.

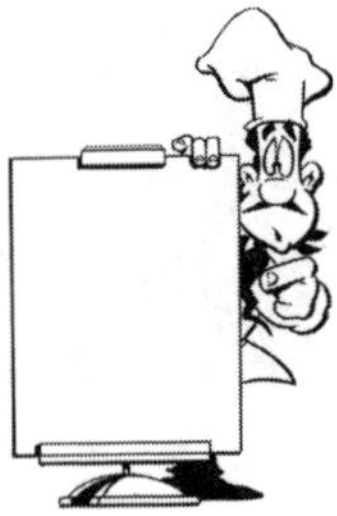

ГУЛЯШ ИЗ ИНДЕЙКИ

Необходимые продукты:

индейка (гуляш) — 1 кг
паприка — 2 ч. ложки
аджика — 2 ч. ложки
лук репчатый — 2 головки
чеснок — 1 зубчик
томат-пюре — 100 г
соль

СПОСОБ ПРИГОТОВЛЕНИЯ:

Гуляш тушите с небольшим количеством воды на слабом огне 15 минут.

Лук и чеснок очистите, мелко порубите, добавьте к гуляшу, затем положите томат-пюре и снова доведите до кипения. Потушите на слабом огне под крышкой 20 минут. Затем выпарьте излишнюю воду.

Подавайте, посыпав зеленью.

СОВЕТ: вместо томатного пюре к индейке можно добавить один рубленый помидор и один сладкий перец.

Блюда из рыбы и морепродуктов

Как и в предыдущих разделах, здесь действует одно правило. Если вы выбрали для ужина блюдо с рыбой, вы можете съесть только его за один прием пищи.

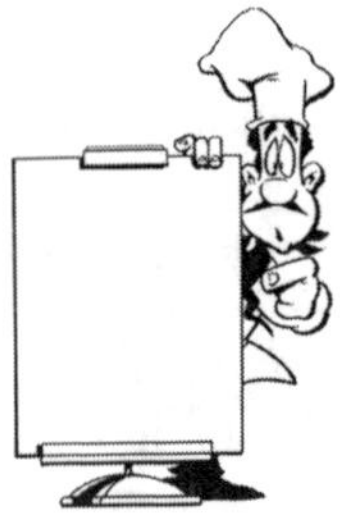

ЗАЛИВНОЕ ИЗ КАРПА

Необходимые продукты:

карп — 4 куска по 150 г
уксус — 200 г
корень петрушки, сельдерея, морковь — 100 г

лук репчатый — 50 г
перец черный — 5 горошин
гвоздика — 3 бутона
бульон рыбный — 0,5 л
лавровый лист
желатин — 20 г
лимон
соль

СПОСОБ ПРИГОТОВЛЕНИЯ:

Кусочки карпа положите на блюдо кожей вверх. Полейте кипящим уксусом для придания коже голубого цвета. Сварите на слабом огне в течение 10 минут нарезанные коренья с добавлением специй. Опустите в отвар куски карпа и варите на слабом огне еще 15 минут.

Замочите желатин в холодной кипяченой воде. Как только крупинки станут прозрачными, сцедите лишнюю воду и соедините желатин с теплым бульоном. Доведите до кипения, процедите и охладите до комнатной температуры.

Очистите рыбу от костей и выложите на блюдо или в форму. Залейте желе и дайте застыть. При подаче оформите ломтиками лимона.

СОВЕТ: можно положить несколько кусочков лимона сверху на рыбу перед тем, как залить ее желе.

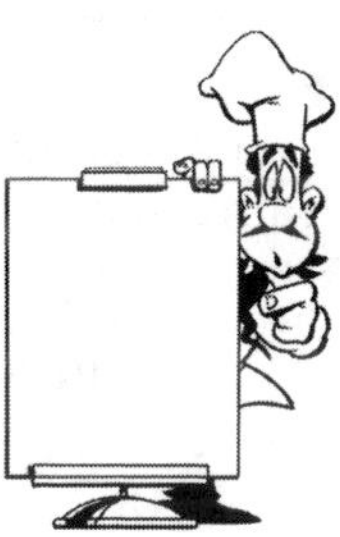

ЗАЛИВНОЕ ИЗ СУДАКА И МИНТАЯ

Необходимые продукты:

филе судака — 200 г
филе минтая — 200 г
морковь вареная — 2 шт.
желатин — 30 г
зелень петрушки — 2 г
перец черный горошком — 3 шт.
лавровый лист — 1 шт.
соль по вкусу

СПОСОБ ПРИГОТОВЛЕНИЯ:

Филе рыбы отварите в подсоленной воде с перцем горошком, в конце приготовления добавьте лавровый лист. Охлажденную рыбу нарежьте ломтиками.

Рыбный бульон процедите. Желатин замочите в холодной кипяченой воде до набухания, затем распустите в бульоне и процедите. Ломтики рыбы выложите в формы, оформите нашинкованной морковью и зеленью, залейте приготовленным желе и дайте застыть.

При подаче формы с заливным на несколько секунд опустите в горячую воду и выложите заливное на тарелку.

СОВЕТ: такое заливное можно приготовить практически из любого вида белой рыбы.

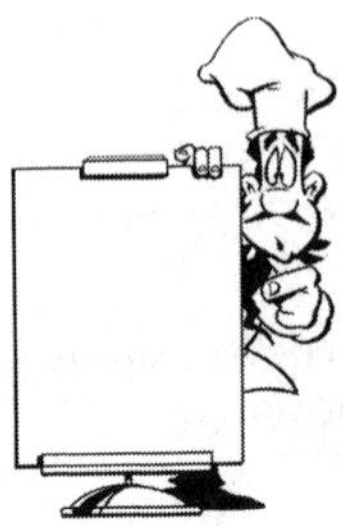

ЗАЛИВНОЕ ИЗ КРЕВЕТОК

Необходимые продукты:

креветки замороженные — 500 г
отвар креветок — 800 г
желатин — 40 г
морковь — 2 шт.
лук репчатый — 1 шт.
корень петрушки — 1 шт.
лимон — 1 шт.
соль по вкусу
зелень петрушки для оформления

СПОСОБ ПРИГОТОВЛЕНИЯ:

Креветки промойте, опустите в кипящую подсоленную воду и варите 8—10 минут с момента закипания с добавлением моркови, корня петрушки и лука. Охладите креветки в отваре, затем очистите их от панциря.

Желатин замочите в холодной кипяченой воде. Когда крупинки станут прозрачными, откиньте его на сито.

Отвар креветок процедите и при 40°С соедините с набухшим желатином, затем доведите до кипения и охладите до комнатной температуры.

В формочки налейте немного желе и дайте застыть. После этого на дно уложите ломтик лимона, веточки петрушки, очищенные креветки, фигурно нарезанную вареную морковь. Залейте небольшим количеством желе и охладите.

После застывания желе в формочки уложите оставшиеся креветки вперемешку с кубиками моркови и зеленью. Залейте оставшимся желе и дайте застыть.

Перед подачей формочку с желе опустите на несколько секунд в горячую воду и выложите заливное на блюдо.

СОВЕТ: заливное в формочках можно приготовить из нарезанной на куски рыбы.

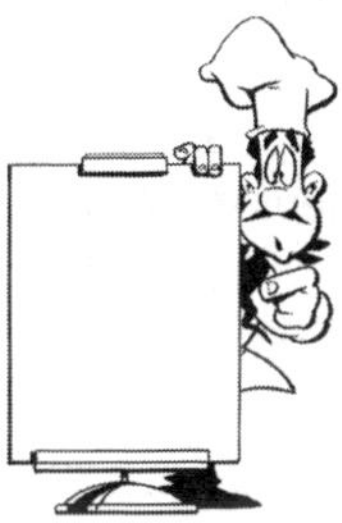

ЗАЛИВНОЕ ИЗ ОСЕТРИНЫ

Необходимые продукты:

осетрина — 1 кг
огурцы — 200 г
желатин — 20—30 г
лук репчатый — 1 шт.
коренья — по 1 шт.

СПОСОБ ПРИГОТОВЛЕНИЯ:

Кусок осетрины (севрюги или белуги) сварите с добавлением кореньев и охладите. Из бульона, полученного при варке рыбы, приготовьте 3—4 стакана прозрачного желе. Готовое и процеженное желе охладите.

Сваренную рыбу нарежьте тонкими кусками, уложите на противень или блюдо так, чтобы вокруг каждого куска оставалось свободное место для желе. Куски рыбы украсьте ломтиками петрушки, ломтиками моркови, кружочками свежего огурца.

Украшения закрепите немного охлажденным желе, поливая им куски рыбы с ложки. После этого в два-три приема куски рыбы залейте ровным слоем желе. Подавайте с хреном.

СОВЕТ: можно подать заливное с соусом из натертого корня хрена и чеснока, разбавленного водой или уксусом.

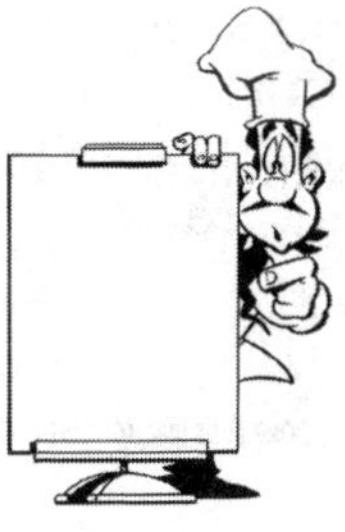

ШАШЛЫК ИЗ РЫБЫ

Необходимые продукты:

рыба морская — 1 кг
сок лимонный — 5 ст. ложек
уксус — 2 ст. ложки
соевый соус — 2 ст. ложки

лук репчатый — 1 шт.
мята, измельченная для маринада и соуса
соль и перец
зелень (веточки) для оформления

СПОСОБ ПРИГОТОВЛЕНИЯ:

Смешайте лимонный сок, соевый соус, уксус. Добавьте соль, перец, очень мелко нарезанный лук и 1 столовую ложку измельченной мяты. Взбейте.

Нарежьте рыбу на кубики со стороной 2,5 см, удалив кожицу и кости, положите в маринад, накройте крышкой и поставьте в прохладное место на 2 часа. Обсушите кусочки рыбы и наколите их на длинные шампуры. Поместите в разогретый гриль. Обжаривайте каждую сторону 5 минут. Подавайте, украсив зеленью.

СОВЕТ: рыбный шашлык можно приготовить и в духовке.

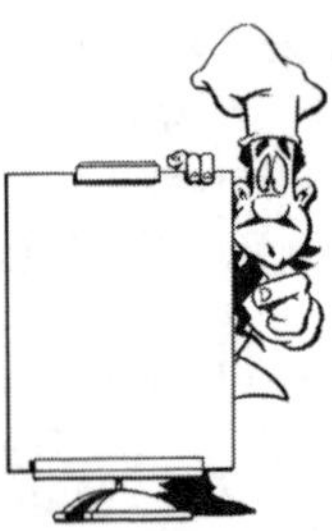

КРЕВЕТКИ В ТОМАТНОМ СОУСЕ

Необходимые продукты:

креветки — 500 г
томатная паста — 70 г
чеснок — 1 зубчик
соль, перец

СПОСОБ ПРИГОТОВЛЕНИЯ:

Мелко порубленный чеснок, хорошо размороженные и отжатые креветки положите в сковороду. После того как выпарится практически вся жидкость, посолите и поперчите по вкусу. Затем добавьте томатную пасту и готовьте до тех пор, пока паста не станет темно-бордового цвета. Блюдо охладите и подавайте.

СОВЕТ: вместо томатной пасты можно приготовить креветки со свежими помидорами и соевым соусом.

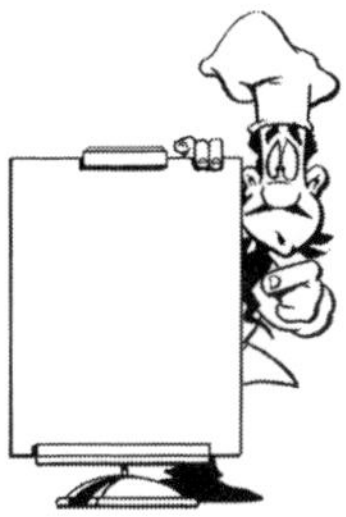

РУЛЕТИКИ ИЗ РЫБЫ С КРЕВЕТКАМИ

Необходимые продукты:

филе судака — 450 г
креветки свежемороженые — 80 г
лук зеленый — 50 г
яйца вареные — 2 шт. *и сырые* — 2 шт.
сок лимонный — 2 ст. ложки
маслины — 20 г
лимон — 1 шт.
зелень петрушки или укропа
перец черный молотый, соль по вкусу

СПОСОБ ПРИГОТОВЛЕНИЯ:

Филе разрежьте на порции и отбейте, посолите и поперчите. Лук промойте, обсушите, мелко нарежьте и потушите вместе с мелкорублеными креветками. Добавьте рубленую зелень, рубленые вареные яйца. Посолите, заправьте лимонным соком и перемешайте.

На середину филе выложите приготовленную массу и сверните трубочкой. Трубочки обваляйте в сыром яйце и запекайте в духовке, выложив на слой фольги и долив небольшое количество воды.

Оформите зеленью, маслинами и ломтиками лимона.

СОВЕТ: вместо креветок можно использовать отварную нашинкованную красную рыбу.

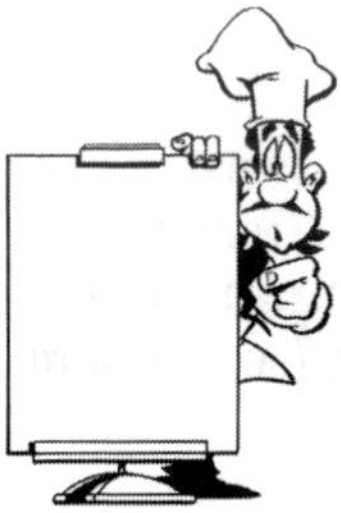

РУЛЕТИКИ ИЗ КАЛЬМАРОВ

Необходимые продукты:

кальмары замороженные — 1 кг
соль — 1 ч. ложка
перец черный — 5—6 горошин
соевый соус — 1 ст. ложка

СПОСОБ ПРИГОТОВЛЕНИЯ:

Чтобы очистить кальмары, замороженные тушки залейте крутым кипятком. Большая часть кожицы тут же свернется, а остатки нужно смыть под холодной проточной водой.

Удалите хорду и внутренности. Разрежьте каждую очищенную тушку так, чтобы получилось два пласта, слегка отбейте их деревянным молоточком.

Аккуратно сверните пласты кальмаров рулетиками и обмотайте шпагатом. Затем уложите рулетики на дно жаровни, залейте водой так, чтобы она покрывала их на 4—5 см. Добавьте соль, перец и соевый соус, доведите до кипения и тушите на слабом огне 50 минут. При необходимости в жаровню можно доливать воду.

Охладите, не сливая бульона. Затем достаньте рулетики из кастрюли и удалите шпагат. Нарежьте рулетики кружочками и подайте к столу, сбрызнув лимонным соком.

СОВЕТ: к кальмарам можно приготовить соус из обезжиренного йогурта, смешанного с рубленой зеленью и чесноком.

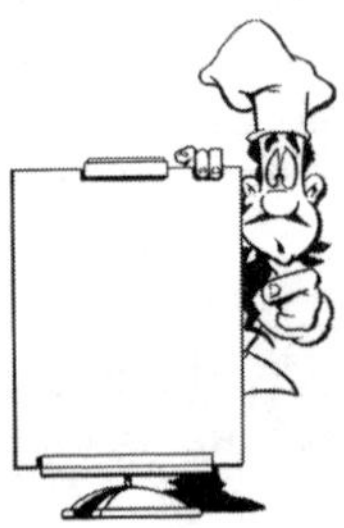

ЗАПЕКАНКА ИЗ РЫБЫ

Необходимые продукты:

филе рыбы — 500 г
яйца — 2 шт.
перец черный молотый, соль

СПОСОБ ПРИГОТОВЛЕНИЯ:

Филе пропустите через мясорубку, посолите, поперчите, добавьте яйцо и перемешайте. Тщательно взбейте смесь, пока она не станет однородной.

Выложите полученную массу в форму, выстланную бумагой для выпечки, заполнив ее на $^2/_3$ объема. Запекайте в духовке 50—60 минут при 200°С.

СОВЕТ: при подаче готовую запеканку можно оформить очищенными отваренными креветками.

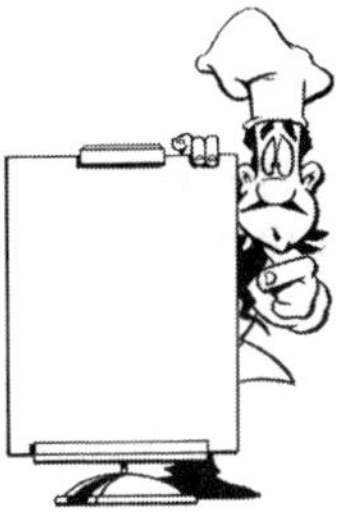

ТУШЕНАЯ РЫБА С ОВОЩАМИ

Необходимые продукты:

рыба обработанная — 950 г
бульон — 300 г
морковь — 270 г
корень петрушки — 50 г
корень сельдерея — 24 г
лук репчатый — 110 г
томат-пюре — 110 г
уксус 3%-ный — 30 г
сахар — 24 г
гвоздика, корица, соль, перец, лавровый лист по вкусу
зелень и лимон для оформления

СПОСОБ ПРИГОТОВЛЕНИЯ:

Порционные кусочки или мелкую рыбу целиком уложите в два слоя, чередуя со слоями нарезанных соломкой овощей. Залейте бульоном, добавьте томат, уксус, соль, доведите до кипения, закройте крышкой и тушите при слабом кипении до готовности 50—60 минут. За 10 минут до окончания тушения введите специи.

Подавайте рыбу вместе с соусом и овощами, с которыми она тушилась, сверху положите кружочек лимона, веточку зелени.

СОВЕТ: к рыбе можно приготовить соус из лимонного сока и зелени. Для этого нашинкованный укроп смешайте с соком половины лимона и столовой ложкой соевого соуса.

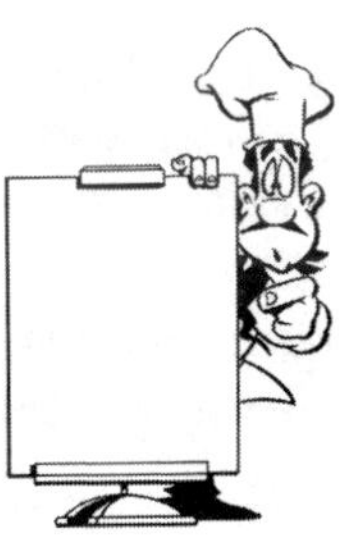

ШАШЛЫК ИЗ СЕМГИ

Необходимые продукты:

филе семги — 320 г
помидоры черри — 220 г
сок лимонный — 40 г
горчица — 25 г
чеснок — 25 г
соль, перец

СПОСОБ ПРИГОТОВЛЕНИЯ:

Филе семги нарежьте кубиками и маринуйте в смеси из лимонного сока, горчицы, чеснока, соли и перца в течение 1,5—2 часов. Перец нарежьте кубиками. На шпажку нанижите кусочки семги и помидоры черри. Готовый шашлычок обжарьте до готовности на гриле.

СОВЕТ: шашлык можно приготовить и из другого сорта красной рыбы.

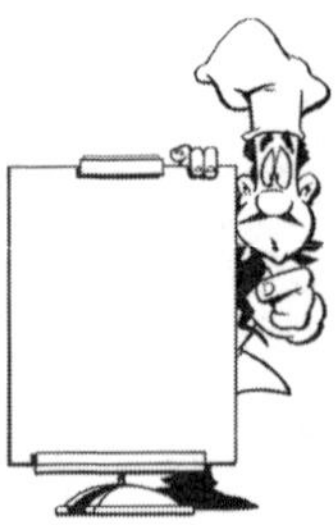

РЫБА, ЗАПЕЧЕННАЯ В СОУСЕ

Необходимые продукты:

рыба свежая или мороженая (филе) — 500 г
вода — 300 г
соль — 1 ч. ложка
вода для соуса — 30—50 г
яичный желток — 1 шт.
перец белый
сок лимонный — 1 ст. ложка

СПОСОБ ПРИГОТОВЛЕНИЯ:

Промойте рыбное филе, залейте горячей водой и варите на слабом огне до готовности. Выньте рыбу и процедите бульон. Добавьте воды, чтобы объем жидкости составлял 400 мл.

Разогрейте духовку до 240°С. Рыбный бульон слегка остудите. Хорошенько взбейте яичный желток и добавьте в бульон. Взбивая, прогревайте на слабом огне, не доводя до кипения. Добавьте соль, перец, немного лимонного сока по вкусу.

Положите обсушенное рыбное филе в сковороду и сверху полейте приготовленным соусом.

Рыбу запекайте около 20 минут при 220°С.

СОВЕТ: вместо воды в этом рецепте можно добавить 150 г белого сухого вина.

РЫБНЫЙ РУЛЕТ

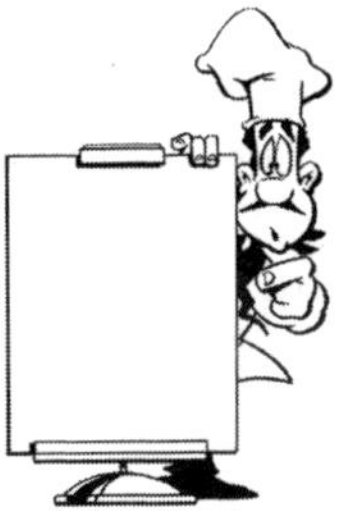

Необходимые продукты:

рыба без кожи и костей — 500 г
яйцо — 1 шт.
томатный соус — 100 г
перец, соль
лук репчатый для фарша — 200 г
яйцо вареное для фарша — 1 шт.
зелень для фарша — 30 г
лимон для оформления — 1 шт.

СПОСОБ ПРИГОТОВЛЕНИЯ:

Мякоть рыбы нарежьте кусочками и пропустите через мясорубку. Разведите массу яйцом, добавьте соль, перец и хорошо взбейте.

Для фарша лук мелко нарежьте, добавьте вареное рубленое яйцо, соль, перец, рубленую зелень. Хорошо перемешайте.

На смоченное водой полотенце разложите массу в виде прямоугольника слоем 1,5—2 см. На середину уложите фарш. Края массы соедините так, чтобы один край находил на другой, образуя шов. Сформованный рулет переложите на смазанный маслом и посыпанный сухарями противень швом вниз.

Поверхность рулета выровняйте, сделайте несколько проколов и запекайте в духовке при 250°С в течение 20—30 минут.

При подаче рулет нарежьте на порции по 2—3 куска, сверху полейте томатным соусом. Оформите лимоном, зеленью.

СОВЕТ: томатный соус можно приготовить, измельчив в блендере мелко порубленные помидоры с чесноком и луком.

ЗАПЕЧЕННАЯ РЫБА С КРЕВЕТКАМИ

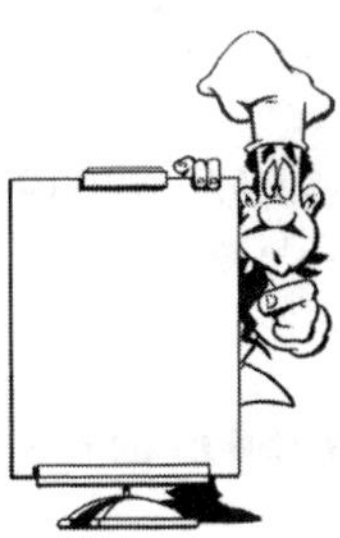

Необходимые продукты:

рыба (филе) — 400 г
лимон — 2 шт.
чеснок — 2 зубчика
лук репчатый — 1 шт.

креветки — 50 г
оливки без косточек — 40 г
зелень петрушки
соль и перец красный молотый по вкусу

СПОСОБ ПРИГОТОВЛЕНИЯ:

Филе рыбы натрите солью и молотым перцем.

На противень выложите кусочки фольги, уложите на нее слоями колечки лука, кружочки лимона, нашинкованную петрушку, посолите. На эту «подушку» положите филе, а сверху — креветки. Посыпьте нашинкованными чесноком, петрушкой и оливками и заверните в фольгу.

Положите рыбу в духовку и запекайте в духовке 30 минут.

СОВЕТ: подобным образом можно запечь рыбу и без креветок.

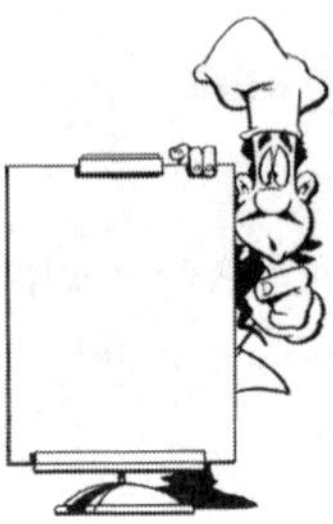

РАГУ С ЛОСОСЕМ

Необходимые продукты:

лосось — 500 г
лук репчатый — 1 шт.
морковь — 2 шт.
бульонный кубик — 1 шт.
чеснок — 1 зубчик
томат-пюре — 2 ст. ложки
оливки зеленые — 12 шт.
зелень петрушки рубленая — 1 ст. ложка
тимьян молотый, соль

СПОСОБ ПРИГОТОВЛЕНИЯ:

Овощи нарежьте соломкой. Добавьте 200 мл воды, раскрошенный кубик бульона, чеснок, томатное пюре и тимьян. Тушите овощи на слабом огне 10 минут.

Нарежьте филе порционными кусками и соедините с овощами. Тушите на медленном огне еще 15 минут. Положите нарезанные оливки и зелень петрушки.

СОВЕТ: рыба будет вкуснее, если перед подачей сбрызнуть ее сухим белым вином.

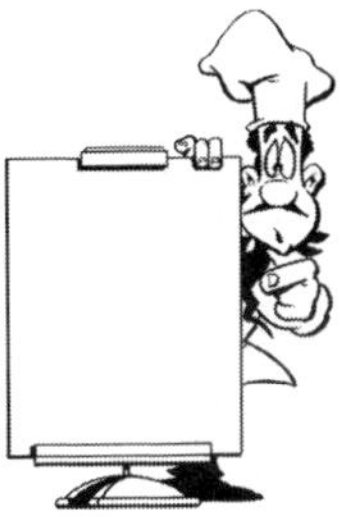

ЗАПЕКАНКА ИЗ РЫБЫ С ПОМИДОРАМИ

Необходимые продукты:

филе минтая — 600 г
сок лимонный — 2 ст. ложки
помидоры — 3 шт.
яйца — 2 шт.
зелень петрушки рубленая — 2 ст. ложки
перец черный молотый, соль по вкусу

СПОСОБ ПРИГОТОВЛЕНИЯ:

Филе рыбы нарежьте кусочками, сбрызните лимонным соком и уложите в форму, выстланную фольгой.

Сверху выложите помидоры, нарезанные кружочками, посолите, поперчите и посыпьте зеленью.

Яйца слегка взбейте, залейте ими рыбу с помидорами. Запекайте при 200 °С до золотистого цвета.

СОВЕТ: филе можно также свернуть рулетиками и перед запеканием закрепить зубочистками.

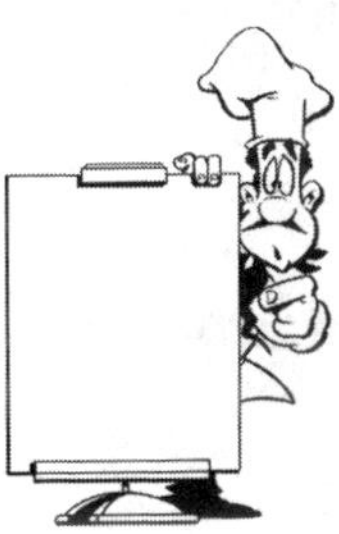

КОТЛЕТЫ ИЗ СУДАКА

Необходимые продукты:

филе судака — 200 г
лук — 1 шт.
яйца — 2 шт.
соль по вкусу

СПОСОБ ПРИГОТОВЛЕНИЯ:

Филе судака пропустите через мясорубку, добавьте лук, предварительно порезанный на ломтики. В полученную массу введите яйца, соль и перемешайте. Из массы сформуйте котлеты и сварите их на пару.

СОВЕТ: при подаче котлеты выложите на блюдо, посыпьте зеленью, украсьте кусочками лимона.

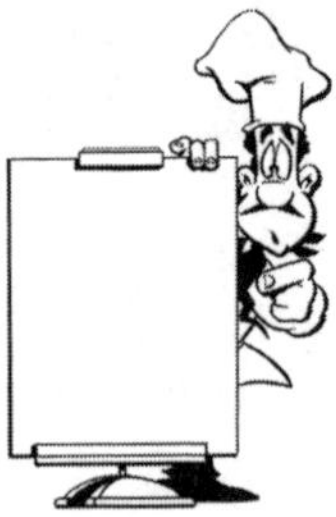

РУЛЕТИКИ ИЗ ФОРЕЛИ И МИНТАЯ СО ШПИНАТОМ

Необходимые продукты:

филе форели — 500 г
филе минтая — 250 г
шпинат — 100 г
цедра лимона — 1 ч. ложка
сок лимонный — 1 ст. ложка
чеснок — 2 зубчика
зелень петрушки рубленая — 1 ст. ложка
перец белый молотый, соль по вкусу

СПОСОБ ПРИГОТОВЛЕНИЯ:

Для соуса чеснок мелко порубите, добавьте зелень петрушки, лимонную цедру и перемешайте.

Для начинки листья шпината ошпарьте, полейте лимонным соком, посолите, поперчите, перемешайте.

Филе форели и минтая нарежьте вдоль полосками шириной 3 см и смажьте тонким слоем соуса. Полоски минтая уложите на полоски форели смазанной стороной вниз, положите по 1 чайной ложке начинки, сверните рулетами, скрепите их шпажками.

Выложите рулетики на противень, слегка смоченный водой, и запекайте в духовке 20 минут при 200 °С.

СОВЕТ: эти рулетики можно также потушить или приготовить на пару.

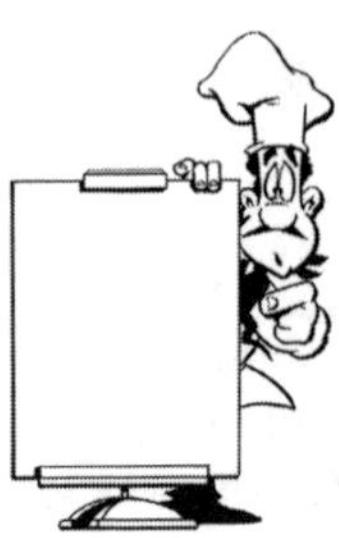

КОТЛЕТЫ ИЗ ТРЕСКИ

Необходимые продукты:

филе трески — 200 г
лук — 1 шт.
яйца — 2 шт.
соль по вкусу

СПОСОБ ПРИГОТОВЛЕНИЯ:

Филе трески вместе с луком пропустите через мясорубку. Массу посолите, введите яйца, перемешайте.

Из приготовленной котлетной массы сформуйте шницели, выложите их на противень, предварительно смочив его водой, и запекайте до готовности.

При подаче котлеты выложить на блюдо, посыпать мелкорубленой зеленью.

СОВЕТ: котлеты можно приготовить на пару.

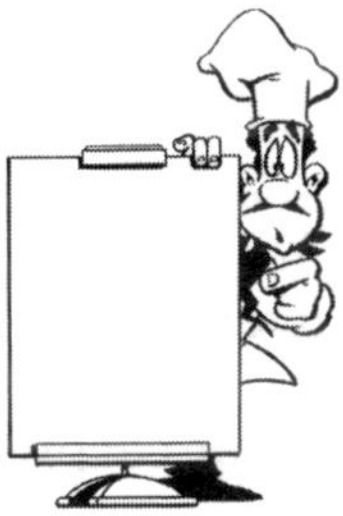

РУЛЕТЫ ИЗ РЫБЫ С ЯЙЦОМ

Необходимые продукты:

рыбное филе — 600 г

яйца — 3 шт.

лук зеленый и петрушка рубленые — 4 ст. ложки

зелень петрушки и эстрагона (для украшения) — 15 г

перец черный молотый

соль

СПОСОБ ПРИГОТОВЛЕНИЯ:

Филе рыбы отбейте до толщины 3—4 мм. Для фарша сварите 2 яйца вкрутую. Лук и петрушку мелко порежьте и перемешайте с мелко нарезанными вареными яйцами, добавьте соль и перец.

На середину подготовленного филе положите фарш и заверните в виде трубочек, закрепив шпажкой. Трубочки посолите, смочите во взбитом с водой яйце, затем выложите на противень, застеленный фольгой.

Оформите зеленью перед подачей.

СОВЕТ: обычно я не рекомендую использовать на ужин яйца с чем бы то ни было, однако в данном случае их содержание минимально.

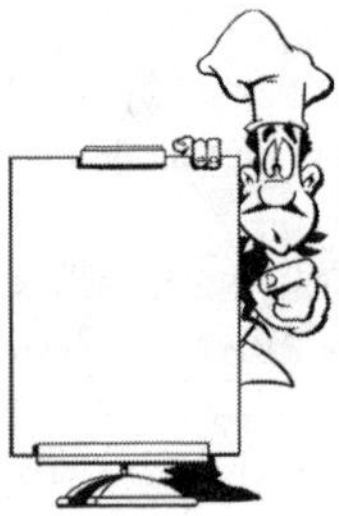

СТЕЙКИ ИЗ СЕМГИ НА ГРИЛЕ

Необходимые продукты:

стейки из семги — 4 шт.
лук репчатый — 1 шт.
чеснок — 1 зубчик
кинза — 4 веточки
лимон — 1 шт.
зелень петрушки — 2 пучка
паприка — 1/2 ч. ложки
тмин — 1/2 ч. ложки
перец черный
соль по вкусу

СПОСОБ ПРИГОТОВЛЕНИЯ:

Лук, чеснок, кинзу и петрушку мелко нарежьте. Добавьте соль, перец, паприку, тмин, лимонный сок.

Обмажьте стейки приготовленной пряной смесью, заверните в фольгу и жарьте на гриле до готовности.

СОВЕТ: если вам нравится острая рыба, то как вариант можно использовать смесь из черного, белого перца, укропа и перца чили.

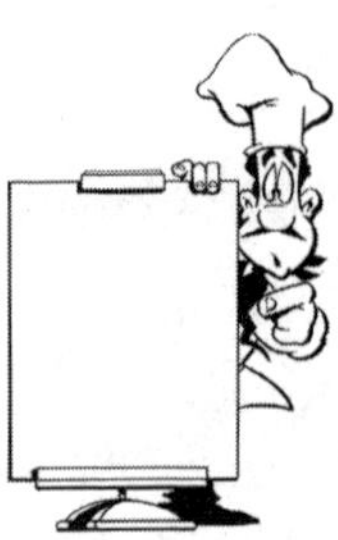

СТЕЙКИ ИЗ ЛОСОСЯ НА ГРИЛЕ

Необходимые продукты:

филе лосося — 1,6 кг
сок 1 лимона
чеснок — 4 зубчика
желтки яичные — 4 шт.
горчица готовая — 2 ст. ложки
сухое вино белое — 1 ст. ложка
зелень укропа — 4 ст. ложки
перец черный молотый
соль

СПОСОБ ПРИГОТОВЛЕНИЯ:

Филе разрежьте на порции, полейте лимонным соком, посолите и маринуйте 20 минут в прохладном месте.

Для чесночного соуса соедините желтки с горчицей, взбейте до консистенции густой сметаны, вливая масло, добавьте лимонный сок, вино и растертый с солью чеснок.

Филе посыпьте укропом, поперчите, заверните в фольгу и жарьте на гриле 10 минут.

СОВЕТ: подавать рыбу нужно политой приготовленным соусом и украшенной ломтиками лимона.

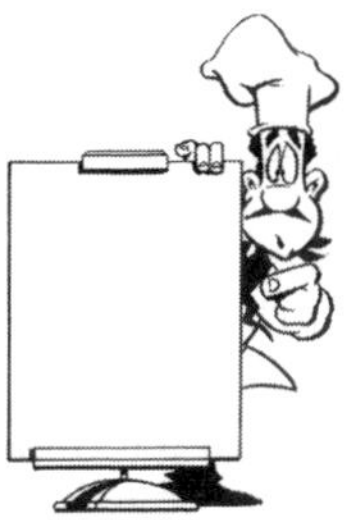

РУЛЕТИКИ ИЗ НАЛИМА

Необходимые продукты:

филе налима — 500 г
зелень петрушки и укропа — 40 г
оливки зеленые — 20 г
лимон — 2 шт.
лук репчатый — 1 шт.
бульон рыбный — 1 стакан
соевый соус — 3 ст. ложки
масло растительное — 1 ст. ложка
соль
перец черный молотый

СПОСОБ ПРИГОТОВЛЕНИЯ:

Для фарша 40 г филе налима мелко нарежьте, добавьте мелко измельченные лук и зелень.

Филе налима отбейте, посолите, поперчите. На середину филе положите фарш, сверните рулетиками, перевяжите шпагатом и припустите в рыбном бульоне 30 минут.

Подавайте с соусом по 2 рулетика на порцию, оформите оливками, ломтиками лимона и зеленью.

СОВЕТ: рулетики можно запечь в духовке, добавив при запекании немного рыбного бульона.

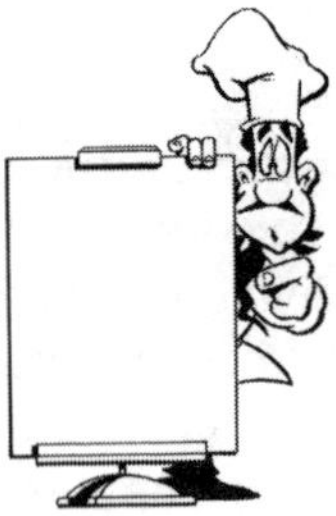

ЩУКА ОТВАРНАЯ

Необходимые продукты:

щука — 800—1200 г
овощи для отвара (морковь, лук, сельдерей) — 300 г
вино белое сухое — 3/4 стакана
лук репчатый нарезанный — 6 ст. ложек
соль

СПОСОБ ПРИГОТОВЛЕНИЯ:

Залейте нарезанные овощи 1 л горячей воды и варите в течение 20—30 минут. Отвар процедите.

Щуку промойте, выпотрошите, очистите и разделайте на куски. Куски рыбы залейте холодным отваром и вином, чтобы они были покрыты жидкостью наполовину, доведите до кипения и варите на слабом огне 20 минут.

Для приготовления соуса вино соедините с 3 столовыми ложками отвара, мелко нарезанным луком и прогрейте на слабом огне, пока жидкость не выпарится до первоначального объема. Посолите по вкусу.

Рыбу выложите на блюдо и залейте соусом.

? СОВЕТ: перед подачей можно декорировать щуку кусочками лимона или апельсина.

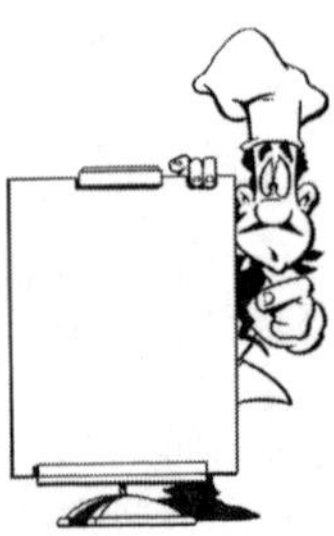

ТРЕСКА ЗАПЕЧЕННАЯ

Необходимые продукты:

треска — 1 шт. (около 1 кг)
лук репчатый — 2 шт.
чеснок — 1 зубчик
лимон — 1/2 шт.
вино сухое — 3 ч. ложки
соевый соус — 4 ст. ложки
перец красный молотый — 1 ч. ложка
соль — 1 ч. ложка
зелень

СПОСОБ ПРИГОТОВЛЕНИЯ:

Треску промойте, удалите кости плавника, срезав часть кожи и мяса с хребта, неровные части брюшка, рыбу выпотрошите, промойте и обсушите.

Лук и чеснок очистите, пропустите через мясорубку, добавьте соль, вино, соевый соус, перец, все перемешайте и обмажьте этой смесью треску снаружи и изнутри. Оставьте на 30 минут. Затем выложите треску на противень, застеленный фольгой, и запекайте до готовности.

Подайте с ломтиками лимона. Оформите зеленью.

СОВЕТ: можно запечь треску и на гриле, однако предпочтительнее готовить в духовке.

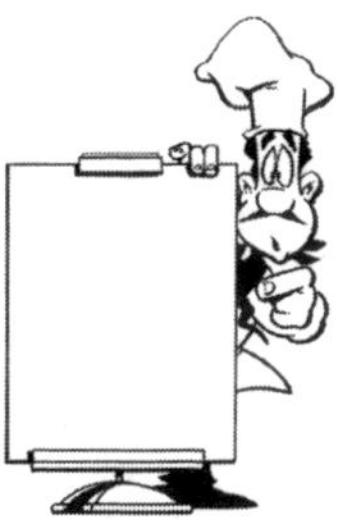

ОТВАРНАЯ РЫБА С СОУСОМ

Необходимые продукты:

рыба малокостная нежирная — 1 кг
лук репчатый — 20 г
яйца вареные — 3 шт.
корень петрушки — 20 г
зелень петрушки рубленая — 12 г
соль, перец
лавровый лист
сок лимонный

СПОСОБ ПРИГОТОВЛЕНИЯ:

Для варки можно использовать любую рыбу, кроме сельди, воблы, карася, омуля, леща, наваги.

Рыбу очистите от плавников и чешуи, выпотрошите, у крупной отрежьте голову. Промойте и нарежьте поперек на кругляши. Можно разрезать рыбу вдоль позвоночника, удалить его, а оставшееся филе с кожей и реберными костями нарезать на порционные куски. Мелкую рыбу можно варить с головой, предварительно удалив из нее жабры. Чтобы кусочки не деформировались, на коже сделайте несколько надрезов.

Подготовленную рыбу уложите одним слоем в кастрюлю кожей вверх. Рыбу, используемую целиком, залейте холодной водой, а порционными кусками — горячей. Доведите до кипения, добавьте крупно нарезанный лук и петрушку и варите при едва заметном кипении до готовности. Готовность проверьте проколом вилки — она должна свободно входить в мякоть. Специи добавьте за 15 минут до готовности рыбы.

Для соуса рубленые яйца, соль, лимонный сок и мелкорубленую зелень тщательно перемешайте.

При подаче рыбу уложите на тарелки кожей вверх, полейте соусом, оформите кружочками лимона и веточкой зелени.

СОВЕТ: рекомендую добавить к рыбе немного соевого соуса перед подачей к столу.

ТЕФТЕЛИ ИЗ КРЕВЕТОК

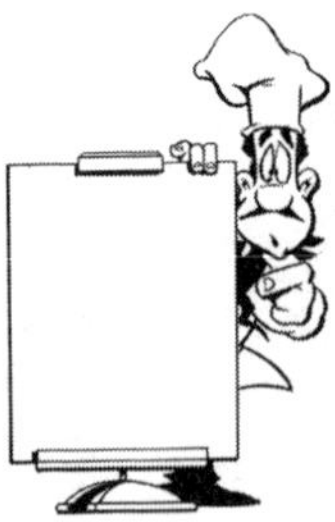

Необходимые продукты:

креветки очищенные — 200 г
яйцо — 1/2 шт.
вино белое — 1 ч. ложка
соль по вкусу
зелень

СПОСОБ ПРИГОТОВЛЕНИЯ:

Креветки промойте, обсушите и проверните через мясорубку. Добавьте яйцо, соль и хорошо перемешайте.

Сформуйте из подготовленной массы тефтели величиной с грецкий орех, положите их на выстланный фольгой противень, долейте немного воды и запекайте до готовности.

При подаче готовые тефтели оформите зеленью.

СОВЕТ: подобные тефтели можно приготовить и из рыбного филе. Можно сбрызнуть готовые шарики лимонным соком.

ТУШЕНЫЕ МИДИИ

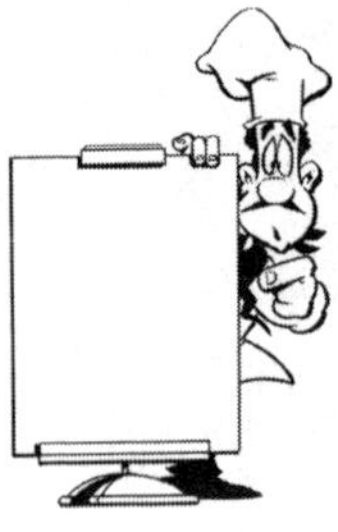

Необходимые продукты:

мидии — 1 кг
помидоры — 2 шт.
лук — 1 шт.

чеснок — 4 зубчика
базилик — 1 пучок
семена фенхеля — 1 ч. ложка
кориандр — 1 ч. ложка
зира — 1 ч. ложка
перец горошком — 1 ч. ложка
красный перец — 1/2 ч. ложки
сок моллюсков — 2 стакана
белое вино сухое — 1 стакан
петрушка рубленая — 2 ст. ложки
соль

СПОСОБ ПРИГОТОВЛЕНИЯ:

Нагрейте маленькую сковородку или соусную кастрюльку. Добавьте фенхель, кориандр, зиру и перец горошком.

Прокалите, помешивая, пока семена не начнут источать легкий аромат. Уберите с огня и смелите семена в порошок в кофемолке.

Верните специи на сковороду и выжмите 2 дольки чеснока. Грейте на маленьком огне, пока чеснок не станет темно-коричневым.

Обдайте помидоры кипятком, снимите кожицу и удалите семена. Мякоть измельчите. Лук и оставшийся чеснок порубите.

К чесноку и специям добавьте помидоры и базилик, тушите еще 10 минут. Добавьте сок моллюсков и вино, доведите до кипения, посолите, накройте крышкой и варите на слабом огне 15 минут.

Поместите мидии в дуршлаг, промойте холодной водой и удалите «бороды». Выкиньте те мидии, которые раскрылись и не закрываются от прикосновения.

Удалите остатки воды и поместите мидии в котелок с соусом (жидкость не должна их покрывать). Накройте и тушите 15 минут; затем помешайте, снова накройте и тушите еще 10 минут.

Уберите с огня, выберите и выкиньте те мидии, которые не раскрылись при горячей обработке.

Уложите мидии в глубокую миску, кончиками вниз. Сверху полейте горячим отваром и посыпьте петрушкой.

СОВЕТ: вместо помидоров можно использовать смесь из сладкого перца и перца чили.

Блюда из овощей

Как я уже говорила, идеальным блюдом для ужина я считаю мясо или рыбу. Однако если вы будете употреблять их ежедневно, очень скоро у вас начнутся проблемы с кишечником. Поэтому забывать об овощах на ужин все же не стоит. Просто не стоит употреблять их каждый вечер.

Как и в предыдущих разделах, здесь действует правило: только одно блюдо за один прием пищи.

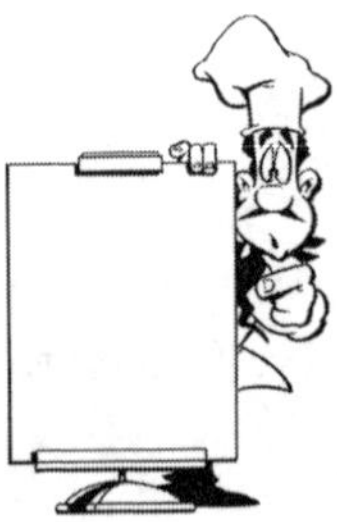

ЗАЛИВНОЕ ИЗ ОВОЩЕЙ

Необходимые продукты:

кабачок — 1 шт.
помидоры — 2 шт.
зеленые перцы — 2 шт.
томатный сок — 350 мл
желатин — 15 г.
Для соуса:
1 ст. ложка красного винного уксуса
соль и перец по вкусу
зелень для украшения

СПОСОБ ПРИГОТОВЛЕНИЯ:

Разогрейте духовку до 190°С. Перцы, кабачок и помидоры вымойте. Перцы разрежьте на 2 части, удалите плодоножки и семена. Кабачок разрежьте вдоль на полоски толщиной 0,5 см. Помидоры порежьте на ломтики.

В противень налейте немного воды. Положите на него ломтики помидоров, кабачка и перцев, сбрызните их водой, поставьте в духовку и запекайте до мягкости 10 минут.

Выньте овощи из духовки. Перцы переложите в миску и накройте пищевой пленкой. Дайте постоять 10 минут, затем снимите кожицу.

Влейте в огнеупорную посуду 50 мл томатного сока, добавьте желатин. В кастрюле большего диаметра вскипятите воду. Когда желатин набухнет, поставьте миску в кастрюлю с кипящей водой, уменьшите огонь и нагревайте, постоянно помешивая, пока желатин полностью не растворится. Снимите с огня, дайте немного остыть. Влейте оставшийся томатный сок и перемешайте.

Форму застелите пищевой пленкой так, чтобы края пленки выступали за края формы. Уложите на дно формы кусочки зеленого перца, залейте их томатным соком с желатином.

Затем выложите слой помидоров и слой кабачков; каждый слой заливайте томатным соком. Накройте форму пищевой пленкой и поставьте в холодильник для полного застывания.

Приготовьте соус, перемешав все ингредиенты. Перелейте в соусник. Подавайте заливное с соусом, нарезав порционными кусками.

СОВЕТ: помидоры можно использовать и в сыром виде. В заливное можно добавить отварную морковь.

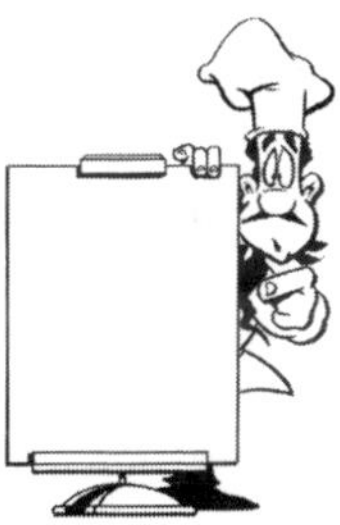

КУКУРУЗА, ЗАПЕЧЕННАЯ С ОВОЩНЫМ СОУСОМ

Необходимые продукты:

кукуруза в початках — 250 г
лук репчатый — 1 шт.
чеснок — 1 зубчик
морковь — 1 шт.
лук зеленый — 100 г
бульон овощной — 1 стакан
зелень петрушки рубленая — 5 г
перец черный молотый
соль по вкусу

СПОСОБ ПРИГОТОВЛЕНИЯ:

Лук и чеснок порубите, морковь нарежьте соломкой, зеленый лук — колечками. Подготовленные овощи залейте овощным бульоном, тушите 2 минуты, затем добавьте зелень.

Кукурузу выложите на фольгу, посолите, поперчите, сверху уложите овощную смесь. Запекайте 30 минут при 200°С.

Перед подачей фольгу разверните.

СОВЕТ: обычно я не рекомендую использовать кукурузу на ужин, но изредка, не чаще одного раза в неделю, можно себя побаловать таким блюдом.

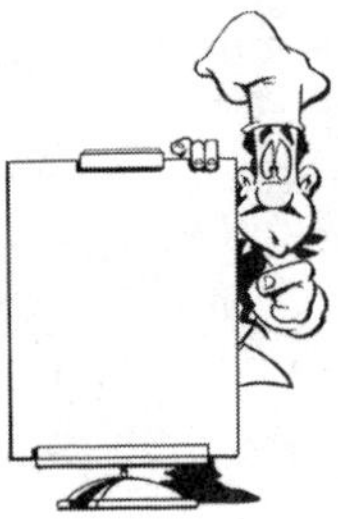

ОСТРАЯ ТУШЕНАЯ КАПУСТА

Необходимые продукты:

капуста белокочанная — 500 г
перец чили — 1 шт.
имбирь молотый — $^{1}/_{4}$ ч. ложки
уксус 3%-ный — 1 ч. ложка
соль по вкусу
зелень петрушки

СПОСОБ ПРИГОТОВЛЕНИЯ:

Капусту очистите от верхних загрязненных листьев, промойте и нарежьте соломкой. Перец чили очистите от плодоножки и семян, промойте и нарежьте тонкой соломкой.

Выложите перец в сковороду с добавлением небольшого количества воды и, постоянно помешивая, тушите в течение 5 минут. Добавьте капусту. Приправьте уксусом, солью, имбирем, перемешайте и тушите до готовности.

При подаче посыпьте рубленой зеленью.

СОВЕТ: в процессе тушения можно добавить мелко натертую морковь и чеснок.

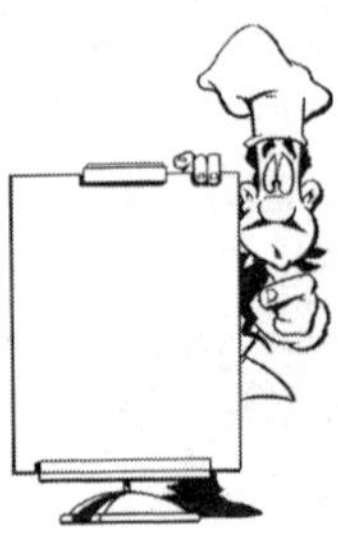

ТУШЕНЫЕ КАБАЧКИ С ПОМИДОРАМИ

Необходимые продукты:

кабачки (молодые) — 4 шт.
помидоры — 4 шт.
лук репчатый — 1 шт.
сельдерей — 1 стебель
томатная паста — 100 г
перец черный молотый
чеснок — 1 зубчик
сок $^{1}/_{2}$ лимона

СПОСОБ ПРИГОТОВЛЕНИЯ:

Кабачки очистите, выньте семена, нарежьте ломтиками, посыпьте солью, оставьте на 20 минут, затем промойте и обсушите. Помидоры крупно нарежьте.

Перемешайте кабачки и помидоры с мелко порезанным сельдереем и луком, нашинкованным кубиками. Затем добавьте томатную пасту, перемешайте. Добавьте перец и тушите 30 минут, помешивая. Добавьте толченый чеснок и лимонный сок. Подавайте закуску горячей.

СОВЕТ: вместо томатной пасты можно использовать томатный сок.

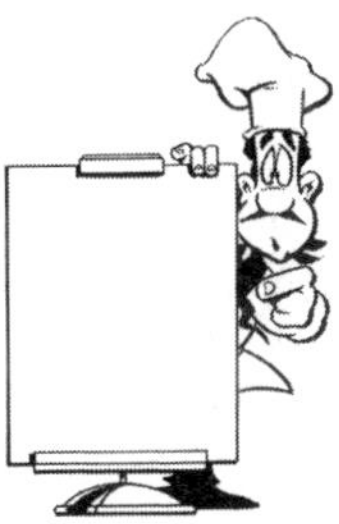

ОТВАРНЫЕ КАБАЧКИ

Необходимые продукты:

кабачки — 4 шт.
лук — $^1/_2$ шт.
майоран, молотый черный перец, соль — по $^1/_3$ ч. ложки

СПОСОБ ПРИГОТОВЛЕНИЯ:

Кабачки отварите под крышкой в воде с солью и перцем. Готовые кабачки выньте из отвара, обсушите, выложите на блюдо, посыпьте луком и майораном.

СОВЕТ: можно подавать кабачки и вместе с отваром, заправив соевым соусом.

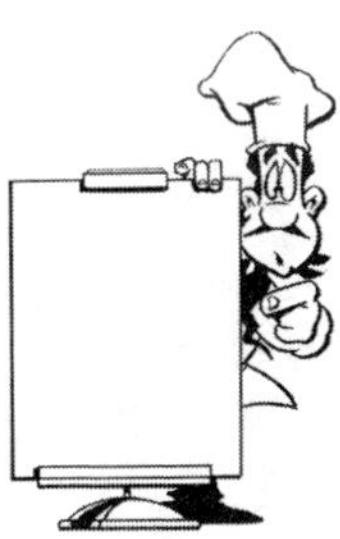

ФАРШИРОВАННЫЕ ВЕГЕТАРИАНСКИЕ КАБАЧКИ (1-Й ВАРИАНТ)

Необходимые продукты:

кабачки (крупные) — 4 шт.
репчатый лук — 2 шт.
помидоры — 2 шт.

сладкий перец зеленый — 4 шт.
чеснок — 4 зубчика
зелень петрушки рубленая — 2 ст. ложки
листья зеленого салата — 8 шт.
соль по вкусу

СПОСОБ ПРИГОТОВЛЕНИЯ:

Кабачки очистите, выньте семена, нарежьте кружками толщиной в 5 см.

Лук порубите, добавьте нарезанные кубиками помидоры, перец, зелень, соль, рубленый чеснок, перемешайте и прогревайте в сковороде с добавлением воды в течение 5 минут.

Наполните кабачки овощной начинкой, уложите в жаровню, влейте 1 стакан горячей воды. Тушите в духовке до готовности.

При подаче кабачки уложите на листья салата и оформите зеленью.

СОВЕТ: эти кабачки можно подавать и как горячее блюдо, и как холодную закуску.

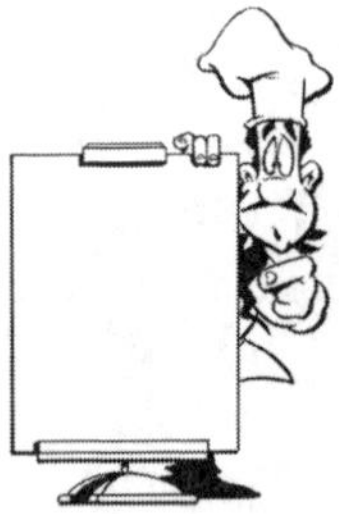

ФАРШИРОВАННЫЕ ВЕГЕТАРИАНСКИЕ КАБАЧКИ (2-Й ВАРИАНТ)

Необходимые продукты:

кабачки (крупные) — 2 шт.
морковь — 200 г
капуста белокочанная — 180 г
лук репчатый — 2 шт.
корень петрушки — 1 шт.
сок и тертая цедра 1 лимона
томат-пюре — 4 ст. ложки
чеснок — 2 зубчика
тмин
перец черный молотый
соль
укроп

СПОСОБ ПРИГОТОВЛЕНИЯ:

Кабачки нарежьте цилиндрами высотой 3 см, удалите семена с частью мякоти, проварите 5 минут в подсоленной воде и охладите.

Для фарша лук нарежьте соломкой и добавьте к кабачкам. Мелко нарезанные морковь, корень петрушки потушите вместе с другими овощами, положите томат-пюре и прогревайте 10 минут. Добавьте нарезанную соломкой капусту, подлейте немного воды и тушите до размягчения овощей. В конце тушения введите рубленый чеснок, соль, перец, тмин и лимонный сок.

Наполните кабачки фаршем, уложите в сотейник, влейте немного воды или бульона, накройте крышкой и тушите 20 минут. Охладите.

При подаче оформите лимонной цедрой и зеленью.

СОВЕТ: так же как и в предыдущем случае, эти кабачки можно подать и в горячем виде.

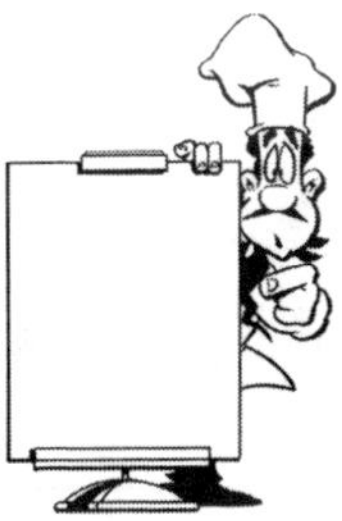

ФАРШИРОВАННЫЙ ВЕГЕТАРИАНСКИЙ БОЛГАРСКИЙ ПЕРЕЦ

Необходимые продукты:

сладкий перец красный — 12 шт.
лук репчатый — 1 шт.
морковь — 6 шт.
чеснок — 1 головка
рис — 1 стакан
зелень петрушки — 1 пучок
перец черный молотый
соль

СПОСОБ ПРИГОТОВЛЕНИЯ:

У перцев вырежьте плодоножки, удалите семена и перегородки.

Для фарша лук мелко порубите, чеснок крупно нарежьте, морковь натрите на крупной терке. Потушите лук до прозрачности, добавьте чеснок и морковь.

Всыпьте рис, мелко нарезанную петрушку, посолите, поперчите, влейте стакан воды и готовьте на слабом огне, пока рис полностью не впитает жидкость, охладите.

Приготовленным фаршем заполните перец, уложите его на противень, смазанный маслом, запекайте 35—40 минут при 200°С. Подавайте, оформив зеленью.

СОВЕТ: в фарш можно добавить мелко порубленные помидоры.

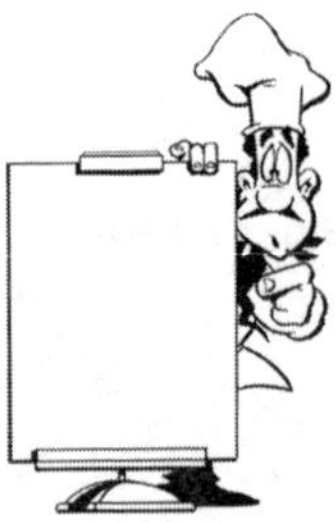

ФАРШИРОВАННЫЕ ВЕГЕТАРИАНСКИЕ ПОМИДОРЫ

Необходимые продукты:

помидоры — 3 шт.

кабачок — 1 шт.

лук репчатый — 1 шт.

чеснок — 1—2 зубчика

зелень петрушки

перец черный молотый

соль по вкусу

СПОСОБ ПРИГОТОВЛЕНИЯ:

У помидоров срежьте верхушки, удалите семена.

Для фарша очищенный кабачок с удаленными семенами мелко нарежьте и потушите в небольшом количестве воды, затем мелко порубите, добавьте рубленый лук, растертый чеснок, поперчите, посолите и перемешайте.

Начините помидоры полученным фаршем и запеките в духовке до готовности.

Подавайте, оформив зеленью.

СОВЕТ: в фарш для помидоров можно добавить недоваренный рис или гречку.

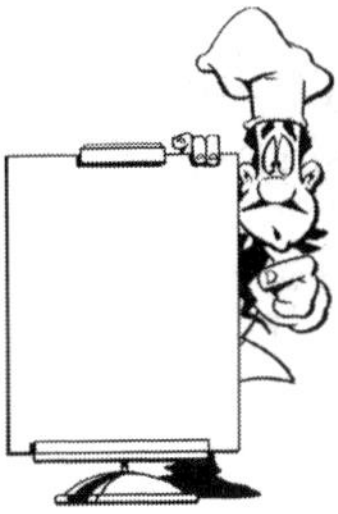

РИС С ОВОЩАМИ И ФРУКТАМИ

Необходимые продукты:

рис — 300 г
чернослив — 200 г
морковь — 180 г
капуста квашеная — 240 г
вода — 600 г
соль по вкусу

СПОСОБ ПРИГОТОВЛЕНИЯ:

Рис залейте кипящей водой и варите до готовности. Готовый рис соедините с нашинкованным черносливом, нарезанной морковью, капустой и тушите под крышкой до готовности.

При подаче оформите зеленью.

СОВЕТ: можно заменить квашеную капусту свежей.

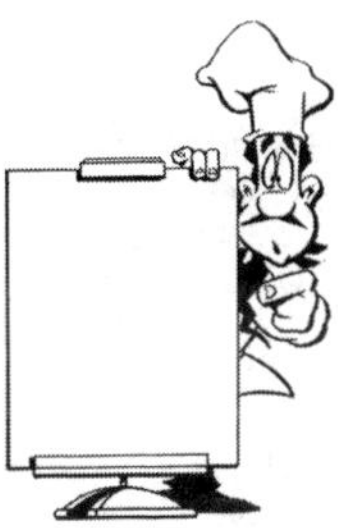

РИС С ПОМИДОРАМИ

Необходимые продукты:

рис — 200 г
помидоры — 4 шт.
лук репчатый — 2 шт.
чеснок — 2 зубчика
томатная паста — 1 ч. ложка
соль — 1 ч. ложка
перец красный молотый
зелень петрушки
бульонный кубик — 1 шт.

СПОСОБ ПРИГОТОВЛЕНИЯ:

Сварите рис в подсоленной воде. Помидоры нарежьте кусочками, лук — кольцами, чеснок мелко порубите, добавьте томатную пасту и тушите еще несколько минут. Влейте бульон, приготовленный из бульонного кубика, положите помидоры, тушите 10 минут, смешайте с рисом, посолите и поперчите. Тушите рис с овощами в течение 10 минут.

При подаче выложите на блюдо и посыпьте рубленой зеленью.

СОВЕТ: вместо помидоров можно использовать перец.

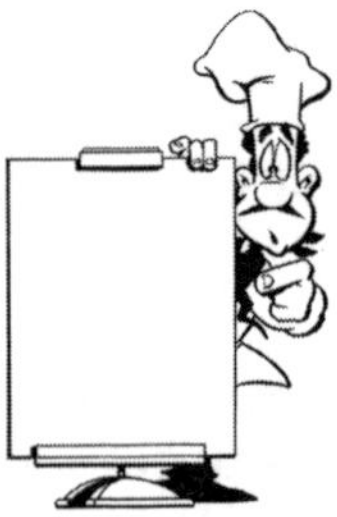

ТУШЕНЫЙ РИС С ОВОЩАМИ

Необходимые продукты:

рис — 200 г
помидоры — 4 шт.
лук репчатый — 2 шт.
чеснок — 2 зубчика
томатная паста — 1 ч. ложка
соль — 1 ч. ложка
перец красный молотый
зелень петрушки
бульонный кубик — 1 шт.

СПОСОБ ПРИГОТОВЛЕНИЯ:

Сварите рис в подсоленной воде. Помидоры нарежьте кусочками, лук — кольцами, чеснок мелко порубите.

Влейте бульон, приготовленный из бульонного кубика, положите помидоры, тушите 10 минут, смешайте с рисом, посолите и поперчите. Тушите рис с овощами в течение 10 минут.

При подаче выложите на блюдо и посыпьте рубленой зеленью.

СОВЕТ: для этого рецепта можно также использовать гречку.

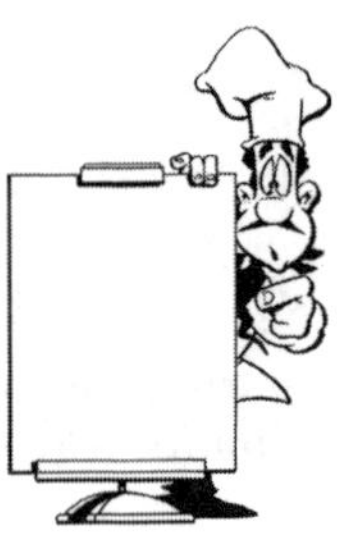

ОВОЩИ НА ШПАЖКЕ

Необходимые продукты:

на 4 порции:
баклажан — 1 шт.
кабачок — 1 шт.
сладкий перец — 4 шт.

помидоры — 4 шт.
чеснок — 4 зубчика
белое сухое вино — 200 мл
сок 0,5 лимона
крупномолотый черный перец
соль по вкусу

СПОСОБ ПРИГОТОВЛЕНИЯ:

Баклажан и кабачок вымойте, нарежьте полукружьями. Перцы вымойте, разрежьте на 4 части, удалите семена и плодоножку. Помидоры вымойте и нарежьте четвертинками. Чеснок очистите и мелко порубите. В миску влейте вино, добавьте чеснок, сок лимона, перец и соль. Перемешайте. Положите в маринад ломтики баклажана, кабачка и перцев и оставьте на 1 час.

Кусочки овощей выньте из маринада, нанижите на шпажки вперемежку с помидорами. Обжаривайте на гриле до готовности 10—15 минут.

СОВЕТ: обычно я не рекомендую употреблять баклажаны на ужин, данное блюдо — не исключение. Советую не употреблять его чаще одного раза в неделю или использовать кабачок вместо баклажана.

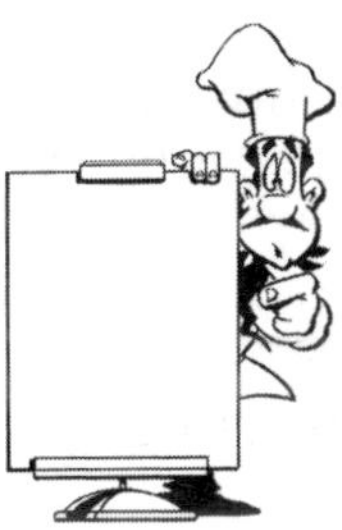

ЗАПЕКАНКА ИЗ ШПИНАТА

Необходимые продукты:

шпинат — 250 г
лук репчатый — 1 шт.
чеснок — 1 зубчик
яйца — 2 шт.
мускатный орех молотый — 1/4 ч. ложки
перец черный молотый, соль

СПОСОБ ПРИГОТОВЛЕНИЯ:

Лук и чеснок нарежьте кубиками. Шпинат нарежьте соломкой и ошпарьте. Шпинат соедините с яичными желтками, луком, чесноком, добавьте мускатный орех, соль, перец и перемешайте. Введите взбитые яичные белки. Перемешайте. Полученную массу выложите в выстланную фольгой форму для запекания. Запекайте 30 минут при 150°С.

Перед подачей нарежьте запеканку на порции, оформив зеленью.

СОВЕТ: можно полить готовую запеканку обезжиренным йогуртом.

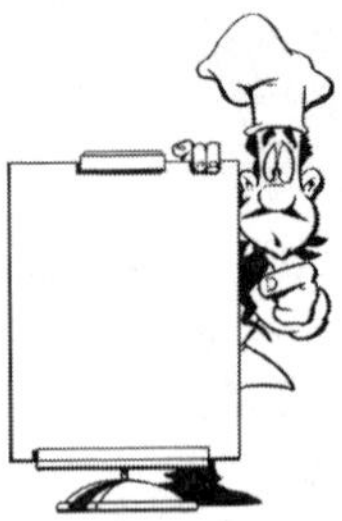

ОВОЩИ ЗАПЕЧЕННЫЕ

Необходимые продукты:

цукини — 600 г
помидоры — 3 шт.
сладкий перец — 2 шт.
чеснок — 3 зубчика
лавровый лист — 1 шт.
базилик
перец черный молотый
соевый соус — 1 ст. ложка

СПОСОБ ПРИГОТОВЛЕНИЯ:

Помидоры ошпарьте, снимите кожицу. Цукини нарежьте кружочками. Сладкий перец нарежьте соломкой.

Форму выложите фольгой, уложите слоями овощи. Посолите, поперчите, сбрызните соевым соусом, добавьте рубленый чеснок, мелко нарезанный базилик, лавровый лист. Запекайте в духовке при 180°С в течение часа.

СОВЕТ: можно сбрызнуть овощи столовой ложкой уксуса перед началом запекания.

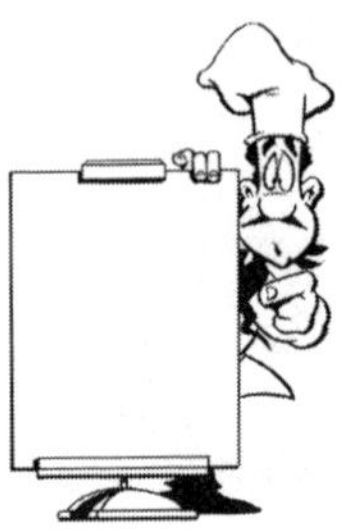

ЗАПЕКАНКА ИЗ ЦВЕТНОЙ КАПУСТЫ

Необходимые продукты:

капуста цветная — 500 г
лук репчатый — 1 шт.
яйцо — 1 шт.
соль, зелень

СПОСОБ ПРИГОТОВЛЕНИЯ:

Мелко нарежьте репчатый лук, затем сверху выложите отваренную охлажденную цветную капусту, залейте взбитым яйцом с солью и поставьте в духовку. Когда яйцо свернется, подайте к столу, посыпав мелко нашинкованной зеленью.

СОВЕТ: в данном случае содержание яйца на порцию получается небольшим, поэтому его можно сочетать с цветной капустой.

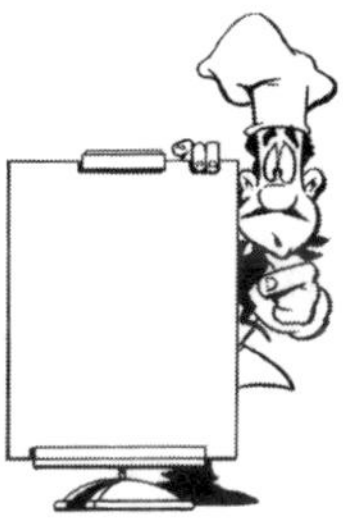

КАБАЧКОВАЯ ИКРА КОНСЕРВИРОВАННАЯ

Необходимые продукты:

кабачки — 3 кг
лук репчатый — 1 кг
морковь — 1 кг
соль — 2 ст. ложки
томатная паста — 1 ст. ложка

СПОСОБ ПРИГОТОВЛЕНИЯ:

Кабачки, морковь, лук почистите и порежьте. Потушите каждый продукт в отдельности. Пропустите через мясорубку. Поставьте тушить минут на 40. В конце тушения добавьте соль, томатную пасту.

Измельчите в блендере. Поставьте на огонь, доведите до кипения. В кипящем виде разложите в подготовленные банки и закрутите.

СОВЕТ: если времени нет, то можно потушить все овощи вместе. Я предпочитаю делать именно так.

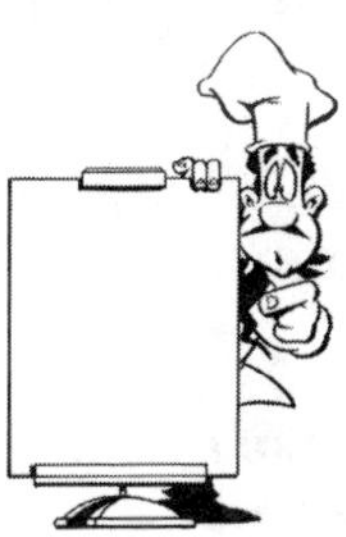

КАПУСТНЫЕ «ШАШЛЫКИ»

Необходимые продукты:

капуста брюссельская — 16 кочешков
капуста цветная — 16 кочешков
перец сладкий разных цветов — по 2 шт.
помидоры крупные — 4 шт.

лук репчатый мелкий — 4 шт.
корнишоны — 80 г
перец красный молотый — 0,5 ч. ложки
зелень для оформления

СПОСОБ ПРИГОТОВЛЕНИЯ:

Для приготовления «шашлыка» овощи обработайте: кочешки капусты разрежьте пополам, стручки перца нарежьте крупными ломтиками, лук и помидоры — дольками. Нанижите овощи вперемежку на шампуры, обжарьте в гриле или духовке до образования корочки.

Для соуса смешайте рубленые корнишоны и молотый перец. Подавайте «шашлыки» на блюде, оформив зеленью. Соус подайте отдельно.

СОВЕТ: для «шашлычков» можно также использовать брокколи.

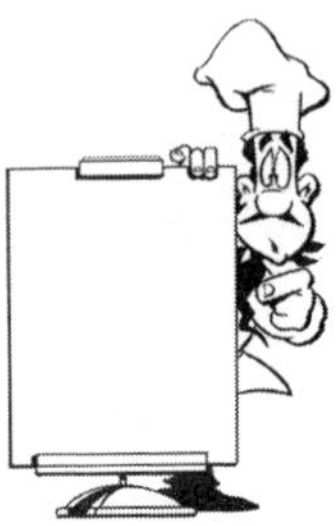

ГОЛУБЦЫ ВЕГЕТАРИАНСКИЕ С ГРЕЧКОЙ

Необходимые продукты:

капуста белокочанная — 540 г
крупа гречневая — 160 г
лук репчатый — 60 г
яйца вареные — 20 г
зелень петрушки — 20 г
соль — 4 г

СПОСОБ ПРИГОТОВЛЕНИЯ:

Из кочана капусты удалите кочерыжку. Отварите кочан до полуготовности, разберите его на листья, утолщения отбейте. Из гречневой крупы сварите рассыпчатую кашу. Для фарша лук нашинкуйте, потушите, смешайте с кашей и рублеными яйцами.

На капустные листья выложите фарш, сформуйте голубцы, уложите их на сковороду, выстланную фольгой, и запекайте 40 минут. При подаче выложите голубцы на блюдо и посыпьте рубленой зеленью.

СОВЕТ: можно использовать рис вместо гречки, однако в этом случае советую заменить рубленые яйца тертой морковью.

Блюда из творога

Творог — источник кальция, и я думаю, что это ни для кого не секрет. Однако, выбирая для ужина блюдо из творога в качестве основного, помните о том, что не стоит делать это слишком часто, поскольку он обладает коварным качеством: он быстро насыщает, однако очень скоро чувство голода появляется снова. Чтобы избежать приступов «съем все, что движется» на следующее утро, старайтесь по вечерам не слишком часто есть блюда из творога.

Естественно, все нижеприведенные блюда можно использовать только как самостоятельные.

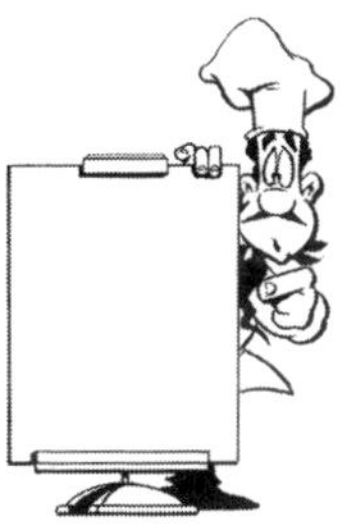

МОРКОВНО-ТВОРОЖНЫЕ КОТЛЕТЫ

Необходимые продукты:

морковь — 100 г
творог — 40 г
яйцо — 1 шт.
соль

СПОСОБ ПРИГОТОВЛЕНИЯ:

Морковь очистите, натрите на крупной терке, припустите в небольшом количестве воды, сварите до готовности. Когда смесь остынет, добавьте соль, сырое яйцо, протертый творог и перемешайте. Сформуйте котлеты, выложите на выстланный фольгой противень и запекайте до готовности в духовке.

СОВЕТ: можно приготовить такие же котлеты с яблоками.

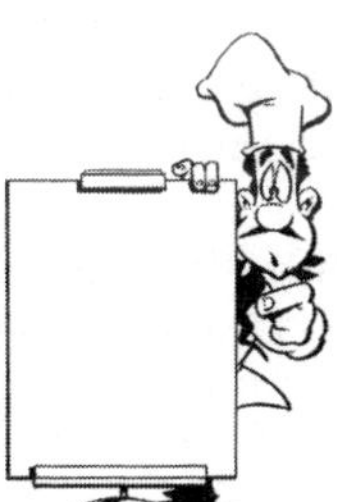

ТВОРОЖНАЯ ЗАПЕКАНКА С ЦВЕТНОЙ КАПУСТОЙ

Необходимые продукты:

капуста цветная — 400 г
яйца — 2 шт.
творог обезжиренный — 200 г
соль по вкусу

СПОСОБ ПРИГОТОВЛЕНИЯ:

Капусту разберите на соцветия, отварите, мелко порубите, соедините с яйцами, протертым творогом. Массу посолите и взбейте. Полученную массу выложите в выстланную фольгой форму и запекайте 20—25 минут при 200 °С. Подавайте запеканку, оформив зеленью.

СОВЕТ: вместо цветной капусты можно использовать помидоры или сладкий перец.

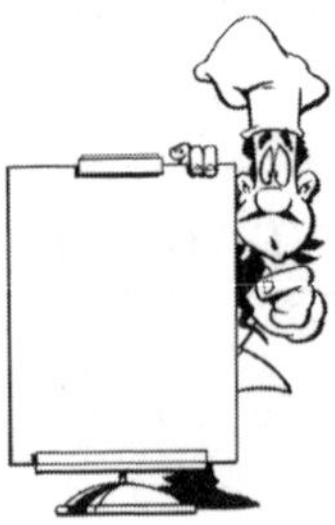

ЗАПЕКАНКА ТВОРОЖНАЯ «ЛИМОННАЯ»

Необходимые продукты:

творог — 450 г
лимон — 1 шт.
яйца — 3 шт.
масло растительное — 1 ст. ложка

СПОСОБ ПРИГОТОВЛЕНИЯ:

Творог протрите через сито. Лимон разрежьте пополам и, удалив семена, пропустите через мясорубку. Соедините творог с лимоном и желтками. Введите взбитые белки, перемешайте и выложите полученную массу в прямоугольную форму, слегка смазанную растительным маслом. Запекайте при температуре 160°С до образования румяной корочки.

СОВЕТ: готовую запеканку можно украсить ломтиками лимона.

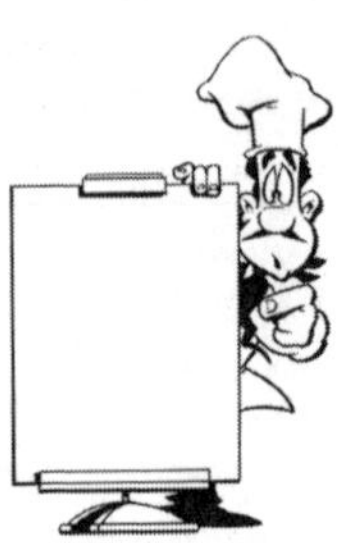

ЗАПЕКАНКА ТВОРОЖНАЯ С ЧЕРНОСЛИВОМ

Необходимые продукты:

творог — 500 г
яйца — 2 шт.
чернослив — 250 г
соль

СПОСОБ ПРИГОТОВЛЕНИЯ:

Яйца взбейте в блендере с солью по вкусу, творог разомните вилкой, добавьте яйца и перемешайте до однородной массы. Замочите чернослив в горячей воде на полчаса. Добавьте мелко порубленный чернослив без косточек, осторожно перемешайте, выложите в форму для запекания, выложенную фольгой, и запеките в духовом шкафу сначала при 200°С, затем — при 180°С.

СОВЕТ: вместо чернослива можно использовать свежие сливы без косточки.

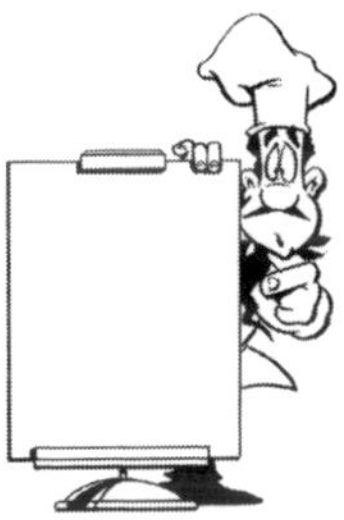

ТУШЕНЫЕ ОВОЩИ С ТВОРОГОМ

Необходимые продукты:

лук — 1 шт.
цукини — 4 шт.
сладкий перец (красный и зеленый) — 2 шт.
помидоры крупные — 2 шт.
творог с чесноком — 200 г
яйца — 2 шт.
фруктовый уксус — 6 ст. ложек
соль, перец
нарубленная зелень петрушки — 2 ст. ложки

СПОСОБ ПРИГОТОВЛЕНИЯ:

Лук очистите, нарежьте кружочками. У кабачков отрежьте кончики, кабачки вымойте, обсушите, нарежьте кружочками. Вырежьте сердцевину. Перец разрежьте пополам, удалите стержни, выньте семена, стручки вымойте, нарежьте кружочками.

Помидоры вымойте, обсушите, вырежьте хвостики, помидоры нарежьте кружочками. Лук, кабачки, сладкий перец и помидоры слоями положите в широкий сотейник, каждый слой посыпьте солью, перцем, залейте уксусом, накройте крышкой, тушите до готовности при очень слабом нагреве около 40 минут (не перемешивать).

Творог с чесноком хорошо перемешайте с яйцами, приправьте специями, примерно за 5 минут до конца тушения положите эту массу на овощи, накройте крышкой и продолжайте тушить, посыпьте зеленью.

СОВЕТ: можно использовать обычный творог, добавив к нему чеснок.

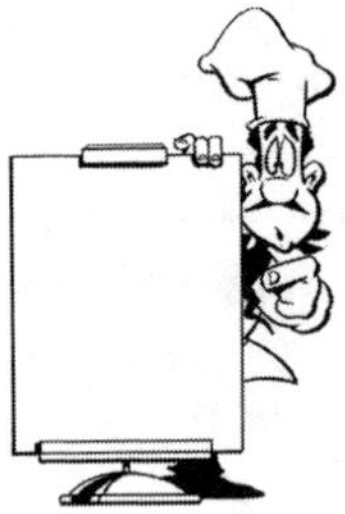

ТВОРОГ С ПОМИДОРАМИ

Необходимые продукты:

творог — 400 г
помидоры — 250 г
зеленый лук — 25 г
соль

СПОСОБ ПРИГОТОВЛЕНИЯ:

В свежий протертый творог положите мелко рубленный помидор (без кожицы), соль, мелко нарезанный зеленый лук и тщательно перемешайте.

СОВЕТ: можно также фаршировать половинки помидоров смесью из творога с зеленью.

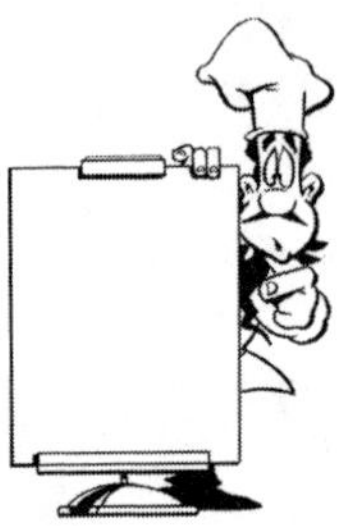

ТВОРОГ С БОЛГАРСКИМ ПЕРЦЕМ

Необходимые продукты:

творог — 8 ст. ложек
сыр тертый твердый — 4 ст. ложки
перец болгарский — 2 шт.
перец молотый черный
листья зеленого салата
зелень петрушки
соль

СПОСОБ ПРИГОТОВЛЕНИЯ:

Творог протрите через сито. Болгарский перец натрите на мелкой терке. Творог, сыр и болгарский перец смешайте, добавьте черный перец, соль. Массу тщательно перемешайте. Положите горкой на листья салата, украсьте кружочками из болгарского перца и зеленью.

СОВЕТ: вместо перца можно использовать помидоры или отварную морковь.

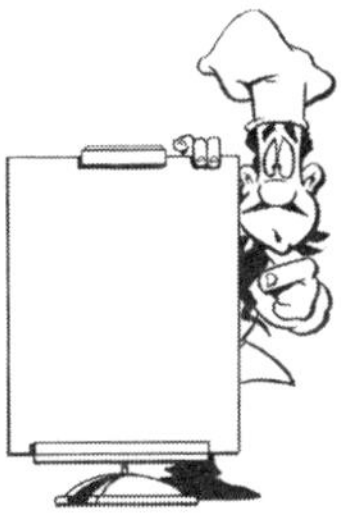

ТВОРОГ С МОРКОВЬЮ

Необходимые продукты:

творог — 300 г
морковь — 200 г
соль
черный перец

СПОСОБ ПРИГОТОВЛЕНИЯ:

К свежему протертому творогу добавьте натертую на мелкой терке морковь, соль, перец и перемешайте.

СОВЕТ: можно подать блюдо, украсив его кусочками яблок.

Топ-10 рецептов форума «Минус 60» для ужина

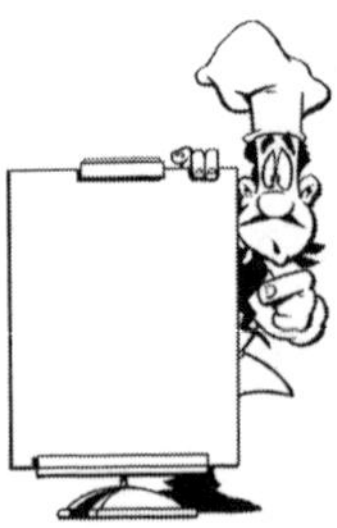

САЛАТ ИЗ СЫРЫХ ТЕРТЫХ ОВОЩЕЙ И ЯБЛОК

Необходимые продукты:

морковь — 200 г
свекла — 200 г
редька — 200 г
яблоки — 600 г
лимонный сок — 6 ст. ложек

СПОСОБ ПРИГОТОВЛЕНИЯ:

На мелкой терке натрите отдельно морковь, свеклу и редьку. На крупной терке натрите яблоки. Для сохранения цвета натертые яблоки сбрызните лимонным соком. Каждый из натертых овощей в отдельной посуде хорошо перемешайте с массой натертых яблок в равных количествах. Таким образом, получится три сочных салата, различных по вкусу и цвету. Их можно выложить на одно блюдо разноцветными рядами.

СОВЕТ: Можно использовать другие разрешенные овощи, например, кабачки.

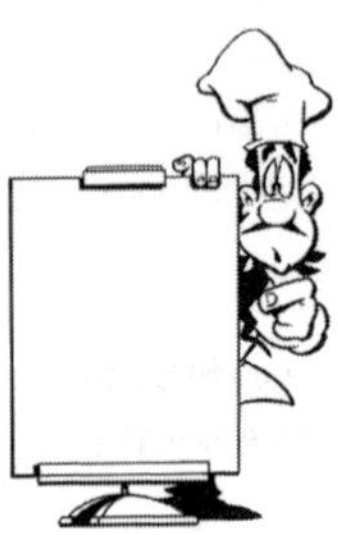

САЛАТ «СВЕЖЕСТЬ»

Необходимые продукты:

редька — 1 шт.
морковь — 1 шт.
яблоко — 1 шт.

чеснок — 1 зубчик
лимон — 1/2 штуки
лимонная цедра — 2 ст. ложки

СПОСОБ ПРИГОТОВЛЕНИЯ:

Редьку, морковь и яблоко натрите на мелкой терке. Добавьте измельченный чеснок и цедру лимонную, перемешайте. Сок лимона выжмите в салат, еще раз перемешайте, посолите.

СОВЕТ: Вместо редьки можно использовать редиску или капусту. Чеснок можно заменить нашинкованным зеленым луком.

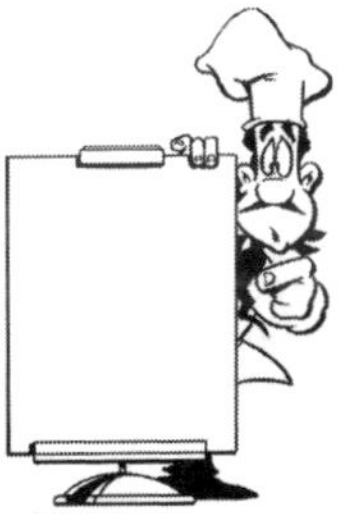

ФРУКТОВЫЙ САЛАТ «ОСЕННИЙ»

Необходимые продукты:

яблоки — 2 шт.
апельсин — 1 шт.
сливы среднего размера — 3 шт.
киви — 1 шт.
арбуз — 2 ломтика
кефир — 200 г
корица по вкусу

СПОСОБ ПРИГОТОВЛЕНИЯ:

Помойте фрукты и очистите яблоки, апельсины и киви от кожуры. У арбузов срежьте корку. Удалите все косточки. Нарежьте фрукты кубиками небольшого размера (как для салата оливье). Заправьте салат кефиром, тщательно перемешайте. Перед подачей можно посыпать корицей.

СОВЕТ: Если вы не наедаетесь этим салатом, можно использовать вместо кефира нежирный творог. Просто смешайте мелко порубленные фрукты с творогом.

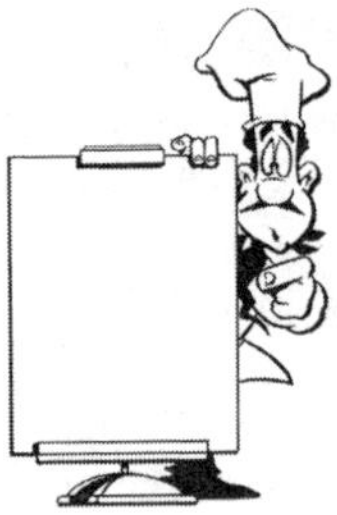

МОРКОВНО-ЙОГУРТОВЫЙ САЛАТ

Необходимые продукты:

морковь — 6 шт.
яблоко — 1 шт.
йогурт нежирный — 3/4 стакана
зелень сельдерея измельченная — 1/2 стакана
зелень петрушки измельченная — 2 ст. ложки
сок лимонный — 2 ст. ложки
перец черный молотый, соль — по вкусу

СПОСОБ ПРИГОТОВЛЕНИЯ:

Очистите морковь и яблоко, натрите на крупной терке, положите в салатник, добавьте зелень сельдерея и петрушки.

Йогурт соедините с лимонным соком, посолите, поперчите. Полученной смесью заправьте салат, тщательно перемешайте и охладите перед подачей.

СОВЕТ: если у вас проблемы с пищеварением, в этом салате вместо моркови можно использовать свеклу.

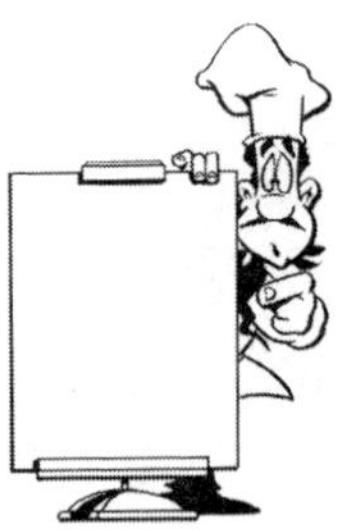

МИТЕТЕИ (КОЛБАСКИ) ПО-МОЛДАВСКИ

Необходимые продукты:

говядина (мякоть) — 1 кг
вода минеральная — 250 мл
чеснок — 2 зубчика
сода пищевая — 1/4 ч. ложки
растительное масло — 1 ст. ложка
соль, перец — по вкусу

СПОСОБ ПРИГОТОВЛЕНИЯ:

Пропустите мясо через мясорубку дважды. Добавьте соль, перец и соду, выдавите чеснок и перемешайте. Постепенно вводите минеральную воду, тщательно вымешивая фарш, чтобы вся жидкость впиталась в мясо. Накройте пищевой пленкой и поставьте в холодильник на сутки. Выдержав мясо, сформируйте из него колбаски. Запекайте в духовке, на смазанном маслом противне до готовности.

СОВЕТ: подобные колбаски можно готовить и на гриле.

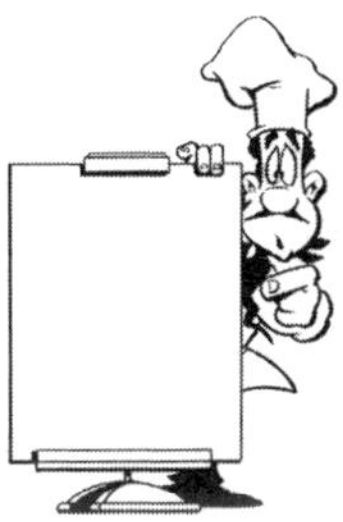

КУРИЦА ПРЯНАЯ

Необходимые продукты:

Курица — 1,5 кг
Репчатый лук — 1 шт.
Лимон — 2 шт.
Чеснок — 2 зубчика
Перец чили — 2 стручка
Соль, перец — по вкусу
Кориандр — 1/4 ч. ложки

СПОСОБ ПРИГОТОВЛЕНИЯ:

Разрежьте курицу приблизительно на 12 кусков. Положите в кастрюлю и добавьте 1 мелко нашинкованную луковицу, 2 зубчика чеснока и один лимон, разрезанный на кружочки. Залейте водой так, чтобы она покрывала содержимое кастрюли. Доведите до кипения, посолите, поперчите и варите около 30 минут. Добавьте два измельченных стручка перца чили, кориандр и выключите огонь. Дайте блюду немного охладиться, затем извлеките курицу из бульона, снимите с нее кожу, нарежьте кусочками и смешайте с кружочками свеженарезанного лимона.

СОВЕТ: если вам не нравится кисловатый вкус, можно добавить вместо лимона апельсин или грейпфрут.

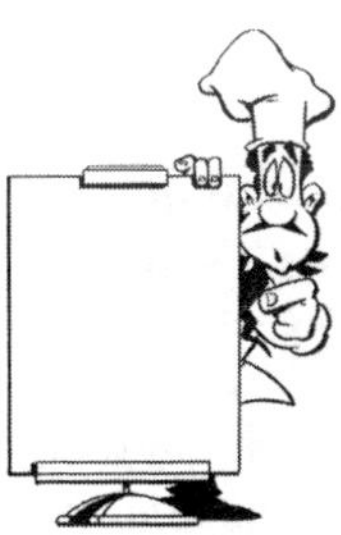

ОВОЩИ, ЗАПЕЧЕННЫЕ В ГОРШОЧКАХ

Необходимые продукты:

капуста — 500 г
кабачки — 300 г
морковь — 2 шт.
свекла — 2 шт.

чеснок — 2 зубчика
зелень петрушки — 1 пучок
соль по вкусу

СПОСОБ ПРИГОТОВЛЕНИЯ:

Порежьте капусту соломкой, остальные овощи мелко нарубите, добавьте измельченную зелень, чеснок, посолите и разложите по огнеупорным керамическим горшкам. Добавьте немного воды (около 100 мл на каждый горшочек). Закройте фольгой и запекайте в духовке до готовности.

СОВЕТ: Перед запеканием на овощи можно выложить тонкий слой нежирного творога.

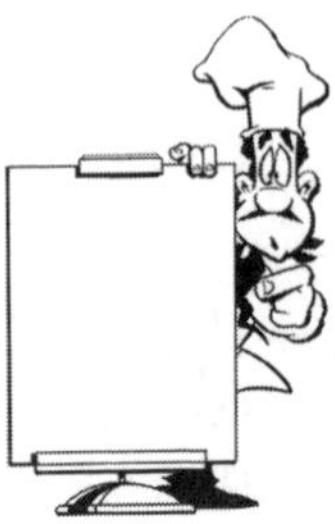

ГОВЯДИНА ПО-ШАРАНТСКИ

Необходимые продукты:

говядина — 500—600 г
лук репчатый — 2 головки
уксус 3%-й — 3 ст. ложки
гвоздика — 4 бутона
вино красное сухое — 200 мл
лавровый лист — 1 шт.
зелень петрушки — 2 ст. ложки
эстрагон — 1 веточка
зелень сельдерея нарезанная — 1 ст. ложка
соль — 1,5 ч. ложки
перец черный молотый — 1/4 ч. ложки

СПОСОБ ПРИГОТОВЛЕНИЯ:

Подготовленное мясо положите целым куском на ночь в маринад, приготовленный из уксуса, мелко нарезанного лука, гвоздики, петрушки, сельдерея и лаврового листа.

Маринованное мясо обсушите, натрите солью и перцем, оберните фольгой, положите на противень и запекайте в хорошо нагретой духовке в течение одного часа.

Для соуса в полученный при жаренье сок влейте вино, поперчите и доведите смесь до кипения. Размешайте и охладите в течение 10 минут. Добавьте измельченный эстрагон и посолите.

Говядину выложите на блюдо и полейте соусом.

СОВЕТ: таким же образом можно приготовить свинину или баранину.

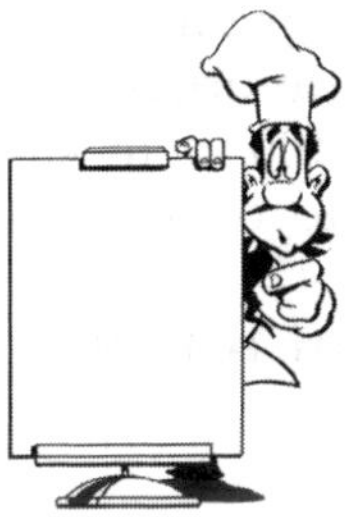

ТУШЕНЫЙ ЯЗЫК

Необходимые продукты:

язык говяжий — 1 шт. (900 г)
лук репчатый — 1 головка
морковь — 1 шт.
уксус 3%-й — 5 ст. ложек
лимонный сок — 2 ст. ложки
корень петрушки — 1 шт.
зелень укропа рубленая — 2 ст. ложки
перец черный — 6 горошин
корица — 1 щепотка
соль по вкусу

СПОСОБ ПРИГОТОВЛЕНИЯ:

Язык промойте, залейте горячей водой, доведите до кипения, варите на слабом огне 2 часа, добавив в бульон очищенные коренья, морковь, лук, перец, соль, корицу. Готовый язык выньте из бульона, обдайте холодной водой и, не давая остыть, снимите кожу. Бульон процедите.

Смешайте бульон с лимонным соком и уксусом и тушите в полученном соусе еще 20 минут. Нарежьте ломтиками, посыпьте укропом и подавайте к столу.

СОВЕТ: вместо уксуса можно использовать 7 ст. ложек лимонного сока. Это сделает язык мягче, но немного кислее.

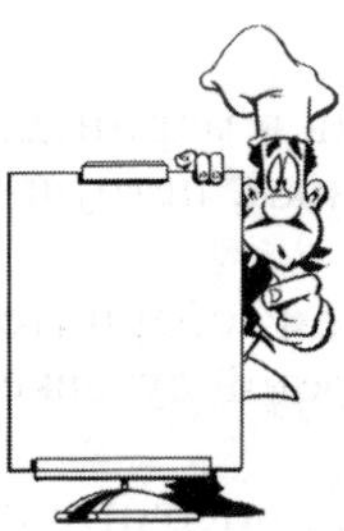

ТУШЕНАЯ ПЕЧЕНЬ

Необходимые продукты:

печень — 300 г
лук репчатый — 200 г
томатная паста — 25 г
чеснок — 1 зубчик
соль и перец — по вкусу

СПОСОБ ПРИГОТОВЛЕНИЯ:

Обработайте печень, удалив пленку и протоки, нарежьте ее ломтиками. Поместите в сковородку для тушения или другую жаропрочную посуду. Мелко нашинкуйте лук и соедините с печенью. Добавьте немного воды и томатную пасту, чеснок, посолите и поперчите. Тушите в духовке при закрытой крышке 1,5—2 часа. Подавайте, посыпав зеленью.

СОВЕТ: если вы немного сбрызните печень лимонным соком, она покажется вам значительно более мягкой.

ПАМЯТКА РАЗРЕШЕННЫХ ПРОДУКТОВ НА ОБЕД

На обед продукты варим, запекаем или тушим. Допускается приготовление на гриле без масла. Майонез и сметана разрешены до 14.00 в небольших количествах (около чайной ложки). Соевый соус и растительное или оливковое масло также допускаются в небольших количествах.

Супы варим либо на воде с картошкой, либо на бульоне, но уже без нее. Разрешаются блюда из фасоли и гороха. Однако помните о том, что супы не насыщают надолго, поэтому не рекомендую ими увлекаться.

Суши допускаются в любом виде.

Разрешается также любая кисломолочная продукция.

После 12 часов дня допускается употребление следующих фруктов и ягод:

1. Яблоки (1—2 шт. в течение дня).
2. Цитрусовые.
3. Сливы.
4. Киви.
5. Арбуз (1—2 кусочка в течение дня).
6. Чернослив.
7. Ананас.

Овощи

После 12 часов дня допускается употребление практически любых овощей, однако есть некоторые исключения:

1\. Картофель и фасоль (бобы) с мясным блюдом (рыбным и т.д.) несовместимы.

2\. Консервированные овощи (особенно зеленый горошек, кукурузу) употреблять не следует.

3\. Грибы вареные или сырые лучше готовить без мясного гарнира.

6\. Соленые и маринованные овощи разрешаются в небольших количествах.

Все овощи запекаем, варим, тушим или используем сырыми.

Разрешенные мясные и рыбные продукты:

1. Вареная колбаса и сосиски.
2. Котлеты (запеченные или тушеные).
3. Мясо, субпродукты.
4. Студень (холодец).
5. Рыба.
6. Морепродукты.
7. Крабовые палочки.
8. Шашлык (отдавайте предпочтения нежирному и не слишком острому варианту).
9. Вареные яйца.

Общий принцип для мяса — отдавать предпочтение запеченному, вареному, тушеному, на худой конец — жареное на сухой сковородке.

Разрешаются следующие крупы:

1. Рис.
2. Гречка.
3. Макароны без мясного (рыбного) блюда (можно добавить до 30 гр сыра).
4. Рисовая лапша.

Напитки

1. Чай любой.
2. Кофе.
3. Красное сухое вино.
4. Свежевыжатый сок.
5. Молочные и кисломолочные напитки.

ПАМЯТКА РАЗРЕШЕННЫХ ПРОДУКТОВ НА УЖИН

Все продукты запекаем, тушим, жарить — нельзя. Можно использовать приправы, а также соевый соус — в очень небольших количествах. Соль разрешается, сахар — нет.

На ужин выбираем один из нижеприведенных вариантов:

1 вариант: Фрукты

1. Яблоки (1—2 шт.).
2. Цитрусовые.
3. Сливы (до 5 шт.).
4. Киви.
5. Арбуз (1—2 куска).
6. Чернослив.
7. Ананас.

Фрукты можно сочетать с молочными продуктами

2 вариант: Овощи

Не разрешается употреблять на ужин следующие овощи:

1. Картофель.
2. Горошек.
3. Кукурузу.
4. Грибы.
5. Тыкву.
6. Баклажаны.
7. Авокадо.

Овощи можно сочетать с молочными продуктами (например, с творгом) или с крупами

3 вариант: Мясные и рыбные продукты

1. Мясо и субпродукты.
2. Рыба.
3. Морепродукты.
4. Вареные яйца.

Мясо не сочетается ни с чем!

4 вариант: Крупы

Допускаются только два варианта круп:

1. Рис.
2. Гречка.

Можно сочетать крупы с овощами или фруктами.

5 вариант: Молочные продукты

1. Творог.

2. Несладкий йогурт (не очень жирный, в размере одного-двух маленьких стаканчиков, без добавок).

3. Кефир.

1—3 пункты можно сочетать с овощами или фруктами.

4. Сыр (до 50 г) с ржаными диетическими сухариками (до трех штук).

Разрешенные напитки

1. Чай (зеленый чай, без сахара и молока, можно употреблять и после 18.00).

2. Кофе (можно после 18.00, но без сахара или молока).

3. Вода с газом (очень аккуратно, разжигает аппетит) или без (можно после 18.00).

4. Свежевыжатый цитрусовый сок.

5. Молочные и кисломолочные напитки.

6. Красное сухое вино (можно после 18.00 в небольших количествах).

После 18.00 допускаются следующие напитки:

1. Зеленый чай без сахара и молока.
2. Кофе без сахара и молока.
3. Негазированная вода.
4. Красное сухое вино (изредка, в небольших количествах).

ЗАКЛЮЧЕНИЕ

Поздравляю, вы начали менять свою жизнь! Вы дошли до конца этой книги, а значит, дали себе шанс. Полагаю, что в процессе прочтения вас неоднократно посещала мысль о том, что вы можете повторить мой успех, а возможно, даже превзойти его. Большинство женщин, которые выбрали мою систему, верили с трудом, что вообще когда-нибудь смогут похудеть, но они решили попробовать и уже достаточно скоро увидели превосходный результат.

Как видите, питаться разнообразно и придерживаться системы «Минус 60» — вполне реально, независимо от того, идет ли речь об обеде или ужине. Я надеюсь, теперь у вас больше не возникнет вопроса о том, что можно сделать с мясом, если его нельзя жарить. А если серьезно, я искренне рассчитываю, что в этой книге вы почерпнули для себя не только варианты диетических блюд, но и идеи для праздничного стола, возможно, даже открыли для себя такие сочетания продуктов, о которых никогда раньше не слышали. Я постаралась создать максимально простые рецепты, которые понравятся не только вам, но и всей вашей семье. Большинство из них отнимет у вас не более получаса свободного времени, что очень актуально, ведь нужно так много всего успеть.

И еще одно. Если бы три года назад мне сказали, что спустя некоторое время я буду весить в два раза меньше, напишу книгу о своем похудении и помогу вновь обрести веру в чудеса многим людям, я бы вряд ли поверила. Часто реальность превосходит все наши самые смелые ожидания, стоит только полюбить себя и начать действовать. Работайте над собой, и у вас обязательно все получится.

ОГЛАВЛЕНИЕ

УЖИН

Научно-популярное издание

МОДНЫЕ ДИЕТЫ

Екатерина Мириманова

Минус 60

СИСТЕМА И РЕЦЕПТЫ В ОДНОЙ КНИГЕ

Ответственный редактор *Н. Дубенюк*
Художественный редактор *Е. Брынчик*
Технический редактор *О. Куликова*
Компьютерная верстка *О. Шувалова*
Корректор *Н. Гайдукова*

ООО «Издательство «Эксмо»
127299, Москва, ул. Клары Цеткин, д. 18/5. Тел. 411-68-86, 956-39-21.
Home page: **www.eksmo.ru** E-mail: **info@eksmo.ru**

Өндіруші: «ЭКСМО» АҚБ Баспасы, 127299, Мәскеу, Клара Цеткин көшесі, 18/5 үй.
Тел. 8 (495) 411-68-86, 8 (495) 956-39-21.
Home page: www.eksmo.ru . E-mail: info@eksmo.ru.
Қазақстан Республикасындағы Өкілдігі: «РДЦ-Алматы» ЖШС, Алматы қаласы,
Домбровский көшесі, 3«а», Б литері, 1 кеңсе. Тел.: 8(727) 2 51 59 89,90,91,92,
факс: 8 (727) 251 58 12 ішкі 107; E-mail: RDC-Almaty@eksmo.kz
Қазақстан Республикасының аумағында өнімдер бойынша шағымды Қазақстан
Республикасындағы Өкілдігі қабылдайды: «РДЦ-Алматы» ЖШС,
Алматы қаласы, Домбровский көшесі, 3«а», Б литері, 1 кеңсе.
Өнімдердің жарамдылық мерзімі шектелмеген.

Оптовая торговля книгами «Эксмо»:
ООО «ТД «Эксмо». 142700, Московская обл., Ленинский р-н, г. Видное,
Белокаменное ш., д. 1, многоканальный тел. 411-50-74.
E-mail: **reception@eksmo-sale.ru**

По вопросам приобретения книг «Эксмо» зарубежными оптовыми покупателями *обращаться в отдел зарубежных продаж ТД «Эксмо»*
E-mail: **international@eksmo-sale.ru**

International Sales: *International wholesale customers should contact Foreign Sales Department of Trading House «Eksmo» for their orders.*
international@eksmo-sale.ru

По вопросам заказа книг корпоративным клиентам, в том числе в специальном оформлении, *обращаться по тел. 411-68-59, доб. 2299, 2205, 2239, 1251.*
E-mail: **vipzakaz@eksmo.ru**

Оптовая торговля бумажно-беловыми и канцелярскими товарами для школы и офиса «Канц-Эксмо»:
Компания «Канц-Эксмо»: 142702, Московская обл., Ленинский р-н, г. Видное-2,
Белокаменное ш., д. 1, а/я 5. Тел./факс +7 (495) 745-28-87 (многоканальный).
e-mail: **kanc@eksmo-sale.ru**, сайт: **www.kanc-eksmo.ru**

Подписано в печать 17.01.2013.
Формат 70x100 1/16. Гарнитура «Таймс». Печать офсетная.
Бумага офсетная. Усл. печ. л. 33,7 + вкл.
Доп. тираж 5000 экз. Заказ № 401

Отпечатано с готовых файлов заказчика
в ОАО «Первая Образцовая типография»,
филиал «УЛЬЯНОВСКИЙ ДОМ ПЕЧАТИ»
432980, г. Ульяновск, ул. Гончарова, 14

ISBN 978-5-699-48920-6

9 785699 489206 >